CURRENT
ESSÊNCIA DA MEDICINA

CB070804

Autores

Lawrence M. Tierney Jr., MD
Professor of Medicine
University of California, San Francisco
Associate Chief of Medical Services
Veterans Affairs Medical Center
San Francisco, California

Sanjay Saint, MD, MPH
Associate Chief of Medicine, Ann Arbor VA Medical Center
Director, VA/UM Patient Safety Enhancement Program
Professor of Internal Medicine, University of Michigan Medical School
Ann Arbor, Michigan

Mary A. Whooley, MD
Professor of Medicine, Epidemiology and Biostatistics
University of California, San Francisco
Department of Veterans Affairs Medical Center
San Francisco, California

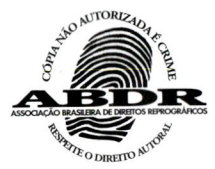

T564c   Tierney, Lawrence M.
           CURRENT essência da medicina / Lawrence M. Tierney,
       Jr., Sanjay Saint, Mary A. Whooley ; tradução: André Garcia
       Islabão ; revisão técnica: André Luis Ferreira da Silva,
       Carina Guedes Ramos. – 4. ed. – Porto Alegre : AMGH,
       2012.
           xiii, 591 p. : il. color. ; 12 x 21 cm.

           ISBN 978-85-8055-059-7

           1. Ciências médicas – Medicina. I. Saint, Sanjay.
       II. Whooley, Mary A. III. Título.

                                                          CDU 61

Catalogação na publicação: Ana Paula M. Magnus – CRB 10/2052

LAWRENCE M. TIERNEY, Jr.
SANJAY SAINT
MARY A. WHOOLEY

CURRENT
ESSÊNCIA DA MEDICINA

4ª EDIÇÃO

Tradução:
André Garcia Islabão

Consultoria, supervisão e revisão técnica desta edição:
André Luis Ferreira da Silva
Médico internista.
Mestre em Ciências Médicas pela
Universidade Federal do Rio Grande do Sul (UFRGS).
Doutorando em Epidemiologia pela UFRGS.

Carina Guedes Ramos
Médica infectologista.
Mestre em Ciências Médicas pela UFRGS.
Epidemiologista pelo Programa de Treinamento em
Epidemiologia Aplicada do Ministério da Saúde (EPISUS).
Doutoranda em Epidemiologia pela UFRGS.

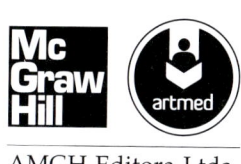

AMGH Editora Ltda.
2012

Obra originalmente publicada sob o título
Current Essentials of Medicine, 4th Edition.
ISBN 0071637907 / 9780071637909

Original edition copyright © 2011, The McGraw-Hill Companies, Inc., New York, New York 10020. All rights reserved.

Portuguese language translation edition copyright © 2012, AMGH Editora Ltda.
All rights reserved.

Capa: *VS Digital – arte sobre capa original*

Preparação de original: *Ana Rachel Salgado*

Leitura final: *Sandra da Câmara Godoy*

Editora responsável por esta obra: *Amanda Munari*

Gerente editorial – Biociências: *Letícia Bispo de Lima*

Editoração eletrônica: *Techbooks*

Reservados todos os direitos de publicação, em língua portuguesa, à
AMGH Editora Ltda.
(AMGH EDITORA é uma parceria entre
ARTMED Editora S.A. e MCGRAW-HILL EDUCATION.)
Av. Jerônimo de Ornelas, 670 – Santana
90040-340 – Porto Alegre – RS
Fone: (51) 3027-7000   Fax: (51) 3027-7070

É proibida a duplicação ou reprodução deste volume, no todo ou em parte, sob quaisquer formas ou por quaisquer meios (eletrônico, mecânico, gravação, fotocópia, distribuição na Web e outros), sem permissão expressa da Editora.

Unidade São Paulo
Av. Embaixador Macedo Soares, 10.735 – Pavilhão 5 – Cond. Espace Center
Vila Anastácio – 05095-035 – São Paulo – SP
Fone: (11) 3665-1100   Fax: (11) 3667-1333

SAC 0800 703-3444 – www.grupoa.com.br

IMPRESSO NO BRASIL
PRINTED IN BRAZIL

Colaboradores

Aaron Berg, MD
Clinical Lecturer and Hospitalist, Department of Internal Medicine, University of Michigan Medical School, Ann Arbor, Michigan
Distúrbios eletrolíticos, acidobásicos e de volume

Alex Benson, MD
Fellow, Department of Pulmonary and Critical Care Medicine, University of Colorado Hospital, Aurora, Colorado
Doenças pulmonares

Amandeep Shergill, MD
Assistant Clinical Professor of Medicine, Division of Gastroenterology, Department of Medicine, San Francisco Veterans Affairs Medical Center & University of California, San Francisco, San Francisco, California
Doenças gastrintestinais
Distúrbios hepatobiliares

Emily Shuman, MD
Clinical Lecturer, Department of Internal Medicine, Division of Infectious Diseases, University of Michigan, Ann Arbor, Michigan
Doenças infecciosas

Helen Cao, MD
Assistant Professor, Division of Geriatrics, Department of Medicine, University of California, San Francisco, California
Geriatria

Jack Resneck Jr, MD
Associate Professor of Dermatology and Health Policy, Department of Dermatology and Phillip R. Lee Institute for Health Policy Studies, University of California, San Francisco School of Medicine, San Francisco, California
Distúrbios dermatológicos

Jeffrey Critchfield, MD
Associate Professor of Clinical Medicine, Department of Medicine, San Francisco General Hospital, University of California, San Francisco School of Medicine, San Francisco, California
Distúrbios reumatológicos e autoimunes

Jennifer F. Waljee, MD, MS
Department of Surgery, University of Michigan, Ann Arbor, Michigan
Distúrbios cirúrgicos comuns

Joan C. Lo, MD
Research Scientist, Division of Research, Kaiser Permanente Northern California; Associate Clinical Professor of Medicine, University of California, San Francisco, Oakland, California
Distúrbios endócrinos

Katherine C. Yung, MD
Assistant Professor, Department of Otolaryngology-Head and Neck Surgery, Division of Laryngology, University of California, San Francisco, California
Distúrbios otorrinolaringológicos comuns

Kewchang Lee, MD
Associate Clinical Professor of Psychiatry, University of California, San Francisco; Director of Psychiatry Consultation, San Francisco Veterans Affairs Medical Center, San Francisco, California
Transtornos psiquiátricos

Kirsten Neudoerffer Kangelaris, MD
Research Fellow, Division of Hospital Medicine, University of California, San Francisco, California
Distúrbios genéticos selecionados

Michael P. Lukela, MD
Director, Medicine-Pediatrics Residency Program, University of Michigan Medical School, Ann Arbor, Michigan
Distúrbios pediátricos comuns

Michael Rizen, MD, PhD
Eye Clinic of Bellevue, Ltd, P.S., Bellevue, Washington
Distúrbios oculares comuns

Read G. Pierce, MD
Chief Resident, Internal Medicine, University of California, San Francisco, San Francisco, California
Referências

Rebecca A. Jackson, MD
Associate Professor & Chief, Obstetrics, Gynecology and Reproductive Sciences, San Francisco General Hospital, University of California, San Francisco, California
Distúrbios ginecológicos, obstétricos e das mamas

Sanjay Shewarkramani, MD
Clinical Assistant Professor, Department of Emergency Medicine, Georgetown University Hospital, Washington, DC
Intoxicações

Stephanie T. Phan, MD
Eye Clinic of Bellevue, Ltd, P.S., Bellevue, Washington
Distúrbios oculares comuns

Sunny Wang, MD
Assistant Clinical Professor of Medicine, Hematology/Oncology, University of California, San Francisco & San Francisco VA Medical Center, San Francisco, California
Doenças hematológicas
Doenças oncológicas

Suzanne Watnick, MD
Medical Director, VA Dialysis Unit, Associate Professor of Medicine, Portland VA Medical Center and Oregon Health & Science University, Portland, Oregon
Distúrbios geniturinários e renais

Timir Baman, MD
Cardiology Fellow, University of Michigan Medical School, Ann Arbor, Michigan
Doenças cardiovasculares

Vanja Douglas, MD
Assistant Clinical Professor, Department of Neurology, University of California, San Francisco, California
Doenças neurológicas

Agradecimentos

Para Katherine Tierney: uma irmã cujo comprometimento absoluto com os pais, no final de suas vidas, serviu de modelo para todos aqueles que tiveram a felicidade de conhecê-la.

Lawrence M. Tierney, Jr.

Para meu pai, Prem Saint, e meu sogro, James McCarthy, cujo comprometimento com a educação irá inspirar gerações.

Sanjay Saint

Em memória de minha mãe, Mary Aquinas Whooley (1940-2003).

Mary A. Whooley

Prefácio

A 4ª edição de **CURRENT / Essência da medicina** mantém uma característica introduzida na 2ª edição: uma dica clínica para cada diagnóstico. As dicas são eternas. Os aprendizes, em qualquer nível e em muitos países, lembram-se delas como adjuntos cruciais para informações mais detalhadas sobre distúrbios de qualquer tipo. Idealmente, uma dica clínica deve ser sucinta, interessante e, muitas vezes, coloquial; ela é dita com uma certeza que sugere 100% de acurácia. É claro que nada na medicina é assim, ainda que dicas como "Se você diagnosticar esclerose múltipla em um paciente com mais de 50 anos, faça outro diagnóstico" sejam facilmente guardadas na memória. Assim, as dicas devem ser aceitas como são oferecidas. Muitas delas mudaram desde as edições anteriores, e pedimos aos leitores que nos enviem mais dicas clínicas próprias, as quais podem ser mais úteis que as nossas.

A 4ª edição, como as anteriores, usa uma única página para cada doença, fornecendo ao leitor um resumo conciso e útil sobre as doenças mais comuns na prática clínica. Para os leitores que buscam informação mais detalhada, é fornecida uma referência atualizada para cada doença. Expandimos o número de doenças em relação à edição anterior e atualizamos as manifestações clínicas, os testes diagnósticos e as considerações de tratamento com a ajuda de nosso grupo de especialistas colaboradores.

Esperamos que apreciem esta edição tanto quanto as anteriores ou ainda mais.

Lawrence M. Tierney, Jr.
Sanjay Saint
Mary A. Whooley

Sumário

1. Doenças Cardiovasculares 1
2. Doenças Pulmonares 37
3. Doenças Gastrintestinais 66
4. Distúrbios Hepatobiliares 92
5. Doenças Hematológicas 109
6. Doenças Reumatológicas e Autoimunes 147
7. Distúrbios Endócrinos 178
8. Doenças Infecciosas 202
9. Doenças Oncológicas 286
10. Distúrbios Eletrolíticos, Acidobásicos e de Volume 309
11. Distúrbios Geniturinários e Renais 325
12. Doenças Neurológicas 350
13. Geriatria 372
14. Transtornos Psiquiátricos 381
15. Distúrbios Dermatológicos 399
16. Distúrbios Ginecológicos, Obstétricos e das Mamas 450
17. Distúrbios Cirúrgicos Comuns 468
18. Distúrbios Pediátricos Comuns 481
19. Distúrbios Genéticos Selecionados 500
20. Distúrbios Oculares Comuns 509
21. Distúrbios Otorrinolaringológicos Comuns 529
22. Intoxicações 540

Índice 564

1
Doenças Cardiovasculares

Angina de Prinzmetal

- **Princípios básicos do diagnóstico**
    - Causada por espasmo focal intermitente de uma artéria coronária normal sob outros aspectos
    - Associada a enxaqueca e fenômeno de Raynaud
    - A dor torácica lembra a angina típica, mas costuma ser mais intensa e ocorrer em repouso
    - Acomete mulheres com menos de 50 anos, ocorre no início da manhã e, tipicamente, envolve a artéria coronária direita
    - O ECG mostra elevação do segmento ST, mas as enzimas são normais
    - O diagnóstico pode ser confirmado por desafio com ergonovina durante o cateterismo cardíaco

- **Diagnóstico diferencial**
    - *Angina pectoris* típica; IM; angina instável
    - Síndrome de Tietze (costocondrite)
    - Radiculopatia cervical ou torácica, incluindo zóster pré-eruptivo
    - Espasmo esofágico ou doença do refluxo
    - Colecistite
    - Pericardite
    - Pneumotórax
    - Embolia pulmonar
    - Pneumonia pneumocócica

- **Tratamento**
    - Estatinas, cessação do tabagismo e bloqueadores dos canais de cálcio são agudamente efetivos e formam a base da terapia crônica
    - O prognóstico é excelente devido à ausência de aterosclerose

- **Dica**

Em sua iteração clássica, vasospasmo da artéria coronária direita, principalmente em mulheres, sem relação com esforços, sem aterosclerose e com elevação de ST que ocorre no mesmo horário do dia; em 2010, considerar o uso de cocaína ou metanfetamina.

Referência

Stern S, Bayes de Luna A. Coronary artery spasm: a 2009 update. Circulation 2009;119:2531. [PMID: 19433770]

1 Angina instável

- **Princípios básicos do diagnóstico**
    - Espectro de doença entre angina estável crônica e infarto agudo do miocárdio
    - Caracterizada por angina progressiva, dor em repouso ou dor menos responsiva às medicações
    - Geralmente causada por ruptura de placas ateroscleróticas, espasmo, hemorragia ou trombose
    - A dor torácica lembra a angina típica, mas é mais intensa e dura mais tempo (até 30 minutos)
    - O ECG pode mostrar depressão do segmento ST ou alterações da onda T durante a dor, mas que normalizam quando os sintomas melhoram; no entanto um ECG normal não exclui o diagnóstico

- **Diagnóstico diferencial**
    - *Angina pectoris* típica; IM
    - Vasospasmo coronariano; dissecção aórtica
    - Síndrome de Tietze (costocondrite)
    - Radiculopatia cervical ou torácica, incluindo zóster pré-eruptivo
    - Espasmo esofágico ou doença do refluxo
    - Colecistite; pneumonia; pericardite
    - Pneumotórax
    - Embolia pulmonar

- **Tratamento**
    - Hospitalização com repouso no leito, telemetria e tratamento semelhante ao da síndrome coronariana aguda
    - Aspirina em baixa dose (81 a 325 mg) imediatamente na admissão para todos os pacientes; a heparina intravenosa é benéfica
    - Betabloqueadores para manter a frequência cardíaca e a pressão arterial na faixa normal baixa
    - Em pacientes de alto risco, a glicoproteína IIb/IIIa é efetiva, especialmente se for provável a realização de intervenção percutânea
    - Nitroglicerina em pasta ou intravenosa
    - Cateterismo cardíaco e consideração de revascularização em candidatos apropriados

- **Dica**

    Essa condição exige anticoagulação agressiva; pensar em dissecção aórtica antes de prescrever a anticoagulação.

Referência

Hitzeman N. Early invasive therapy or conservative management for unstable angina or NSTEMI? Am Fam Physician 2007;75:47. [PMID: 17225702]

Angina pectoris

- **Princípios básicos do diagnóstico**
  - Geralmente causada por doença arterial coronariana aterosclerótica e obstrução coronariana grave; tabagismo, diabetes melito, hipertensão, hipercolesterolemia e história familiar são fatores de risco estabelecidos
  - A angina estável se caracteriza por episódios de desconforto torácico precordial tipo pressão, precipitados por exercício ou estresse e aliviados por repouso ou nitratos; a angina instável ocorre com menos esforço ou em repouso
  - A angina estável é previsível em seu início e término, diferentemente da angina instável
  - B_4, B_3, sopro mitral e desdobramento paradoxal de B_2 podem ocorrer transitoriamente com a dor
  - O ECG costuma ser normal entre os episódios (ou pode mostrar evidência de infarto antigo); durante a dor, pode mostrar evidência de isquemia, classicamente com depressão de ST
  - Diagnóstico pela história e teste de esforço; confirmação por angiografia coronariana

- **Diagnóstico diferencial**
  - Outras síndromes coronarianas (IM, vasospasmo)
  - Síndrome de Tietze (costocondrite)
  - Neuropatia intercostal, especialmente a causada por herpes-zóster
  - Radiculopatia cervical ou torácica, incluindo o zóster pré-eruptivo
  - Espasmo esofágico ou doença do refluxo; colecistite
  - Pneumotórax; embolia pulmonar; pneumonia

- **Tratamento**
  - Avaliar fatores de risco; nitroglicerina sublingual nos episódios
  - O tratamento contínuo inclui aspirina, nitratos de longa ação, betabloqueadores e bloqueadores dos canais de cálcio
  - A angioplastia com colocação de *stent* é considerada em pacientes com estenoses anatomicamente adequadas e que permanecem sintomáticos apesar do tratamento clínico
  - Cirurgia de *bypass* coronariano para pacientes com angina refratária ao tratamento clínico, doença de três vasos (ou doença de dois vasos com doença de artéria descendente anterior esquerda proximal) e diminuição da função ventricular ou doença do tronco da coronária esquerda

- **Dica**

Muitos pacientes com angina não dizem que estão sentindo dor; eles negam, mas dizem que sentem desconforto, pirose ou pressão.

Referência

Poole-Wilson PA, Vokó Z, Kirwan BA, de Brouwer S, Dunselman PH, Lubsen J; ACTION investigators. Clinical course of isolated stable angina due to coronary heart disease. Eur Heart J 2007;28:1928. [PMID: 17562665]

1 Bloqueio atrioventricular

- **Princípios básicos do diagnóstico**
    - Bloqueio de primeiro grau: condução retardada ao nível do nó atrioventricular; intervalo PR superior a 0,20 segundos
    - Bloqueio de segundo grau: Mobitz I – prolongamento progressivo do intervalo PR e diminuição do intervalo R-R antes de um impulso sinusal bloqueado bem como um "batimento em grupo"; Mobitz II – intervalos PR fixos antes de bloquear um batimento
    - Bloqueio de terceiro grau: bloqueio completo ou abaixo do nó; ondas P e complexos QRS ocorrem independentemente entre si, ambos com frequências fixas, com frequência atrial maior do que a frequência ventricular
    - As manifestações clínicas do bloqueio de terceiro grau incluem dor torácica, síncope e dispneia; ondas "*a*" em canhão nas veias do pescoço; o primeiro som cardíaco tem intensidade variável

- **Diagnóstico diferencial**

    Causas de bloqueio atrioventricular de primeiro grau e Mobitz I:
    - Tônus vagal aumentado
    - Fármacos que prolongam a condução atrioventricular
    - Todas as causas de bloqueio de segundo e terceiro graus

    Causas de bloqueio atrioventricular Mobitz II e de terceiro grau:
    - Doença crônica degenerativa do sistema de condução (síndromes de Lev e Lenègre)
    - Infarto agudo do miocárdio: infarto do miocárdio inferior causa bloqueio completo ao nível do nó, e infarto do miocárdio anterior bloqueia abaixo do nó
    - Miocardite aguda (p. ex., doença de Lyme, miocardite viral, febre reumática)
    - Toxicidade por digital
    - Abscesso da válvula aórtica
    - Congênito

- **Tratamento**
    - Em pacientes sintomáticos com Mobitz I, marca-passo permanente; pacientes assintomáticos com Mobitz I não precisam de tratamento
    - Para alguns pacientes com Mobitz II e todos com bloqueio atrioventricular de terceiro grau infranodal, marca-passo permanente, a menos que exista causa reversível (p. ex., toxicidade por fármacos, infarto do miocárdio inferior, doença de Lyme)

- **Dica**

    Um "circo de sons atriais" pode ser criado por contrações atriais em frequências diferentes da ventricular em qualquer causa de dissociação AV.

Referência

Dovgalyuk J, Holstege C, Mattu A, Brady WJ. The electrocardiogram in the patient with syncope. Am J Emerg Med 2007;25:688. [PMID: 17606095]

Coarctação aórtica

- **Princípios básicos do diagnóstico**
    - Pressão arterial elevada no arco aórtico e seus ramos com pressão arterial reduzida distalmente à artéria subclávia esquerda
    - É característica a presença de claudicação de extremidades inferiores ou fraqueza nas pernas com os exercícios em adultos jovens
    - A pressão arterial sistólica é mais alta nos braços do que nas pernas, mas a pressão diastólica é semelhante em comparação com a radial
    - Pulsos femorais atrasados ou diminuídos com colaterais pulsáteis nas áreas intercostais; um sopro sistólico tardio rude pode ser ouvido no dorso; um sopro aórtico de ejeção sugere válvula aórtica bicúspide associada
    - ECG com hipertrofia ventricular esquerda; a radiografia de tórax pode mostrar chanfradura costal inferiormente devido às colaterais
    - A ecocardiografia transesofágica com Doppler ou a ressonância magnética (RM) são diagnósticas; a angiografia confirma o gradiente através da coarctação

- **Diagnóstico diferencial**
    - Hipertensão essencial
    - Estenose de artéria renal
    - Doença renal parenquimatosa
    - Feocromocitoma
    - Excesso de mineralocorticoides
    - Uso de contraceptivo oral
    - Síndrome de Cushing

- **Tratamento**
    - A cirurgia é a base da terapia; angioplastia com balão em pacientes selecionados
    - Após a cirurgia, a hipertensão permanece em 25% dos pacientes

- **Dica**

Claudicação intermitente em paciente jovem sem doença vascular deve sugerir este problema; auscultar o sopro característico no dorso.

Referência

Tomar M, Radhakrishanan S. Coarctation of aorta: intervention from neonates to adult life. Indian Heart J 2008;60(suppl D):D22. [PMID: 19845083]

Cor pulmonale

■ **Princípios básicos do diagnóstico**
- Insuficiência cardíaca resultante de doença pulmonar
- Mais comumente por DPOC; outras causas incluem fibrose pulmonar, pneumoconioses, embolia pulmonar recorrente, hipertensão pulmonar primária, apneia do sono e cifoescoliose
- As manifestações clínicas se devem à doença pulmonar subjacente e à falência ventricular direita
- A radiografia de tórax revela aumento de ventrículo direito e artéria pulmonar; o ECG pode mostrar desvio do eixo para a direita, hipertrofia ventricular direita e ondas P altas e apiculadas (P *pulmonale*) com um QRS de baixa voltagem
- Os testes de função pulmonar costumam confirmar a presença da doença pulmonar subjacente, e a ecocardiografia irá mostrar dilatação ventricular direita com função normal do ventrículo esquerdo e elevação das pressões sistólicas do ventrículo direito

■ **Diagnóstico diferencial**

Outras causas de insuficiência ventricular direita:
- Insuficiência ventricular esquerda (por qualquer causa)
- Estenose pulmonar
- *Shunt* da esquerda para a direita, causando síndrome de Eisenmenger

■ **Tratamento**
- Tratamento primariamente direcionado para o processo pulmonar que causa a insuficiência ventricular direita (p. ex., oxigênio, se houver hipoxia)
- Na insuficiência ventricular direita franca, incluir restrição de sal, diuréticos e oxigênio
- Para a hipertensão pulmonar primária, o uso cuidadoso de vasodilatadores (bloqueadores dos canais de cálcio) ou a infusão contínua de prostaciclina podem beneficiar alguns pacientes

■ **Dica**

Oxigênio é a furosemida do ventrículo direito.

Referência

Weitzenblum E, Chaouat A. Cor pulmonale. Chron Respir Dis 2009;6:177. [PMID: 19643833]

Defeito do septo atrial

- **Princípios básicos do diagnóstico**
  - Pacientes com defeitos pequenos costumam ser assintomáticos e têm uma expectativa de vida normal
  - *Shunts* grandes são sintomáticos por volta dos 40 anos, incluindo dispneia aos esforços, fadiga e palpitações
  - Pode ocorrer embolia paradoxal (i.e., trombose venosa de extremidade superior ou inferior embolizando para o cérebro ou extremidades em vez de pulmões) com a reversão transitória do *shunt*
  - Impulsão do ventrículo direito, desdobramento amplo e fixo de B_2 e sopro sistólico de ejeção na área pulmonar
  - O ECG pode mostrar hipertrofia ventricular direita e desvio do eixo para a direita (em defeitos tipo *ostium secundum*), hemibloqueio anterior esquerdo (em defeitos tipo *ostium primum*); bloqueio de ramo direito completo ou incompleto em 95% dos casos
  - Comumente complicados por fibrilação atrial
  - A ecografia com Doppler com injeção de contraste de solução salina agitada é diagnóstica; a angiografia com radionuclídeos ou o cateterismo cardíaco estimam a razão entre fluxo pulmonar e sistêmico ($Q_p:Q_s$)

- **Diagnóstico diferencial**
  - Insuficiência ventricular esquerda
  - Doença valvular do lado esquerdo
  - Hipertensão pulmonar primária
  - Embolia pulmonar crônica
  - Apneia do sono
  - Doença pulmonar obstrutiva crônica
  - Síndrome de Eisenmenger
  - Estenose pulmonar

- **Tratamento**
  - Defeitos pequenos não exigem correção cirúrgica
  - A cirurgia ou os dispositivos para fechamento estão indicados para pacientes com sintomas ou com $Q_p:Q_s > 1,5$
  - A cirurgia está contraindicada em pacientes com hipertensão pulmonar e *shunt* da direita para a esquerda

- **Dica**

A profilaxia para a endocardite é desnecessária; a razão é o baixo gradiente interatrial.

Referência

Rosas M, Attie F. Atrial septal defect in adults. Timely Top Med Cardiovasc Dis 2007;11:E34. [PMID: 18301787]

Defeito do septo ventricular

■ Princípios básicos do diagnóstico
- Muitos defeitos do septo ventricular congênitos fecham espontaneamente durante a infância
- Os sintomas dependem do tamanho do defeito e da magnitude do *shunt* da esquerda para a direita
- Defeitos pequenos em adultos costumam ser assintomáticos, exceto pela complicação de endocardite, mas podem estar associados a um sopro intenso (doença de Roger)
- Grandes defeitos costumam estar associados a sopros suaves, mas comumente causam a síndrome de Eisenmenger
- A ecografia com Doppler é diagnóstica; a angiografia com radionuclídeos ou o cateterismo cardíaco quantificam a razão entre o fluxo pulmonar e o fluxo sistêmico ($Q_P:Q_S$)

■ Diagnóstico diferencial
- Regurgitação mitral
- Estenose aórtica
- Miocardiopatia por várias outras causas

■ Tratamento
- *Shunts* pequenos em pacientes assintomáticos podem não exigir cirurgia
- Dispneia leve é tratável com diuréticos e redução da pré-carga
- *Shunts* com $Q_P:Q_S$ maiores que 1,5 são reparados para evitar doença vascular pulmonar irreversível, mas a decisão de fechamento precisa ser adequada ao paciente individualmente
- Cirurgia se o paciente tiver desenvolvido reversão do *shunt* (síndrome de Eisenmenger) sem hipertensão pulmonar fixa

■ Dica

Defeitos pequenos têm um risco maior de endocardite em relação aos grandes; a lesão endotelial é favorecida por um jato pequeno e localizado.

Referência

Butera G, Chessa M, Carminati M. Percutaneous closure of ventricular septal defects. State of the art. J Cardiovasc Med (Hagerstown) 2007;8:39. [PMID: 17255815]

Dissecção aórtica

- **Princípios básicos do diagnóstico**
  - A maioria dos pacientes tem entre 50 e 70 anos de idade; os riscos incluem hipertensão, síndrome de Marfan, válvula aórtica bicúspide, coarctação da aorta e gestação
  - O tipo A envolve a aorta ascendente ou o arco; o tipo B não o faz
  - Início súbito de dor torácica com irradiação interescapular em um paciente de risco
  - Pressão arterial desigual nos braços e novo sopro diastólico de insuficiência aórtica são ocasionalmente vistos no tipo A
  - A radiografia de tórax é quase sempre anormal; o ECG não mostra muita alteração, a menos que exista comprometimento coronariano
  - Tomografia computadorizada (TC), ecocardiografia transesofágica, RM ou aortografia costumam fazer o diagnóstico

- **Diagnóstico diferencial**
  - Infarto agudo do miocárdio
  - *Angina pectoris*
  - Pericardite aguda
  - Pneumotórax
  - Embolia pulmonar
  - Síndrome de Boerhaave

- **Tratamento**
  - Nitroprussiato e betabloqueadores para diminuir a pressão arterial sistólica para aproximadamente 100 mm Hg e o pulso para 60 bpm
  - Cirurgia de emergência para dissecção do tipo A; é razoável o tratamento clínico para o tipo B, com a cirurgia ou a colocação percutânea de *stent* em pacientes de alto risco

- **Dica**

A dor da dissecção inicia abruptamente; aquela da doença cardíaca isquêmica aumenta até o máximo após vários minutos.

Referência

Tran TP, Khoynezhad A. Current management of type B aortic dissection. Vasc Health Risk Manag 2009;5:53. [PMID: 19436678]

1 Ducto arterioso patente

- **Princípios básicos do diagnóstico**
  - Causado por falha no fechamento do ducto arterioso embrionário com fluxo sanguíneo contínuo da aorta para a artéria pulmonar (i.e., *shunt* da esquerda para a direita)
  - Os sintomas são aqueles da insuficiência ventricular esquerda ou hipertensão pulmonar; muitos pacientes não têm queixas
  - Ampla pressão de pulso, B_2 alta e sopro contínuo tipo "maquinaria" mais alto sobre a área pulmonar, mas audível posteriormente
  - A ecografia com Doppler é útil, mas a aortografia com contraste ou por RM é o exame de escolha

- **Diagnóstico diferencial**

  Em pacientes com insuficiência cardíaca esquerda:
  - Regurgitação mitral
  - Estenose aórtica
  - Defeito de septo ventricular

  Se a hipertensão pulmonar dominar o quadro clínico:
  - Hipertensão pulmonar primária
  - Embolia pulmonar crônica
  - Síndrome de Eisenmenger

- **Tratamento**
  - Fechamento farmacológico, em bebês prematuros, com indometacina ou aspirina
  - Fechamento cirúrgico ou percutâneo em pacientes com *shunts* grandes, sintomas ou endocardite prévia; o tratamento é controverso em outros cenários clínicos

- **Dica**

  Os pacientes costumam permanecer assintomáticos na idade adulta se não tiverem desenvolvido problemas até os 10 anos.

Referência

Schneider DJ, Moore JW. Patent ductus arteriosus. Circulation 2006; 114:1873. [PMID: 17060397]

Estenose aórtica

- **Princípios básicos do diagnóstico**
  - As causas incluem válvula bicúspide congênita e calcificação progressiva por envelhecimento de uma válvula normal com três folhetos; a febre reumática causa estenose aórtica isolada apenas raramente (ou nunca)
  - Dispneia, angina e síncope isoladamente ou em combinação; morte súbita em menos de 1% dos pacientes assintomáticos
  - Pulsos carotídeos fracos e atrasados (*pulsus parvus et tardus*); B_2 suave, ausente ou com desdobramento paradoxal; sopro sistólico de ejeção rude em formato de losango na borda esternal direita, geralmente com irradiação cervical, mas ocasionalmente ouvido no ápice (fenômeno de Gallavardin)
  - Hipertrofia ventricular esquerda no ECG; a radiografia de tórax pode mostrar calcificação na válvula aórtica
  - A ecografia confirma o diagnóstico e estima a área e o gradiente da válvula; o cateterismo cardíaco confirma a gravidade se houver discrepância entre o exame físico e a ecografia; a doença coronariana aterosclerótica concomitante está presente em 50% dos casos

- **Diagnóstico diferencial**
  - Regurgitação mitral
  - Miocardiopatia obstrutiva hipertrófica ou dilatada
  - Defeito de septo atrial ou ventricular
  - Síncope por outras causas
  - Doença cardíaca isquêmica sem anormalidade valvular

- **Tratamento**
  - A cirurgia está indicada para todos os pacientes com estenose aórtica grave (gradiente médio da válvula aórtica superior a 40 mm Hg ou área valvar $\leq 1,0$ cm^2) e sintomas ou fração de ejeção inferior a 50%
  - Valvuloplastia percutânea com balão para alívio temporário (6 meses) dos sintomas em candidatos considerados inadequados para a cirurgia

- **Dica**

Em muitos casos, quanto mais suave o sopro, pior é a estenose.

Referência

Dal-Bianco JP, Khandheria BK, Mookadam F, Gentile F, Sengupta PP. Management of asymptomatic severe aortic stenosis. J Am Coll Cardiol 2008;52:1279. [PMID: 18929238]

Estenose mitral

- **Princípios básicos do diagnóstico**
  - Sempre causada por doença cardíaca reumática, mas 30% dos pacientes não têm história de febre reumática
  - Dispneia, ortopneia, dispneia paroxística noturna, até mesmo hemoptise – geralmente precipitadas por sobrecarga de volume (gestação, sobrecarga de sal) ou taquicardia
  - Impulsão do ventrículo direito em muitos casos; ocasionalmente com estalido palpável
  - B_1 saliente, P_2 aumentada, estalido de abertura; a apreciação desses sons costuma ser mais fácil do que o característico sopro diastólico apical de baixa intensidade
  - O ECG mostra anormalidade atrial esquerda e, comumente, fibrilação atrial; a ecografia confirma o diagnóstico e determina a gravidade

- **Diagnóstico diferencial**
  - Insuficiência ventricular esquerda por qualquer causa
  - Prolapso de válvula mitral (se houver sopro sistólico)
  - Hipertensão pulmonar por outra causa
  - Mixoma atrial esquerdo
  - *Cor triatriatum* (em pacientes abaixo de 30 anos)
  - Estenose tricúspide

- **Tratamento**
  - Os sintomas de insuficiência cardíaca podem ser tratados com diuréticos e restrição de sódio
  - Na fibrilação atrial, controle da frequência ventricular com betabloqueadores, bloqueadores dos canais de cálcio, como o verapamil, ou digoxina; instituir anticoagulação a longo prazo com varfarina
  - Valvuloplastia com balão ou substituição cirúrgica da válvula em pacientes com orifício mitral menor que 1,5 cm^2 e sintomas ou evidência de hipertensão pulmonar; a valvuloplastia é preferida em válvulas não calcificadas e maleáveis

- **Dica**

Pense na primeira bulha saliente como "estalido de fechamento" da válvula mitral.

Referência

American College of Cardiology/American Heart Association Task Force on Practice Guidelines; Society of Cardiovascular Anesthesiologists; Society for Cardiovascular Angiography and Interventions; Society of Thoracic Surgeons, Bonow RO, Carabello BA, Kanu C, de Leon AC, et al. ACC/AHA 2006 guidelines for the management of patients with valvular heart disease: a report of the American College of Cardiology/American Heart Association Task Force on Practice Guidelines. Circulation 2006;114:e84. [PMID: 16880336]

Estenose pulmonar

■ Princípios básicos do diagnóstico
- Dispneia aos esforços e dor torácica por isquemia do ventrículo direito; ocorre morte súbita em casos graves
- Distensão venosa jugular, impulso paraesternal, clique sistólico e sopro de ejeção, componente pulmonar de B_2 atrasado e suave
- Hipertrofia ventricular direita no ECG; dilatação pós-estenótica do tronco e da artéria pulmonar esquerda na radiografia de tórax
- A ecografia com Doppler é diagnóstica
- Pode estar associada à síndrome de Noonan

■ Diagnóstico diferencial
- Insuficiência ventricular esquerda por qualquer causa
- Doença valvular do lado esquerdo
- Hipertensão pulmonar primária
- Embolia pulmonar crônica
- Apneia do sono
- DPOC
- Síndrome de Eisenmenger

■ Tratamento
- Pacientes sintomáticos com gradiente de pico superior a 30 mm Hg: valvuloplastia percutânea com balão ou cirúrgica
- Pacientes assintomáticos com gradiente de pico superior a 40 mm Hg: valvuloplastia percutânea com balão ou cirúrgica
- O prognóstico é bom para aqueles com doença leve

■ Dica

Se essa for considerada a causa de um sopro, assegurar-se de perguntar sobre episódios de rubor (flushing); a síndrome carcinoide é uma das poucas causas de doença valvular do lado direito.

Referência

Kogon B, Plattner C, Kirshbom P, et al. Risk factors for early pulmonary valve replacement after valve disruption in congenital pulmonary stenosis and tetralogy of Fallot. J Thorac Cardiovasc Surg 2009;138:103. [PMID: 19577064]

Estenose tricúspide

■ Princípios básicos do diagnóstico

- Geralmente de origem reumática; raramente vista na doença cardíaca carcinoide
- Quase sempre associada a estenose mitral quando é reumática
- Evidência de insuficiência cardíaca direita: hepatomegalia, ascite, edema periférico, distensão venosa jugular com onda (*a*) proeminente
- Sopro em rolar diastólico ao longo da borda esternal esquerda, que aumenta com a inspiração
- A ecografia com Doppler é diagnóstica

■ Diagnóstico diferencial

- Regurgitação aórtica atípica
- Estenose mitral
- Hipertensão pulmonar por qualquer outra causa com insuficiência cardíaca direita
- Pericardite constritiva
- Cirrose hepática
- Mixoma de átrio direito

■ Tratamento

- Substituição valvular em casos graves
- A valvuloplastia com balão pode ser útil em muitos pacientes

■ Dica

Com o desaparecimento da doença cardíaca reumática, quase nunca é encontrada nos Estados Unidos; os raros pacientes com síndrome carcinoide podem ter esse problema.

Referência

Guenther T, Noebauer C, Mazzitelli D, Busch R, Tassani-Prell P, Lange R. Tricuspid valve surgery: a thirty-year assessment of early and late outcome. Eur J Cardiothorac Surg 2008;34:402. [PMID: 18579403]

Febre reumática aguda

- **Princípios básicos do diagnóstico**
  - Um processo imune sistêmico que complica a faringite pelo *Streptococcus* beta-hemolítico do grupo A
  - Costuma acometer crianças entre 5 e 15 anos; é rara após os 25 anos
  - Ocorre entre 1 e 5 semanas após a infecção da garganta
  - Diagnóstico baseado nos critérios de Jones (dois maiores ou um maior e dois menores) e na confirmação de infecção estreptocócica recente
  - Critérios maiores: eritema marginado, poliartrite migratória, nódulos subcutâneos, cardite e coreia de Sydenham; a última é a mais específica e a menos sensível
  - Critérios menores: febre, artralgias, elevação da velocidade de sedimentação globular, elevação da proteína C reativa, prolongamento do PR no ECG e história de faringite

- **Diagnóstico diferencial**
  - Artrite reumatoide juvenil ou do adulto
  - Endocardite
  - Osteomielite
  - Lúpus eritematoso sistêmico
  - Doença de Lyme
  - Infecção gonocócica disseminada

- **Tratamento**
  - Repouso no leito até sinais vitais e ECG estarem normais
  - Salicilatos e anti-inflamatórios não esteroides reduzem a febre e as queixas articulares, mas não afetam o curso natural da doença; raramente podem ser usados corticosteroides
  - Se ainda houver infecção estreptocócica, a penicilina estará indicada
  - Prevenção de faringite estreptocócica recorrente até os 18 anos (uma injeção mensal de penicilina benzatina é o mais comumente usado)

- **Dica**

O diagnóstico é sugerido por taquicardia inapropriada em uma criança febril com dor de garganta recente.

Referência

van Bemmel JM, Delgado V, Holman ER, et al. No increased risk of valvular heart disease in adult poststreptococcal reactive arthritis. Arthritis Rheum 2009;60:987. [PMID: 19333942]

1 Fibrilação atrial

- **Princípios básicos do diagnóstico**
  - É a arritmia crônica mais comum
  - As causas incluem doença da válvula mitral, doença cardíaca hipertensiva e isquêmica, miocardiopatia dilatada, uso de álcool, hipertireoidismo, pericardite, cirurgia cardíaca; muitas vezes é idiopática (fibrilação atrial "isolada")
  - As complicações incluem precipitação de insuficiência cardíaca e embolização arterial
  - Palpitações, dispneia, dor torácica; comumente assintomática
  - Batimento cardíaco irregularmente irregular, B_1 de intensidade variável, ocasionalmente com B_3; B_4 sempre ausente
  - O ECG mostra frequência ventricular entre 80 a 170 bpm em pacientes não tratados; se estiver associada com via acessória (i. e., Wolff-Parkinson-White), a frequência ventricular pode ser maior que 200 bpm com QRS alargado e condução anterógrada através da via acessória

- **Diagnóstico diferencial**
  - Taquicardia atrial multifocal
  - *Flutter* ou taquicardia atrial com bloqueio variável
  - Ritmo sinusal normal com múltiplas extrassístoles

- **Tratamento**
  - Controle da resposta ventricular com bloqueadores do nó atrioventricular (AV) como digoxina, betabloqueadores, bloqueadores dos canais de cálcio – a escolha depende da função contrátil do ventrículo esquerdo e da pressão arterial
  - Cardioversão em pacientes instáveis com fibrilação atrial aguda; cardioversão eletiva em pacientes estáveis quando um trombo em átrio esquerdo estiver descartado ou adequadamente tratado
  - Agentes antiarrítmicos (p. ex., propafenona, procainamida, amiodarona, sotalol) para pacientes altamente sintomáticos apesar do controle da frequência ventricular
  - Uso crônico de varfarina ou aspirina em todos os pacientes
  - Para a cardioversão eletiva, anticoagulação terapêutica documentada por 4 semanas antes do procedimento, a menos que a ecocardiografia transesofágica tenha descartado um trombo atrial esquerdo; todos os pacientes necessitam de anticoagulação durante e após a cardioversão
  - A ablação com radiofrequência de fontes de fibrilação atrial na veia pulmonar é cada vez mais usada em pacientes sintomáticos que não melhoram com terapia antiarrítmica

- **Dica**

Em 2010, a eletrofisiologia permitiu ablação nodal ou de vias acessórias em número cada vez maior de pacientes; lembrar desta opção.

Referência

Hart RG, Pearce LA. Current status of stroke risk stratification in patients with atrial fibrillation. Stroke 2009;40:2607. [PMID: 19461020]

Flutter atrial

- **Princípios básicos do diagnóstico**
  - Comum na doença pulmonar obstrutiva crônica (DPOC); também é visto em miocardiopatia dilatada, especialmente em alcoolistas
  - Frequência atrial entre 250 e 350 bpm com um impulso conduzido para os ventrículos a cada dois, três ou quatro impulsos; a taxa de 2:1 é a mais comum
  - Os pacientes podem ser assintomáticos, queixar-se de palpitações ou ter evidências de insuficiência cardíaca congestiva
  - As ondas de *flutter* (*a*) são ocasionalmente visíveis na região cervical
  - O ECG mostra ondas P em "dentes de serra" em V_1 e derivações inferiores; a resposta ventricular geralmente é regular; menos comumente, resposta irregular por bloqueio atrioventricular variável

- **Diagnóstico diferencial**

  Com resposta ventricular regular:
  - Taquicardia atrial automática
  - Taquicardia por reentrada no nó atrioventricular
  - Taquicardia por reentrada atrioventricular com via acessória
  - Taquicardia sinusal

  Com resposta ventricular irregular:
  - Fibrilação atrial
  - Taquicardia atrial multifocal
  - Ritmo sinusal com extrassístoles atriais frequentes

- **Tratamento**
  - Em geral, converte-se espontaneamente em fibrilação atrial
  - A cardioversão elétrica é confiável e segura
  - A conversão também pode ser obtida por fármacos (p. ex., ibutilida)
  - O risco de embolização é menor do que na fibrilação atrial, mas a anticoagulação também é recomendada
  - A ablação com radiofrequência tem alta taxa de sucesso (mais de 90%) em pacientes com *flutter* atrial crônico

- **Dica**

Uma frequência cardíaca regular de 140 a 150 bpm em um paciente com DPOC é flutter *até prova em contrário.*

Referência

Rodgers M, McKenna C, Palmer S, et al. Curative catheter ablation in atrial fibrillation and typical atrial flutter: systematic review and economic evaluation. Health Technol Assess 2008;12:iii-iv, xi-xiii, 1-198. [PMID: 19036232]

Hipertensão

■ **Princípios básicos do diagnóstico**
- Na maioria dos pacientes (95% dos casos) nenhuma causa é encontrada
- Elevação crônica na pressão arterial (superior a 140/90 mm Hg) ocorre em 23% dos adultos brancos não hispânicos e em 32% dos adultos negros não hispânicos nos Estados Unidos; costuma iniciar entre 20 e 55 anos
- A patogênese é multifatorial: ambiente, dieta, genética e fatores neuro-hormonais contribuem
- Na maioria das vezes, é assintomática; porém alguns pacientes se queixam de cefaleia, epistaxe ou visão borrada se a hipertensão for grave
- A maior parte dos estudos diagnósticos se referem a dano em "órgãos-alvo": coração, rins, cérebro, retina e artérias periféricas

■ **Diagnóstico diferencial**

Causas secundárias de hipertensão:
- Coarctação da aorta
- Insuficiência renal
- Estenose de artéria renal
- Feocromocitoma
- Síndrome de Cushing
- Hiperaldosteronismo primário
- Uso crônico de contraceptivos orais ou álcool

■ **Tratamento**
- Diminuir a pressão arterial com agente único (se possível) enquanto se minimiza os parefeitos; porém aqueles com pressão arterial superior a 160/100 podem necessitar de terapia combinada
- Muitos recomendam diuréticos, betabloqueadores, inibidores da ECA ou bloqueadores dos canais de cálcio como terapia inicial, mas é permitida uma considerável variação para diferentes pacientes; esses agentes podem ser usados isoladamente ou em combinação; os α-1-bloqueadores são considerados agentes de segunda linha
- Se a hipertensão não responder ao tratamento clínico, avaliar causas secundárias

■ **Dica**

Uma condição cada vez mais diagnosticada pelo paciente; esfigmomanômetros estão amplamente disponíveis em farmácias e supermercados.

Referência

Fuchs FD. Diuretics: still essential drugs for the management of hypertension. Expert Rev Cardiovasc Ther 2009;7:591. [PMID: 19505274]

Insuficiência cardíaca congestiva

- **Princípios básicos do diagnóstico**
  - Duas categorias fisiopatológicas: disfunção sistólica e disfunção diastólica
  - Sistólica: a capacidade de bombear o sangue está comprometida; a fração de ejeção está diminuída; as causas incluem doença arterial coronariana, miocardiopatia dilatada, miocardite, doença cardíaca hipertensiva avançada e doença cardíaca valvular regurgitante
  - Diastólica: o coração é incapaz de relaxar e permitir um enchimento diastólico adequado; a fração de ejeção é normal; as causas incluem isquemia, hipertensão com hipertrofia ventricular esquerda, estenose aórtica, miocardiopatia hipertrófica, miocardiopatia restritiva e doença de pequenos vasos (especialmente diabetes)
  - É comum a evidência de ambas as formas no paciente típico com insuficiência cardíaca, mas até 50% dos pacientes terão disfunção diastólica isolada
  - Os sintomas e sinais podem resultar de insuficiência cardíaca esquerda, insuficiência cardíaca direita ou de ambas
  - Insuficiência cárdica esquerda: dispneia aos esforços, ortopneia, dispneia paroxística noturna, pulso alternante, crepitantes, ritmo de galope; congestão venosa pulmonar na radiografia de tórax
  - Insuficiência cardíaca direita: fadiga, mal-estar, pressão venosa elevada, hepatomegalia, refluxo abdominojugular e edema dependente da gravidade
  - Diagnóstico confirmado por ecografia, medida da pressão em cunha da artéria pulmonar ou níveis elevados de peptídeo natriurético cerebral (BNP)

- **Diagnóstico diferencial**
  - Pericardite constritiva; nefrose; cirrose
  - Hipotireoidismo ou hipertireoidismo; beribéri
  - Causas não cardiogênicas de edema pulmonar

- **Tratamento**
  - Disfunção sistólica: vasodilatadores (inibidores da ECA, bloqueadores do receptor de angiotensina II ou combinação de hidralazina e dinitrato de isossorbida), betabloqueadores, espironolactona e dieta com restrição de sódio; para os sintomas, usar diuréticos e digoxina; possibilidade de anticoagulação em pacientes de alto risco com acinesia apical mesmo em ritmo sinusal; procurar isquemia, doença valvular, uso de álcool ou hipotireoidismo como causas
  - Disfunção diastólica: um inotrópico negativo (betabloqueador ou bloqueador dos canais de cálcio), dieta com restrição de sódio e diuréticos para os sintomas

- **Dica**

Lembrar que uma fração de ejeção normal é a regra no edema pulmonar de início repentino; uma disfunção diastólica grave é o problema.

Referência

Donlan SM, Quattromani E, Pang PS, Gheorghiade M. Therapy for acute heart failure syndromes. Curr Cardiol Rep 2009;11:192. [PMID: 19379639]

1 Miocardiopatia dilatada

■ Princípios básicos do diagnóstico
- Uma causa de disfunção sistólica que representa um grupo de distúrbios que causam insuficiência cardíaca congestiva
- Sintomas e sinais de insuficiência cardíaca congestiva: dispneia aos esforços, tosse, fadiga, dispneia paroxística noturna, aumento cardíaco, crepitantes, ritmo de galope, pressão venosa elevada, hepatomegalia e edema dependente da gravidade
- O ECG pode mostrar anormalidades inespecíficas da repolarização e ectopia atrial ou ventricular, mas não é diagnóstico
- A ecocardiografia revela diminuição da função contrátil e cardiomegalia
- O cateterismo cardíaco é útil para excluir a isquemia como uma causa

■ Diagnóstico diferencial
Causas de miocardiopatia dilatada:
- Alcoolismo
- Miocardite infecciosa (incluindo pós-viral), HIV e doença de Chagas
- Sarcoidose
- Pós-parto
- Toxicidade por doxorrubicina
- Endocrinopatias (hipertireoidismo, acromegalia, feocromocitoma)
- Hemocromatose
- Idiopáticas

■ Tratamento
- Tratar o distúrbio subjacente quando identificado
- Abstenção de álcool e AINEs
- Manejo de rotina para disfunção sistólica, incluindo vasodilatadores (inibidores da ECA, bloqueadores do receptor de angiotensina II e/ou combinação de hidralazina e dinitrato de isossorbida), betabloqueadores, espironolactona e dieta com baixo teor de sal; digoxina e diuréticos para sintomas
- Muitos fazem uso crônico empírico da varfarina se houver acinesia apical
- Em paciente com doença cardíaca isquêmica ou não e com uma baixa (inferior a 35%) fração de ejeção do ventrículo esquerdo, pode ser necessário um desfibrilador cardíaco implantável (DCI) mesmo na ausência de taquicardia ventricular documentada
- Transplante cardíaco para pacientes terminais

■ Dica
Causas de morte: um terço por falha de bomba, um terço por arritmias e um terço por AVC; arritmia e AVC são potencialmente preveníveis.

Referência
Luk A, Ahn E, Soor GS, Butany J. Dilated cardiomyopathy: a review. J Clin Pathol 2009;62:219. [PMID: 19017683]

Miocardiopatia hipertrófica obstrutiva (MHO)

- **Princípios básicos do diagnóstico**
    - Hipertrofia miocárdica assimétrica causando obstrução dinâmica do fluxo de saída do ventrículo esquerdo abaixo da válvula aórtica
    - Esporádica ou com herança dominante
    - A obstrução piora quando aumenta a força contrátil do ventrículo esquerdo ou quando diminui o seu enchimento
    - Os sintomas são dispneia, dor torácica e síncope; um subgrupo de pacientes mais jovens tem alto risco de morte súbita cardíaca (1% ao ano), especialmente com esforços
    - Impulso apical sustentado e bífido (raramente trífido), B_4
    - O ECG mostra exagero das ondas Q septais, sugestivo de infarto do miocárdio; também podem ser vistas arritmias supraventriculares e ventriculares
    - Ecocardiografia com hipertrofia, evidência de obstrução dinâmica por movimentação sistólica anormal do folheto anterior da válvula mitral
    - Há possibilidade de testagem genética incluindo rastreamento familiar, mas os testes atuais identificam apenas 50 a 60% das mutações

- **Diagnóstico diferencial**
    - Doença cardíaca hipertensiva ou isquêmica
    - Miocardiopatia restritiva (p. ex., amiloidose)
    - Estenose aórtica; coração de atleta

- **Tratamento**
    - Betabloqueadores ou bloqueadores dos canais de cálcio são os fármacos de escolha iniciais em pacientes sintomáticos
    - Evitar os redutores da pós-carga, como os inibidores da ECA
    - Miectomia cirúrgica, redução septal transcoronárea percutânea com álcool ou implante de marca-passo de dupla câmara são considerados em alguns casos
    - Desfibrilador cardíaco implantável em pacientes com alto risco para morte súbita; os fatores de risco incluem espessura do ventrículo esquerdo maior que 30 mm, história familiar de morte súbita, taquicardia ventricular não sustentada no Holter, resposta pressórica hipotensiva no teste de esforço, parada cardíaca prévia e síncope
    - A história natural é imprevisível; os esportes que exigem alto débito cardíaco devem ser desencorajados
    - Todos os parentes em primeiro grau devem ser avaliados com ecocardiografia a cada 5 anos se tiverem mais de 18 anos de idade; uma vez ao ano se forem menores de 18 anos

- **Dica**

A MHO é a causa mais comum de morte súbita cardíaca em atletas.

Referência

Elliott P, Spirito P. Prevention of hypertrophic cardiomyopathy-related deaths: theory and practice. Heart 2008;94:1269. [PMID: 18653582]

Miocardiopatia restritiva

- **Princípios básicos do diagnóstico**
  - Caracterizada por prejuízo do enchimento diastólico com função ventricular esquerda preservada
  - As causas incluem amiloidose, sarcoidose, hemocromatose, esclerodermia, síndrome carcinoide, endomiocardiofibrose e fibrose pós-radiação ou pós-cirúrgica
  - As manifestações clínicas são aquelas do distúrbio subjacente; insuficiência cardíaca congestiva com sintomas e sinais predominantes de lado direito
  - O ECG pode mostrar baixa voltagem e anormalidades inespecíficas de ST-T na amiloidose; também podem ser vistas arritmias supraventriculares e ventriculares
  - A ecografia com Doppler mostra aumento da espessura parietal com função contrátil preservada e padrões de velocidade de fluxo mitral e tricúspide consistentes com prejuízo do enchimento diastólico
  - O cateterismo cardíaco mostra concordância ventricular com a respiração em comparação com a pericardite constritiva

- **Diagnóstico diferencial**
  - Pericardite constritiva
  - Doença cardíaca hipertensiva
  - Miocardiopatia hipertrófica obstrutiva
  - Estenose aórtica
  - Doença cardíaca isquêmica

- **Tratamento**
  - Restrição de sódio e terapia com diuréticos para pacientes com evidência de sobrecarga de líquidos; a diurese deve ser cuidadosa, pois a depleção de volume pode piorar o problema
  - Os digitálicos devem ser usados com cuidado devido ao aumento do cálcio intracelular
  - Tratamento da doença subjacente causadora da restrição, se possível

- **Dica**

Em um paciente com essa condição clínica, se o quadrante superior direito do abdome parecer denso na radiografia de tórax, considerar hemocromatose; os depósitos hepáticos de ferro são responsáveis pela alteração vista.

Referência

Whalley GA, Gamble GD, Doughty RN. The prognostic significance of restrictive diastolic filling associated with heart failure: a meta-analysis. Int J Cardiol 2007;116:70. [PMID: 16901562]

Miocardite

- **Princípios básicos do diagnóstico**
  - Inflamação focal ou difusa do miocárdio causada por várias infecções, toxinas, fármacos ou reações imunológicas; infecção viral, particularmente pelo vírus Coxsackievírus, é a causa mais comum
  - Outras causas infecciosas incluem febre maculosa das Montanhas Rochosas, febre Q, doença de Chagas, doença de Lyme, HIV, triquinose e toxoplasmose
  - Os sintomas incluem febre, fadiga, palpitações, dor torácica ou sintomas de insuficiência cardíaca congestiva, em geral após uma infecção do trato respiratório superior
  - O ECG pode revelar alterações no segmento ST e na onda T e bloqueio de condução
  - A ecocardiografia mostra aumento cardíaco e função ventricular esquerda difusamente deprimida
  - A biópsia miocárdica não é rotineiramente recomendada, pois as alterações inflamatórias costumam ser focais e inespecíficas

- **Diagnóstico diferencial**
  - Infarto ou isquemia miocárdica difusa por doença arterial coronariana
  - Pneumonia
  - Insuficiência cardíaca congestiva por outras causas

- **Tratamento**
  - Repouso no leito
  - Tratamento antimicrobiano específico se houver identificação do agente infeccioso
  - A terapia imunossupressora é controversa
  - Tratamento apropriado da disfunção sistólica: vasodilatadores (inibidores da ECA, bloqueadores do receptor de angiotensina II ou combinação de hidralazina e dinitrato de isossorbida), betabloqueadores, espironolactona, digoxina, dieta com restrição de sódio e diuréticos
  - Inotrópicos e transplante cardíaco em casos graves

- **Dica**

Na miocardite viral, lembrar do seguinte: um terço retorna ao normal, um terço tem disfunção ventricular esquerda estável e um terço tem miocardiopatia grave.

Referência

Schultz JC, Hilliard AA, Cooper LT Jr, Rihal CS. Diagnosis and treatment of viral myocarditis. Mayo Clin Proc 2009;84:1001. [PMID: 19880690]

Mixoma atrial

■ **Princípios básicos do diagnóstico**

- É o tumor cardíaco mais comum, geralmente com origem no septo interatrial, com 80% crescendo para dentro do átrio esquerdo; 5 a 10% são bilaterais
- Sintomas caem em uma de três categorias: (1) sistêmicos – febre, mal-estar, perda ponderal; (2) obstrutivos – síncope e dispneia posicional; e (3) embólicos – déficit neurológico ou vascular agudo
- Sopro tipo estenose mitral ou de projeção (*plop*) tumoral diastólico; muitas vezes com sinais de insuficiência cardíaca congestiva e embolização sistêmica
- Edema pulmonar episódico, classicamente quando o paciente assume posição ereta
- Leucocitose, anemia, aumento da velocidade de sedimentação globular
- RM ou ecocardiografia demonstram o tumor

■ **Diagnóstico diferencial**

- Endocardite infecciosa subaguda
- Linfoma
- Doença autoimune
- Estenose mitral
- *Cor triatriatum*
- Válvula mitral em "paraquedas"
- Outras causas de insuficiência cardíaca congestiva
- Carcinoma renal envolvendo a veia cava inferior

■ **Tratamento**

- A cirurgia costuma ser curativa (taxa de recorrência de aproximadamente 5%)

■ **Dica**

Esta é uma das três causas de obstrução da via de entrada do ventrículo esquerdo, com estenose mitral e cor triatriatum *sendo as outras duas.*

Referência

Kuroczyński W, Peivandi AA, Ewald P, Pruefer D, Heinemann M, Vahl CF. Cardiac myxomas: short– and long-term follow-up. Cardiol J 2009;16:447. [PMID: 19753524]

Morte súbita cardíaca

- **Princípios básicos do diagnóstico**
  - Morte em um paciente sadio dentro de 1 hora do início dos sintomas
  - Pode ocorrer devido a doenças cardíacas ou não cardíacas
  - A causa mais comum (mais de 80% dos casos) é a fibrilação ou taquicardia ventricular em caso de doença arterial coronariana
  - A fibrilação ventricular é quase sempre o ritmo terminal

- **Diagnóstico diferencial**

  Causas não cardíacas de morte súbita:
  - Embolia pulmonar
  - Asma
  - Dissecção aórtica
  - Ruptura de aneurisma aórtico
  - Hemorragia intracraniana
  - Pneumotórax hipertensivo
  - Anafilaxia

- **Tratamento**
  - Uma abordagem agressiva é obrigatória se houver suspeita de doença arterial coronariana; ver adiante
  - Anormalidades eletrolíticas, toxicidade digitálica ou funcionamento inadequado de DCI podem ser as causas precipitantes e devem ser tratadas
  - Sem uma causa óbvia, indica-se ecocardiografia e cateterismo cardíaco; se forem normais, indica-se estudo eletrofisiológico
  - Deve-se usar um DCI automático em todos os pacientes que sobrevivem a um episódio de morte súbita cardíaca secundária a fibrilação ou taquicardia ventricular sem causa transitória ou reversível

- **Dica**

  Em casos de ressuscitação de fibrilação ventricular em adultos, se for descartado um IM, o prognóstico é paradoxalmente pior do que se ele for confirmado, pois isso sugere que existe isquemia ativa ou doença cardíaca estrutural significativa.

Referência

Mudawi TO, Albouaini K, Kaye GC. Sudden cardiac death: history, aetiology and management. Br J Hosp Med (Lond) 2009;70:89. [PMID: 19229149]

Pericardite aguda

- **Princípios básicos do diagnóstico**
  - Inflamação do pericárdio por infecção viral, fármacos, IM recente, síndromes autoimunes, insuficiência renal, cirurgia cardíaca, trauma ou neoplasia
  - Sintomas comuns incluem dor torácica pleurítica irradiada para o ombro (sulco do músculo trapézio) e dispneia; a dor melhora ao sentar e ao expirar
  - O exame pode revelar febre, taquicardia e um atrito intermitente; pode haver tamponamento cardíaco em qualquer paciente
  - O ECG costuma mostrar depressão de PR e elevação côncava difusa de segmento ST, seguidas por inversão da onda T; não são vistas alterações recíprocas
  - A ecocardiografia pode revelar derrame pericárdico

- **Diagnóstico diferencial**
  - Infarto agudo do miocárdio
  - Dissecção aórtica
  - Embolia pulmonar
  - Pneumotórax
  - Pneumonia
  - Colecistite e pancreatite

- **Tratamento**
  - Aspirina e anti-inflamatórios não esteroides (AINEs), como ibuprofeno ou indometacina, para alívio dos sintomas; tem sido mostrado que a colchicina reduz a recorrência; os esteroides são raramente usados para casos recorrentes
  - Hospitalização para pacientes com sintomas sugestivos de derrames significativos, tamponamento cardíaco, biomarcadores elevados ou episódio recente de trauma ou cirurgia

- **Dica**

Os pacientes com pericardite costumam apresentar dor torácica que piora ao deitar.

Referência

Imazio M, Cecchi E, Demichelis B, et al. Myopericarditis versus viral or idiopathic acute pericarditis. Heart 2008;94:498. [PMID: 17575329]

Pericardite constritiva

- **Princípios básicos do diagnóstico**
  - Um pericárdio fibrótico espessado prejudicando o enchimento cardíaco e diminuindo o débito cardíaco
  - Pode ocorrer após tuberculose, cirurgia cardíaca, radioterapia ou pericardite viral, urêmica ou neoplásica
  - Início gradual de dispneia, fadiga, fraqueza, edema dos pés e aumento de volume abdominal; os sintomas de insuficiência cardíaca direita geralmente predominam, com ascite algumas vezes desproporcional ao edema dos pés
  - O exame físico revela taquicardia, pressão venosa jugular elevada com descida y rápida, sinal de Kussmaul, hepatoesplenomegalia, ascite, "batida pericárdica" após B_2 e edema periférico
  - Calcificação pericárdica na radiografia de tórax em menos da metade dos casos; o ECG pode mostrar QRS de baixa voltagem; testes de função hepática anormais por congestão passiva
  - A ecocardiografia pode demonstrar um pericárdio espessado e função ventricular esquerda normal; TC e RM são mais sensíveis para revelar a patologia pericárdica; o cateterismo cardíaco demonstra discordância ventricular com a respiração, em contraste com a miocardiopatia restritiva

- **Diagnóstico diferencial**
  - Tamponamento cardíaco
  - Infarto de ventrículo direito
  - Miocardiopatia restritiva
  - Cirrose com ascite (erro diagnóstico mais comum)

- **Tratamento**
  - O tratamento agudo geralmente inclui diurese cuidadosa
  - A terapia definitiva é a dissecção cirúrgica do pericárdio; efetiva em até metade dos pacientes
  - Avaliação para tuberculose

- **Dica**

A causa mais facilmente esquecida de ascite de início recente.

Referência

Marnejon T, Kassis H, Gemmel D. The constricted heart. Postgrad Med 2008;120:8. [PMID: 18467803]

Regurgitação aórtica

- **Princípios básicos do diagnóstico**
    - As causas incluem válvula bicúspide congênita, endocardite, doença cardíaca reumática, síndrome de Marfan, dissecção aórtica, espondilite anquilosante, artrite reativa e sífilis
    - Regurgitação aórtica aguda: início abrupto de edema pulmonar
    - Regurgitação aórtica crônica: assintomática até a meia idade, quando os sintomas de insuficiência cardíaca esquerdo surgem de maneira insidiosa
    - Sopro holodiastólico suave e de intensidade alta decrescendo na regurgitação aórtica crônica; ocasionalmente acompanhado de um rolar diastólico apical de baixa intensidade (sopro de Austin Flint) em pacientes não reumáticos; na regurgitação aórtica aguda, o sopro diastólico pode ser curto (ou não ser ouvido) e rude
    - Regurgitação aórtica aguda: B_1 reduzida e presença de B_3; crepitantes
    - Regurgitação aórtica crônica: B_1 reduzida, ampla pressão de pulso, pulso em martelo d'água, pulsações capilares subungueais (sinal de Quincke), elevação e queda rápidas do pulso (pulso de Corrigan) e um sopro diastólico sobre uma artéria femoral parcialmente comprimida (sinal de Duroziez)
    - ECG mostra hipertrofia ventricular esquerda
    - Ecografia com Doppler confirma o diagnóstico e estima a gravidade

- **Diagnóstico diferencial**
    - Hipertensão pulmonar com sopro de Graham Steell
    - Estenose mitral ou, raramente, tricúspide
    - Insuficiência ventricular esquerda por outra causa
    - Sopro de Dock de estenose de artéria descendente anterior esquerda

- **Tratamento**
    - Vasodilatadores (p. ex., nifedipina e inibidores da ECA) não retardam a progressão até a troca da válvula em pacientes com regurgitação aórtica leve a moderada
    - Na regurgitação aórtica crônica, a cirurgia é reservada para pacientes com sintomas ou fração de ejeção inferior a 50% na ecocardiografia
    - Regurgitação aguda causada por dissecção aórtica ou endocardite exige troca cirúrgica da válvula

- **Dica**

    O sopro de Hodgkin-Key da regurgitação aórtica é rude e estridente, sendo causado por eventração do folheto e é típico de aortopatia sifilítica.

Referência

Kamath AR, Varadarajan P, Turk R, Sampat U, Patel R, Khandhar S, Pai RG. Survival in patients with severe aortic regurgitation and severe left ventricular dysfunction is improved by aortic valve replacement. Circulation 2009; 120(suppl):S134. [PMID: 19752358]

Regurgitação mitral

- **Princípios básicos do diagnóstico**
  - As causas incluem doença cardíaca reumática, endocardite infecciosa, prolapso de válvula mitral, disfunção isquêmica de músculo papilar, ruptura de cordoalhas tendíneas
  - Aguda: início imediato dos sintomas de edema pulmonar
  - Crônica: assintomática durante anos; então, com dispneia de esforço e fadiga
  - B_1 geralmente diminuída; é característico um sopro pansistólico assobiante de alta intensidade que aumenta ao fechar as mãos com força; B_3 é comum em casos crônicos; o sopro não é pansistólico e é menos audível em casos agudos
  - Anormalidade atrial esquerda e, comumente, hipertrofia ventricular esquerda no ECG; a fibrilação atrial é típica em casos crônicos
  - A ecografia com Doppler confirma o diagnóstico e avalia a gravidade

- **Diagnóstico diferencial**
  - Estenose ou esclerose aórtica
  - Regurgitação tricúspide
  - Miocardiopatia hipertrófica obstrutiva
  - Defeito de septo atrial
  - Defeito de septo ventricular

- **Tratamento**
  - A regurgitação mitral aguda por endocardite ou ruptura de cordoalhas pode exigir reparo cirúrgico imediato
  - Reparo cirúrgico ou troca valvular para regurgitação mitral grave em pacientes com sintomas, disfunção ventricular esquerda (p. ex., fração de ejeção inferior a 60%) ou dimensão sistólica do ventrículo esquerdo maior que 40 mm
  - Não há dados que sustentem o uso de vasodilatadores em pacientes com regurgitação mitral crônica assintomática; digoxina, betabloqueadores e bloqueadores dos canais de cálcio controlam a resposta ventricular na fibrilação atrial e deve ser usada anticoagulação com varfarina nesses casos

- **Dica**

O sobe e desce rápido do pulso carotídeo pode ser decisivo para diferenciar esse sopro daquele da estenose aórtica.

Referência

Mehra MR, Reyes P, Benitez RM, Zimrin D, Gammie JS. Surgery for severe mitral regurgitation and left ventricular failure: what do we really know? J Card Fail 2008;14:145. [PMID: 18325462]

Regurgitação tricúspide

- **Princípios básicos do diagnóstico**
  - As causas incluem endocardite infecciosa, insuficiência ventricular direita de qualquer causa, síndrome carcinoide, lúpus eritematoso sistêmico, anomalia de Ebstein e ruptura de folhetos por eletrodo de dispositivo cardíaco
  - A maioria dos casos é secundária à dilatação do ventrículo direito por doença cardíaca do lado esquerdo
  - Edema, desconforto abdominal, anorexia; caso contrário, sintomas da doença associada
  - Ondas (*v*) proeminentes no pulso venoso jugular; fígado pulsátil, refluxo abdominojugular
  - Sopro holossistólico assobiante de alta intensidade, característico ao longo da borda esternal esquerda, que aumenta com a inspiração
  - A ecografia com Doppler é diagnóstica

- **Diagnóstico diferencial**
  - Regurgitação mitral
  - Estenose aórtica
  - Estenose pulmonar
  - Defeito do septo atrial
  - Defeito do septo ventricular

- **Tratamento**
  - Diuréticos e restrição de sódio na dieta em pacientes com evidência de sobrecarga de líquidos
  - Se a regurgitação tricúspide for funcional e a cirurgia for realizada por doença multivalvular, pode-se considerar a anuloplastia da válvula tricúspide

- **Dica**

Em 90% dos casos, a insuficiência cardíaca direita é causada pela insuficiência cardíaca esquerda.

Referência

Chang BC, Song SW, Lee S, Yoo KJ, Kang MS, Chung N. Eight-year outcomes of tricuspid annuloplasty using autologous pericardial strip for functional tricuspid regurgitation. Ann Thorac Surg 2008;86:1485. [PMID: 19049736]

Síndrome coronariana aguda

- **Princípios básicos do diagnóstico**
  - Classificada como infarto do miocárdio (IM) com elevação do segmento ST (onda Q), IM sem elevação do segmento ST (sem onda Q) ou angina instável
  - Dor torácica prolongada (mais de 30 minutos) associada a dispneia, náuseas, dor no braço esquerdo ou na região cervical e diaforese; pode ser indolor em diabéticos
  - B4 é comum; B3 e insuficiência mitral ocorrem ocasionalmente
  - Pode ser complicada por choque ou arritmias ventriculares
  - Dor torácica contínua pode significar miocárdio ainda sob risco

- **Diagnóstico diferencial**
  - Angina estável; dissecção aórtica; embolia pulmonar
  - Síndrome de Tietze (costocondrite)
  - Radiculopatia cervical ou torácica, incluindo zóster pré-eruptivo
  - Refluxo ou espasmo esofágico; colecistite
  - Pericardite; miocardite; miocardiopatia de Takotsubo (induzida por estresse)
  - Pneumonia pneumocócica; pneumotórax

- **Tratamento**
  - Monitoração, oxigênio, aspirina, betabloqueadores orais e heparina – se não houver contraindicação; considerar clopidogrel
  - Reperfusão precoce por trombólise ou intervenção coronariana percutânea (ICP)* em pacientes selecionados com elevação de segmento ST ou bloqueio de ramo esquerdo novo no eletrocardiograma (ECG)
  - Considerar os inibidores da glicoproteína IIb/IIIa para IM com elevação do segmento ST em pacientes submetidos à ICP
  - Nitroglicerina e morfina para dor isquêmica recorrente; também são úteis para alívio da congestão pulmonar, diminuição do tônus simpático e redução da pressão arterial
  - Inibidores da enzima conversora da angiotensina (ECA), bloqueadores do receptor da angiotensina II e bloqueadores da aldosterona, como a eplerenona, melhoram o remodelamento ventricular após infartos

- **Dica**

Realizar rapidamente a reperfusão em IM com elevação do segmento ST, pois quanto mais o tempo passa, mais músculo se perde.

Referência

Kumar A, Cannon CP. Acute coronary syndromes: diagnosis and management, part II. Mayo Clin Proc 2009;84:1021. [PMID: 19880693]

---

*N. de R.T. Também conhecida como angioplastia coronariana transluminal percutânea (ACTP).

Tamponamento cardíaco

- **Princípios básicos do diagnóstico**
  - Distúrbio que ameaça a vida e ocorre quando há acúmulo de líquido sob pressão no pericárdio; o derrame que aumenta rapidamente de tamanho pode causar uma pressão intrapericárdica elevada (superior a 15 mm Hg), prejudicando o enchimento cardíaco e diminuindo o débito cardíaco
  - As causas comuns incluem doença maligna metastática, uremia, pericardite viral ou idiopática e trauma cardíaco; no entanto, qualquer causa de pericardite pode causar tamponamento
  - As manifestações clínicas incluem dispneia, tosse, taquicardia, hipotensão, pulso paradoxal, distensão venosa jugular e abafamento de sons cardíacos
  - O ECG costuma mostrar QRS de baixa voltagem e, ocasionalmente, alternância elétrica; a radiografia de tórax mostra uma silhueta cardíaca aumentada com uma configuração de "botija de água" se houver um derrame grande (superior a 250 mL) – o que não é necessário se o derrame se desenvolver rapidamente
  - A ecocardiografia delineia o derrame e sua significância hemodinâmica, por exemplo, colapso atrial; o cateterismo cardíaco confirma o diagnóstico se ocorrer equalização das pressões diastólicas de todas as quatro câmaras com perda da descida *y* normal

- **Diagnóstico diferencial**
  - Pneumotórax hipertensivo
  - Infarto de ventrículo esquerdo
  - Insuficiência ventricular esquerda grave
  - Pericardite constritiva
  - Miocardiopatia restritiva
  - Pneumonia com choque séptico

- **Tratamento**
  - Pericardiocentese imediata se for notado comprometimento hemodinâmico
  - Expansão de volume até a realização da pericardiocentese
  - O tratamento definitivo para o reacúmulo de líquido pode exigir pericardiectomia cirúrgica anterior e posterior

- **Dica**

O pulso paradoxal não é, de fato, paradoxal: ele meramente exagera um fenômeno normal.

Referência

Jacob S, Sebastian JC, Cherian PK, Abraham A, John SK. Pericardial effusion impending tamponade: a look beyond Beck's triad. Am J Emerg Med 2009;27:216. [PMID: 19371531]

Taquicardia atrial multifocal

- **Princípios básicos do diagnóstico**
  - É classicamente vista em pacientes com DPOC; ocasionalmente causada por anormalidades eletrolíticas (especialmente hipomagnesemia e hipocalemia)
  - Os sintomas incluem aqueles do distúrbio subjacente, mas alguns pacientes se queixam de palpitações
  - Frequência cardíaca irregularmente irregular
  - O ECG mostra pelo menos três morfologias diferentes de onda P com intervalo PR variável
  - Frequência ventricular geralmente entre 100 e 140 bpm; se for inferior a 100 bpm, o ritmo é um marca-passo atrial migratório

- **Diagnóstico diferencial**
  - Ritmo sinusal normal com múltiplas extrassístoles atriais
  - Fibrilação atrial
  - *Flutter* atrial com bloqueio variável
  - Taquicardia reentrante com bloqueio variável

- **Tratamento**
  - O mais importante é o tratamento do distúrbio subjacente
  - O verapamil é particularmente útil para controle da frequência; o digital não é efetivo
  - Magnésio e potássio administrados por via intravenosa lentamente podem converter alguns pacientes ao ritmo sinusal mesmo com níveis séricos dentro da faixa normal; assegurar-se de que a função renal seja normal
  - As medicações que causam irritabilidade atrial, como a teofilina, devem ser evitadas
  - A ablação do nó atrioventricular com marca-passo permanente é usada em casos raros altamente sintomáticos e refratários à terapia farmacológica

- **Dica**

A taquicardia atrial multifocal é o paradigma da arritmia da DPOC, definida pelo ECG e cada vez mais tratada pela eletrofisiologia.

Referência

Spodick DH. Multifocal atrial arrhythmia. Am J Geriatr Cardiol 2005;14:162. [PMID: 15886545]

1. Taquicardia supraventricular paroxística (TSVP)

■ **Princípios básicos do diagnóstico**
- Grupo de arritmias incluindo taquicardia reentrante no nó atrioventricular, taquicardia atrioventricular reentrante, taquicardia atrial automática e taquicardia juncional
- Os ataques geralmente começam e terminam de maneira abrupta, durando de segundos a horas
- Os pacientes costumam ser assintomáticos nos episódios transitórios, mas podem se queixar de palpitações, dispneia leve ou dor torácica
- O ECG entre os ataques é normal, a menos que o paciente tenha síndrome de Wolff-Parkinson-White (WPW) ou um intervalo PR muito curto
- A menos que exista condução aberrante, os complexos QRS são regulares e estreitos; a localização da onda P ajuda a identificar a origem da arritmia; o estudo eletrofisiológico estabelece o diagnóstico exato

■ **Diagnóstico diferencial**

Sem onda P:
- Taquicardia por reentrada no nó atrioventricular

PR curto:
- Taquicardia atrioventricular reentrante típica
- Taquicardia atrioventricular reentrante ortodrômica
- Taquicardia atrioventricular com retardo atrioventricular de primeiro grau
- Taquicardia juncional

PR longo:
- Taquicardia atrial
- Taquicardia sinusal
- Taquicardia por reentrada no nó atrioventricular atípica
- Taquicardia recíproca juncional permanente

■ **Tratamento**
- Muitos ataques melhoram espontaneamente; se isso não acontecer, tentar primeiramente manobras vagais, como massagem do seio carotídeo, ou adenosina para bloquear temporariamente o nó atrioventricular e quebrar o circuito de reentrada
- A prevenção de ataques frequentes pode ser obtida por bloqueadores dos canais de cálcio, betabloqueadores ou antiarrítmicos, se for necessária
- Estudo eletrofisiológico e ablação do foco ou circuito anormal reentrante, quando disponível, é o tratamento de escolha

■ **Dica**

Se "infarto com onda Q" for a interpretação computadorizada do ECG na presença de um intervalo PR curto, considere o seguinte: a interpretação errônea pode tornar o seu paciente inelegível para um seguro de vida quando, na verdade, um WPW inocente é o diagnóstico.

Referência

Holdgate A, Foo A. Adenosine versus intravenous calcium channel antagonists for the treatment of supraventricular tachycardia in adults. Cochrane Database Syst Rev 2006;(4):CD005154. [PMID: 17054240]

Taquicardia ventricular

- **Princípios básicos do diagnóstico**
  - Três ou mais extrassístoles consecutivas; pode ser não sustentada (dura menos de 30 segundos) ou sustentada
  - Os mecanismos são reentrada ou foco automático; pode ocorrer espontaneamente ou com IM
  - Outras causas incluem isquemia aguda ou crônica, miocardiopatia e fármacos (p. ex., antiarrítmicos)
  - A maioria dos pacientes é sintomática; síncope, palpitação, dispneia e dor torácica são comuns
  - B_1 de intensidade variável; presença de B_3
  - O ECG mostra taquicardia regular com complexos alargados (geralmente com frequência entre 140 e 220 bpm); entre os ataques, o ECG costuma revelar evidência de IM prévio

- **Diagnóstico diferencial**
  - Qualquer causa de taquicardia supraventricular com condução aberrante (mas uma história de IM ou de fração de ejeção baixa indica taquicardia ventricular até prova em contrário)
  - *Flutter* atrial com condução aberrante

- **Tratamento**
  - Depende de o paciente estar estável ou instável
  - Se estável: uso intravenoso de lidocaína, procainamida ou amiodarona inicialmente
  - Se instável (hipotensão, insuficiência cardíaca congestiva ou angina): cardioversão sincronizada imediata
  - Deve ser fortemente considerada a colocação de DCI
  - Em um paciente com cardiopatia isquêmica ou não isquêmica e fração de ejeção baixa (menos de 35%), é necessária a colocação de DCI, mesmo na ausência de taquicardia ventricular documentada
  - Ablação para aqueles com choques repetidos pelo desfibrilador

- **Dica**

Todas as taquicardias com complexos alargados devem ser tratadas como taquicardia ventricular até prova em contrário.

Referência

Aronow WS. Treatment of ventricular arrhythmias in the elderly. Cardiol Rev 2009;17:136. [PMID: 19384088]

Trombose venosa profunda (TVP)

■ **Princípios básicos do diagnóstico**
- Dor contínua ou sensação de pressão na panturrilha ou na coxa
- Até metade dos pacientes são assintomáticos nos estágios iniciais
- Risco aumentado: insuficiência cardíaca congestiva, cirurgia de grande porte recente, neoplasia, uso de contraceptivos orais por fumantes, inatividade prolongada, veias varicosas, estados hipercoaguláveis (p. ex., deficiências de proteína C, proteína S ou de outros anticoagulantes, síndrome nefrótica)
- Os sinais físicos não são confiáveis
- A ecografia com Doppler e a pletismografia de impedância são os exames iniciais de escolha (menos sensíveis em pacientes assintomáticos); a venografia é o teste definitivo, mas é de difícil realização
- O tromboembolismo pulmonar, principalmente com TVP proximal acima do joelho, é uma complicação que ameaça a vida

■ **Diagnóstico diferencial**
- Estiramentos e contusões na panturrilha; ruptura de cisto de Baker
- Celulite, obstrução linfática
- Insuficiência cardíaca congestiva, especialmente do lado direito

■ **Tratamento**
- Anticoagulação com heparina seguida por varfarina oral por 3 a 6 meses
- Pode-se usar heparina de baixo peso molecular subcutânea em vez de heparina intravenosa
- AINEs para dor e edema associados
- Em casos idiopáticos e recorrentes, deve-se considerar condições hipercoaguláveis, embora o fator V de Leiden deva ser avaliado em um primeiro episódio sem fatores de risco em pacientes de etnia europeia
- É comum a síndrome pós-flebítica (insuficiência venosa crônica) após um episódio de TVP; ela deve ser tratada com meias de compressão graduada, cuidados locais com a pele e, em muitos casos, com administração crônica de varfarina

■ **Dica**

A circunferência da perna esquerda é 1 cm maior do que a da direita, pois a veia ilíaca comum esquerda cruza sob a aorta; lembrar disso ao avaliar uma suspeita de TVP.

Referência

Blann AD, Khoo CW. The prevention and treatment of venous thromboembolism with LMWHs and new anticoagulants. Vasc Health Risk Manag 2009;5:693. [PMID: 19707288]

2
Doenças Pulmonares

Abscesso pulmonar

- **Princípios básicos do diagnóstico**
  - Tosse produtiva com escarro fétido; hemoptise; febre, perda ponderal, mal-estar
  - Os pacientes predispostos são aqueles com doença periodontal, alcoolismo, deglutição prejudicada (p. ex., distúrbio neurológico ou esofágico ou alteração do nível de consciência)
  - A causa habitual é uma infecção mista aeróbica/anaeróbica
  - Sons respiratórios brônquicos maciços e egofônicos sobre a área pulmonar envolvida; esguicho de sucussão e respiração anfórica indicam nível hidroaéreo
  - Leucocitose; hipoxemia
  - Densidade na radiografia de tórax, geralmente com lucência ou nível hidroaéreo na porção central

- **Diagnóstico diferencial**
  - Tuberculose
  - Carcinoma broncogênico
  - Micoses pulmonares
  - Bronquiectasias
  - Infarto pulmonar por embolia pulmonar ou por vasculite (p. ex., granulomatose de Wegener)

- **Tratamento**
  - Clindamicina ou penicilina em altas doses (tratamento por 6 semanas ou mais, até a resolução do abscesso)
  - Cirurgia em casos selecionados (particularmente para abscessos grandes; hemoptise maciça ou persistente)
  - Oxigênio suplementar conforme a necessidade
  - Exclusão, através de broncoscopia, de obstrução da via aérea causada por carcinoma ou corpo estranho em pacientes com características atípicas, especialmente nos pacientes sem dentes

- **Dica**

Um abscesso pulmonar em paciente sem dentes é câncer de pulmão até prova em contrário.

Referência

Moreira Jda S, Camargo Jde J, Felicetti JC, Goldenfun PR, Moreira AL, Porto Nda S. Lung abscess: analysis of 252 consecutive cases diagnosed between 1968 and 2004. J Bras Pneumol 2006;32:136. [PMID: 17273583]

Apneia do sono

■ Princípios básicos do diagnóstico

- Sonolência ou fadiga diurna excessiva, cefaleia matinal, ganho ponderal, disfunção erétil; o parceiro de leito pode relatar sono inquieto, roncos altos e episódios testemunhados de apneia
- Obesidade e hipertensão arterial sistêmica são comuns; sinais de hipertensão pulmonar ou *cor pulmonale* podem se desenvolver com o tempo
- A eritrocitose é comum
- O diagnóstico é confirmado pela polissonografia formal
- A maioria dos casos de apneia central também tem um componente obstrutivo; a apneia central pura é rara

■ Diagnóstico diferencial

- Abuso de álcool ou sedativos
- Narcolepsia
- Distúrbio convulsivo
- DPOC
- Hipotireoidismo

■ Tratamento

- Perder peso e evitar medicação hipnótica são aspectos mandatórios
- O uso noturno de pressão positiva contínua na via aérea (CPAP) e oxigênio suplementar frequentemente resolve a apneia obstrutiva
- Dispositivos de uso bucal melhoram os sintomas e reduzem os episódios de apneia-hipopneia, mas não são efetivos como o CPAP; usar em pacientes incapazes de tolerar o CPAP
- O modafinil pode ser benéfico como terapia adjunta para sonolência diurna excessiva que persiste apesar da terapia convencional adequada
- As abordagens cirúrgicas (uvulopalatofaringoplastia, septoplastia nasal, traqueostomia) são reservadas para casos selecionados

■ Dica

Quando um paciente clinicamente pletórico adormece durante a história clínica é apneia do sono até prova em contrário; se isso ocorre com o médico, trata-se de residente em pós-plantão.

Referência

Lévy P, Bonsignore MR, Eckel J. Sleep, sleep-disordered breathing and metabolic consequences. Eur Respir J 2009;34:243. [PMID: 19567607]

Asbestose

- **Princípios básicos do diagnóstico**
  - História de exposição à poeira contendo partículas de asbesto (p. ex., por trabalho em minas, com materiais de isolamento, construção civil, construção de navios)
  - Dispneia progressiva que surge 20 a 40 anos após a exposição, raramente com dor torácica pleurítica
  - Estertores inspiratórios secos e baqueteamento digital são comuns; cianose e sinais de *cor pulmonale* são ocasionalmente vistos
  - A fibrose intersticial é característica (maior nos campos pulmonares inferiores); espessamento pleural e calcificação diafragmática são comuns, mas inespecíficos; porém as três ocorrendo junto com história de exposição estabelecem o diagnóstico
  - Derrame pleural exsudativo se desenvolve antes da doença do parênquima
  - A TC de alta resolução frequentemente confirma o diagnóstico
  - Os testes de função pulmonar mostram um defeito restritivo; a diminuição da capacidade de difusão pulmonar de monóxido de carbono (DLCO) costuma ser a anormalidade mais precoce

- **Diagnóstico diferencial**
  - Outras pneumoconioses por inalação (p. ex., silicose)
  - Doença fúngica
  - Sarcoidose
  - Fibrose pulmonar idiopática
  - Pneumonite por hipersensibilidade

- **Tratamento**
  - Tratamento de suporte; suplementação crônica com oxigênio para hipoxemia sustentada
  - Rastreamento para outras doenças respiratórias associadas à exposição ao asbesto (espessamento pleural difuso, placas, derrames, atelectasias arredondadas, mesotelioma, carcinoma broncogênico)
  - Aconselhamento legal a respeito de compensação por exposição ocupacional usando os critérios diagnósticos previamente citados

- **Dica**

Lembrar que a maior exposição em navios ocorre por varrer o chão; essa história pode auxiliar o paciente a ser compensado por incapacidade pulmonar.

Referência

Centers for Disease Control and Prevention (CDC). Asbestosis-related years of potential life lost before age 65 years—United States, 1968-2005. MMWR Morb Mortal Wkly Rep 2008;57:1321. [PMID: 19078920]

Asma

■ Princípios básicos do diagnóstico
- Ocorrência episódica de sibilância, tosse e dispneia; dispneia crônica mal controlada ou aperto no tórax; pode se apresentar como tosse noturna
- Os desencadeantes incluem: alérgenos (animais de estimação), irritantes (fumaça), infecções (vírus), fármacos (aspirina), ar frio, exercícios e estresse
- Tempo expiratório prolongado, sibilância; se for grave, pulso paradoxal
- Eosinofilia periférica; cilindros de muco, eosinófilos no escarro
- Um padrão obstrutivo na espirometria sustenta o diagnóstico, embora ela possa ser normal entre as crises
- A ausência de hiper-reatividade brônquica no desafio com metacolina torna improvável o diagnóstico

■ Diagnóstico diferencial
- Insuficiência cardíaca congestiva; disfunção de prega vocal
- DPOC
- Aspiração de corpo estranho
- Micose broncopulmonar alérgica
- Síndrome de Churg-Strauss

■ Tratamento
- Evitar precipitantes conhecidos, corticosteroides inalatórios na asma persistente, broncodilatadores inalatórios para os sintomas
- O objetivo do tratamento é "aumentar" o tratamento medicamentoso até o controle completo dos sintomas e, então "diminuir" o tratamento conforme a tolerância
- Em pacientes que não são bem controlados com corticosteroides inalatórios, acrescentar um β-agonista inalatório de longa ação (p. ex., salmeterol); não usar β-agonistas inalatórios de longa ação em pacientes que não usam glicocorticoides
- Tratamento das exacerbações: oxigênio, broncodilatadores inalatórios (β_2-agonistas > anticolinérgicos), corticosteroides sistêmicos (5 dias)
- Modificadores de leucotrienos (p. ex., montelucaste) podem fornecer uma segunda opção para a terapia a longo prazo na doença leve a moderada
- Nedocromil/cromolina é efetivo na asma induzida por exercícios
- Na asma de difícil controle, considerar fatores exacerbantes, como refluxo gastresofágico e sinusite crônica

■ Dica
Nem tudo que sibila é asma; lembrar de condições como insuficiência cardíaca e disfunção de prega vocal em pacientes com asma "resistente a esteroides".

Referência
Ni Chroinin M, Greenstone I, Lasserson TJ, Ducharme FM. Addition of inhaled long-acting beta2-agonists to inhaled steroids as first line therapy for persistent asthma in steroid-naive adults and children. Cochrane Database Syst Rev 2009;4:CD005307. [PMID: 19821344]

Aspiração de corpo estranho

- **Princípios básicos do diagnóstico**
    - Início súbito de tosse, sibilância e dispneia; em crianças, o início dos sintomas pode ser testemunhado
    - Sibilância, hiper-ressonância, estridor e diminuição de sons respiratórios de maneira localizada
    - Atelectasias ou aprisionamento localizado de ar na radiografia de tórax no final da expiração
    - A broncoscopia com fibra óptica diagnóstica geralmente identifica e localiza o corpo estranho

- **Diagnóstico diferencial**
    - Plugue de muco por asma ou bronquite crônica
    - Bronquiectasias
    - Tumor endobrônquico
    - Processo piogênico na via aérea superior (p. ex., angina de Ludwig, abscesso de tecidos moles, epiglotite)
    - Laringospasmo associado com anafilaxia
    - Compressão brônquica por lesão expansiva
    - Bócio subesternal
    - Cistoadenoma traqueal

- **Tratamento**
    - Remoção do corpo estranho por broncoscopia ou cirurgia, geralmente com broncoscópio rígido
    - Atenção de emergência para a via aérea – pode exigir entubação endotraqueal

- **Dica**

Lembrar disso em um restaurante quando um cliente tiver um colapso e não conseguir falar: a manobra de Heimlich salvou muitas vidas nessa situação.

Referência

Boyd M, Chatterjee A, Chiles C, Chin R Jr. Tracheobronchial foreign body aspiration in adults. South Med J 2009;102:171. [PMID: 19139679]

Bronquiectasias

■ Princípios básicos do diagnóstico
- É um distúrbio congênito ou adquirido que afeta os brônquios de grande calibre e causa dilatação anormal permanente e destruição das paredes brônquicas; pode ser uma consequência de pneumonia não tratada
- Tosse crônica com escarro purulento copioso, hemoptise; perda ponderal, pneumonias recorrentes
- Estertores úmidos médio-inspiratórios grosseiros; baqueteamento digital
- Hipoxemia; padrão obstrutivo na espirometria
- A radiografia de tórax é variável, podendo mostrar imagem em "trilho de trem" (mais bem visto nos filmes laterais) e múltiplas lesões císticas nas bases em casos avançados
- A TC de alta resolução é necessária para o diagnóstico em muitos casos
- Costumam estar associadas a distúrbio sistêmico subjacente (p. ex., fibrose cística, hipogamaglobulinemia, deficiência de IgA, imunodeficiência variável comum, discinesia ciliar primária), micose broncopulmonar alérgica, HIV ou infecção pulmonar crônica (p. ex., tuberculose, outras micobacterioses, abscesso pulmonar)
- As complicações incluem hemoptise maciça, *cor pulmonale*, amiloidose e abscessos viscerais secundários

■ Diagnóstico diferencial
- DPOC
- Tuberculose
- Hipogamaglobulinemia
- Dismotilidade ciliar
- Fibrose cística
- Pneumonia por qualquer outra causa

■ Tratamento
- Antibióticos selecionados por cultura de escarro e perfil de sensibilidade
- Fisioterapia respiratória
- Broncodilatadores inalatórios
- Glicocorticoides inalatórios em pacientes selecionados, especialmente durante exacerbações
- Mucolíticos e hidratação da via aérea
- Ressecção cirúrgica em pacientes selecionados com doença localizada que não responde ao tratamento ou com hemoptise maciça

■ Dica
Trata-se de uma condição clínica cada vez menos comum em função do uso de antibióticos, mas permanece sendo a única causa na medicina para escarro com três camadas.

Referência
Kapur N, Bell S, Kolbe J, Chang AB. Inhaled steroids for bronchiectasis. Cochrane Database Syst Rev 2009;1:CD000996. [PMID: 19160186]

Derrame pleural

- **Princípios básicos do diagnóstico**
  - Muitos são assintomáticos; alguns têm dor torácica pleurítica e dispneia
  - Diminuição de sons respiratórios e macicez à percussão; sons brônquicos acima do derrame
  - Formação de camadas na radiografia de tórax em decúbito; a ultrassonografia ou a TC de tórax são ocasionalmente necessárias para a confirmação
  - O derrame exsudativo comumente é causado por doença maligna, infecção, doença autoimune, embolia pulmonar, asbestose
  - O derrame transudativo é causado por insuficiência cardíaca congestiva, cirrose com ascite, síndrome nefrótica, hipotireoidismo
  - Os derrames exsudativos têm pelo menos um dos seguintes fatores: razão entre proteínas do líquido pleural e do soro maior que 0,5; razão entre desidrogenase láctica (LDH) no líquido pleural e no soro maior que 0,6; ou LDH no líquido pleural mai do que dois terços do limite superior da LDH sérica normal
  - Um derrame exsudativo é considerado complicado quando existe qualquer um dos seguintes fatores: pH menor que 7,20, glicose menor que 60 mg/dL, coloração de Gram ou cultura positivas, derrame em mais do que meio hemitórax na radiografia de tórax, loculações ou impregnação pleural pelo contraste na TC, LDH no líquido pleural maior do que 3 vezes o limite superior da LDH sérica normal
  - Glicose marcadamente reduzida em empiema e derrame por artrite reumatoide

- **Diagnóstico diferencial**
  - Atelectasias
  - Consolidação lobar
  - Espessamento pleural crônico
  - Elevação do hemidiafragma

- **Tratamento**
  - Toracocentese diagnóstica para avaliação da causa, com dosagem de glicose, proteínas, contagem de hemácias e leucócitos total e diferencial, colesterol, LDH e culturas relevantes do líquido pleural
  - Os derrames pleurais parapneumônicos complicados geralmente exigem drenagem torácica ou decorticação cirúrgica para a obtenção da resolução
  - Terapia guiada pela causa suspeitada
  - Esclerose com talco para derrame pleural maligno sintomático

- **Dica**

Por que um derrame pleural unilateral transudativo é mais comum à direita? Porque existe mais pulmão e mais pleura desse lado.

Referência

Seyhan EC, Altin S, Cetinkaya E, Sokucu S, Gunluoglu MZ, Demir A, Korkmaz P, Issever H. The importance of pleural fluid and serum NT-proBNP levels in differentiating pleural effusion due to heart failure from other causes of effusion. Intern Med 2009;48:287. [PMID: 19252349]

Doença pulmonar obstrutiva crônica (DPOC)

- **Princípios básicos do diagnóstico**
  - Consiste primariamente de enfisema e bronquite crônica
  - Dispneia ou tosse produtiva crônica ou ambas são características; a DPOC é quase sempre uma doença de tabagistas pesados (80 a 90%)
  - Taquipneia, tórax em barril, sons respiratórios distantes, sibilos ou roncos, cianose; o baqueteamento digital não é comum
  - Hipoxemia e hipercapnia mais pronunciadas com bronquite crônica do que com enfisema, enquanto a hipertensão pulmonar é mais comum em pacientes com enfisema
  - Hiperexpansão com diminuição das marcas pela radiografia de tórax
  - Obstrução ao fluxo de ar na espirometria (razão $VEF_1/CVF < 0,70$); redução da capacidade de difusão (DLCO) no enfisema

- **Diagnóstico diferencial**
  - Asma
  - Bronquiectasias
  - Deficiência de β_1-antitripsina
  - Bronquiolite

- **Tratamento**
  - A cessação do tabagismo é a intervenção mais importante
  - Agentes anticolinérgicos inalatórios melhoram os sintomas e diminuem as exacerbações (o tiotrópio inalatório pode ser superior ao ipratrópio)
  - Os β-agonistas de longa ação diminuem as exacerbações
  - Os glicocorticoides inalatórios usados cronicamente podem aumentar o risco de pneumonia; usar apenas se o paciente tiver melhora sintomática clara
  - Vacinação pneumocócica; vacinação anual para influenza
  - A suplementação de oxigênio em pacientes hipoxêmicos (Pao_2 inferior a 55 mm Hg ou saturação de O_2 inferior a 88%) reduz a mortalidade
  - Nas exacerbações, tratar com broncodilatadores, antibióticos e glicocorticoides sistêmicos com redução gradual ao longo de 2 semanas
  - Pacientes hospitalizados com insuficiência respiratória têm um benefício na mortalidade com a instituição precoce de ventilação com pressão positiva não invasiva
  - Cirurgia de redução pulmonar em pacientes selecionados com enfisema

- **Dica**

O blue bloater *(inchado cianótico) empurra a cadeira de rodas do* pink puffer *(soprador rosado); o paciente com bronquite tem melhor tolerância aos esforços.*

Referência

El Moussaoui R, Roede BM, Speelman P, Bresser P, Prins JM, Bossuyt PM. Short-course antibiotic treatment in acute exacerbations of chronic bronchitis and COPD: a meta-analysis of double-blind studies. Thorax 2008;63:415. [PMID: 18234905]

Fibrose cística

- **Princípios básicos do diagnóstico**
  - É um distúrbio autossômico recessivo generalizado das glândulas exócrinas que é mais comum do que se acreditava
  - Tosse, dispneia, infecções pulmonares recorrentes muitas vezes por *Pseudomonas*; sintomas de má absorção, infertilidade
  - Sons respiratórios distantes, roncos, baqueteamento digital, pólipos nasais
  - Hipoxemia; padrão obstrutivo ou misto na espirometria; diminuição da capacidade de difusão
  - A radiografia de tórax revela bronquiectasias, perda de volume em lobos superiores e doença cística
  - Cloreto no suor superior a 60 mEq/L é característico, mas pode haver resultados falso-negativos
  - A testagem para mutações genéticas pode confirmar o diagnóstico quando o teste do suor é negativo

- **Diagnóstico diferencial**
  - Asma
  - Bronquiectasias (dismotilidade ciliar primária)
  - Enfisema congênito (deficiência de α_1-antitripsina)
  - Doença por micobactérias atípicas com bronquiectasias
  - Insuficiência pancreática; outras causas de má absorção

- **Tratamento**
  - É necessária uma terapia multidisciplinar abrangente, incluindo aconselhamento genético e ocupacional
  - Broncodilatadores inalatórios e fisioterapia respiratória
  - Antibióticos para infecções recorrentes das vias aéreas direcionados a espécies resistentes de *Pseudomonas aeruginosa* e *Staphylococcus aureus*
  - Vacinação pneumocócica; vacinação anual para influenza
  - O uso inalatório de desoxirribonuclease humana recombinante (um agente mucolítico) e de salina hipertônica diminui a viscosidade do escarro e pode facilitar a eliminação de secreções da via aérea
  - A fisioterapia respiratória com uma variedade de dispositivos melhora a eliminação de secreções da via aérea
  - O transplante de pulmão é o tratamento definitivo em pacientes selecionados

- **Dica**

Considerar esse diagnóstico em adultos com infecções pulmonares recorrentes; os antibióticos têm levado a expectativas de vida maiores e têm mostrado que formas frustras são surpreendentemente comuns.

Referência

Langton Hewer SC, Smyth AR. Antibiotic strategies for eradicating Pseudomonas aeruginosa in people with cystic fibrosis. Cochrane Database Syst Rev 2009;4:CD004197. [PMID: 19821321]

Fibrose pulmonar idiopática

■ Princípios básicos do diagnóstico

- Início insidioso de dispneia aos esforços e tosse seca em pacientes geralmente na sexta ou sétima décadas de vida
- A definição exige o padrão histopatológico habitual de pneumonia intersticial
- Estertores inspiratórios na ausculta; baqueteamento digital
- Hipoxemia, especialmente aos esforços
- Anormalidades reticulares bilaterais predominantemente em lobos inferiores na radiografia de tórax, as quais podem progredir para um padrão de faveolamento
- Padrão restritivo com diminuição da capacidade pulmonar total e da capacidade de difusão (DLCO)
- A TC de tórax de alta resolução pode estabelecer o diagnóstico de maneira confiável na maioria dos casos
- A biópsia por cirurgia toracoscópica videoassistida (CTVA) é o melhor método para o diagnóstico definitivo, demonstrando o padrão habitual de pneumonia intersticial

■ Diagnóstico diferencial

- Pneumonia intersticial inespecífica
- POC
- Doença pulmonar intersticial por doença vascular do colágeno
- Fibrose induzida por fármacos (p. ex., bleomicina, nitrofurantoína)
- Sarcoidose
- Pneumoconiose
- Asbestose
- Pneumonite por hipersensibilidade

■ Tratamento

- Terapia de suporte, incluindo oxigênio suplementar
- A combinação de corticosteroide em altas doses e terapia citotóxica é inefetiva na maioria das vezes
- A acetilcisteína oral (600 mg, 3 vezes ao dia) pode diminuir a velocidade de progressão fisiológica, embora não tenha benefício claro em desfechos funcionais
- A referência precoce para centros de transplante pulmonar é fundamental para bons candidatos

■ Dica

Com a história correta e a imagem característica na TC de alta resolução, o diagnóstico pode ser feito sem biópsia.

Referência

Meltzer EB, Noble PW. Idiopathic pulmonary fibrosis. Orphanet J Rare Dis 2008;3:8. [PMID: 18366757]

Hipertensão arterial pulmonar idiopática

- **Princípios básicos do diagnóstico**
  - Distúrbio raro visto primariamente em mulheres jovens e de meia idade
  - Definida como hipertensão pulmonar (pressão média na artéria pulmonar superior a 25 mm Hg) na ausência de doença pulmonar ou do coração esquerdo
  - Dispneia progressiva, mal-estar, dor torácica, síncope aos esforços
  - Taquicardia, impulso ventricular direito, P_2 aumentada, sopros de regurgitação pulmonar e/ou tricúspide, B_3 do lado direito; evidências de insuficiência cardíaca direita (distensão venosa jugular, edema periférico, hepatomegalia, ascite) são comuns
  - Desvio do eixo para a direita, bloqueio de ramo direito, sobrecarga ou hipertrofia ventricular direita no ECG
  - Evidência ecocardiográfica de elevação da pressão sistólica do ventrículo direito (VD) com ou sem evidência de sua dilatação ou disfunção

- **Diagnóstico diferencial**
  - Hipertensão venosa pulmonar (estenose mitral, insuficiência cardíaca esquerda de qualquer etiologia)
  - Síndromes de hipoventilação da apneia do sono e obesidade
  - Doença tromboembólica crônica
  - Doença pulmonar parenquimatosa; doença pulmonar autoimune
  - DPOC
  - Hipertensão pulmonar relacionada a fármacos anorexígenos (fenfluramina/fentermina) ou simpaticomiméticos (metanfetamina)
  - Hipertensão pulmonar relacionada ao HIV
  - Hipertensão portopulmonar (cirrose e hipertensão portal)

- **Tratamento**
  - Uma minoria dos pacientes (~5%) responde bem a bloqueadores dos canais de cálcio a longo prazo; a resposta é vista apenas em pacientes que respondem ao desafio vasodilatador durante o cateterismo cardíaco direito
  - Os análogos da prostaciclina usados por via intravenosa contínua são os agentes mais bem estudados e costumam ser iniciados em casos mais graves
  - Bloqueadores do receptor de endotelina e inibidores da fosfodiesterase 5 melhoram os sintomas em casos leves ou moderadamente graves
  - A anticoagulação empírica pode fornecer benefício de sobrevida
  - As combinações de agentes costumam ser mais benéficas do que qualquer agente isoladamente: deve-se considerar os benefícios clínicos *versus* os efeitos colaterais
  - Deve-se considerar o transplante de pulmão ou de coração-pulmão

- **Dica**

  "Hipertensão pulmonar primária" com anormalidade atrial esquerda no ECG é estenose mitral até prova em contrário.

Referência

Saggar R, Saggar R, Aboulhosn J, Belperio JA, Zisman DA, Lynch JP 3rd. Diagnosis and hemodynamic assessment of pulmonary arterial hypertension. Semin Respir Crit Care Med 2009;30:399. [PMID: 19634079]

Histiocitose pulmonar de células de Langerhans

■ Princípios básicos do diagnóstico

- Distúrbio intersticial pulmonar incomum que acomete tabagistas entre 20 e 40 anos
- A célula patológica (célula de Langerhans) é uma célula diferenciada dentro da linhagem monócito-magrófago
- É comum o envolvimento de zonas pulmonares médias e superiores (ao contrário do envolvimento característico de zonas inferiores na fibrose pulmonar idiopática)
- Os pacientes podem se apresentar de maneira assintomática pela radiografia de tórax ou com pneumotórax espontâneo
- Os sintomas são inespecíficos e podem incluir tosse, dispneia, fadiga, dor torácica pleurítica, perda ponderal, febre
- O exame físico costuma ser normal; porém baqueteamento digital e estertores ocorrem ocasionalmente; os exames laboratoriais costumam ser normais; não há eosinofilia
- As complicações incluem pneumotórax espontâneo recorrente, hemoptise, dor óssea (por cistos ósseos), diabetes insípido, doença maligna
- Infiltrados reticulonodulares, nódulos estrelados, cistos em zonas superiores, ausência de derrame pleural, volume pulmonar normal na radiografia de tórax
- A TC de alta resolução é especialmente útil; os testes de função pulmonar geralmente revelam diminuição da capacidade de difusão; algumas vezes, há características restritivas ou obstrutivas
- O diagnóstico definitivo exige tecido obtido por broncoscopia ou por cirurgia toracoscópica videoassistida; o lavado broncoalveolar pode ser sugestivo se forem encontradas 5% ou mais de células de Langerhans
- Alguns pacientes entram em remissão; outros progridem para doença pulmonar crônica

■ Diagnóstico diferencial

- Fibrose cística
- Linfangioleiomiomatose pulmonar
- Sarcoidose
- Fibrose pulmonar idiopática ou induzida por fármacos
- Pneumonite por hipersensibilidade
- Pneumonia intersticial linfocítica

■ Tratamento

- A cessação do tabagismo é a intervenção mais importante
- Os corticosteroides e os agentes citotóxicos têm valor limitado
- Transplante pulmonar para doença avançada

■ Dica

Em um tabagista jovem com recorrência de pneumotórax bilateralmente, este é o diagnóstico até prova em contrário.

Referência

Tazi A. Adult pulmonary Langerhans' cell histiocytosis. Eur Respir J. 2006;27:1272. [PMID: 16772390]

Influenza A H1N1 pandêmico

- **Princípios básicos do diagnóstico**
  - Um novo vírus – influenza A H1N1 –, criado pela combinação de duas cepas suínas, uma humana e uma aviária; observado pela primeira vez no verão de 2009*
  - Diferentemente da influenza sazonal, a cepa de H1N1 pandêmica causa desproporcionalmente mais infecções graves em pacientes entre 20 e 40 anos
  - A transmissibilidade entre humanos, primariamente por espirro e tosse, parece maior em comparação com a influenza sazonal
  - Os sintomas mais comuns são aqueles da influenza sazonal (febre, tosse, dor de garganta, mal-estar, cefaleia), embora náuseas, vômitos e diarreia também possam estar presentes
  - A hospitalização é necessária em menos de 1% dos pacientes; fatores de risco comuns para complicações são DPOC, imunossupressão, doença cardíaca, gestação, diabetes, obesidade
  - O teste diagnóstico é recomendado em pacientes hospitalizados e naqueles em risco para complicações
  - A testagem rápida para antígenos tem baixa sensibilidade; a confirmação da infecção pandêmica só pode ser feita por reação em cadeia da polimerase ou cultura

- **Diagnóstico diferencial**
  - Bronquite aguda (não por influenza)
  - POC
  - SDRA
  - Pneumonia atípica (p. ex., *Mycoplasma*, *Chlamydia*)

- **Tratamento**
  - Os inibidores da neuraminidase (oseltamivir e zanamivir) são provavelmente mais benéficos se usados dentro de 48 horas do início dos sintomas e continuados por 5 dias
  - Em pacientes hospitalizados e de alto risco, bem como naqueles com envolvimento do trato respiratório inferior, os inibidores da neuraminidase devem ser iniciados após a janela de 48 horas
  - O influenza A H1N1 pandêmico é resistente às medicações antivirais amantadina e rimantadina

- **Dica**

Não existe risco de contrair o influenza A H1N1 ("gripe suína") ao comer carne de porco.

Referência

Scalera NM, Mossad SB. The first pandemic of the 21st century: a review of the 2009 pandemic variant influenza A (H1N1) virus. Postgrad Med 2009;121:43. [PMID: 19820273]

---

*N. de R.T. No hemisfério norte.

Micose broncopulmonar alérgica (antigamente chamada de aspergilose broncopulmonar alérgica)

■ Princípios básicos do diagnóstico
- Causada por alergia a antígenos da espécie *Aspergillus* ou de outros fungos que colonizam a árvore traqueobrônquica
- Dispneia recorrente precipitada pela retirada de corticosteroide, com história de asma; tosse produtiva com plugues de escarro amarronzado
- Exame físico semelhante ao da asma
- Eosinofilia periférica, níveis séricos elevados de IgE, presença de anticorpo precipitante contra o antígeno do *Aspergillus*; hipersensibilidade cutânea positiva ao antígeno do *Aspergillus*
- Infiltrado (geralmente transitório) e bronquiectasias centrais na radiografia de tórax

■ Diagnóstico diferencial
- Asma
- Bronquiectasias
- Aspergilose invasiva
- Síndrome de Churg-Strauss
- DPOC

■ Tratamento
- Corticosteroides orais costumam ser necessários por vários meses
- Broncodilatadores inalatórios como nas crises de asma
- O tratamento com itraconazol (por 16 semanas) melhora o controle da doença
- As complicações incluem hemoptise, bronquiectasias graves e fibrose pulmonar

■ Dica

Essa é uma das pelo menos três maneiras que esse fungo causa doença – todas as três diferentes sob o ponto de vista fisiopatológico.

Referência

de Oliveira E, Giavina-Bianchi P, Fonseca LA, França AT, Kalil J. Allergic bronchopulmonary aspergillosis' diagnosis remains a challenge. Respir Med 2007;101:2352. [PMID: 17689062]

Essência da Medicina 51

Nódulo pulmonar solitário

- **Princípios básicos do diagnóstico**
    - Lesão circunscrita arredondada ou oval com menos de 3 cm de diâmetro em meio a tecido pulmonar normal
    - Em 25% dos casos, o carcinoma broncogênico se apresenta dessa forma; a taxa de sobrevida em 5 anos em casos descobertos desse modo é de 50%
    - Fatores que favorecem lesão benigna: idade inferior a 35 anos, assintomático, tamanho menor que 2 cm, calcificação difusa e margens lisas
    - Fatores que sugerem lesão maligna: idade superior a 45 anos, sintomas, história de tabagismo, tamanho maior que 2 cm, ausência de calcificação, margens indistintas (espiculadas)
    - Testes cutâneos, sorologias e citologia raramente são úteis
    - A comparação com radiografias antigas é essencial, se estiverem disponíveis; o acompanhamento com radiografias ou TCs seriadas é útil em pacientes apropriados
    - A tomografia com emissão de pósitrons (PET) ajuda a diferenciar entre causas malignas e benignas em lesões maiores que 8 mm; a sensibilidade é limitada pelas raras lesões malignas de crescimento lento (carcinoma bronquioloalveolar e tumores carcinoides), e a especificidade é limitada por lesões inflamatórias que "brilham"

- **Diagnóstico diferencial**
    - Causas benignas: granuloma (p. ex., tuberculose ou infecção fúngica), malformação arteriovenosa, pseudotumor, lipoma, hamartoma
    - Causas malignas: doença maligna primária ou metastática

- **Tratamento**
    - Biópsia com punção aspirativa por agulha fina (PAAF), biópsia broncoscópica, ressecção cirúrgica ou acompanhamento radiológico ao longo de 2 anos; uma PAAF ou biópsia broncoscópica negativa não exclui doença maligna devido à alta porcentagem de falso-negativos, a menos que seja estabelecido um diagnóstico benigno específico
    - TC de tórax (com cortes finos através do nódulo) para procurar calcificações de aspecto benigno e avaliar o mediastino para linfadenopatias
    - Com características clínicas ou radiológicas de alto risco, recomenda-se a ressecção cirúrgica (p. ex., com toracoscopia assistida por vídeo)
    - Em casos de risco baixo ou intermediário, está justificado o acompanhamento radiológico cuidadoso

- **Dica**

O número da Seguridade Social nos Estados Unidos ajuda: se o primeiro dígito for zero ou um, a tuberculose (TB) é favorecida; dois, três ou quatro significam histoplasmose; cinco e seis, coccidioidomicose (em lesões calcificadas); os números são determinados pelo local de nascimento.

Referência

Truong MT, Sabloff BS, Ko JP. Multidetector CT of solitary pulmonary nodules. Radiol Clin North Am 2010;48:141. [PMID: 19995633]

Pneumonia atípica

- Princípios básicos do diagnóstico
    - Os patógenos incluem *Legionella*, *Mycoplasma*, *Chlamydia*, vírus
    - Tosse com pouco escarro, febre, mal-estar, cefaleia; sintomas gastrintestinais com frequência variável
    - O exame físico dos pulmões pode ser normal
    - Leucocitose leve; crioaglutininas algumas vezes positivas, mas não são diagnósticas de *Mycoplasma*
    - Geralmente com infiltrado focal não lobar surpreendentemente extenso na radiografia de tórax
    - Pneumonia típica e atípica não são diferenciadas de maneira confiável pelo exame clínico ou radiológico

- Diagnóstico diferencial
    - Pneumonia bacteriana típica
    - Pneumonia por *Pneumocystis jiroveci*
    - Insuficiência cardíaca congestiva
    - Hemorragia alveolar difusa
    - Doença pulmonar intersticial (pneumonite por hipersensibilidade, fibrose intersticial inespecífica, pneumonite organizante criptogênica)

- Tratamento
    - Tratamento antibiótico empírico com doxiciclina, eritromicina ou outros macrolídeos (p. ex., azitromicina), fluoroquinolonas (p. ex., levofloxacino)
    - Hospitalização, como na pneumonia bacteriana

- Dica

A miringite bolhosa é encontrada em 5% dos pacientes com pneumonia por Mycoplasma; ela é tão específica para o diagnóstico quanto a sorologia e demora apenas alguns segundos em vez de dias para sua verificação.

Referência

Robenshtok E, Shefet D, Gafter-Gvili A, Paul M, Vidal L, Leibovici L. Empiric antibiotic coverage of atypical pathogens for community acquired pneumonia in hospitalized adults. Cochrane Database Syst Rev 2008;1:CD004418. [PMID: 18254049]

Pneumonia bacteriana aguda

- **Princípios básicos do diagnóstico**
  - Febre, calafrios, dispneia, tosse com produção de escarro purulento; dor pleurítica precoce sugere etiologia pneumocócica
  - Taquicardia, taquipneia; sons respiratórios brônquicos com macicez à percussão e egofonia sobre os pulmões envolvidos
  - Leucocitose; uma contagem de leucócitos inferior a 5.000 ou superior a 25.000 é preocupante
  - Infiltrado focal ou lobar na radiografia de tórax
  - O diagnóstico é clínico, mas os patógenos podem ser determinados por coloração de Gram de escarro adequado e/ou por cultura de escarro, sangue (positiva em ~10%) ou derrame pleural; o patógeno é determinado em apenas 30 a 60% dos casos
  - As causas principais incluem *Streptococcus pneumoniae*, *Haemophilus influenzae*, *Legionella* (idosos, fumantes), bacilos Gram-negativos (alcoolistas e propensos à aspiração), *Staphylococcus* (pós-viral)

- **Diagnóstico diferencial**
  - Pneumonia atípica ou viral
  - Embolia com infarto pulmonar
  - Insuficiência cardíaca congestiva; síndrome da distrição respiratória no adulto (SDRA)
  - Doença pulmonar intersticial
  - Carcinoma bronquioloalveolar

- **Tratamento**
  - Antibióticos empíricos para microrganismos comuns após a coleta de culturas; a dose inicial é administrada no setor de emergência
  - Hospitalização para pacientes selecionados que apresentem dois ou mais dos seguintes critérios CURB-65: **c**onfusão, **u**reia > 40 mg/dL, frequência **r**espiratória superior a 30/minuto, pressão arterial sistólica (***b**lood pressure*) menor ou igual a 90 mm Hg, idade de 65 anos ou mais, ou pacientes com comorbidade significativa ou com anormalidades em sinais vitais, exames laboratoriais ou radiografia
  - Vacina pneumocócica para prevenir ou diminuir a gravidade das infecções pneumocócicas

- **Dica**

Quando houver diplococos resistindo dentro de neutrófilos na coloração de Gram, pensar em estafilococos e não em pneumococos.

Referência

Niven DJ, Laupland KB. Severe community-acquired pneumonia in adults: current antimicrobial chemotherapy. Expert Rev Anti Infect Ther 2009;7:69. [PMID: 19622058]

Pneumonia eosinofílica crônica

■ Princípios básicos do diagnóstico
- Febre, tosse seca, sibilância, dispneia e perda ponderal – todas variando de transitórias a graves e progressivas
- Sibilância, estertores secos ocasionalmente apreciados pela ausculta
- Eosinofilia está presente no sangue periférico (mais de 1.000/μL) na maioria dos casos, mas não em todos
- Infiltrados pulmonares periféricos nas radiografias em muitos casos (o "negativo radiológico" do edema pulmonar); mais de 25% de eosinófilos no lavado broncoalveolar; a biópsia pulmonar mostra muitos eosinófilos

■ Diagnóstico diferencial
- Pneumonia infecciosa
- Asma
- Fibrose pulmonar idiopática
- Pneumonite organizante criptogênica
- Micose broncopulmonar alérgica
- Síndrome de Churg-Strauss
- Outras síndromes pulmonares eosinofílicas (p. ex., relacionadas com fármacos ou parasitas, pneumonia eosinofílica aguda)

■ Tratamento
- A terapia corticosteroide em dose moderada costuma resultar em melhora dramática, mas a recorrência é comum (~50%)
- A maioria dos pacientes necessita de corticosteroides por um ano; outros, indefinidamente

■ Dica

Considerar a epidemiologia antes de administrar corticosteroides para um paciente com asma e eosinofilia; você pode causar uma síndrome de hiperinfecção por Strongyloides, *que comumente é fatal.*

Referência

Marchand E, Cordier JF. Idiopathic chronic eosinophilic pneumonia. Orphanet J Rare Dis 2006;1:11. [PMID: 16722612]

Pneumonia organizante criptogênica (Bronquiolite obliterante com pneumonia organizante [BOOP] idiopática)

■ Princípios básicos do diagnóstico
- Pneumonite organizante criptogênica (POC) e BOOP idiopática são sinônimos
- A POC pode ocorrer após infecções (p. ex., *Mycoplasma*, infecção viral), por inalação de fumaça tóxica ou em associação com doenças do tecido conjuntivo ou transplante de órgãos
- Acomete pacientes de todas as idades (a média é de 50 anos), sem predileção por sexo, sem precipitação pelo tabagismo
- A apresentação costuma ser semelhante a uma pneumonia adquirida na comunidade; até metade dos casos têm início abrupto de sintomas tipo influenza, como febre, mal-estar, tosse não produtiva, fadiga e dispneia
- É comum a perda ponderal (geralmente superior a 4,5 kg)
- Estertores secos na ausculta; sibilância e baqueteamento digital são incomuns
- Anormalidades restritivas nos testes de função pulmonar; a hipoxemia é típica
- A radiografia de tórax mostra infiltrados alveolares focais bilaterais
- É necessário realizar biópsia pulmonar aberta ou por toracoscopia para o diagnóstico preciso

■ Diagnóstico diferencial
- Pneumonia por bactérias, fungos ou tuberculose
- Hemorragia alveolar difusa
- Pneumonia intersticial aguda
- SDRA
- Infecções pulmonares relacionadas à Aids (p. ex., *Pneumocystis*)
- Insuficiência cardíaca congestiva
- Pneumonite por hipersensibilidade
- Pneumonia eosinofílica crônica
- Toxicidade pulmonar por fármacos ou doença autoimune

■ Tratamento
- Os corticosteroides são efetivos em dois terços dos casos; agentes citotóxicos (p. ex., ciclofosfamida) em caso de falha dos esteroides
- As recaídas são comuns após cursos curtos (menos de 6 meses) de esteroides

■ Dica

A POC é um dos principais diagnósticos quando uma "pneumonia adquirida na comunidade" persiste apesar dos antibióticos.

Referência

Vasu TS, Cavallazzi R, Hirani A, Sharma D, Weibel SB, Kane GC. Clinical and radiologic distinctions between secondary bronchiolitis obliterans organizing pneumonia and cryptogenic organizing pneumonia. Respir Care 2009;54:1028. [PMID: 19650943]

Pneumonite de hipersensibilidade

■ Princípios básicos do diagnóstico

- História ocupacional e ambiental sugerindo uma ligação entre as atividades e os sintomas
- Causada por exposição a agentes microbianos (p. ex., *Actinomyces* termofílico no "pulmão de fazendeiro", bagaçose, sequoiose), proteínas animais (p. ex., "pulmão de criador de pássaros") com deposição resultante de complemento IgG e sensibilizadores químicos (p. ex., isocianatos, anidro trimelítico)
- Forma aguda: 4 a 12 horas após a exposição, tosse, dispneia, febre, calafrios, mialgias; taquipneia, taquicardia, estertores inspiratórios; leucocitose com linfopenia e neutrofilia; a eosinofilia é incomum
- Forma subaguda ou crônica: dispneia aos esforços, tosse, fadiga, anorexia, perda ponderal; estertores em bases
- A presença de anticorpos precipitantes IgG contra os antígenos citados previamente indica a exposição, mas não confirma o diagnóstico
- Os testes cutâneos não são úteis
- Os testes de função pulmonar revelam limitação ao fluxo de ar ou padrão restritivo e diminuição da DLCO
- A TC de tórax de alta resolução revela anormalidades difusas finas em vidro fosco predominando em lobos superiores com nódulos centrilobulares; as imagens expiratórias revelam mosaicismo
- O lavado broncoalveolar revela linfocitose marcada
- A biópsia pulmonar transbrônquica ou toracoscópica pode confirmar o diagnóstico em casos duvidosos

■ Diagnóstico diferencial

- Fibrose pulmonar idiopática
- Sarcoidose
- Asma
- Pneumonia atípica
- Bronquiolite de outra etiologia
- Doença vascular do colágeno (p. ex., lúpus eritematoso sistêmico)

■ Tratamento

- Identificação e remoção da exposição
- Considerar corticosteroides sistêmicos nas formas subagudas ou crônicas

■ Dica

Um distúrbio com muitos nomes curiosos como bagaçose – bagasse é o nome francês para a cana de açúcar – em que muitos antígenos diferentes causam o mesmo quadro clínico.

Referência

Lacasse Y, Cormier Y. Hypersensitivity pneumonitis. Orphanet J Rare Dis 2006;1:25. [PMID: 16817954]

Pneumotórax espontâneo

- **Princípios básicos do diagnóstico**
  - O pneumotórax espontâneo primário ocorre na ausência de doença pulmonar clínica; o pneumotórax secundário complica uma doença preexistente (p. ex., asma, DPOC)
  - O pneumotórax espontâneo primário geralmente ocorre em meninos e homens jovens que são altos, magros e fumantes
  - Início abrupto de dor no ombro e tórax ipsilateral e dispneia
  - Sons respiratórios diminuídos no hemitórax envolvido, os quais podem ser brônquicos, mas distantes no pneumotórax completo (100%); hiper-ressonância, taquicardia, hipotensão e desvio mediastinal para o lado contralateral se houver tensão*
  - A radiografia de tórax é diagnóstica com retração pulmonar em relação à pleura parietal

- **Diagnóstico diferencial**
  - IM; embolia pulmonar
  - Pericardite

- **Tratamento**
  - Avaliação da causa, p. ex., pneumonia por *P. jiroveci*, câncer de pulmão, DPOC, doença pulmonar cística
  - Descompressão imediata por agulha se houver suspeita de tensão
  - Pneumotórax espontâneo inferior a 15% (menos de 3 cm da pleura até a parede torácica na radiografia de tórax em ortostatismo) é acompanhado com radiografias seriadas e 6 horas de observação da estabilidade no hospital; se for superior a 15%, tratar com aspiração de ar pleural através de um cateter pequeno; se não tiver sucesso, instalar dreno de tórax
  - A terapia com oxigênio umidificado a 100% substitui o nitrogênio por oxigênio no espaço pleural e diminui marcadamente o tempo de reabsorção
  - O pneumotórax secundário (p. ex., por DPOC, fibrose cística) costuma exigir drenagem torácica
  - A recorrência é alta (até 50%) no pneumotórax espontâneo primário; a cessação do tabagismo diminui a taxa de recorrência
  - Em pacientes cujos trabalhos ou *hobbies* (p. ex., pilotos e mergulhadores de mar profundo) os colocam e a outros em risco de morte, considerar a pleurodese após o primeiro evento
  - A terapia para pneumotórax recorrente inclui pleurodese cirúrgica ou grampeamento de bolhas rompidas

- **Dica**

O pneumotórax catamenial confirma o diagnóstico de endometriose pleural até prova em contrário.

Referência

Kelly AM. Treatment of primary spontaneous pneumothorax. Curr Opin Pulm Med 2009;15:376. [PMID: 19373088]

---

*N. de R.T. Pneumotórax hipertensivo.

Proteinose alveolar pulmonar

- Princípios básicos do diagnóstico
    - A maioria dos casos é adquirida; idiopática ou associada a várias doenças (p. ex., pós-infecção, hospedeiro imunocomprometido, doença maligna hematológica); congênita também é possível (rara)
    - Os casos adquiridos se devem à produção de autoanticorpos que evitam que o fator estimulante de colônias de granulócitos-macrófagos (GM-CSF) se ligue ao seu receptor, resultando em diminuição do catabolismo de surfactante nos macrófagos alveolares
    - Os casos congênitos se devem a mutações no surfactante B e C
    - Idade típica entre 30 e 50 anos; predomínio em homens de 3:1
    - Dispneia progressiva aos esforços, febre de baixo grau, perda ponderal, fadiga, tosse não produtiva; pacientes assintomáticos são comuns
    - O exame físico costuma ser normal; estertores estão presentes em 50% dos casos
    - Hipoxemia; infiltrados alveolares bilaterais sugestivos de edema pulmonar na radiografia de tórax; é visto um padrão em *crazy paving*, ou "pavimentação louca", na TC de tórax
    - A LDH sérica tipicamente está elevada e pode ser usada para acompanhar a atividade da doença
    - A medida dos anticorpos anti-GM-CSF no soro ou no lavado broncoalveolar tem excelente sensibilidade para o diagnóstico
    - O padrão-ouro para o diagnóstico é o acúmulo intra-alveolar característico de material lipoproteináceo sem fibrose parenquimatosa visto na biópsia pulmonar cirúrgica, embora a maioria dos casos possa ser diagnosticada por uma história compatível, TC e broncoscopia
    - É comum a superinfecção por *Nocardia* e micobactérias

- Diagnóstico diferencial
    - Insuficiência cardíaca congestiva
    - Infecções atípicas (p. ex., pneumonia por *P. jiroveci*)
    - Doença pulmonar intersticial
    - Hemorragia alveolar difusa

- Tratamento
    - Ocorre remissão espontânea em até 25% dos casos
    - A lavagem pulmonar total periódica através de cateter endotraqueal de duplo lúmen reduz a dispneia aos esforços naqueles com sintomas limitantes
    - Tratar a causa subjacente nas formas secundárias
    - Na doença adquirida, a terapia com GM-CSF parece ser benéfica

- Dica

Esta é uma das poucas condições clínicas na medicina a causar escarro quiloptise-leitoso.

Referência

Juvet SC, Hwang D, Waddell TK, Downey GP. Rare lung disease II: pulmonary alveolar proteinosis. Can Respir J. 2008;15:203. [PMID: 18551202]

Sarcoidose

- **Princípios básicos do diagnóstico**
  - Doença de causa desconhecida com incidência aumentada em negros norte-americanos, brancos do norte europeu e japoneses
  - Mal-estar, febre, dispneia de início insidioso; são encontrados sintomas referentes a olhos, pele, sistema nervoso, fígado, articulações e coração; frequentemente tem apresentação assintomática
  - Irite, eritema nodoso ou lesões cutâneas granulomatosas, aumento de parótidas, linfadenopatia, hepatoesplenomegalia
  - Hipercalcemia (5%) é menos comum do que hipercalciúria (20%)
  - Os testes de função pulmonar podem mostrar evidência de obstrução, mas restrição com DLCO diminuída é mais comum
  - Adenopatias hilares e paratraqueais direitas simétricas, infiltrados intersticiais ou ambos são vistos na radiografia de tórax
  - O exame tecidual mostra granuloma não caseoso; a biópsia transbrônquica é sensível mesmo sem doença parenquimatosa na radiografia de tórax
  - Níveis aumentados da ECA não são sensíveis nem específicos; anergia cutânea em 70% dos casos
  - O ECG pode mostrar bloqueio cardíaco de grau variável

- **Diagnóstico diferencial**
  - Tuberculose
  - Linfoma, incluindo pneumonite intersticial linfocítica
  - Histoplasmose ou coccidioidomicose
  - Fibrose pulmonar idiopática
  - Pneumoconiose
  - Beriliose

- **Tratamento**
  - Terapia corticosteroide sistêmica para doença pulmonar sintomática, envolvimento cardíaco, irite que não responde à terapia local, hipercalcemia, envolvimento de sistema nervoso central, artrite, lesões cutâneas nodulares
  - Pacientes assintomáticos com função pulmonar normal podem não necessitar de corticosteroides – eles devem receber acompanhamento clínico cuidadoso

- **Dica**

É a única doença na medicina na qual os esteroides revertem a anergia.

Referência

Iannuzzi MC, Rybicki BA, Teirstein AS. Sarcoidosis. N Engl J Med 2007;357:2153. [PMID: 18032765]

Silicose

■ **Princípios básicos do diagnóstico**
- Doença pulmonar fibrótica crônica causada pela inalação de poeira contendo cristais de dióxido de silício em trabalho de fundição, jato de areia e mineração de rocha dura
- Dispneia progressiva, geralmente ao longo de meses a anos
- Estertores inspiratórios secos na ausculta
- Alterações características na radiografia de tórax com fibrose bilateral, predominantemente em lobos superiores; nódulos e linfadenopatia hilar com calcificação em "casca de ovo"
- Os testes de função pulmonar mostram padrão misto de obstrução e restrição
- É comum a sobreposição de doença micobacteriana (tuberculosa e não tuberculosa) em pacientes com silicose, e ela deve ser descartada se houver suspeita clínica ou radiológica
- Doenças do tecido conjuntivo comumente (~10%) complicam o curso clínico

■ **Diagnóstico diferencial**
- Outras pneumoconioses (p. ex., asbestose)
- Tuberculose (costuma complicar a silicose)
- Sarcoidose
- Histoplasmose
- Coccidioidomicose

■ **Tratamento**
- Terapia de suporte; oxigênio crônico se houver hipoxemia sustentada
- Quimioprofilaxia com isoniazida é necessária em todos os pacientes com silicose e teste positivo para tuberculina

■ **Dica**

Esta é uma das poucas causas da rara broncolitíase; se você perguntar, o paciente irá dizer que há pequenas pedras no escarro.

Referência

Centers for Disease Control and Prevention (CDC). Silicosis-related years of potential life lost before age 65 years—United States, 1968-2005. MMWR Morb Mortal Wkly Rep 2008;57:771. [PMID: 18636065]

Síndrome da distinção respiratória do adulto (SDRA)

- **Princípios básicos do diagnóstico**
  - Início rápido de dispneia e desconforto respiratório, comumente em casos de trauma, choque, aspiração ou sepse
  - Taquipneia, febre; crepitantes à ausculta pulmonar
  - Hipoxemia arterial refratária à suplementação de oxigênio, frequentemente necessitando de ventilação com pressão positiva; hipercapnia e acidose respiratória por aumento da fração de espaço morto e diminuição no volume corrente (os pulmões ficam rígidos e difíceis de se expandir)
  - Infiltrado intersticial e alveolar difuso na radiografia, geralmente poupando os ângulos costofrênicos
  - Sem evidência clínica de hipertensão atrial esquerda; a pressão capilar pulmonar em cunha é inferior a 18 mm Hg
  - Lesão pulmonar aguda é definida por uma razão $Pao_2:Fio_2 < 300$; SDRA é definida por uma razão $Pao_2:Fio_2 < 200$

- **Diagnóstico diferencial**
  - Edema pulmonar cardiogênico
  - Pneumonia primária por qualquer causa
  - Hemorragia alveolar difusa
  - Pneumonia intersticial aguda (p. ex., síndrome de Hamman-Rich)
  - Pneumonia organizante criptogênica

- **Tratamento**
  - Ventilação mecânica com oxigênio suplementar; costuma ser necessário o uso de pressão positiva no final da expiração
  - A ventilação com baixo volume corrente, usando 6 mL/kg do peso corporal previsto, pode reduzir a mortalidade
  - Uma estratégia conservadora no manejo de líquidos, objetivando um balanço hídrico corporal total equilibrado (exige o uso diário de diuréticos) diminui o tempo de ventilação mecânica e o tempo de UTI
  - Terapia de suporte, incluindo nutrição adequada, vigilância para disfunção em outros órgãos e prevenção de complicações nosocomiais (p. ex., infecção relacionada a cateteres, infecções do trato urinário, pneumonia associada à ventilação, tromboembolismo venoso, gastrite de estresse)
  - A taxa de mortalidade é de 30 a 60%

- **Dica**

À medida que o cateter de Swan-Ganz cai em desuso, a ecocardiografia se torna cada vez mais importante para descartar uma causa cardíaca para o problema.

Referência

Tang BM, Craig JC, Eslick GD, Seppelt I, McLean AS. Use of corticosteroids in acute lung injury and acute respiratory distress syndrome: a systematic review and meta-analysis. Crit Care Med 2009;37:1594. [PMID: 19325471]

Tosse crônica

■ Princípios básicos do diagnóstico

- Uma das razões mais comuns para a busca de atendimento médico
- Definida como tosse que persiste por pelo menos 4 semanas
- Exame nasal e oral para pesquisar sinais de gota pós-nasal (p. ex., aspecto em pedra de calçamento ou eritema na mucosa), ausculta do tórax para sibilância
- Radiografia de tórax para excluir doenças pulmonares parenquimatosas específicas
- Considerar espirometria antes e depois de broncodilatadores, desafio com metacolina, TC de seios da face e monitoração de pH esofágico de 24 horas
- Broncoscopia em casos selecionados

■ Diagnóstico diferencial

- Bronquite
- Bronquiolite respiratória (relacionada ao tabagismo)
- Inibidores da ECA
- Gota pós-nasal
- Sinusite
- Asma
- Refluxo gastresofágico
- Tosse pós-infecciosa
- DPOC
- Insuficiência cardíaca congestiva
- Doença pulmonar intersticial
- Carcinoma broncogênico
- Tosse psicogênica

■ Tratamento

- Cessação do tabagismo
- Tratar a condição subjacente, quando houver
- Teste com β-agonista inalatório (p. ex., albuterol)
- Para gota pós-nasal: anti-histamínicos (H_1-antagonistas ou pode-se adicionar brometo de ipratrópio nasal)
- Para suspeita de doença do refluxo gastresofágico, inibidores da bomba de prótons (p. ex., omeprazol)

■ Dica

Comumente causada por inibidores da ECA, mas não esquecer de refluxo gastresofágico e aspiração.

Referência

Pavord ID, Chung KF. Management of chronic cough. Lancet 2008;371:1375. [PMID: 18424326]

Traqueobronquite aguda

- **Princípios básicos do diagnóstico**
  - Condição comum e mal definida que se caracteriza por inflamação da traqueia e dos brônquios
  - Causada por agentes infecciosos (bactérias ou vírus) ou irritantes (p. ex., poeira e fumaça)
  - Considerar *swab* nasal para pesquisa de influenza se houver sintomas constitucionais
  - A tosse é o sintoma mais comum; a produção de escarro purulento e o mal-estar são comuns; hemoptise ocorre ocasionalmente
  - Roncos e sibilos ocorrem com frequência variável; a febre costuma estar ausente, mas pode ser proeminente em casos causados por *Haemophilus influenzae*
  - A radiografia de tórax é normal
  - Incidência aumentada em fumantes

- **Diagnóstico diferencial**
  - Asma
  - Pneumonia
  - Aspiração de corpo estranho
  - Pneumonite por inalação
  - Crupe viral

- **Tratamento**
  - Terapia sintomática com broncodilatadores inalatórios e supressores da tosse
  - Os antibióticos não estão recomendados na maioria dos casos
  - Tratar os pacientes com influenza de acordo com as recomendações das diretrizes clínicas
  - Encorajar os pacientes a cessar o tabagismo

- **Dica**

Haemophilus influenzae e Pseudomonas têm um tropismo pelas vias aéreas principais; avaliar cuidadosamente a coloração de Gram nessa síndrome, especialmente na ausência de doença pulmonar subjacente.

Referência

Wenzel RP, Fowler AA 3rd. Clinical practice. Acute bronchitis. N Engl J Med 2006;355:2125. [PMID: 17108344]

Tromboembolismo venoso pulmonar agudo

■ Princípios básicos do diagnóstico

- Visto em pacientes imobilizados, insuficiência cardíaca congestiva, doença maligna, estados de hipercoagulação e após trauma ou cirurgia pélvica
- Início súbito de dispneia e ansiedade, com ou sem dor torácica pleurítica, tosse com hemoptise; raramente com síncope
- Taquicardia e taquipneia são mais comuns; a presença de P_2 intensa com B_3 do lado direito é característica, mas é incomum
- Alcalose respiratória aguda e hipoxemia
- Elevações no peptídeo natriurético cerebral (p. ex., BNP superior a 100 pg/mL) e/ou troponinas conferem um prognóstico pior e devem levar imediatamente a uma avaliação ecocardiográfica da função ventricular direita
- O teste quantitativo de D-dímeros tem excelente valor preditivo negativo em pacientes com baixa probabilidade clínica pré-teste
- A angiografia por TC é o novo padrão-ouro e praticamente exclui embolia pulmonar clinicamente significativa
- Uma cintilografia de ventilação-perfusão pode ser feita em pacientes que não toleram contraste; os resultados dependem da probabilidade pré-teste
- A ecografia de extremidades inferiores demonstra TVP em metade dos pacientes
- Raramente é necessária a angiografia pulmonar

■ Diagnóstico diferencial

- Pneumonia; IM
- Qualquer causa de desconforto respiratório agudo
- Síndrome da resposta inflamatória sistêmica (SIRS)

■ Tratamento

- Anticoagulação: agudamente com heparina, iniciar varfarina concomitantemente e continuar por um mínimo de 6 meses (para causas reversíveis) ou por toda a vida (causa irreversível ou não provocada)
- Terapia trombolítica em pacientes selecionados com comprometimento hemodinâmico
- Colocação de filtro intravenoso em pacientes selecionados; considerar a colocação temporária do filtro se o risco da anticoagulação for temporário

■ Dica

Em 10% dos casos, as embolias pulmonares se originam de veias das extremidades superiores; existe mais atividade da tromboplastina endotelial do que nas veias das pernas.

Referência

Todd JL, Tapson VF. Thrombolytic therapy for acute pulmonary embolism: a critical appraisal. Chest 2009;135:1321. [PMID: 19420199]

Tuberculose pulmonar

- **Princípios básicos do diagnóstico**
  - Astenia, perda ponderal, febre, tosse, sudorese noturna, hemoptise
  - Caquexia em muitos casos; roncos apicais após a tosse estão ocasionalmente presentes
  - Infiltrados apicais ou subapicais com cavidades são clássicos da tuberculose por reativação; derrame pleural na tuberculose primária, da mesma maneira que infiltração em campos médios pulmonares, mas qualquer anormalidade radiológica é possível
  - Teste cutâneo positivo para derivado proteico purificado (PPD) intradérmico
  - Ensaios de liberação do interferon-gama têm boa especificidade para tuberculose latente
  - *Mycobacterium tuberculosis* por cultura de escarro, lavado gástrico ou biópsia pleural; a cultura do líquido pleural costuma ser estéril
  - A amplificação do ácido nucleico pode diferenciar rapidamente entre *M. tuberculosis* e micobactérias não tuberculosas para guiar as decisões terapêuticas, mas as culturas ainda são necessárias para testes de suscetibilidade
  - Cepas resistentes aos antibióticos são cada vez mais encontradas
  - Granuloma na biópsia pleural em pacientes com derrames; as células mesoteliais costumam estar ausentes no líquido
  - A tuberculose miliar (disseminação hematogênica generalizada do microrganismo) tem várias apresentações clínicas, incluindo atraso de desenvolvimento, febre de origem obscura, falência de múltiplos órgãos, SDRA; quase todos os casos têm envolvimento pulmonar aparente com numerosos nódulos pequenos

- **Diagnóstico diferencial**
  - Carcinoma de pulmão; infecção fúngica
  - Pneumonia bacteriana ou abscesso pulmonar; outras infecções micobacterianas
  - Sarcoidose; pneumoconiose

- **Tratamento**
  - Terapia antituberculose combinada por 6 a 9 meses; todos os regimes incluem a isoniazida, mas rifampicina, etambutol, pirazinamida e estreptomicina também são ativas*
  - Evitar o tratamento empírico para pneumonia adquirida na comunidade com fluoroquinolonas se houver suspeita de *M. tuberculosis*, pois o uso temporário pode facilitar o desenvolvimento de resistência
  - Todos os casos suspeitos de infecção por *M. tuberculosis* devem ser relatados às autoridades locais de saúde
  - A hospitalização é considerada para aqueles incapacitados para os autocuidados ou com probabilidade de exposição de indivíduos suscetíveis

- **Dica**
  Em 5% dos casos, a tuberculose é diagnosticada post-mortem.

Referência
Hall RG, Leff RD, Gumbo T. Treatment of active pulmonary tuberculosis in adults: current standards and recent advances. Pharmacotherapy 2009;29:1468. [PMID: 19947806]

---

*N. de R.T. No Brasil, desde dezembro de 2009 é preconizado o tratamento com 4 fármacos (RHZE – rifampicina, isoniazida, pirazinamida e etambutol) durante os 2 primeiros meses (fase ativa). Após, segue-se o tratamento de manutenção com esquema RH durante mais 4 meses.

3
Doenças Gastrintestinais

Acalasia

■ **Princípios básicos do diagnóstico**

- Disfagia progressiva para líquidos e sólidos, odinofagia e regurgitação de alimento não digerido
- O exame de deglutição de bário demonstra um esôfago superior dilatado com uma junção cardioesofágica estreitada (esôfago em "bico de passarinho"); a radiografia de tórax pode revelar um nível hidroaéreo retrocardíaco
- Ocorre ausência de peristalse primária na manometria ou cinerradiografia, elevação da pressão de repouso no esfincter esofágico inferior e relaxamento incompleto do esfincter esofágico superior com a deglutição

■ **Diagnóstico diferencial**

- Espasmo esofágico difuso
- Aperistalse
- Estenose benigna do esôfago inferior
- Tumores esofágicos ou mediastinais (risco aumentado de carcinoma de esôfago na acalasia)
- Esclerodermia esofágica

■ **Tratamento**

- Nifedipina, 10 a 20 mg por via sublingual, ou nitratos, 30 minutos antes das refeições
- Injeções de toxina botulínica por via endoscópica em pacientes que não são bons candidatos à cirurgia
- Dilatação pneumática do esôfago
- Miotomia cirúrgica extramucosa (esofagocardiomiotomia) em casos refratários
- Considerar endoscopia periódica para vigilância de carcinoma de esôfago após 15 anos

■ **Dica**

Uma das razões pelas quais é útil a radiografia lateral de tórax, pois ela mostra a localização provavelmente esofágica do nível hidroaéreo.

Referência

Eckardt AJ, Eckardt VF: Current clinical approach to achalasia. World J Gastroenterol 2009;15:3969. [PMID: 19705490]

Colite por *Clostridium difficile* (Pseudomembranosa)

- **Princípios básicos do diagnóstico**
  - Diarreia profusa aquosa, esverdeada, fétida ou sanguinolenta
  - Dor abdominal em cólicas
  - Leucócitos fecais presentes em mais da metade dos pacientes
  - Febre, dor abdominal marcada, leucocitose acentuada, hipovolemia, desidratação e hipoalbuminemia são comuns
  - História de uso de antibióticos (especialmente antibióticos da família da penicilina e clindamicina), hospitalização ou institucionalização; cada vez mais reconhecida como uma infecção potencialmente adquirida na comunidade
  - Muitos casos podem ser assintomáticos ou associados com sintomas mínimos
  - Diagnóstico confirmado por teste positivo para o antígeno fecal ou por meio de sigmoidoscopia ou colonoscopia

- **Diagnóstico diferencial**
  - Diarreia associada a antibióticos (sem colite por *C. difficile* ou pseudomembranosa)
  - Outras diarreias bacterianas
  - Doença inflamatória intestinal
  - Causas parasitárias (amebíase) ou virais (citomegalovírus) de diarreia e colite

- **Tratamento**
  - Interromper o uso da terapia antibiótica causadora
  - Reposição das perdas de líquidos e eletrólitos
  - Metronidazol oral; a vancomicina oral é reservada para casos resistentes ao metronidazol ou para pacientes criticamente enfermos; tratamento por 10 a 14 dias
  - O tratamento cirúrgico raramente é necessário (1 a 3%) para casos graves com megacólon ou perfuração iminente
  - Evitar agentes opioides e antidiarreicos

- **Dica**

É a causa da maior contagem benigna de leucócitos na medicina depois da pertússis.

Referência

Kelly CP. A 76-year-old man with recurrent Clostridium difficile-associated diarrhea: review of C. difficile infection. JAMA 2009;301:954. [PMID: 19190304]

Colite ulcerativa

- **Princípios básicos do diagnóstico**
  - Diarreia em pequeno volume, muitas vezes sanguinolenta; urgência, tenesmo e dor em cólicas no abdome inferior; associação com febre e perda ponderal
  - Dor abdominal leve ao exame, lesões mucocutâneas, eritema nodoso ou pioderma gangrenoso
  - Anemia, aumento da velocidade de sedimentação globular, hipoproteinemia, ausência de patógenos nas fezes
  - O cólon é envolvido de maneira contígua a partir do reto
  - Biópsia de mucosa com inflamação crônica ativa, abscessos em criptas
  - Incidência aumentada de adenocarcinoma de cólon com menor idade de início, doença ativa de longa data e pancolite

- **Diagnóstico diferencial**
  - Colite bacteriana, amebiana ou isquêmica
  - Adenocarcinoma de cólon
  - Colite pseudomembranosa
  - Colite granulomatosa ou doença de Crohn
  - Diarreia associada a antibióticos
  - Colite por radiação ou colite colagenosa

- **Tratamento**
  - Dieta rica em proteínas, pobre em resíduos e sem lactose durante as agudizações
  - A colite ulcerativa leve a moderada pode ser tratada com 5-ASA oral ou mesalamina tópica (enema ou supositório) para induzir e manter a remissão; pode-se adicionar enemas ou supositórios de corticosteroides para alívio adicional dos sintomas
  - Corticosteroides para surtos agudos refratários à 5-ASA oral/retal em dose máxima; considerar a adição de 6-mercaptopurina (6-MP) ou azatioprina em pacientes que não obtêm remissão livre de corticosteroides
  - Considerar infliximabe em pacientes refratários aos esteroides ou dependentes de esteroides apesar da terapia com 6-MP ou azatioprina
  - Em surtos graves que necessitem de hospitalização, deve-se administrar corticosteroides IV; pacientes que não melhoram dentro de 3 a 5 dias devem ser considerados para colectomia *versus* teste terapêutico com ciclosporina ou infliximabe
  - Colectomia para megacólon tóxico que não melhora com terapia clínica
  - Colonoscopia anual após 8 anos de pancolite para vigilância de displasia

- **Dica**

As quatro complicações hepatobiliares são pericolangite, hepatite crônica ativa, colangite esclerosante e colangiocarcinoma; as duas primeiras têm atividade paralela à da colite, as duas últimas não.

Referência

Kornbluth A, Sachar DB. Ulcerative Colitis Practice Guidelines in Adults: American College of Gastroenterology, Practice Parameters Committee. Am J Gastroenterol 2010;105:501. [PMID: 20068560]

Corpo estranho no esôfago

- **Princípios básicos do diagnóstico**
  - Mais comum em crianças, em pacientes idosos e sem dentes e naqueles com deficiência mental grave
  - Ocorre em áreas de estreitamento fisiológico (esfincter esofágico superior, nível do arco aórtico ou hiato diafragmático)
  - Outros fatores predisponentes que favorecem a impactação incluem divertículo de Zenker, membranas, acalasia, estenose péptica ou doença maligna
  - Ingestão recente de alimento ou material estranho (moedas mais comumente em crianças, porção de carne mais comum em adultos), mas pode não haver esse dado na história
  - Desconforto vago no tórax ou pescoço, disfagia, incapacidade de manejar secreções, odinofagia, hipersalivação e estridor ou dispneia em crianças
  - Evidência radiográfica ou endoscópica de obstrução esofágica por corpo estranho

- **Diagnóstico diferencial**
  - Estenose esofágica
  - Esofagite eosinofílica
  - Tumor esofágico ou mediastinal
  - *Angina pectoris*

- **Tratamento**
  - Remoção endoscópica com proteção da via aérea conforme a necessidade e uso de um sobretubo se houver objeto cortante
  - A endoscopia de emergência deve ser usada para objetos cortantes, baterias em forma de disco (pelo risco de perfuração devido à natureza cáustica) ou evidência de incapacidade de manejar secreções; objetos retidos no esôfago devem ser removidos dentro de 24 horas da ingestão
  - A endoscopia obtém sucesso em mais de 90% dos casos; evitar exames com bário antes da endoscopia, pois podem prejudicar a visualização

- **Dica**

O tratamento é bem direto; o diagnóstico pode não ser, especialmente em pacientes muito jovens ou muito idosos.

Referência

Eisen GM, Baron TH, Dominitz JA, et al; American Society for Gastrointestinal Endoscopy. Guideline for the management of ingested foreign bodies. Gastrointest Endosc 2002;55:802. [PMID: 12024131]

Deficiência de dissacaridase (Lactase)

- **Princípios básicos do diagnóstico**
  - Comum em asiáticos e negros, nos quais a deficiência da enzima lactase é quase onipresente e inicia na infância; também pode ser adquirida temporariamente após gastrenterite por outras causas
  - Os sintomas variam de meteorismo abdominal, distensão, cólicas e flatulência até uma diarreia explosiva em resposta à ingestão de dissacarídeos
  - O pH das fezes é inferior a 5,5; presença de substâncias redutoras nas fezes
  - Teste respiratório do hidrogênio anormal, resolução dos sintomas com uma dieta livre de lactose ou resposta com curva de glicose plana após carga de dissacaridase sugerem o diagnóstico

- **Diagnóstico diferencial**
  - Distúrbios crônicos de má absorção da mucosa
  - Síndrome do intestino irritável
  - Espru celíaco
  - Supercrescimento bacteriano no intestino delgado
  - Doença inflamatória intestinal
  - Insuficiência pancreática
  - Giardíase
  - Uso excessivo de adoçantes artificiais

- **Tratamento**
  - Restrição da lactose na dieta; isso geralmente acontece por experiência própria nas minorias acometidas a partir da infância
  - Suplementação da enzima lactase
  - Manutenção de estado nutricional adequado e da ingesta de cálcio

- **Dica**

Considerar este em caso de diarreia sem diagnóstico; o paciente pode não estar ciente da ingestão de alimentos contendo lactose.

Referência

Lomer MC, Parkes GC, Sanderson JD. Review article: lactose intolerance in clinical practice—myths and realities. Aliment Pharmacol Ther 2008;27:93. [PMID: 17956597]

Doença de Crohn

- **Princípios básicos do diagnóstico**
  - Início insidioso, com surtos intermitentes de diarreia, febre baixa, dor em quadrante inferior direito
  - As complicações incluem formação de fístulas, doença perianal com abscesso, massa e dor em quadrante inferior direito, obstrução
  - Anemia, leucocitose, hipoalbuminemia, elevação de velocidade de sedimentação globular e proteína C reativa, sangue oculto nas fezes positivo
  - Achados radiográficos de intestino espessado e estreitado com ulcerações, estenoses ou fístulas; áreas poupadas são características
  - Biópsia endoscópica com demonstração histológica de inflamação submucosa aguda ou crônica com fibrose e lesões granulomatosas

- **Diagnóstico diferencial**
  - Colite ulcerativa
  - Apendicite
  - Diverticulite
  - Tuberculose intestinal
  - Diarreia infecciosa
  - Linfoma, outros tumores do intestino delgado

- **Tratamento**
  - Dieta com alto teor proteico, poucos resíduos e sem lactose durante os surtos agudos
  - Considerar 5-ASA para doença colônica leve e budesonida para doença leve de íleo e cólon direito
  - Os corticosteroides podem ser usados durantes os surtos agudos, mas se um paciente necessitar de esteroides, então a estratégia terapêutica deve incluir um regime de manutenção (um imunomodulador, como a 6-mercaptopurina/azatioprina ou metotrexato). No caso de doença grave, refratária ou fistulosa, considerar um agente biológico (anticorpos monoclonais antifator de necrose tumoral)
  - Abscessos perianais exigem drenagem cirúrgica antes do tratamento. Para doença perianal e fistulizante não supurativa, considerar o uso de antibióticos, imunomoduladores e infliximabe
  - Cirurgia para obstrução refratária, fístula ou abscessos

- **Dica**

Um distúrbio com muitas manifestações extraintestinais; úlceras mucosas, estados de hipercoagulabilidade e mesmo vasculite sistêmica podem estar associados.

Referência

Lichtenstein GR, Hanauer SB, Sandborn WJ; Practice Parameters Committee of American College of Gastroenterology. Management of Crohn's disease in adults. Am J Gastroenterol 2009;104:465. [PMID: 19174807]

Doença de Whipple

■ **Princípios básicos do diagnóstico**

- Causada por infecção com o bacilo *Tropheryma whippelii*
- Doença rara, ainda mais em mulheres e negros
- Início insidioso de febre, dor abdominal, má absorção, artralgias, perda ponderal, sintomas de esteatorreia, poliartrite
- Linfadenopatia, artrite, erupção cutânea macular, vários achados neurológicos
- Anemia, hipoalbuminemia, hipocarotenemia
- A biópsia da mucosa do intestino delgado revela células mononucleares espumosas preenchidas com material que é corado por ácido periódico-Schiff (PAS); a microscopia eletrônica mostra bacilos em múltiplos órgãos acometidos

■ **Diagnóstico diferencial**

- Espru celíaco ou tropical
- Doença inflamatória intestinal, doença de Crohn
- Colite ulcerativa
- Linfoma intestinal
- Artrite reumatoide ou espondiloartropatia associada com HLA-B27
- Hipertireoidismo
- Infecção por HIV

■ **Tratamento**

- Penicilina e estreptomicina por via IV (ceftriaxona e estreptomicina para doença com sintomas em sistema nervoso central) por 10 a 14 dias, seguidas por sulfametoxazol-trimetoprim (cefixima ou doxiciclina em pacientes alérgicos às sulfas)
- Tratamento por, pelo menos, um ano

■ **Dica**

A miorritmia oculomastigatória (movimentos rítmicos dos músculos oculares com a mastigação) é exclusiva da doença de Whipple; ela é mais difícil de pronunciar do que de diagnosticar.

Referência

Marth T. New insights into Whipple's disease: a rare intestinal inflammatory disorder. Dig Dis 2009;27:494. [PMID: 19897965]

Doença do refluxo gastresofágico (DRGE)

- **Princípios básicos do diagnóstico**
    - Queimação retroesternal (pirose) ou pressão local, agravadas pelo decúbito e aliviadas ao sentar; pode haver disfagia, odinofagia, dor torácica atípica; inibidor da bomba de prótons pode ser diagnóstico e terapêutico; testes adicionais quando não há certeza no diagnóstico ou em sintomas refratários
    - Refluxo e hérnia hiatal podem ser encontrados no exame com bário
    - Esfíncter esofágico inferior (EEI) incompetente; pode ser necessária a endoscopia com biópsia para excluir outros diagnósticos
    - A medida do pH esofágico durante os sintomas é útil
    - Também é visto um tônus diminuído no EEI na obesidade, gestação, hérnia hiatal, sonda nasogástrica

- **Diagnóstico diferencial**
    - Úlcera péptica
    - *Angina pectoris*
    - Acalasia, espasmo esofágico, esofagite por pílulas

- **Tratamento**
    - Perda ponderal, evitar refeições noturnas tardias, elevação da cabeceira da cama
    - Evitar chocolate, cafeína, tabagismo, álcool
    - Bloqueadores H_2 ou inibidores da bomba de prótons em altas doses
    - Fundoplicatura cirúrgica em pacientes que não toleram ou são alérgicos à terapia medicamentosa ou para casos refratários, predominantemente com regurgitação ou refluxo não ácido; tomar cuidado em pacientes cuja queixa primária é pirose e que têm RGE não erosivo, pois esses pacientes provavelmente têm um componente de hipersensibilidade visceral que pode ser exacerbado pela cirurgia

- **Dica**

A erradicação do H. pylori *pode, na verdade, piorar a DRGE; a secreção ácida gástrica aumenta com a erradicação da bactéria.*

Referência

Fass R. Proton pump inhibitor failure: what are the therapeutic options? Am J Gastroenterol 2009;104(suppl):S33. [PMID: 19262545]

Espasmo esofágico difuso

■ Princípios básicos do diagnóstico

- Disfagia, dor torácica não cardíaca, hipersalivação, refluxo de alimento recém-ingerido
- Pode ser precipitado pela ingestão de alimentos quentes ou frios
- Demonstração endoscópica, radiográfica ou manométrica de hiperperistalse não propulsiva; o esfíncter esofágico inferior relaxa normalmente
- Variante de "esôfago em quebra-nozes" com contrações propulsivas prolongadas e de alta pressão (superior a 175 mmHg)

■ Diagnóstico diferencial

- *Angina pectoris*
- Tumores esofágicos ou mediastinais
- Aperistalse
- Acalasia
- Doença psiquiátrica

■ Tratamento

- Teste de supressão ácida
- Bloqueadores dos canais de cálcio, como nifedipina ou diltiazem, em combinação com nitratos costumam ser efetivos. Para pacientes que não melhoram, há um possível papel para sildenafil ou toxina botulínica
- Trazodona ou antidepressivos tricíclicos para dor subesternal

■ Dica

Essa condição pode ser indistinguível da isquemia miocárdica; excluir essa possibilidade antes de investigar o esôfago.

Referência

Grübel C, Borovicka J, Schwizer W, Fox M, Hebbard G. Diffuse esophageal spasm. Am J Gastroenterol 2008;103:450. [PMID: 18005367]

Espru celíaco

- **Princípios básicos do diagnóstico**
    - Causado por uma reação imune ao glúten da dieta em indivíduos geneticamente suscetíveis
    - A prevalência da doença celíaca nos Estados Unidos é de aproximadamente 1:100 (1%)
    - As principais manifestações são de má absorção: fezes volumosas, claras, espumosas e oleosas (esteatorreia); distensão abdominal, flatulência, perda ponderal e evidência de deficiências de vitaminas lipossolúveis; os exames laboratoriais podem mostrar anemia hipocrômica ou megaloblástica; absorção anormal da D-xilose; aumento de gordura fecal nos exames quantitativos
    - Entretanto, as manifestações clínicas variam. Os pacientes podem ter dor abdominal, constipação, anemia ferropriva, perda ponderal ou elevação de enzimas hepáticas por etiologia desconhecida. As manifestações fora do trato gastrintestinal incluem doença neuropsiquiátrica, artrite, doença óssea metabólica e infertilidade
    - O anticorpo IgA antiendomisial e o anticorpo antitransglutaminase tecidual são positivos na doença; se forem negativos, podem ajudar a excluir o diagnóstico
    - Atrofia vilosa e aumento de linfócitos intraepiteliais na biópsia de intestino delgado

- **Diagnóstico diferencial**
    - Doença de Crohn
    - Intolerância à lactose
    - Supercrescimento bacteriano no intestino delgado
    - Linfoma intestinal (também pode complicar o espru celíaco)
    - Doença de Whipple
    - Insuficiência pancreática

- **Tratamento**
    - A eliminação completa do glúten na dieta (i.e., trigo, centeio, cevada, aveia) pode ser monitorada usando-se os anticorpos IgA antitransglutaminase tecidual, IgA antiendomisial ou IgA antigliadina; suplementação vitamínica (especialmente de vitamina B_{12} e cálcio)

- **Dica**

A testagem de anticorpos levou a uma maior apreciação da extensão dessa doença; mesmo a deficiência isolada de ferro pode ser a manifestação isolada da doença.

Referência

Green PH, Cellier C. Celiac disease. N Engl J Med 2007;357:1731. [PMID: 17960014]

Estenose benigna do esôfago

■ Princípios básicos do diagnóstico

- Disfagia para sólidos mais que para líquidos; odinofagia
- Radiograficamente com estreitamento liso da luz; a esofagoscopia com biópsia ou citologia é mandatória para a exclusão de doença maligna
- Início meses a anos após uma agressão esofágica, incluindo refluxo gastresofágico, sonda nasogástrica de longa permanência, ingestão de substância corrosiva, esofagite infecciosa, pós-radiação ou lesão endoscópica

■ Diagnóstico diferencial

- Acalasia ou outros distúrbios da motilidade esofágica
- Tumor esofágico ou mediastinal
- Membrana esofágica
- Anel de Schatzki
- Aumento de átrio esquerdo
- Derrame pericárdico

■ Tratamento

- Dilatações endoscópicas repetidas com balão ou dilatador esofágico formam o tratamento definitivo para a maioria dos pacientes; os inibidores da bomba de prótons em dose alta podem aumentar o intervalo entre as dilatações
- O tratamento cirúrgico raramente é necessário

■ Dica

Um diâmetro da luz esofágica inferior a 13 mm costuma causar disfagia para alimentos sólidos; uma dilatação para mais de 18 mm geralmente possibilita uma dieta normal.

Referência

Standards of Practice Committee, Egan JV, Baron TH, et al. Esophageal dilation. Gastrointest Endosc 2006;63:755. [PMID: 16650533]

Esôfago de Barrett

- Princípios básicos do diagnóstico
  - O esôfago de Barrett é assintomático, mas muitos pacientes têm sintomas da doença do refluxo gastresofágico (DRGE): disfagia, pirose, regurgitação em posição supina
  - A endoscopia alta com biópsia revela epitélio colunar substituindo o epitélio escamoso
  - O risco de desenvolver adenocarcinoma de esôfago é de 0,5% ao ano

- Diagnóstico diferencial
  - DRGE
  - Acalasia
  - Tumor esofágico ou mediastinal
  - Membrana esofágica
  - Estenose benigna
  - Aumento de átrio esquerdo ou derrame pericárdico

- Tratamento
  - Supressão ácida (pH superior a 4) com inibidores da bomba de prótons
  - Fundoplicatura cirúrgica em pacientes selecionados (para a terapia de sintomas crônicos de refluxo)
  - Em pacientes com doença de Barrett neoplásica, considerar ressecções endoscópicas da mucosa (para lesões nodulares) e ablação de mucosa (para neoplasias planas) usando ablação com radiofrequência, terapia fotodinâmica, crioablação ou coagulação plasmática com argônio. Pacientes com displasia isolada de baixo ou alto grau podem ser tratados com terapia endoscópica isoladamente. Porém, todos aqueles com câncer invasivo devem ser considerados para a cirurgia
  - Esofagoscopia de vigilância com biópsia a intervalos de 1 a 3 anos, dependendo da presença e do grau de displasia

- Dica

Quando ocorre sangramento gastrintestinal maciço em paciente com esôfago de Barrett, é provável que exista a rara fístula cardioesofágica.

Referência

Sharma P. Clinical practice. Barrett's esophagus. N Engl J Med 2009;361:2548. [PMID: 20032324]

Fissura anal (*Fissure-in-ano*, Úlcera anal)

- **Princípios básicos do diagnóstico**
  - Laceração linear do epitélio anal geralmente por trauma local, com maior frequência na linha média posterior
  - Dor retal à defecação; sangramento e constipação
  - Dor anal aguda ao exame digital
  - Ulceração e estenose do canal anal, papilas anais hipertróficas, apêndice cutâneo externo à anuscopia

- **Diagnóstico diferencial**
  - Infecções retais por sífilis, tuberculose, herpes, clamídia
  - Doença de Crohn
  - Outras doenças anorretais: abscesso, fístula, hemorroidas
  - Leucemia monocítica aguda
  - Epitelioma maligno, leucemia

- **Tratamento**
  - Aumento da ingesta de água, dieta rica em fibras, *psyllium*, farelo de cereais, amolecedores de fezes, banhos de assento, supositórios de hidrocortisona
  - Terapia tópica com nitratos ou injeção de toxina botulínica, uso tópico de bloqueadores dos canais de cálcio
  - Esfincterotomia interna lateral se não houver melhora com a terapia clínica

- **Dica**

  Fissuras anais inexplicadas exigem uma avaliação imediata do hemograma; é uma apresentação característica da leucemia monocítica aguda.

Referência

Steele SR, Madoff RD. Systematic review: the treatment of anal fissure. Aliment Pharmacol Ther 2006;24:247. [PMID: 16842451]

Gastrite

- **Princípios básicos do diagnóstico**
  - Pode ser aguda (erosiva) ou indolente (atrófica); causas múltiplas e variadas
  - Os sintomas costumam ser vagos e incluem náuseas, vômitos, anorexia, desconforto mal definido no abdome superior
  - Dor epigástrica leve à palpação; em alguns casos, não há alterações físicas
  - A anemia ferropriva não é incomum
  - Endoscopia com biópsia gástrica para diagnóstico definitivo
  - As múltiplas associações incluem estresse e diminuição de fluxo sanguíneo (queimaduras, sepse, doença grave), fármacos (AINEs, salicilatos), estados atróficos (envelhecimento, anemia perniciosa), cirurgia prévia (gastrectomia, Billroth II), infecção por *Helicobacter pylori*, alcoolismo agudo ou crônico

- **Diagnóstico diferencial**
  - Úlcera péptica
  - Hérnia hiatal
  - Doença maligna do estômago ou pâncreas
  - Colecistite
  - Doença cardíaca isquêmica

- **Tratamento**
  - Evitar álcool, cafeína, salicilatos, tabagismo e AINEs
  - Investigar a presença de *H. pylori*; erradicá-lo se estiver presente
  - Inibidores da bomba de prótons em pacientes que recebem alimentação oral, inibidores H_2 ou sucralfato
  - Prevenção em pacientes de alto risco (p. ex., unidade de terapia intensiva) usando os mesmos agentes

- **Dica**

Noventa e cinco porcento dos gastrenterologistas e uma alta proporção de outros trabalhadores da área da saúde são portadores do H. pylori.

Referência

El-Zimaity H. Gastritis and gastric atrophy. Curr Opin Gastroenterol 2008;24:682. [PMID: 19122515]

Membrana esofágica

■ Princípios básicos do diagnóstico

- Disfagia, particularmente para sólidos mais do que para líquidos
- Síndrome de Plummer-Vinson se houver associação com anemia ferropriva, glossite e coiloníquia; pode haver maior incidência de carcinoma de hipofaringe
- Pode estar associada com doenças dermatológicas, como penfigoide bolhoso, pênfigo vulgar ou epidermólise bolhosa
- Exame de deglutição de bário (a incidência lateral geralmente é necessária) e esofagoscopia para o diagnóstico (mas geralmente não se visualizam membranas esofágicas cervicais)

■ Diagnóstico diferencial

- Anel esofágico (na junção gastresofágica, pode ser causado por refluxo de ácido)
- Acalasia
- Divertículo esofágico
- Aperistalse
- Tumor esofágico ou mediastinal
- Estenose esofágica

■ Tratamento

- Tratar a anemia ferropriva após encontrar a causa – a membrana pode melhorar espontaneamente
- A esofagoscopia com rompimento das membranas é adequada na maioria dos casos
- A dilatação com dilatador (*bougie*) ou por endoscopia é ocasionalmente necessária

■ Dica

As membranas não causam anemia ferropriva; a anemia ferropriva causa as membranas.

Referência

Chung S, Roberts-Thomson IC. Gastrointestinal: upper oesophageal web. J Gastroenterol Hepatol 1999;14:611. [PMID: 10385074]

Pancreatite aguda

- **Princípios básicos do diagnóstico**
  - História clínica de uso intenso de álcool ou colelitíase
  - Início abrupto de dor epigástrica, geralmente com irradiação para as costas; náuseas, vômitos, febre baixa e desidratação
  - Dor e distensão abdominal
  - Leucocitose, elevação de amilase e lipase séricas, hipocalcemia e hemoconcentração em casos graves; hipertrigliceridemia (mais de 1.000 mg/dL) pode ser uma causa, bem como a hipercalcemia
  - Ecografia de QSD para descartar coledocolitíase em pacientes com suspeita de pancreatite biliar. TC para pacientes altamente sintomáticos, que não melhoram ou com suspeita de complicações

- **Diagnóstico diferencial**
  - Colecistite ou colangite aguda
  - Úlcera duodenal penetrante ou perfurante
  - Infarto mesentérico
  - Gastrite
  - Aneurisma de aorta abdominal
  - Obstrução de intestino delgado

- **Tratamento**
  - Aspiração nasogástrica para náuseas ou íleo, reposição imediata de líquidos intravenosos e eletrólitos, analgésicos e antieméticos
  - Alimentação enteral precoce por via oral ou por sonda jejunal se o paciente tolerar; caso contrário, nutrição parenteral
  - Interromper o uso de fármacos capazes de causar a doença (p. ex., tiazídicos, corticosteroides)
  - Antibióticos (p. ex., imipenem) para infecção documentada; o uso de profilaxia antibiótica para evitar infecção é debatido, mas atualmente não recomendado
  - Se o paciente piorar, descartar necrose pancreática infectada com PAAF por ultrassonografia ou TC de tecido pancreático. É recomendado o desbridamento agressivo para necrose pancreática infectada
  - É recomendada a colangiopancreatografia retrógrada endoscópica precoce com esfincterotomia para pancreatite com icterícia e colangite associadas como resultado de coledocolitíase

- **Dica**

Na pancreatite "idiopática", obter a história clínica de outra pessoa além do paciente; em muitos casos, há história de uso de álcool.

Referência

Frossard JL, Steer ML, Pastor CM. Acute pancreatitis. Lancet 2008;371:143. [PMID: 18191686]

Pancreatite crônica

■ **Princípios básicos do diagnóstico**

- As três características clínicas principais são dor abdominal, má digestão e diabetes
- Calcificação pancreática nos exames radiológicos
- Causas: alcoolismo (mais comum), pancreatite hereditária, pancreatite autoimune, pancreatite tropical, hiperparatireoidismo não tratado, fibrose cística secundária à obstrução ductal ou após trauma abdominal
- Os exames diagnósticos incluem ultrassonografia endoscópica, colangio-pancreatografia por RM e um teste anormal de estimulação pancreática com secretina. A colangiopancreatografia retrógrada endoscópica costuma ser reservada para casos que exigem intervenção terapêutica. A lipase e a amilase costumam estar normais

■ **Diagnóstico diferencial**

- Carcinoma de pâncreas
- Má absorção por outras causas
- Úlcera duodenal intratável
- Cálculos biliares
- Síndrome do intestino irritável

■ **Tratamento**

- Dieta com baixo teor de gorduras, suplementos de enzimas pancreáticas e evitar o consumo de álcool
- O manejo da dor inclui opioides e amitriptilina
- Esfincterotomia endoscópica e colocação de *stent* em ducto pancreático, bem como bloqueio celíaco guiado por ultrassonografia endoscópica, têm gerado resultados desapontadores no manejo da dor
- Tratamento da hiperlipidemia, se houver
- Reposição de líquidos intravenosos e eletrólitos para exacerbações agudas
- Terapia cirúrgica para restaurar o fluxo livre de bile ou para tratamento de dor refratária

■ **Dica**

A má absorção indica doença avançada, pois ela não ocorre até que a secreção pancreática de lipase esteja reduzida para menos de 10% do normal.

Referência

Witt H, Apte MV, Keim V, Wilson JS. Chronic pancreatitis: challenges and advances in pathogenesis, genetics, diagnosis, and therapy. Gastroenterology 2007;132:1557. [PMID: 17466744]

Perfuração esofágica emetogênica (Síndrome de Boerhaave)

- **Princípios básicos do diagnóstico**
  - História de uso de grande quantidade de álcool, ingesta excessiva e rápida de alimentos ou ambos; também pode ocorrer após procedimentos esofágicos
  - Náuseas e vômitos violentos seguidos por dor súbita no tórax ou abdome, odinofagia, dispneia
  - Febre, choque, toxicidade sistêmica profunda, enfisema subcutâneo, ruídos compressivos mediastinais, abdome rígido, taquipneia
  - Leucocitose, hiperamilasemia salivar
  - A radiografia de tórax mostra alargamento mediastinal, enfisema mediastinal, derrame pleural (geralmente tardio)
  - Demonstração de ruptura do esôfago inferior pelo esofagograma com meio opaco hidrossolúvel ou TC; não há indicação de endoscopia

- **Diagnóstico diferencial**
  - IM, pericardite
  - Embolia pulmonar, abscesso pulmonar
  - Dissecção aórtica
  - Ruptura de víscera
  - Pancreatite aguda
  - Choque por outras causas
  - Ingestão cáustica, esofagite por pílulas
  - Perfuração esofágica por instrumentação

- **Tratamento**
  - Medidas de suporte agressivas com antibióticos de amplo espectro cobrindo microrganismos da boca, colocação de sonda nasogástrica para drenagem e nutrição parenteral total
  - Consultoria cirúrgica com reparo
  - Em pacientes que não são bons candidatos à cirurgia e que não têm sinais de sepse, pode-se considerar o tratamento endoscópico com *stent* autoexpansível

- **Dica**

  Esta é uma das poucas causas de hidrofobia na medicina.

Referência

de Schipper JP, Pull ter Gunne AF, Oostvogel HJ, van Laarhoven CJ. Spontaneous rupture of the oesophagus: Boerhaave's syndrome in 2008. Literature review and treatment algorithm. Dig Surg 2009;26:1. [PMID: 19145081]

Pseudo-obstrução colônica aguda (Síndrome de Ogilvie)

■ Princípios básicos do diagnóstico
- Costuma ser vista em pacientes idosos hospitalizados
- Associada a uma história de trauma, fraturas, doença cardíaca, infecção ou uso de opioides, antidepressivos e anticolinérgicos
- Costuma ser detectada como um abdome distendido e timpânico, com a radiografia revelando dilatação colônica grosseira (geralmente do lado direito com ceco maior que 10 cm), poucos níveis hidroaéreos, transição gradual para intestino colapsado e presença de ar e fezes no reto
- Pode imitar a obstrução verdadeira e deve ser avaliada com exames radiológicos usando enema de diatrizoato (Hypaque)
- Febre, dor abdominal marcada, leucocitose e acidose podem estar presentes em casos avançados com perfuração iminente

■ Diagnóstico diferencial
- Obstrução mecânica
- Megacólon tóxico (i.e., *Clostridium difficile*)
- Pseudo-obstrução intestinal crônica

■ Tratamento
- Cessação da ingesta oral, aspiração nasogástrica e retal, líquidos intravenosos
- Correção de anormalidades de eletrólitos (Ca^{2+}, Mg^{2+}, K^+, PO4)
- Interromper o uso de medicações causadoras e tratar infecções subjacentes
- Enemas com água e reposicionamento do paciente podem ser benéficos
- A neostigmina (2 mg por via intravenosa) pode ser muito efetiva para a descompressão em pacientes que não melhoram com terapia conservadora. O principal efeito colateral é a bradicardia
- Descompressão colonoscópica para pacientes que não melhoram com neostigmina ou para os quais ela está contraindicada
- Consultoria cirúrgica para pacientes com sinais peritoneais e perfuração iminente

■ Dica
Ficar atento se o diâmetro cecal for superior a 12 cm ou se a dilatação colônica estiver presente por mais de 6 dias; pode ocorrer perfuração.

Referência
Saunders MD. Acute colonic pseudo-obstruction. Best Pract Res Clin Gastroenterol 2007;21:671. [PMID: 17643908]

Pólipos de cólon e reto

- **Princípios básicos do diagnóstico**
  - Pequenas lesões expansivas que surgem do epitélio colônico e protruem para dentro da luz intestinal; os pólipos podem ser pedunculados, sésseis ou planos
  - A maioria dos pacientes é assintomática; pode haver associação com perda crônica oculta de sangue
  - Pode haver história familiar
  - Diagnosticados por sigmoidoscopia, colonoscopia ou colonoscopia virtual
  - A remoção dos pólipos diminui a incidência de adenocarcinoma

- **Diagnóstico diferencial**
  - Adenocarcinoma
  - Artefato radiográfico
  - Outros achados luminais: pólipos não adenomatosos (hiperplásicos), lipomas, divertículos invertidos

- **Tratamento**
  - Polipectomia cirúrgica ou endoscópica em todos os casos com revisão histológica
  - Colectomia para polipose familiar ou síndrome de Gardner
  - Colonoscopia de vigilância a cada 3 ou 5 anos, dependendo do número e da histologia dos pólipos

- **Dica**

Programas rigorosos de rastreamento em sistemas como o VAMC (Veterans Affairs Medical Center) reduziram de maneira marcante a incidência de deterioração maligna; uma história real de sucesso do rastreamento apropriado.

Referência

Lieberman DA. Clinical practice. Screening for colorectal cancer. N Engl J Med 2009;361:1179. [PMID: 19759380]

Síndrome de Mallory-Weiss
(Laceração mucosa da junção gastresofágica)

- **Princípios básicos do diagnóstico**
  - Hematêmese de sangue vivo, em geral após náuseas e vômitos prolongados ou forçados; a maioria dos casos não tem essa história
  - Como muitos pacientes estão hipovolêmicos, a pressão portal é baixa e o sangramento é de pequeno volume
  - O sangramento é maior em alcoolistas, com eliminação de sangue vivo em função de coagulopatia associada e possíveis varizes esofágicas
  - Demonstração endoscópica de lacerações verticais na mucosa na junção cardioesofágica ou estômago proximal
  - É comum a associação com hérnia hiatal

- **Diagnóstico diferencial**
  - Úlcera péptica
  - Varizes esofágicas
  - Gastrite
  - Esofagite por refluxo, infecções ou pílulas

- **Tratamento**
  - Geralmente não é necessário; ocorre a resolução espontânea do sangramento, a menos que existam varizes concomitantes
  - Intervenção hemostática endoscópica com injeção de epinefrina, coaptação térmica, ligadura elástica ou clipagem endoscópica para sangramento ativo; raramente é necessário tamponamento com balão, embolização ou cirurgia para sangramento não controlado

- **Dica**

É provável que a hiperêmese gravídica seja a causa mais comum, embora o sangramento seja escasso em função da baixa pressão portal causada pela desidratação induzida pelos vômitos.

Referência

Cho YS, Chae HS, Kim HK, et al. Endoscopic band ligation and endoscopic hemoclip placement for patients with Mallory-Weiss syndrome and active bleeding. World J Gastroenterol 2008;14:2080. [PMID: 18395910]

Síndrome de Zollinger-Ellison (Gastrinoma)

- **Princípios básicos do diagnóstico**
  - Úlcera péptica grave, recorrente e intratável, muitas vezes em associação com esofagite concomitante; as úlceras podem ocorrer em localizações atípicas, como jejuno, mas a maioria ocorre nos locais habituais
  - É esporádica em 80% dos casos; o restante está associado à neoplasia endócrina múltipla tipo 1 (NEM 1)
  - Gastrina sérica de jejum superior a 150 pg/mL (geralmente muito mais alta) em um cenário de pH gástrico baixo; elevação de cromogranina A sérica; insuficiência renal; inibidores da bomba de prótons também podem elevar a gastrina sérica
  - A diarreia é comum, causada pela inativação das enzimas pancreáticas; aliviada imediatamente pela colocação de sonda nasogástrica em aspiração
  - Gastrinomas podem ocorrer no pâncreas, no duodeno ou nos linfonodos; mais de 50% são malignos, mas comumente não são agressivos
  - As técnicas de localização incluem cintilografia com receptor de somatostatina, TC com cortes finos, RM, ultrassonografia endoscópica ou localização intraoperatória

- **Diagnóstico diferencial**
  - Doença péptica de outra causa
  - Esofagite
  - Gastrite
  - Pancreatite
  - Colecistite
  - Diarreia ou má absorção por outras causas

- **Tratamento**
  - Inibidores da bomba de prótons em alta dose (com objetivo de secreção de ácido gástrico inferior a 10 mEq/h)
  - Laparotomia exploratória para pacientes sem evidência pré-operatória de doença metastática irressecável; não recomendada para pacientes com NEM 1
  - A quimioterapia é inefetiva; interferon, octreotida e embolização arterial hepática para doença metastática
  - Ressecção para doença localizada
  - Aconselhamento familiar
  - Gastrinoma associado com NEM 1 parece ter menor incidência de metástases hepáticas e melhor prognóstico a longo prazo

- **Dica**

Na síndrome de Zollinger-Ellison, nunca é encontrada uma úlcera gástrica isolada.

Referência

Murugesan SV, Varro A, Pritchard DM. Review article: strategies to determine whether hypergastrinaemia is due to Zollinger-Ellison syndrome rather than a more common benign cause. Aliment Pharmacol Ther 2009;29:1055. [PMID: 19226290]

Síndrome do intestino irritável (SII)

- **Princípios básicos do diagnóstico**
    - Distúrbio funcional crônico caracterizado por dor ou desconforto abdominal em associação com alteração de hábito intestinal que ocorre por pelo menos 3 meses
    - Dor abdominal variável ao exame físico
    - Mais comum em mulheres e quando há histórico de abuso físico
    - Avaliação: história e exame físico, colonoscopia em pacientes acima de 50 anos; exames adicionais conforme a indicação para sintomas de alerta ou achados de exame físico
    - Os exames (hemograma completo, pesquisa de ovos e parasitas, hormônio estimulante da tireoide) são normais

- **Diagnóstico diferencial**
    - Doença inflamatória intestinal
    - Espru celíaco
    - Intolerância à lactose
    - Doença diverticular
    - Úlcera péptica

- **Tratamento**
    - Descartar doença celíaca em pacientes com SII com diarreia predominante ou com SII mista (alternando diarreia e constipação)
    - Avaliações endoscópicas em pacientes com características de alarme ou com mais de 50 anos
    - Tranquilização e explicação
    - Dieta rica em fibras (evitar fibra insolúvel) com ou sem suplementos de fibras; pode ser útil a restrição de produtos lácteos
    - Agentes antiespasmódicos (p. ex., diciclomina, hiosciamina, óleo de hortelã-pimenta); agentes antidiarreicos ou anticonstipação
    - Antidepressivos tricíclicos, inibidores seletivos da recaptação da serotonina e modificações comportamentais com técnicas de relaxamento são úteis para alguns pacientes
    - Alosetron para mulheres com SII grave com predomínio de diarreia que não respondem às terapias convencionais (raro, mas com grande aumento no risco de colite isquêmica); lubiprostone para mulheres com SII com predomínio de constipação (categoria C na gestação)

- **Dica**

A SII é uma das principais causas de consulta ao gastrenterologista.

Referência

American College of Gastroenterology Task Force on Irritable Bowel Syndrome, Brandt LJ, Chey WD, et al. An evidence-based position statement on the management of irritable bowel syndrome. Am J Gastroenterol 2009;104(suppl 1): Sl. [PMID: 19521341]

Tuberculose intestinal

■ Princípios básicos do diagnóstico

- Dor abdominal crônica, anorexia, distensão; perda ponderal, febre, diarreia, ascite de início recente em muitos casos
- Dor leve em quadrante inferior direito, pois a área ileocecal é o local mais comumente envolvido do intestino; algumas vezes, pode-se ver *fístula-in-ano*
- O exame com bário pode revelar ulcerações ou cicatrizes na mucosa e fibrose com estreitamento no intestino delgado ou grosso
- Na peritonite, o líquido ascítico tem proteínas elevadas e pleocitose mononuclear; a biópsia peritoneal com granulomas é mais sensível do que a cultura para bacilo álcool-ácido resistente (BAAR) no líquido; níveis elevados de adenosina deaminase no líquido ascítico podem sugerir o diagnóstico; a peritonite por TB é mais comum nos pacientes imunocomprometidos
- As complicações incluem obstrução intestinal, hemorragia, formação de fístulas e supercrescimento bacteriano com má absorção

■ Diagnóstico diferencial

- Carcinoma do cólon ou intestino delgado
- Doença inflamatória intestinal: doença de Crohn
- Ameboma ou infecção por *Yersinia*
- Linfoma ou amiloidose intestinal
- Carcinomatose ovariana ou intestinal
- Infecção por *Mycobacterium avium-intracellulare*

■ Tratamento

- Terapia-padrão para tuberculose; à medida que a infecção melhora, o intestino acometido pode desenvolver estenoses

■ Dica

É vista com pouca frequência no mundo desenvolvido, mas clínicos experientes já notaram, há muito tempo, que a laparotomia exploradora para suspeita de obstrução do intestino delgado alivia os sintomas sem terapia antituberculose.

Referência

Donoghue HD, Holton J. Intestinal tuberculosis. Curr Opin Infect Dis 2009;22:490. [PMID: 19623062]

Úlcera duodenal

■ Princípios básicos do diagnóstico

- Dor epigástrica 45 a 60 minutos após as refeições ou dor noturna, ambas avaliadas por alimentos ou antiácidos, algumas vezes pelo ato de vomitar; sintomas crônicos e periódicos; a irradiação para as costas é comum; os pacientes podem se queixar de ganho de peso
- Anemia ferropriva, sangue oculto nas fezes positivo; amilase elevada no caso de penetração posterior
- A avaliação radiográfica ou endoscópica mostrará a cratera ou deformidade da úlcera no bulbo duodenal e excluirá outros diagnósticos como doença maligna
- É causada pelo *Helicobacter pylori* em 70% dos casos, AINEs em outros 20 a 30%, síndrome de Zollinger-Ellison em menos de 1%; a infecção por *H. pylori* pode ser diagnosticada por sorologia, com biópsia ou pelo teste respiratório
- As complicações incluem hemorragia, dor intratável, penetração, perfuração e obstrução

■ Diagnóstico diferencial

- Esofagite de refluxo
- Gastrite
- Pancreatite
- Colecistite
- Outra doença péptica (p. ex., síndrome de Zollinger-Ellison [1% dos pacientes com úlcera péptica] ou úlcera gástrica)

■ Tratamento

- Erradicar o *H. pylori,* quando estiver presente
- Evitar tabagismo, uso de álcool, xantinas e fármacos ulcerogênicos, especialmente os AINEs
- Bloqueadores H_2, inibidores da bomba de prótons e sucralfato
- Terapia endoscópica para úlceras com sangramento ativo
- A cirurgia – agora muito menos comum – pode ser necessária para úlceras refratárias ao manejo clínico (raro) ou para o manejo de complicações (p. ex., perfuração, sangramento não controlado); a vagotomia suprasseletiva é preferida, a menos que o paciente esteja instável ou com obstrução

■ Dica

Uma vez com úlcera, sempre com úlcera; pacientes que desenvolvem uma úlcera péptica têm risco aumentado de recorrência por toda a vida.

Referência

Ramakrishnan K, Salinas RC. Peptic ulcer disease. Am Fam Physician 2007;76:1005. [PMID: 17956071]

Úlcera gástrica

- **Princípios básicos do diagnóstico**
  - Dor epigástrica com alívio imprevisível por alimentos ou antiácidos; perda ponderal, anorexia, vômitos
  - Anemia ferropriva, sangue oculto nas fezes positivo
  - Úlcera demonstrada por exame com bário ou endoscopia
  - Causada por *Helicobacter pylori* (em 70% dos casos), AINEs, doença gástrica maligna ou, raramente, síndrome de Zollinger-Ellison
  - É necessário fazer biópsia endoscópica ou documentar a cicatrização completa para excluir doença maligna
  - As complicações incluem hemorragia, perfuração e obstrução

- **Diagnóstico diferencial**
  - Outras úlceras pépticas
  - Refluxo gastresofágico
  - Carcinoma gástrico
  - Colecistite
  - Esofagite
  - Gastrite
  - Doença intestinal funcional ou irritável como dispepsia não ulcerosa

- **Tratamento**
  - Erradicar o *H. pylori*, quando presente
  - Evitar tabagismo, uso de álcool, xantinas e fármacos ulcerogênicos, especialmente AINEs
  - Inibidores da bomba de prótons, sucralfato, antagonistas do receptor H_2
  - Terapia endoscópica para úlceras com sangramento ativo
  - A cirurgia pode ser necessária para úlceras refratárias ao manejo clínico (são raras e deve-se excluir doença maligna se não estiver cicatrizando) ou para o manejo de complicações (p. ex., perfuração, sangramento não controlado)

- **Dica**

Úlceras gástricas causam perda de peso; úlceras duodenais causam ganho de peso.

Referência

Ramakrishnan K, Salinas RC. Peptic ulcer disease. Am Fam Physician 2007;76:1005. [PMID: 17956071]

4
Distúrbios Hepatobiliares

Abscesso hepático amebiano

■ Princípios básicos do diagnóstico
- Febre, dor abdominal à direita, dor torácica pleurítica à direita; diarreia precedente ou concomitante em uma minoria dos casos
- História de viagem ou imigração recente envolvendo região endêmica
- Fígado palpável doloroso (dor em "soco"), dor intercostal localizada
- Anemia, leucocitose com desvio para a esquerda, testes de função hepática inespecíficos
- Testes sorológicos positivos para *Entamoeba histolytica* em mais de 95% dos pacientes, embora possam ser negativos no início da infecção
- Aumento do hemidiafragma direito na radiografia; ultrassonografia, TC ou cintilografia hepática demonstram a localização e o número de lesões

■ Diagnóstico diferencial
- Abscesso piogênico
- Cisto equinocócico
- Tumor primário ou metastático
- Hepatite aguda
- Pneumonia de lobo inferior direito
- Colelitíase, colecistite

■ Tratamento
- O metronidazol é o fármaco de escolha; ocasionalmente, são necessários cursos repetidos
- Aspiração percutânea por agulha em pacientes toxêmicos que não melhoram com o tratamento ou com suspeita de ruptura iminente ou superinfecção bacteriana
- Curso oral de amebicidas luminais (iodoquinol, sulfato de paromomicina) após a terapia aguda para erradicar a fase intestinal dos cistos

■ Dica

É mais um cisto do que um abscesso; a "pasta de anchovas" dentro da lesão não contém neutrófilos.

Referência
Pritt BS, Clark CG. Amebiasis. Mayo Clin Proc 2008;83:1154. [PMID: 18828976]

Abscesso hepático piogênico

■ Princípios básicos do diagnóstico

- Febre, icterícia, dor em quadrante superior direito, perda ponderal, dor torácica pleurítica, tosse, anorexia ou náuseas
- Geralmente por disseminação hematogênica ou local de uma infecção intra-abdominal
- Leucocitose com desvio para a esquerda; anormalidades inespecíficas na função hepática
- Os microrganismos mais comuns são *Escherichia coli*, *Proteus vulgaris*, *Enterobacter aerogenes* e espécies anaeróbicas
- Elevação do hemidiafragma direito na radiografia; ultrassonografia, TC ou cintilografia hepática demonstram defeito intra-hepático
- Fatores predisponentes: doença maligna, endoscopia ou cirurgia recentes, diabetes, doença de Crohn, diverticulite, apendicite, trama recente

■ Diagnóstico diferencial

- Abscesso hepático amebiano
- Hepatite aguda
- Pneumonia de lobo inferior direito
- Colelitíase, colecistite
- Apendicite

■ Tratamento

- Antibióticos com cobertura de microrganismos Gram-negativos e anaeróbios, estreitar o espectro antibiótico se os microrganismos forem identificados
- Drenagem percutânea ou cirúrgica para casos refratários ao manejo clínico

■ Dica

A tríade clássica de febre, icterícia e hepatomegalia não é tão clássica; ela é encontrada em menos de 10% dos casos.

Referência

Johannsen EC, Sifri CD, Madoff LC: Pyogenic liver abscesses. Infect Dis Clin North Am 2000;14:547, vii. [PMID: 10987109]

Ascite

- **Princípios básicos do diagnóstico**
  - Geralmente associada a cirrose, mas também causada por doença cardíaca ou renal
  - Evidência de macicez móvel, abaulamentos em flancos
  - Paracentese para ascite de início recente ou sintomas sugerindo peritonite bacteriana espontânea
  - O líquido é enviado para contagem celular, dosagem de proteínas e cultura bacteriana; amilase, citologia e triglicerídeos quando indicado
  - Um gradiente de albumina soro-ascite maior ou igual a 1,1 g/dL é praticamente diagnóstico de hipertensão portal
  - O achado de mais de 250 neutrófilos/μL é característico de infecção

- **Diagnóstico diferencial**

  Por hipertensão portal:
  - Doença hepática crônica (80 a 85% de todos os casos)
  - Insuficiência cardíaca (3%)

  Não devido à hipertensão portal:
  - Relacionada a doença maligna (10%), TB, pancreática, ascite quilosa

- **Tratamento**

  Tratar como descrito a seguir em caso de hipertensão portal:
  - Restrição de sódio (menos de 2 g/dia)
  - Restrição de líquidos se o sódio sérico for inferior a 120 mmol/L
  - Diuréticos: geralmente espironolactona e furosemida em uma proporção de 100 mg para 40 mg para ajustar o balanço de potássio
  - Paracentese de grande volume (4 a 6 L) para ascite tensa ou refratária com reposição de albumina (6 a 10 g/L)
  - *Shunt* portossistêmico intra-hepático transjugular (TIPS) ou *shunt* cirúrgico em casos refratários
  - Os pacientes com peritonite bacteriana espontânea são tratados por 5 dias com uma cefalosporina de terceira geração (p. ex., cefotaxima); também devem receber albumina IV (dose de 1,5 g/kg no primeiro dia e 1g/kg no terceiro dia de tratamento)
  - Profilaxia para peritonite bacteriana espontânea em pacientes com peritonite bacteriana espontânea, hemorragia gastrintestinal ou ascite com baixa contagem de proteínas (menos de 1,5 g/dL)

- **Dica**

Uma vez ocorrida a peritonite bacteriana espontânea, o transplante hepático é a única intervenção que prolonga a sobrevida.

Referência

Kuiper JJ, de Man RA, van Buuren HR. Review article: management of ascites and associated complications in patients with cirrhosis. Aliment Pharmacol Ther 2007;26(suppl 2):183. [PMID: 18081661]

Carcinoma hepatocelular

- **Princípios básicos do diagnóstico**
  - Um dos tumores viscerais mais comuns no mundo todo
  - Hepatite B (com e sem cirrose), cirrose por hepatite C, cirrose alcoólica e hemocromatose estão entre os fatores de risco importantes
  - Os sintomas e os achados do exame físico podem não ajudar, pois eles são semelhantes àqueles da hepatopatia subjacente
  - O sintoma de apresentação pode ser uma descompensação (ascite nova, encefalopatia hepática ou icterícia) da cirrose previamente estável
  - Elevação (algumas vezes marcada) da alfafetoproteína em alguns casos, mas não em todos; reforço característico na fase arterial com *washout* na fase venosa na TC helicoidal

- **Diagnóstico diferencial**
  - Metástase de outro tumor primário
  - Nódulo regenerativo

- **Tratamento**
  - Ressecção cirúrgica se a função hepática for adequada e se os fatores tumorais forem favoráveis (apenas um lobo envolvido e sem disseminação extra-hepática)
  - Transplante em pacientes altamente selecionados
  - Se não for candidato a transplante ou ressecção: ablação com radiofrequência ou álcool
  - Para pacientes com tumores grandes ou multifocais que não sejam adequados para a ablação, considerar quimioembolização transarterial para paliação; quimioterapia sistêmica para pacientes com doença avançada (doença extra-hepática ou evidência de invasão vascular)

- **Dica**

Lembrar que um valor normal de alfafetoproteína não exclui carcinoma hepatocelular.

Referência

Cabrera R, Nelson DR. Review article: the management of hepatocellular carcinoma. Aliment Pharmacol Ther 2010;31:461. [PMID: 19925500]

Cirrose

■ **Princípios básicos do diagnóstico**
- É o desfecho de muitos tipos de hepatite crônica – viral, tóxica, imune e metabólica
- Início insidioso de mal-estar, perda ponderal, aumento de volume abdominal
- Angiomas aracniformes, hepatoesplenomegalia, eritema palmar, contraturas de Dupuytren, ginecomastia, ascite, edema, *asterixis*
- Anemia macrocítica, trombocitopenia, função de síntese prejudicada
- A biópsia é diagnóstica com fibrose micro ou macronodular
- As complicações incluem sangramento gastrintestinal por varizes gástricas ou esofágicas, ascite com peritonite bacteriana espontânea, síndrome hepatorrenal, encefalopatia

■ **Diagnóstico diferencial**
- Insuficiência cardíaca congestiva
- Pericardite constritiva
- Esquistossomose
- Síndrome nefrótica
- Hipotireoidismo
- Síndrome de Budd-Chiari

■ **Tratamento**
- Tratamento de suporte, abstinência de álcool
- Betabloqueadores ou erradicação endoscópica em pacientes com varizes estabelecidas
- Diuréticos ou paracentese de grande volume para ascite e edema
- Tratamento antibiótico e profilaxia secundária para peritonite bacteriana espontânea; é questionável a profilaxia primária em caso de ascite com proteínas totais inferiores a 1,5 g/dL
- Lactulose para encefalopatia
- *Shunt* portossistêmico intra-hepático transjugular (tips) para varizes gástricas sangrantes, varizes esofágicas sangrantes não controladas por terapia endoscópica ou para ascite refratária (encefalopatia é uma contraindicação)
- Transplante hepático em casos selecionados

■ **Dica**

Vem da palavra grega "kirrhos", que significa "de coloração alaranjada"; veja um no laboratório de patologia e irá entender.

Referência

Kuiper JJ, de Man RA, van Buuren HR. Review article: management of ascites and associated complications in patients with cirrhosis. Aliment Pharmacol Ther 2007;26(suppl 2):183. [PMID: 18081661]

Cirrose biliar primária

- **Princípios básicos do diagnóstico**
  - Geralmente acomete mulheres de 40 a 60 anos com início insidioso de prurido, icterícia, fadiga e hepatomegalia
  - Má absorção, xantomas, neuropatia xantomatosa, osteomalacia e hipertensão portal podem complicar o quadro
  - Aumento de fosfatase alcalina e gama-glutamil transpeptidase, colesterol, bilirrubinas; anticorpo antimitocôndria positivo em 95% dos casos
  - A biópsia hepática revela infiltrados inflamatórios densos centralizados nos ductos biliares

- **Diagnóstico diferencial**
  - Obstrução crônica do trato biliar (i.e., estenose relacionada à colelitíase)
  - Carcinoma de ductos biliares
  - Doença inflamatória intestinal complicada por doença hepática colestática
  - Sarcoidose
  - Colangite esclerosante
  - Colestase induzida por fármacos

- **Tratamento**
  - Colestiramina, colestipol ou rifampicina para prurido
  - Cálcio (alto risco de osteoporose, osteomalacia) e suplementação com vitaminas A, D, E e K
  - O ácido ursodesoxicólico retarda a progressão e prolonga a sobrevida
  - Transplante hepático para cirrose refratária ou câncer hepatocelular

- **Dica**

A doença perfeita para a cura pelo transplante; sem vírus, sem autoimunidade, sem doença maligna no explante.

Referência

Hohenester S, Oude-Elferink RP, Beuers U. Primary biliary cirrhosis. Semin Immunopathol 2009;31:283. [PMID: 19603170]

Colangite esclerosante

■ Princípios básicos do diagnóstico

- Icterícia obstrutiva progressiva, prurido, mal-estar e anorexia; mais comum em homens de 20 a 40 anos
- Em 60 a 80% dos casos, ocorre associação com doença inflamatória intestinal (DII), predominantemente com colite ulcerativa; alguns podem ser assintomáticos
- Anticorpos anticitoplasma de neutrófilo positivos encontrados em 70% dos casos; comumente com elevação de bilirrubina total e fosfatase alcalina
- Exame de imagem por CPRM ou CPRE; a CPRM demonstra estenoses multifocais e dilatações segmentares (anormalidade em "colar de contas") e é a modalidade diagnóstica de escolha para suspeita de colangite esclerosante primária (CEP); a CPRE é mais invasiva, resulta em hospitalizações por complicações em 10% dos pacientes com CEP; é reservada para a terapia endoscópica

■ Diagnóstico diferencial

- Coledocolitíase
- Colestase induzida por fármacos
- Carcinoma de pâncreas ou árvore biliar
- Hepatite por qualquer causa
- Infecção por *Clonorchis sinensis*
- Colangiopatia por Aids

■ Tratamento

- No momento, nenhuma terapia clínica específica demonstrou um impacto maior na prevenção de complicações (colangite, obstrução, colangiocarcinoma e insuficiência hepática) ou na sobrevida
- O ácido ursodesoxicólico pode melhorar os exames de função hepática, mas não altera os sintomas ou a história natural
- Suplementação de cálcio e vitaminas lipossolúveis
- Colocação de *stent* ou dilatação com balão para obstrução sintomática por estenoses dominantes pela CPRE
- Ao diagnóstico, todos os pacientes com CEP devem ser avaliados para DII com colonoscopia e biópsia; esses pacientes têm risco significativamente aumentado de câncer colorretal associado com DII, recomendando-se colonoscopia de vigilância em intervalos de 1 a 2 anos a partir do diagnóstico
- Transplante hepático para doença descompensada

■ Dica

A maioria das colangites esclerosantes é vista na DII, mas a maioria das DIIs não é complicada por colangite esclerosante.

Referência

Chapman R, Fevery J, Kalloo A, Nagorney DM, Boberg KM, Shneider B, Gores GJ. Diagnosis and management of primary sclerosing cholangitis. Hepatology 2010;51:660. [PMID: 20101749]

Coledocolitíase/colangite

- Princípios básicos do diagnóstico
    - Geralmente com história de doença do trato biliar; crises episódicas de dor abdominal direita ou epigástrica que podem se irradiar para a escápula ou ombros direitos; ocasionalmente com icterícia indolor
    - Dor, febre e icterícia (tríade de Charcot) em associação com náuseas, vômitos, hipotermia, choque e leucocitose com desvio para a esquerda
    - Testes de função hepática elevados, especialmente bilirrubina e fosfatase alcalina; durante a impactação aguda, pode haver elevação rápida de transaminases séricas por lesão hepatocelular
    - Exames de imagem abdominais podem revelar cálculos biliares. A ultrassonografia ou a TC mostram árvore biliar dilatada e podem, algumas vezes, identificar cálculos dentro do ducto biliar
    - A ultrassonografia endoscópica (USE), a colangiopancreatografia retrógrada endoscópica (CPRE) ou a colangiopancreatografia por ressonância magnética (CPRM) determinam o grau e a localização da obstrução

- Diagnóstico diferencial
    - Carcinoma de pâncreas, da ampola de Vater ou do ducto biliar comum
    - Hepatite aguda
    - Colecistite aguda ou síndrome de Mirizzi
    - Estenose biliar
    - Icterícia colestática induzida por fármacos
    - Pancreatite
    - Outras síndromes sépticas

- Tratamento
    - Antibióticos por via IV de amplo espectro
    - Papilotomia endoscópica e extração de cálculo para cálculos retidos, seguidas de colecistectomia laparoscópica ou aberta
    - Drenagem biliar percutânea em pacientes hemodinamicamente muito instáveis para tolerarem a sedação para a CPRE ou se não houver experiência local em manipulação endoscópica da via biliar

- Dica

Embora a coledocolitíase costume ser assintomática, o choque séptico por colangite pode ocorrer com rapidez surpreendente; o sol nunca deve se pôr com esse diagnóstico.

Referência

Lee JG. Diagnosis and management of acute cholangitis. Nat Rev Gastroenterol Hepatol 2009;6:533. [PMID: 19652653]

Colelitíase (Cálculos biliares)

■ Princípios básicos do diagnóstico

- Frequentemente assintomática, mas pode estar associada com crises recorrentes de dor epigástrica ou à direita e náuseas ou vômitos após a alimentação
- Ultrassonografia, TC ou radiografias demonstram cálculos na vesícula
- Incidência aumentada em mulheres, hemólise crônica, obesidade, nativos americanos, doença inflamatória intestinal, diabetes, gestação, hipercolesterolemia

■ Diagnóstico diferencial

- Colecistite aguda
- Pancreatite aguda
- Úlcera péptica
- Apendicite aguda
- Hepatite aguda
- Pneumonia em lobo inferior direito
- IM
- Dor radicular em dermátomo de T6-T10

■ Tratamento

- Colecistectomia laparoscópica ou aberta apenas para pacientes sintomáticos
- Sais biliares (ácido ursodesoxicólico) podem causar dissolução de cálculos biliares, mas só devem ser considerados para pacientes que não são candidatos à cirurgia

■ Dica

Em pacientes com densidades em quadrante superior direito em radiografias simples de abdome e com aumento de CHCM e diminuição de volume corpuscular médio, o diagnóstico é esferocitose hereditária.

Referência

Bellows CF, Berger DH, Crass RA. Management of gallstones. Am Fam Physician 2005;72:637. [PMID: 16127953]

Encefalopatia hepática

- **Princípios básicos do diagnóstico**
  - Anormalidades neurológicas e psiquiátricas resultantes de disfunção hepática devido a insuficiência hepática aguda, cirrose ou grande *shunt* portossistêmico não cirrótico
  - O diagnóstico exige história e exame físico sugestivos de doença hepática ou *shunt* portossistêmico
  - As manifestações clínicas variam de confusão leve, alterações de personalidade e distúrbios do sono (estágio I) a até coma (estágio IV)
  - *Asterixis*, hiper-reflexia, rigidez muscular, resposta plantar em extensão, achados de parkinsonismo, fácies imóvel, fala lenta e monótona
  - Geralmente desencadeada por sangramento gastrintestinal, infecção, não adesão ao uso de lactulose, sobrecarga de proteínas na dieta, hipocalemia, desidratação ou medicações como sedativos ou narcóticos

- **Diagnóstico diferencial**
  - Sepse sistêmica ou do sistema nervoso central
  - Hipoxia ou hipercapnia
  - Acidose
  - Uremia
  - Uso de sedativos ou narcóticos
  - Confusão pós-ictal
  - Síndrome de Wernicke-Korsakoff
  - Insuficiência hepática aguda (edema cerebral ou hipoglicemia)
  - *Delirium tremens*
  - Hiponatremia

- **Tratamento**
  - Identificar e tratar fatores precipitantes listados anteriormente
  - Lactulose 30 a 60 mL por via oral ou sonda nasogástrica (ou por via retal) a cada 2 horas até a evacuação; na encefalopatia crônica ou em resolução, ajustar a dose para obter duas ou três evacuações amolecidas por dia; se o paciente ficar hipernatrêmico, reduzir a dose de lactulose
  - Novas terapia clínicas incluem rifaximina, um antibiótico não absorvível
  - Restrição de proteínas na dieta (menos de 70 g/dia, mas mais de 40 g/dia)
  - Transplante hepático para encefalopatia hepática crônica

- **Dica**

Em paciente com cirrose e hematócrito normal, ficar atento para carcinoma hepatocelular; ele é o segundo tumor que mais comumente produz eritropoietina.

Referência

Bajaj J. Review article: modern management of hepatic encephalopathy. Aliment Pharmacol Ther 2010;31:537. [PMID: 20002027]

Hepatite alcoólica

- **Princípios básicos do diagnóstico**
    - Início geralmente após anos de ingesta de álcool; anorexia, náuseas, dor abdominal
    - Febre, icterícia, hepatomegalia dolorosa, ascite, encefalopatia
    - Anemia macrocítica, leucocitose com desvio para a esquerda, trombocitopenia, exames de função hepática anormais (TGO aproximadamente o dobro da TGP, aumento de bilirrubinas, tempo de protrombina prolongado), hipergamaglobulinemia; a TGO raramente é maior do que 300 U/L apesar da gravidade da doença
    - Biópsia hepática se houver dúvidas quanto ao diagnóstico

- **Diagnóstico diferencial**
    - Colelitíase, colecistite, colangite
    - Cirrose por outras causas
    - Fígado gorduroso não alcoólico
    - Hepatite viral
    - Hepatite induzida por fármacos
    - Doença hepática autoimune

- **Tratamento**
    - Medidas de suporte gerais, incluindo suporte nutricional, abstinência de álcool, evitar hepatotoxinas (especialmente acetaminofeno)
    - Tratar ascite e encefalopatia, quando houver
    - Rastreamento para infecções bacterianas (hemograma, culturas de sangue e urina, contagem celular e cultura de líquido ascítico, quando houver, radiografia de tórax)
    - A metilprednisolona (32 mg/dia por 4 semanas) ou a pentoxifilina (400 mg, 3 vezes ao dia, por 4 semanas) podem ser benéficas na doença aguda grave quando a função discriminante (4,6 [TP – controle] + bilirrubina [mg/dL]) é superior a 32 (critérios de exclusão do estudo: sangramento GI agudo, infecção)

- **Dica**

As transaminases estão paradoxalmente apenas um pouco aumentadas mesmo em casos graves; se a TGO for maior que 300, fazer outro diagnóstico.

Referência

Lucey MR, Mathurin P, Morgan TR. Alcoholic hepatitis. N Engl J Med 2009;360:2758. [PMID: 19553649]

Hepatite autoimune

- Princípios básicos do diagnóstico
  - Início insidioso; geralmente acomete mulheres jovens
  - Fadiga, anorexia, artralgias; urina escura; fezes claras em alguns casos
  - Icterícia, angiomas aracniformes, hepatomegalia, acne, hirsutismo
  - Testes de função hepática anormais, mais notavelmente com aumento de transaminases e gamopatia policlonal
  - Associada com artrite, tireoidite, nefrite, anemia hemolítica Coombs-positiva
  - Tipo 1: fator antinuclear (FAN) ou anticorpo antimúsculo liso positivos; tipo 2: anticorpo antimicrossomal para fígado/rim positivo
  - Os pacientes podem desenvolver cirrose, que é prevista por características de hepatite crônica ativa na biópsia

- Diagnóstico diferencial
  - Hepatite viral crônica
  - Esteato-hepatite não alcoólica
  - Colangite esclerosante
  - Cirrose biliar primária
  - Doença de Wilson
  - Hemocromatose

- Tratamento
  - Medidas de suporte geral (incluindo exercícios, cálcio e terapia hormonal para prevenção de osteoporose)
  - Em pacientes com elevação de transaminases ou gamaglobulinas ou por razões individualizadas: prednisona para indução de remissão e azatioprina para manutenção de remissão
  - Transplante hepático para cirrose; os pacientes com cirrose também devem ser rastreados para carcinoma hepatocelular

- Dica

Se você acha que viu um angioma aracniforme abaixo da cintura, olhe novamente; eles praticamente nunca ocorrem nesse local em nenhum tipo de doença hepática.

Referência

Yeoman AD, Longhi MS, Heneghan MA. Review article: the modern management of autoimmune hepatitis. Aliment Pharmacol Ther 2010;31:111. [PMID: 20096018]

Hepatite viral aguda

■ **Princípios básicos do diagnóstico**
- Icterícia, febre, calafrios; fígado aumentado e doloroso
- Anorexia, náuseas, vômitos, mal-estar, sintomas tipo influenza, artralgias e aversão ao tabagismo
- Contagem de leucócitos normal ou baixa; exames de função hepática anormais (TGP > TGO); os testes sorológicos para hepatite A (HAV IgM), hepatite B (HBsAg; anti-HBc IgM) ou hepatite C (HCV RNA) podem ser positivos
- A biópsia hepática mostra achados característicos de necrose hepatocelular e infiltrados mononucleares
- Hepatite A: transmissão fecal-oral, período de incubação curto; bom prognóstico, mas raros casos de insuficiência hepática fulminante
- Hepatites B e C: transmissão parenteral, período de incubação mais longo, a progressão para doença crônica ocorre com maior frequência
- Hepatite E: transmissão fecal-oral, geralmente por água contaminada em regiões endêmicas, embora outras rotas de transmissão possam ocorrer; durante a gestação, a infecção pode causar hepatite fulminante com taxas de mortalidade de 15 a 25%

■ **Diagnóstico diferencial**
- Hepatite alcoólica
- Icterícia colestática secundária a medicamentos ou preparados de ervas
- Toxicidade por acetaminofeno
- Leptospirose
- Sífilis secundária
- Febre Q
- Coledocolitíase
- Carcinoma de pâncreas
- Trombose de veia hepática

■ **Tratamento**
- Tratamento de suporte
- Evitar de hepatotoxinas: álcool, acetaminofeno
- Tratamento da hepatite C aguda (se a resolução espontânea não ocorrer em 8 a 12 semanas) com interferon peguilado

■ **Dica**

A hepatite A é a única hepatite viral que causa febre em picos; se você acredita que um paciente tem hepatite, mas as sorologias são negativas, lembre-se de colangite ascendente.

Referência

Degertekin B, Lok AS. Update on viral hepatitis: 2008. Curr Opin Gastroenterol 2009;25:180. [PMID: 19387254]

Hepatite viral crônica

- **Princípios básicos do diagnóstico**
  - Fadiga, desconforto em quadrante superior direito, artralgias, depressão, náuseas, anorexia
  - Em casos avançados (cirrose): icterícia, sangramento por varizes, encefalopatia, ascite, peritonite bacteriana espontânea e carcinoma hepatocelular
  - Elevação persistente de TGP (mais de 6 meses)
  - Na hepatite B, presença de HBsAg e DNA da hepatite B positivo
  - Na hepatite C, RNA da hepatite C positivo

- **Diagnóstico diferencial**
  - Cirrose alcoólica
  - Distúrbios metabólicos hepáticos (p. ex., esteato-hepatite não alcoólica), doença de Wilson, hemocromatose
  - Hepatite autoimune
  - Icterícia colestática por fármacos

- **Tratamento**
  - Evitar álcool
  - Para hepatite B crônica ativa, tratamento com análogos de nucleosídeos (lamivudina, telbivudina, entecavir) ou análogos de nucleotídeos (adefovir, tenofovir); o tenofovir e o entecavir são considerados terapias de primeira linha devido à sua alta potência, perfil de resistência baixa e boa tolerabilidade; considerar interferon em pacientes selecionados
  - Interferon alfa peguilado e ribavirina para hepatite C crônica; terapia antiviral com alvo específico no HCV (STAT-C) em desenvolvimento
  - Rastreamento para câncer hepatocelular em todos os pacientes com hepatite B crônica ou com hepatite C com cirrose
  - Vacinação contra hepatite A (e hepatite B em pacientes com hepatite C)
  - Transplante hepático para doença avançada ou carcinoma hepatocelular

- **Dica**

Hepatites B e C são as causas mais comuns de carcinoma hepatocelular no mundo todo.

Referência

Dakhil N, Junaidi O, Befeler AS. Chronic viral hepatitis. Mo Med 2009;106:361. [PMID: 19902718]

Insuficiência hepática aguda

■ Princípios básicos do diagnóstico

- Lesão hepática grave em paciente com função hepática previamente normal em associação com o desenvolvimento de encefalopatia hepática e evidências de disfunção da síntese hepática
- Os pacientes costumam apresentar início recente de icterícia, anorexia, náuseas, vômitos, sintomas tipo influenza ou alteração do estado mental
- As etiologias incluem superdosagem de acetaminofeno, reação idiossincrática a fármacos, hepatite viral aguda, exposição a hepatotoxinas, hepatite autoimune, doença de Wilson, complicações da gestação e distúrbios vasculares
- Testes de função hepática marcadamente anormais: elevação de bilirrubinas, TGO/TGP superior a 1.000, elevação da razão normalizada internacional*
- O prognóstico depende da etiologia, da rapidez do início e do grau da encefalopatia e do desenvolvimento de complicações

■ Diagnóstico diferencial

- Descompensação aguda de doença hepática crônica
- Hepatite viral aguda; hepatite alcoólica; sepse
- Reação idiopática a fármacos

■ Tratamento

- O reconhecimento imediato da insuficiência hepática aguda é fundamental
- Considerar a administração de N-acetilcisteína para todos os casos de insuficiência hepática aguda e não apenas na superdosagem de acetaminofeno
- Após a ressuscitação e a estabilização, transferir para um centro de transplantes
- Vigilância para infecção; considerar antibióticos profiláticos em pacientes com encefalopatia avançada, SIRS ou que aguardam transplante hepático
- Manejo de complicações: encefalopatia hepática, edema cerebral, insuficiência renal aguda, SDRA, comprometimento cardiovascular, distúrbios metabólicos, sangramentos
- Transplante hepático em pacientes selecionados

■ Dica

Em gestantes com fígado gorduroso agudo da gestação ou com síndrome HELLP, o tratamento é o parto precoce.

Referência

Stravitz RT, Kramer DJ; Medscape. Management of acute liver failure. Nat Rev Gastroenterol Hepatol 2009;6:542. [PMID: 19652652]

---

*N. de R.T. RNI.

Obstrução de veia hepática (Síndrome de Budd-Chiari)

- **Princípios básicos do diagnóstico**
  - Espectro de distúrbios caracterizados pela oclusão das veias hepáticas por várias causas; é mais comum em mulheres
  - Início agudo ou crônico de aumento de volume doloroso do fígado, icterícia, esplenomegalia e ascite
  - A ultrassonografia com Doppler ou a venografia demonstram oclusão das veias hepáticas; a TC e a RM também podem ser úteis
  - A cintilografia hepática pode mostrar um lobo caudado proeminente, pois a sua drenagem pode não estar ocluída; a biópsia hepática revela a congestão lobular central característica
  - As causas subjacentes incluem estados de hipercoagulação (herdados ou adquiridos), membranas cavais, policitemia, insuficiência cardíaca direita, doença maligna, "chá de arbusto vermelho" ou *bush tea* (alcaloides da pirrolizidina), hemoglobinúria paroxística noturna, pílulas anticoncepcionais, gestação, doença de Behçet

- **Diagnóstico diferencial**
  - Cirrose
  - Pericardite constritiva
  - Cardiomiopatia restritiva ou dilatada
  - Doença metastática envolvendo o fígado
  - Doença hepática granulomatosa

- **Tratamento**
  - Tratamento de complicações (p. ex., ascite, encefalopatia)
  - Anticoagulação a longo prazo ou tratamento da doença subjacente
  - Trombólise local na forma aguda da doença
  - *Shunt* portossistêmico intravascular transvenoso pode ser considerado em pacientes sem cirrose
  - Transplante hepático para disfunção hepatocelular grave

- **Dica**

A maioria das obstruções de veia hepática envolve um ramo do vaso; a elevação abrupta de TGP para níveis excepcionalmente elevados dá uma pista para o diagnóstico em pacientes suscetíveis.

Referência

Valla DC. Primary Budd-Chiari syndrome. J Hepatol 2009;50:195. [PMID: 19012988]

Sangramento por varizes

- **Princípios básicos do diagnóstico**
    - Tipicamente com episódio súbito e indolor de hematêmese de grande volume com melena ou hematoquezia
    - História prévia de doença hepática e estigmas de hepatopatia ou hipertensão portal no exame físico
    - Geralmente é necessário um gradiente de pressão venosa portal hepático de maior ou igual a 12 mm Hg para o sangramento por varizes
    - Em 50% dos casos, os pacientes com cirrose alcoólica apresentarão varizes esofágicas dentro de 2 anos do diagnóstico
    - Risco de morte de 30 a 50% em cada episódio

- **Diagnóstico diferencial**
    - Úlcera péptica
    - Laceração de Mallory-Weiss
    - Varizes gástricas
    - Gastrite alcoólica
    - Esofagite
    - Sangramento por gastropatia da hipertensão portal
    - Outras fontes menos comuns: lesão de Dieulafoy, *hemosuccus pancreaticus*, fístulas aortoentéricas

- **Tratamento**
    - Ressuscitação apropriada (ressuscitação intravenosa, correção da coagulopatia, transfusões sanguíneas, proteção da via aérea)
    - Octreotida intravenosa (*bolus* de 100 µg, infusão de 50 µg/h)
    - Profilaxia antibiótica (reduz a taxa de ressangramento e a mortalidade)
    - Avaliação endoscópica urgente e tratamento com ligadura elástica; menos sucesso em varizes gástricas
    - Tamponamento por balão (Minnesota-Sengstaken-Blakemore) como medida temporária ou para falha com a endoscopia
    - *Shunt* portossistêmico intra-hepático transjugular (TIPS) ou *shunt* cirúrgico para varizes gástricas ou casos refratários de varizes esofágicas
    - Transplante hepático para candidatos apropriados com episódios recorrentes de sangramento
    - Profilaxia de sangramento recorrente com terapia endoscópica (ligadura elástica) e farmacológica (propranolol, nadolol)

- **Dica**

    A trombose de veia esplênica pode ocorrer na pancreatite, resultando em uma causa de varizes que é curável por esplenectomia.

Referência

Bosch J, Abraldes JG, Berzigotti A, Garcia-Pagan JC. Portal hypertension and gastrointestinal bleeding. Semin Liver Dis 2008;28:3. [PMID: 18293274]

5
Doenças Hematológicas

Agranulocitose

- **Princípios básicos do diagnóstico**
  - Mal-estar de início abrupto, calafrios, febre, dor de garganta
  - Ulceração em mucosas
  - É comum a história de ingestão de fármacos (p. ex., sulfametoxazol-trimetoprim, ganciclovir, propiltiouracil)
  - Granulocitopenia profunda com linfocitose relativa

- **Diagnóstico diferencial**
  - Anemia aplástica
  - Mielodisplasia
  - Lúpus eritematoso sistêmico (LES)
  - Infecção viral (HIV, citomegalovírus, hepatite)
  - Leucemia aguda
  - Síndrome de Felty

- **Tratamento**
  - Suspender o fármaco causador
  - Antibióticos de amplo espectro para a febre
  - Teste com filgrastima (fator estimulante de colônias de granulócitos) para neutropenia grave
  - Transplante alogênico de medula óssea para pacientes refratários apropriados

- **Dica**

Contagens sequenciais de neutrófilos não têm valor diagnóstico, pois uma contagem de neutrófilos normal hoje pode ser uma agranulocitose amanhã; observar os sintomas, especialmente dor de garganta, para fazer o diagnóstico.

Referência

Repetto L; CIPOMO investigators. Incidence and clinical impact of chemotherapy induced myelotoxicity in cancer patients: an observational retrospective survey. Crit Rev Oncol Hematol 2009;72:170. [PMID: 19406660]

Anemia aplástica

- **Princípios básicos do diagnóstico**
    - Lassitude, fadiga, mal-estar, outros sintomas inespecíficos
    - Palidez, púrpuras, sangramento em mucosas, petéquias, sinais de infecção
    - Pancitopenia com morfologia celular normal; medula óssea hipocelular com infiltração gordurosa
    - História ocasional de exposição a radiação ou a fármaco causador

- **Diagnóstico diferencial**
    - Processo infiltrativo da medula óssea (tumor, algumas infecções, doenças granulomatosas)
    - Mielofibrose
    - Mielodisplasia (hipocelular em 20% dos casos)
    - Leucemia aguda
    - Hiperesplenismo
    - Infecções virais, incluindo HIV, hepatite
    - LES
    - Leucemia de células pilosas
    - Doença de grandes linfócitos granulares

- **Tratamento**
    - Transplante alogênico de medula óssea para pacientes com menos de 30 anos
    - Imunossupressão intensiva com globulina antitimócito, ciclosporina se o transplante não for factível
    - Os andrógenos orais podem ser benéficos
    - Se for associada com LES, a plasmaférese e os corticosteroides são efetivos
    - Evitar transfusões, se possível, em pacientes que podem ser candidatos a transplantes; caso contrário, transfusão de hemácias e plaquetas, filgrastima (fator estimulante de colônias de granulócitos) ou sargramostima (fator estimulante de colônias de granulócitos-macrófagos) conforme a necessidade

- **Dica**

O risco de anemia aplástica resultou na virtual ausência do cloranfenicol nas prescrições, ainda que seja necessária uma prescrição por dia por mais de 100 anos para produzir um caso isolado.

Referência

Marsh J. Making therapeutic decisions in adults with aplastic anemia. Hematol Am Soc Hematol Educ Program 2006:78. [PMID: 17124044]

Anemia de doença crônica

- **Princípios básicos do diagnóstico**
  - Doença crônica conhecida, particularmente inflamatória; sinais e sintomas geralmente da doença causadora
  - Anemia modesta (hematócrito [Hct] maior ou igual a 25%); hemácias morfologicamente normais, mas podem ser levemente microcíticas
  - Ferro sérico baixo com capacidade ferropéxica total baixa, ferritina sérica normal ou alta, depósitos medulares de ferro normais ou aumentados, redução do receptor de transferrina solúvel e da razão receptor de transferrina solúvel:log de ferritina

- **Diagnóstico diferencial**
  - Anemia ferropriva
  - Mielodisplasia
  - Anemia sideroblástica
  - Talassemia

- **Tratamento**
  - Não costuma ser necessário; tratar a doença subjacente
  - Transfusão de hemácias para anemia sintomática
  - Eritropoietina recombinante (epoetina alfa ou darbepoetina alfa); suplementação de ferro costuma ser necessária para manter os depósitos de ferro durante o uso do agente estimulante da eritropoiese

- **Dica**

Na anemia de doença crônica, a anemia e o hematócrito não caem abaixo de 60% do nível basal; se isso ocorrer, há outra causa, geralmente insuficiência renal.

Referência

Dharmarajan TS, Widjaja D. Erythropoiesis-stimulating agents in anemia: use and misuse. J Am Med Dir Assoc 2009;10:607. [PMID: 19883882]

Anemia falciforme

- **Princípios básicos do diagnóstico**
  - Causada pela substituição de glutamina por valina na sexta posição da cadeia beta
  - Episódios recorrentes de febre com dor em braços, pernas ou abdome iniciando na infância
  - Esplenomegalia *apenas* na infância inicial; icterícia, palidez; os adultos têm asplenia funcional
  - Anemia e contagem elevada de reticulócitos com células irreversivelmente falcizadas na lâmina de sangue periférico; elevação de bilirrubina indireta, LDH; teste de falcização positivo; hemoglobina S e F na eletroforese
  - As complicações incluem osteomielite por *Salmonella*, incidência muito alta de infecções por germes encapsulados e complicações isquêmicas
  - Cinco tipos de crises: dolorosa, aplástica, megaloblástica, de sequestro e hemolítica

- **Diagnóstico diferencial**
  - Outras hemoglobinopatias
  - Febre reumática aguda
  - Osteomielite
  - Abdome agudo por qualquer outra causa
  - Se houver hematúria, cálculo ou tumor renal

- **Tratamento**
  - Suplementação crônica com ácido fólico
  - Hidratação e analgesia
  - Hidroxiureia para pacientes com crises frequentes
  - Exsanguineotransfusão parcial para crises vasoclusivas intratáveis, síndrome torácica aguda, AVC ou ataque isquêmico transitório e priapismo
  - Transfusão para crises hemolíticas ou aplásticas e durante o terceiro trimestre da gestação
  - Vacinação pneumocócica
  - Aconselhamento genético
  - O transplante de células-tronco hematopoiéticas é a única terapia curativa, mas tem seu uso limitado devido à toxicidade e escassez de candidatos com vasculopatia grave pulmonar e neurológica

- **Dica**

A meningite pneumocócica é 200 vezes mais comum em casos de doença SS; vacinar, vacinar e vacinar.

Referência

Lanzkron S, Strouse JJ, Wilson R, et al. Systematic review: hydroxyurea for the treatment of adults with sickle cell disease. Ann Intern Med 2008;148:939. [PMID: 18458272]

Anemia ferropriva

- **Princípios básicos do diagnóstico**
  - Lassitude; em crianças abaixo de 2 anos, tônus muscular diminuído, retardo no desenvolvimento motor
  - Palidez, queilose e coiloníquia
  - Hemácias hipocrômicas e microcíticas tardiamente na doença; índices normais no início do quadro, ocasionalmente com trombocitose
  - Ferro sérico baixo, capacidade ferropéxica total aumentada; ausência de ferro na medula; ferritina sérica classicamente abaixo de 15 ng/mL, mas doenças concomitantes podem elevá-la
  - Testes mais novos incluem receptor de transferrina solúvel sérico e razão receptor de transferrina:log de ferritina
  - A perda oculta de sangue é invariavelmente a causa em adultos; má absorção ou insuficiências dietéticas raramente causam deficiências

- **Diagnóstico diferencial**
  - Anemia de doença crônica
  - Mielodisplasia
  - Talassemia
  - Anemias sideroblásticas, incluindo intoxicação por chumbo

- **Tratamento**
  - Uso oral de sulfato ferroso ou gluconato ferroso três vezes ao dia por 6 a 12 meses
  - Ferro parenteral para pacientes selecionados com deficiência grave de ferro clinicamente significativa com perda de sangue crônica e continuada
  - Avaliação para perda oculta de sangue

- **Dica**

Lembrar da deficiência de ferro como uma causa tratável de obesidade; a compulsão por sorvete é uma das muitas picas* associadas.

Referência

Hershko C, Skikne B. Pathogenesis and management of iron deficiency anemia: emerging role of celiac disease, Helicobacter pylori, and autoimmune gastritis. Semin Hematol 2009;46:339. [PMID: 19786202]

---

*N. de R.T. Expressão usada em medicina para referir-se ao desejo de consumir substâncias específicas, nutritivas ou não, como caramelo, giz, gelo, arroz cru ou tijolo.

Anemia hemolítica autoimune

■ Princípios básicos do diagnóstico

- Anemia adquirida causada por imunoglobulina (Ig) G (quente) ou autoanticorpo IgM (fria)
- Fadiga e mal-estar em muitos casos; ocasionalmente com dor abdominal ou lombar
- Palidez, icterícia, mas dificilmente com baço palpável
- Anemia persistente com microesferócitos e reticulocitose; elevação de bilirrubina indireta e LDH séricas
- Teste de Coombs positivo (antiglobulina direta)
- Vários fármacos, doença autoimune subjacente ou distúrbios linfoproliferativos podem causar o problema

■ Diagnóstico diferencial

- Coagulação intravascular disseminada
- Hemoglobinopatias
- Esferocitose hereditária
- Anemia hemolítica não esferocítica
- Anemia sideroblástica
- Anemia megaloblástica

■ Tratamento

- Esteroides em altas doses (anticorpos quentes)
- Ig intravenosa (anticorpos quentes)
- Plasmaférese em casos graves (anticorpos quentes ou frios)
- Evitar o frio; administrar líquidos e sangue aquecidos (anticorpos frios)
- Esplenectomia para casos refratários ou recorrentes (anticorpos quentes)
- Imunossupressão (anticorpos quentes ou frios)
- Tipagem difícil por causa dos autoanticorpos; assim, usar o sangue menos incompatível
- Esplenectomia para casos refratários ou recorrentes
- Regimes mais intensos de imunossupressão estão disponíveis para casos refratários após a esplenectomia

■ Dica

Como em todos os casos de hemólise extravascular, o ferro é reciclado; assim, múltiplas transfusões causam sobrecarga de ferro.

Referência

Valent P, Lechner K. Diagnosis and treatment of autoimmune haemolytic anaemias in adults: a clinical review. Wien Klin Wochenschr 2008;120:136. [PMID: 18365153]

Anemia hemolítica induzida por fármacos

- **Princípios básicos do diagnóstico**
  - Anemia hemolítica imune devido ao reconhecimento do fármaco e da membrana da hemácia pelo anticorpo do hospedeiro
  - Início agudo ou subagudo; elevação de LDH, hiperbilirrubinemia, reticulocitose
  - Raramente com apresentação fulminante e anormalidades laboratoriais citadas mais hemoglobinemia-hemoglobinúria, insuficiência renal e instabilidade hemodinâmica
  - Teste de Coombs positivo com o sangue do paciente; o teste de Coombs usando hemácias reagentes é positivo apenas na presença do fármaco causador

- **Diagnóstico diferencial**
  - Anemia hemolítica autoimune
  - Anemia hemolítica microangiopática (p. ex., CIVD, púrpura trombocitopênica trombótica)
  - Hemólise tardia relacionada a transfusões
  - Perda sanguínea

- **Tratamento**
  - Suspender o fármaco causador
  - Plasmaférese em casos graves, especialmente se o fármaco tiver meia-vida sérica longa
  - Imunoglobulina intravenosa e esteroides são potencialmente benéficos

- **Dica**

Uma situação aborrecedora em cuidados primários, pois muitos fármacos podem causar o problema e muitos pacientes tomam diversos fármacos; a única maneira de saber é suspendê-los um de cada vez.

Referência

Johnson ST, Fueger JT, Gottschall JL. One center's experience: the serology and drugs associated with drug-induced immune hemolytic anemia—a new paradigm. Transfusion 2007;47:697. [PMID: 17381629]

Anemia sideroblástica

■ **Princípios básicos do diagnóstico**
- População hemática dismórfica (i.e., normal e hipocrômica) na lâmina
- O hematócrito pode chegar a 20%
- Comumente resulta de distúrbio clonal de célula-tronco, embora raramente possa ser causada por fármacos, chumbo ou álcool; pode ter um componente megaloblástico
- Ferro sérico elevado com alta porcentagem de saturação; a medula é diagnóstica com sideroblastos anormais em anel (depósitos de ferro circundando o núcleo dos precursores hemáticos)
- Uma minoria dos casos progride para leucemia aguda

■ **Diagnóstico diferencial**
- Anemia ferropriva
- Estado pós-transfusão
- Anemia de doença crônica
- Talassemia

■ **Tratamento**
- Remover a toxina causadora, quando houver
- Terapia de quelação para toxicidade por chumbo
- A piridoxina, 200 mg/dia, pode ser ocasionalmente útil

■ **Dica**

A maioria das hemácias nucleadas na medula óssea contém ferro e, se visto em forma de anel ao redor do núcleo, o álcool pode ter prejudicado a entrada do metal na produção de hemoglobina; caso contrário, pensar em mielodisplasia.

Referência

Moyo V, Lefebvre P, Duh MS, Yektashenas B, Mundle S. Erythropoiesis-stimulating agents in the treatment of anemia in myelodysplastic syndromes: a meta-analysis. Ann Hematol 2008;87:527. [PMID: 18351340]

Aplasia pura de hemácias

- **Princípios básicos do diagnóstico**
    - Doença autoimune na qual anticorpos IgG atacam os precursores eritroides
    - Lassitude, mal estar; exame inespecífico, exceto pela palidez
    - Anemia grave com morfologia hemática normal; as linhagens mieloide e de plaquetas não são afetadas; reticulócitos reduzidos ou ausentes
    - Precursores eritroides reduzidos ou ausentes em medula normocelular
    - Raras associações com timoma, LES, leucemia linfocítica crônica, linfoma não Hodgkin, miastenia grave e leucemia de grandes linfócitos granulares

- **Diagnóstico diferencial**
    - Anemia aplástica
    - Síndromes mielodisplásicas
    - Aplasia de hemácias induzida por fármacos (fenitoína, sulfametoxazol-trimetoprim, zidovudina)
    - Infecção por parvovírus B19
    - Anticorpos antieritropoietina em pacientes que recebem eritropoietina recombinante

- **Tratamento**
    - Avaliação para doença subjacente
    - Transfusão de hemácias para anemia sintomática
    - Terapia imunossupressiva com prednisona, ciclofosfamida e/ou ciclosporina
    - Para casos refratários ou recidivantes, teste com globulina antitimócito, tacrolimus, rituximabe, alemtuzumabe (anticorpo monoclonal contra CD52), daclizumabe (anticorpo monoclonal contra o receptor IL-2), imunoglobulina intravenosa em altas doses ou transplante de células-tronco hematopoiéticas
    - A timectomia pode ser benéfica em pacientes com timoma

- **Dica**

Quando associada com artrite, perguntar sobre alguma criança na família com febre seguida de erupção facial; a infecção por parvovírus B19 é o seu diagnóstico.

Referência

Malhotra P, Muralikrishna GK, Varma N, et al. Spectrum of pure red cell aplasia in adult population of north-west India. Hematology 2008;13:88. [PMID: 18616874]

Beta-talassemia minor

- **Princípios básicos do diagnóstico**
  - Sintomas variáveis dependendo do grau de anemia; sem achados físicos específicos
  - Anemia leve e persistente, hipocromia com microcitose e células em alvo; contagem de hemácias normal ou elevada
  - Achados semelhantes em um dos pais do paciente
  - Os pacientes costumam ter origem mediterrânea, africana ou do sul da China
  - Elevação de hemoglobina A_2 e F
  - Índice de Mentzer (VCM/hemácias) inferior a 13

- **Diagnóstico diferencial**
  - Anemia ferropriva
  - Outras hemoglobinopatias, especialmente distúrbios da hemoglobina C
  - Anemia sideroblástica
  - Alfa-talassemia
  - Anemia de doença crônica

- **Tratamento**
  - Suplementação oral de ácido fólico
  - Abstinência de ferro medicinal e agentes oxidativos
  - Transfusão de hemácias durante a gestação ou estresse (doença intercorrente) se a hemoglobina cair abaixo de 9 g/dL

- **Dica**

As hemoglobinopatias exibem formato de alvo no centro da hemácia; na doença hepática, isso tende a ocorrer de maneira excêntrica.

Referência

Ceylan C, Miskioğlu M, Colak H, Kiliççioğlu B, Ozdemir E. Evaluation of reticulocyte parameters in iron deficiency, vitamin B(12) deficiency and beta-thalassemia minor patients. Int J Lab Hematol 2007;29:327. [PMID: 17824912]

Coagulação intravascular disseminada (CIVD)

- Princípios básicos do diagnóstico
  - Evidência de sangramento ou coagulação anormal, geralmente em paciente criticamente enfermo
  - Ocorre como resultado da ativação e consumo de fatores de coagulação e antitrombóticos devido a fatores estressores graves, como sepse, queimaduras, hemorragia maciça
  - Pode ocorrer na forma crônica e indolente, geralmente associada a doença maligna
  - Anemia, trombocitopenia, aumento do tempo de protrombina e, mais tarde, do tempo de tromboplastina parcial, fibrinogênio baixo, elevação dos produtos de degradação da fibrina e D-dímeros da fibrina

- Diagnóstico diferencial
  - Doença hepática grave
  - Púrpura trombocitopênica trombótica
  - Síndrome hemolítico-urêmica
  - Deficiência de vitamina K
  - Outras anemias hemolíticas microangiopáticas (p. ex., válvula cardíaca protética)
  - Trombocitopenia ou anemia induzida por sepse
  - Trombocitopenia induzida por heparina

- Tratamento
  - Tratar o distúrbio subjacente
  - Reposição de fatores sanguíneos consumidos com plasma fresco congelado, crioprecipitado e, potencialmente, antitrombina III, bem como transfusão de plaquetas apenas se houver sangramento ativo e/ou trombocitopenia grave em paciente com trauma
  - A infusão de heparina em dose baixa é limitada aos casos de leucemia pró-mielocítica aguda ou CIVD crônica de baixo grau com predomínio de quadro trombótico; confirmar níveis normais ou quase normais de antitrombina antes da infusão
  - A terapia antifibrinolítica (ácido aminocaproico ou ácido tranexâmico) está geralmente contraindicada porque pode aumentar o risco de trombose, mas se for usada para sangramento grave refratário, deve ser usada apenas na presença da terapia com heparina

- Dica

Se a CIVD for crônica, a síntese aumentada de fibrinogênio e a produção aumentada de plaquetas podem normalizar as determinações séricas.

Referência

Gando S, Saitoh D, Ogura H, et al. Natural history of disseminated intravascular coagulation diagnosed based on the newly established diagnostic criteria for critically ill patients: results of a multicenter, prospective survey. Crit Care Med 2008;36:145. [PMID: 18090367]

Deficiência de ácido fólico

- **Princípios básicos do diagnóstico**
  - Sintomas gastrintestinais inespecíficos, fadiga, dispneia sem queixas neurológicas em paciente com má nutrição, geralmente relacionada com alcoolismo
  - Palidez, icterícia leve
  - Pancitopenia, mas com contagens não tão baixas como na deficiência de vitamina B_{12}; macrócitos ovais e neutrófilos hipersegmentados; medula óssea megaloblástica; níveis normais de vitamina B_{12}
  - Nível de folato eritrocitário inferior a 150 ng/mL é diagnóstico
  - Níveis elevados de homocisteína enquanto o ácido metilmalônico permanecer normal; ambos costumam estar elevados na deficiência de vitamina B_{12}

- **Diagnóstico diferencial**
  - Deficiência de vitamina B_{12}
  - Síndromes mielodisplásicas
  - Processo infiltrativo granulomatoso ou neoplásico na medula óssea
  - Hiperesplenismo
  - Hemoglobinúria paroxística noturna
  - Leucemia aguda

- **Tratamento**
  - Excluir deficiência de vitamina B_{12} antes da terapia
  - Suplementação oral de ácido fólico
  - Se a dieta for adequada, é necessário uma avaliação do trato gastrintestinal; a maioria dos casos de deficiência de folato é prevenível ou tratável

- **Dica**

Como qualquer anemia megaloblástica, ela é hemolítica; porém a hemólise ocorre na medula óssea, causando elevações impressionantes na LDH sérica medular.

Referência

McLean E, de Benoist B, Allen LH. Review of the magnitude of folate and vitamin B12 deficiencies worldwide. Food Nutr Bull 2008;29(suppl):S38. [PMID: 18709880]

Deficiência de vitamina B_{12}

- **Princípios básicos do diagnóstico**
  - Dispneia aos esforços, sintomas gastrintestinais inespecíficos
  - Dormência e formigamentos de maneira simétrica e constante nos pés; mais tarde, há manifestações de desequilíbrio e demência
  - Palidez, icterícia leve, diminuição de sensibilidade vibratória e posicional
  - Pancitopenia com macrovalócitos e neutrófilos hipersegmentados, VCM aumentado, medula óssea megaloblástica; nível sérico baixo de vitamina B_{12}
  - Os níveis de homocisteína e de ácido metilmalônico estão elevados na deficiência de vitamina B_{12}; solicitar esses exames quando houver dúvida quanto ao nível de vitamina B_{12}
  - Anticorpos antifator intrínseco positivos são diagnósticos de anemia perniciosa; anticorpos anti-célula parietal positivos são menos sensíveis e menos específicos
  - As manifestações neurológicas ocorrem sem anemia em casos raros, incluindo a demência
  - Resposta hematológica a doses farmacológicas de ácido fólico
  - História de gastrectomia total, ressecção intestinal, supercrescimento bacteriano, tênia de peixe, doença de Crohn ou endocrinopatias autoimunes (p. ex., diabetes melito, hipotireoidismo)

- **Diagnóstico diferencial**
  - Deficiência de ácido fólico
  - Síndromes mielodisplásicas
  - Anemias hemolíticas ocasionais com precursores hemáticos megaloblásticos na medula óssea
  - Processos infiltrativos granulomatosos ou neoplásicos causando pancitopenia
  - Hiperesplenismo
  - Hemoglobinúria paroxística noturna
  - Leucemia aguda

- **Tratamento**
  - Vitamina B_{12} 1.000 µg por via intramuscular diariamente durante a primeira semana e, então, semanalmente por 1 mês
  - A partir de então, vitamina B_{12} 1.000 µg por via intramuscular todos os meses, por toda a vida (ou 1 a 2 mg [alta dose] de B_{12} oral)
  - A hipocalemia pode complicar o início da terapia
  - Avaliação gastrintestinal se houver sintomas gastrintestinais ou em paciente jovem

- **Dica**

Uma parada na reticulocitose logo após a instituição da terapia significa uma deficiência oculta de ferro até prova em contrário.

Referência

Dali-Youcef N, Andrès E. An update on cobalamin deficiency in adults. QJM 2009;102:17. [PMID: 18990719]

Doença da hemoglobina SC

■ Princípios básicos do diagnóstico
- Ataques recorrentes de dor abdominal, articular ou óssea
- Esplenomegalia, retinopatia (semelhante ao diabetes)
- Anemia leve, reticulocitose e poucas células falciformes no esfregaço, mas muitas células em alvo; 50% de hemoglobina C, 50% de hemoglobina S na eletroforese
- A asplenia funcional ocorre mais tarde do que na doença SS
- Trombos *in situ* na artéria pulmonar ou no seio venoso cerebral podem simular embolia pulmonar ou causar acidente vascular cerebral (AVC), respectivamente, especialmente na gestação

■ Diagnóstico diferencial
- Anemia falciforme
- Talassemia falciforme
- Doença da hemoglobina C
- Cirrose
- Embolia pulmonar
- Beta-talassemia

■ Tratamento
- Sem terapia específica para a maioria dos pacientes
- Caso contrário, tratar como na doença da hemoglobina SS

■ Dica

É normalmente bem tolerada, deve-se lembrar que tudo o que a anemia falciforme pode causar, também pode ser causado pelos traços falciformes.

Referência

Subbannan K, Ustun C, Natarajan K, et al. Acute splenic complications and implications of splenectomy in hemoglobin SC disease. Eur J Haematol 2009;83:258. [PMID: 19459924]

Doença da hemoglobina S-Talassemia

- **Princípios básicos do diagnóstico**
  - Ataques recorrentes de dor abdominal, articular ou óssea
  - Esplenomegalia, retinopatia
  - Anemia leve a moderada com VCM baixo; reticulocitose; poucas células falciformes na lâmina com muitas células em alvo; o aumento de hemoglobina A_2 na eletroforese diferencia de anemia falciforme e doença da hemoglobina C

- **Diagnóstico diferencial**
  - Anemia falciforme
  - Doença da hemoglobina C
  - Doença da hemoglobina SC
  - Cirrose

- **Tratamento**
  - Suplementação oral crônica com ácido fólico
  - Terapia aguda conforme indicado para doença falciforme

- **Dica**

O VCM baixo e as células em alvo em casos de doença isquêmica microvascular devem sugerir esse diagnóstico.

Referência

Thein SL, Menzel S. Discovering the genetics underlying foetal haemoglobin production in adults. Br J Haematol 2009;145:455. [PMID: 19344402]

Doença de Hodgkin

- **Princípios básicos do diagnóstico**
  - Na maioria dos casos, a doença inicia em um grupo de linfonodos e se dissemina de maneira organizada e contígua
  - Linfadenopatia regionalmente aumentada, de consistência elástica e indolor (geralmente cervical); hepatoesplenomegalia variável
  - Células de Reed-Sternberg (ou variantes) no diagnóstico pela biópsia de linfonodo ou medula óssea
  - O diagnóstico costuma necessitar de biópsia excisional de linfonodo, pois a aspiração com agulha fina geralmente não é diagnóstica; os pacientes são considerados em estádio A se não têm sintomas constitucionais e estádio B se têm febre, sudorese noturna ou perda ponderal significativa
  - Pacientes mais jovens tendem a ter doença supradiafragmática com histologia favorável; indivíduos mais velhos tendem a uma patologia mais agressiva e envolvimento infradiafragmático

- **Diagnóstico diferencial**
  - Linfoma não Hodgkin
  - Linfadenite secundária a infecções (tuberculose e doença da arranhadura do gato)
  - Pseudolinfoma causado por fenitoína
  - Granulomatose linfomatoide
  - Sarcoidose
  - Doença por HIV
  - LES

- **Tratamento**
  - Estadiamento (I-IV) com radiografia de tórax, TC de tórax, abdome e pelve, PET-TC e biópsia de medula óssea
  - Radioterapia para doença localizada ou curso de quimioterapia curto em combinação com radioterapia menos intensiva
  - Quimioterapia combinada para doença disseminada com ou sem radioterapia em áreas de doença volumosa

- **Dica**

Atualmente, uma minoria dos linfomas; lembrar disso se um paciente desenvolver dor em um linfonodo após beber álcool. Na verdade, linfadenopatias mediastinais ou hilares podem resultar em consulta com cardiologista por dor torácica.

Referência

Mani H, Jaffe ES. Hodgkin lymphoma: an update on its biology with new insights into classification. Clin Lymphoma Myeloma 2009;9:206. [PMID: 19525189]

Doença de von Willebrand

- **Princípios básicos do diagnóstico**
  - História antiga de sangramentos mucosos e hematomas excessivos; sangramento excessivo durante cirurgia prévia, extração dentária ou parto
  - Tempo de sangramento geralmente prolongado, especialmente após aspirina, mas a contagem de plaquetas é normal
  - Anormalidades variáveis no nível de fator VIII, fator de von Willebrand ou atividade do cofator ristocetina
  - Tempo de tromboplastina parcial prolongado quando os níveis de fator VIII estão diminuídos

- **Diagnóstico diferencial**
  - Distúrbios qualitativos das plaquetas
  - Macroglobulinemia de Waldenström
  - Ingestão de aspirina
  - Hemofilias
  - Disfibrinogenemia

- **Tratamento**
  - Evitar aspirina
  - Concentrados de fator de von Willebrand e fator VIII para sangramentos graves ou para procedimentos cirúrgicos na maioria dos casos
  - O acetato de desmopressina pode ser suficiente na doença tipo I para aumentar o fator de von Willebrand e o fator VIII para níveis aceitáveis
  - Agentes antifibrinolíticos, como o ácido aminocaproico, e agentes tópicos (trombina tópica, selante de fibrina) são usados para sangramentos que não respondem a outras intervenções

- **Dica**

Lembrar disso com história prévia de sangramento errático após cirurgias; a aspirina pode ter sido administrada em algumas circunstâncias, outros analgésicos sob condições diferentes.

Referência

James AH, Manco-Johnson MJ, Yawn BP, Dietrich JE, Nichols WL. Von Willebrand disease: key points from the 2008 National Heart, Lung, and Blood Institute guidelines. Obstet Gynecol 2009;114:674. [PMID: 19701049]

Esferocitose hereditária

- **Princípios básicos do diagnóstico**
    - Anemia hemolítica crônica de gravidade variável, geralmente com exacerbações durante doenças intercorrentes
    - Mal-estar e desconforto abdominal em pacientes sintomáticos
    - Icterícia, esplenomegalia em pacientes com acometimento grave
    - Anemia variável com esferocitose e reticulose; elevação da concentração média de hemoglobina corpuscular; aumento no teste de fragilidade osmótica e aumento da fragilidade eritrocitária medida com ectacitometria (i.e., medida da força de cisalhamento que um eritrócito suporta antes da lise)
    - Teste de Coombs negativo
    - História familiar de anemia, icterícia e esplenectomia

- **Diagnóstico diferencial**
    - Anemia hemolítica autoimune
    - Doença da hemoglobina C
    - Anemia ferropriva
    - Alcoolismo
    - Queimaduras

- **Tratamento**
    - Suplementação oral com ácido fólico
    - Vacinação pneumocócica se for contemplada a esplenectomia
    - Esplenectomia para pacientes sintomáticos

- **Dica**

É a única condição clínica na medicina a causar anemia hipercrômica e microcítica.

Referência

Schilling RF, Gangnon RE, Traver MI. Delayed adverse vascular events after splenectomy in hereditary spherocytosis. J Thromb Haemost 2008;6:1289. [PMID: 18485083]

Hemofilia A e B

- **Princípios básicos do diagnóstico**
  - História antiga de sangramento em homens
  - Sangramento lento e prolongado após cirurgia ou traumas pequenos; é comum a ocorrência de hemartrose espontânea
  - Tempo de tromboplastina parcial prolongado que é corrigido misturando-se o plasma do paciente com um espécime normal
  - Baixa atividade coagulante do fator VIII (hemofilia A) ou do fator IX (hemofilia B)

- **Diagnóstico diferencial**
  - Doença de von Willebrand
  - Coagulação intravascular disseminada
  - Afibrinogenemia ou disfibrinogenemia
  - Administração de heparina
  - Inibidores ou deficiências de fatores adquiridas (p. ex., paraproteínas com atividade anti-VIII ou anti-IX)

- **Tratamento**
  - Evitar aspirina
  - Reposição de fator para qualquer sangramento ou durante procedimentos invasivos com concentrado de fator VIII (hemofilia A) ou complexo de fator IX (hemofilia B)
  - Aumento da dose do fator, esteroides ou imunossupressores se houver desenvolvimento de inibidor do fator
  - O acetato de desmopressina antes de procedimentos cirúrgicos para hemofilia A pode beneficiar pacientes selecionados

- **Dica**

A deficiência de fator IX é chamada de doença de Christmas, não por causa do feriado, mas por causa do paciente-índice.

Referência

Mannucci PM, Schutgens RE, Santagostino E, Mauser-Bunschoten EP. How I treat age-related morbidities in elderly persons with hemophilia. Blood 2009;114:5256. [PMID: 19837978]

Hemoglobinúria paroxística noturna

- **Princípios básicos do diagnóstico**
  - Episódio de urina vermelho-amarronzada, especialmente na primeira micção da manhã
  - Anemia variável com ou sem leucopenia, trombocitopenia; reticulocitose; hemossiderina positiva na urina, elevação de LDH sérica
  - Tríade de hemólise (Coombs negativo, intravascular), trombose venosa (locais incomuns incluindo veias mesentéricas, hepáticas, portais e intracranianas) e citopenias
  - A citometria de fluxo de hemácias ou leucócitos (se recentemente transfundido) é negativa para CD55 ou CD59 (antígenos ligados ao glicosilfosfatidilinositol [GFI]), teste de Ham ou teste de hemólise com sucrose positivos
  - A deficiência de ferro costuma ocorrer de maneira concomitante

- **Diagnóstico diferencial**
  - Anemia hemolítica
  - CIVD ou estado hipercoagulável
  - Mielodisplasia
  - Anemia aplástica

- **Tratamento**
  - Prednisona para casos moderados a graves
  - Reposição oral de ferro se houver deficiência de ferro e ácido fólico oral se for evidente a anemia hemolítica
  - Transplante alogênico de medula óssea ou imunossupressão com globulina antitimócito (ATG) e ciclosporina para casos graves
  - Teste com eculizumabe (anticorpo monoclonal contra o componente C5 do complemento) para pacientes com dependência de transfusões, sintomas incapacitantes e/ou eventos trombóticos
  - Anticoagulação a longo prazo para eventos trombóticos

- **Dica**

Hipercoagulabilidade apesar de pancitopenia; o mecanismo permanece sendo pouco compreendido.

Referência

Bessler M, Hiken J. The pathophysiology of disease in patients with paroxysmal nocturnal hemoglobinuria. Hematol Am Soc Hematol Educ Program 2008:104. [PMID: 19074066]

Leucemia aguda

- **Princípios básicos do diagnóstico**
  - Início rápido de febre, fraqueza, mal-estar, sangramento, dor óssea ou articular, infecção
  - Palidez, febre, petéquias; linfadenopatia, geralmente discreta; a esplenomegalia é incomum
  - Pancitopenia com blastos leucêmicos circulantes (raramente com pancitopenia isolada)
  - Mais de 20% de blastos imaturos na medula óssea e/ou sangue periférico
  - As células anormais são linfoblastos (LLA) ou mieloblastos (LMA), e a imuno-histoquímica e a citometria de fluxo podem ajudar na distinção; bastões de Auer (inclusões citoplasmáticas eosinofílicas) nos blastos são diagnósticos de origem mieloide

- **Diagnóstico diferencial**
  - Anemia aplástica
  - Deficiência grave de B_{12} ou ácido fólico
  - Infecção grave, particularmente por *pertússis*
  - Distúrbios mieloproliferativos/leucemia mieloide crônica
  - Leucemia linfocítica crônica
  - Mononucleose infecciosa
  - Linfoma de Hodgkin e não Hodgkin
  - Metástases na medula óssea
  - Tuberculose miliar
  - Hemoglobinúria paroxística noturna

- **Tratamento**
  - Quimioterapia combinada agressiva com fármacos específicos ditados pelo tipo celular
  - A quimioterapia em dose convencional é curativa em uma minoria de adultos com leucemia aguda; o transplante de medula óssea alogênico e autólogo é considerado nos pacientes apropriados

- **Dica**

A dor na medula óssea em expansão pode simular lombalgia mecânica com irradiação bilateral para as pernas.

Referência

Ribera JM, Oriol A. Acute lymphoblastic leukemia in adolescents and young adults. Hematol Oncol Clin North Am 2009;23:1033, vi. [PMID: 19825451]

Leucemia de células pilosas

- **Princípios básicos do diagnóstico**
  - Fadiga, dor abdominal, mas geralmente assintomática; suscetibilidade a infecções bacterianas
  - Palidez, esplenomegalia proeminente, raramente linfadenopatia
  - Hematomas e sangramentos por trombocitopenia grave
  - Pancitopenia, morfologia "pilosa" dos leucócitos no sangue e na medula ao exame com alta ampliação
  - "Punção seca" na aspiração de medula óssea; diagnóstico confirmado pela citometria de fluxo; a coloração por fosfatase ácida resistente ao tartarato também é positiva

- **Diagnóstico diferencial**
  - Mielofibrose
  - Leucemia linfocítica crônica
  - Macroglobulinemia de Waldenström
  - Linfoma não Hodgkin
  - Anemia aplástica
  - Leucemia aguda
  - Infiltração da medula por tumor ou granuloma
  - Hemoglobinúria paroxística noturna

- **Tratamento**
  - Tratar quando houver citopenias significativas, sintomas constitucionais ou esplenomegalia ou linfadenopatias sintomáticas
  - Os análogos de purinas (cladribina, pentostatina) obtêm remissões duráveis em mais de 80% dos pacientes
  - Esplenectomia para citopenias graves ou doença resistente à quimioterapia
  - O interferon-alfa pode ser usado para casos resistentes aos análogos de purinas para ajudar a normalizar as contagens celulares, mas não resulta em remissão completa

- **Dica**

A esplenomegalia diz ao clínico que não se trata de leucemia aguda; visceromegalia é um achado incomum nessa doença.

Referência

Ravandi F. Hairy cell leukemia. Clin Lymphoma Myeloma 2009;9(suppl 3):S254. [PMID: 19778849]

Leucemia linfocítica crônica (LLC)

- **Princípios básicos do diagnóstico**
  - Fadiga em alguns casos; a maioria assintomática; geralmente descoberta de maneira acidental
  - Palidez, linfadenopatia e esplenomegalia são comuns
  - Linfocitose sustentada superior a 5.000/µL, com algumas contagens de até 1.000.000/µL; células morfologicamente maduras na maioria dos casos
  - Anemia hemolítica Coombs-positiva, trombocitopenia imune, hipogamaglobulinemia tardiamente no curso da doença
  - Anemia, trombocitopenia, linfadenopatia volumosa associadas a pior prognóstico
  - A citometria de fluxo diferencia a LLC da linfocitose reativa
  - Pode transformar-se em neoplasia linfoide de alto grau (transformação de Richter)
  - Marcadores de prognóstico ruim, incluindo ZAP 70, CD 38 e del 17p, predizem progressão mais rápida e sobrevida menor

- **Diagnóstico diferencial**
  - Mononucleose infecciosa
  - Leucemia pró-linfocítica
  - Pertússis
  - Linfoma de células do manto
  - Leucemia de células pilosas
  - Leucemia/linfoma de células T do adulto
  - Outro linfoma com fase leucêmica

- **Tratamento**
  - Devido à natureza crônica e frequentemente indolente da doença, a quimioterapia é reservada para pacientes sintomáticos, doença em órgãos-alvo, linfadenopatia progressiva ou pacientes jovens com doença avançada
  - O tratamento envolve análogos da purina (fludarabina), agentes alquilantes (ciclofosfamida) ou anticorpos monoclonais, como o rituximabe (anticorpo para CD 20) ou alemtuzumabe (anticorpo para CD 52)
  - A terapia combinada com fludarabina, ciclofosfamida e/ou rituximabe tem resultado na melhora das taxas de resposta e na taxa de sobrevida livre de doença, mas aumenta a toxicidade
  - O transplante alogênico de medula óssea é potencialmente curativo em pacientes selecionados
  - Esteroides e imunoglobulina podem ajudar nas citopenias imunes associadas

- **Dica**

A presença de sombras nucleares (smudge cells) é resultado do esmagamento de células leucêmicas frágeis durante a preparação da lâmina de sangue e não de qualquer anormalidade intrínseca da célula.

Referência

Delgado J, Briones J, Sierra J. Emerging therapies for patients with advanced chronic lymphocytic leukaemia. Blood Rev 2009;23:217. [PMID: 19643519]

Leucemia mieloide crônica (LMC)

- **Princípios básicos do diagnóstico**
  - Sintomas variáveis; geralmente diagnosticada pelo exame físico ou por hemograma realizado por outras razões
  - Esplenomegalia em todos os casos; sensibilidade esternal em alguns casos
  - Leucocitose, tipicamente marcada; leucócitos imaturos no sangue periférico e na medula óssea; trombocitose, eosinofilia e basofilia são comuns
  - O diagnóstico depende da demonstração do cromossomo Philadelphia t(9:22) (gene de fusão bcr-abl) pela citogenética convencional, reação em cadeia da polimerase-transcriptase reversa no sangue periférico ou medula óssea ou hibridização fluorescente *in situ*
  - Níveis baixos de fosfatase alcalina leucocitária, vitamina B_{12} sérica marcadamente elevada devido aos níveis elevados de transcobalaminas ligadas à B_{12}
  - Resulta em leucemia aguda em 3 a 5 anos sem tratamento

- **Diagnóstico diferencial**
  - Reações leucemoides associadas com infecção, inflamação ou câncer
  - Outros distúrbios mieloproliferativos

- **Tratamento**
  - O inibidor da tirosinoquinase (mesilato de imatinibe [Gleevec]) direcionado a defeito molecular específico nas células da LMC (gene de fusão bcr-abl) é a terapia de primeira linha; os pacientes resistentes ao imatinibe que não são candidatos a transplante podem ser tratados com outros inibidores da tirosinoquinase (dasatinibe, nilotinibe)
  - A combinação de citarabina e interferon leva a remissões citogeneticamente completas em uma pequena minoria de pacientes
  - Devido à sua toxicidade significativa, o transplante alogênico de medula óssea costuma ser reservado para a doença resistente ao imatinibe, mas pode ser realizado mais precocemente em pacientes mais jovens com irmãos doadores compatíveis, pois essa permanece sendo a única modalidade curativa

- **Dica**

Pseudo-hipoglicemia é um artefato in vitro *que resulta de metabolismo continuado de glicose pelos leucócitos após a flebotomia; um paciente assintomático com glicemia de zero deve sugerir este artefato.*

Referência

Champlin R, de Lima M, Kebriaei P, et al. Nonmyeloablative allogeneic stem cell transplantation for chronic myelogenous leukemia in the imatinib era. Clin Lymphoma Myeloma 2009;9(suppl 3):S261. [PMID: 19778850]

Linfoma não Hodgkin

■ Princípios básicos do diagnóstico

- Febre, sudorese noturna, perda ponderal em muitos casos
- Comum na infecção por HIV, em que linfoma isolado do sistema nervoso central e outros envolvimentos extranodais são típicos
- Hepatoesplenomegalia variável; aumento de linfonodos
- Elevação de LDH em muitos casos; medula óssea positiva em um terço dos casos
- Biópsias de linfonodos ou de tecido extranodal envolvido são diagnósticas, juntamente com a citometria de fluxo; os linfomas não Hodgkin são separados nos grupos de grau baixo, intermediário ou agressivo com base no imunofenótipo, morfologia celular, arquitetura nodal e citogenética

■ Diagnóstico diferencial

- Doença de Hodgkin
- Câncer metastático
- Mononucleose infecciosa
- Doença da arranhadura do gato
- Pseudolinfoma causado por fenitoína
- Sarcoidose
- Infecção primária por HIV

■ Tratamento

- Estadiamento com TC de tórax, abdome e pelve; PET-TC; biópsia de medula óssea e punção lombar em casos selecionados
- Na doença indolente, radioterapia para doença localizada; quimioterapia para doença mais avançada em sintomas, citopenias ou efeitos em órgãos-alvo
- Quimioterapia combinada imediatamente para linfomas intermediários e agressivos, com o objetivo de cura
- A terapia com anticorpo monoclonal (rituximabe) adicionado à quimioterapia combinada melhorou as taxas de resposta e os desfechos de sobrevida
- O transplante autólogo de medula óssea é efetivo para recidiva de linfomas intermediários e altamente agressivos

■ Dica

Um linfoma cada vez mais encontrado em função da epidemia de HIV/Aids; não esquecer a doença extranodal, principalmente gastrintestinal e intracraniana.

Referência

Lugtenburg PJ, Sonneveld P. Treatment of diffuse large B-cell lymphoma in the elderly: strategies integrating oncogeriatric themes. Curr Oncol Rep 2008;10:412. [PMID: 18706269]

Macroglobulinemia de Waldenström

■ Princípios básicos do diagnóstico
- Fadiga, sintomas de hiperviscosidade (alteração do estado mental, sangramentos ou tromboses)
- Linfadenopatias e hepatoesplenomegalia variáveis; ingurgitamento de veias retinianas tipo "vagão de trem"
- Anemia com formação de *rouleaux*; paraproteína IgM monoclonal; aumento da viscosidade sérica; diminuição do *anion gap*
- Infiltrado linfoplasmacitoide na medula óssea
- Ausência de lesões ósseas

■ Diagnóstico diferencial
- Gamopatia monoclonal benigna
- Leucemia linfocítica crônica com pico M
- Mieloma múltiplo
- Linfoma

■ Tratamento
- Plasmaférese de emergência para hiperviscosidade grave (estupor ou coma)
- Iniciar o tratamento quando houver sintomas ou progressão da doença (linfadenopatia, hepatomegalia, esplenomegalia, citopenias)
- Quimioterapia incluindo clorambucil, ciclofosfamida, fludarabina, cladribina
- A terapia com anticorpo monoclonal (rituximabe) pode ser efetiva

■ Dica

Há rouleaux *e* rouleaux; *alguns podem ser encontrados em qualquer esfregaço de sangue, mas eles estão em todos os campos na macroglobulinemia de Waldenström e no mieloma múltiplo.*

Referência

Treon SP, Ioakimidis L, Soumerai JD, et al. Primary therapy of Waldenström macroglobulinemia with bortezomib, dexamethasone, and rituximab: WMCTG clinical trial 05-180. J Clin Oncol 2009;27:3830. [PMID: 19506160]

Mielofibrose

■ **Princípios básicos do diagnóstico**
- Fadiga, desconforto abdominal, sangramento, dor óssea
- Esplenomegalia maciça, hepatomegalia variável
- Aproximadamente 60% dos casos têm a mutação JAK2V617F, que resulta na ativação constitutiva das vias de sinalização celulares dependentes da tirosinoquinase e, por fim, no crescimento de células hematopoiéticas independente de citocinas
- Anemia, leucocitose ou leucopenia; sangue periférico leucoeritroblástico com poiquilocitose marcada, células em lágrima, hemácias nucleadas, plaquetas gigantes, série mieloide com desvio para a esquerda
- Punção seca na aspiração da medula óssea
- Medula óssea com proliferação de megacariócitos, reticulina e/ou fibrose do colágeno

■ **Diagnóstico diferencial**
- Leucemia mieloide crônica
- Outros distúrbios mieloproliferativos; se for positivo para a mutação JAK2, usar outra constelação de sinais e/ou sintomas para diferenciar entre policitemia *vera*, trombocitose essencial e mielofibrose primária
- Anemias hemolíticas
- Linfoma
- Câncer metastático envolvendo a medula óssea
- Leucemia de células pilosas

■ **Tratamento**
- Suporte com transfusão de hemácias
- Esteroides androgênicos, talidomida ± prednisona, lenalidomida para pacientes del(5q) e interferon-alfa podem diminuir as necessidades de transfusão e reduzir o tamanho do baço
- A eritropoietina pode ser benéfica em pacientes selecionados
- Esplenectomia para esplenomegalia dolorosa, trombocitopenia grave ou necessidades extraordinárias de transfusões de hemácias, mas traz um risco significativo de morte
- Transplante alogênico de células-tronco hematopoiéticas em pacientes selecionados; único tratamento com potencial para a cura
- A hidroxiureia pode ser usada para leucocitose excessiva, trombocitose ou esplenomegalia progressiva

■ **Dica**

Adenopatia hilar, mielite transversa e qualquer lesão expansiva que complique essa doença é um provável foco de hematopoiese extramedular.

Referência

Kröger N, Mesa RA. Choosing between stem cell therapy and drugs in myelofibrosis. Leukemia 2008;22:474. [PMID: 18185525]

Mieloma múltiplo

- **Princípios básicos do diagnóstico**
  - Fraqueza, perda ponderal, infecção recorrente, dor óssea (especialmente dorsal), geralmente resultando em fraturas patológicas
  - Palidez, dor óssea; o baço não é aumentado
  - Anemia; aumento da velocidade de sedimentação globular; elevação de cálcio sérico, insuficiência renal; fosfatase alcalina normal; elevação de B_2-microglobulina; diminuição do *anion gap* em muitos casos
  - Síndrome nefrótica (com amiloidose associada causando albuminúria ou por cadeias leves na urina)
  - Elevação de globulinas séricas com pico monoclonal no proteinograma sérico ou urinário
  - Infiltração da medula óssea por proliferação clonal de plasmócitos
  - Lesões ósseas líticas com cintilografia negativa

- **Diagnóstico diferencial**
  - Gamopatia monoclonal benigna de significado incerto
  - Câncer metastático
  - Distúrbio linfoproliferativo com pico monoclonal associado
  - Hiperparatireoidismo
  - Amiloidose primária

- **Tratamento**
  - Pamidronato ou ácido zoledrônico para pacientes com doença óssea extensa ou hipercalcemia
  - Terapias mais novas, incluindo talidomida, lenalidomida e bortezomibe, oferecem taxas de resposta significativas com efeitos colaterais mínimos; novos regimes de primeira linha combinam agentes mais novos com quimioterapia convencional
  - O transplante autólogo de medula óssea, embora pouco provavelmente curativo, resulta em melhora do controle da doença e das taxas de sobrevida
  - Evitar agentes alquilantes como terapia de primeira linha para pacientes elegíveis para transplante
  - Radioterapia limitada a áreas localizadas de dor óssea ou fratura patológica

- **Dica**

Sem febre, sem aumento de fosfatase alcalina e sem esplenomegalia; tudo verdadeiro para mieloma, embora geralmente característicos de outros tumores líquidos.

Referência

Reece DE. Recent trends in the management of newly diagnosed multiple myeloma. Curr Opin Hematol 2009;16:306. [PMID: 19491669]

Policitemia *vera*

- **Princípios básicos do diagnóstico**
  - Prurido (especialmente após um banho de chuveiro), zumbido, visão borrada em alguns casos
  - Tromboses venosas, geralmente em locais incomuns (p. ex., trombose de veia esplênica ou porta); pletora, esplenomegalia
  - Eritrocitose (hemoglobina elevada) e elevação da massa total de hemácias são critérios maiores para o diagnóstico
  - PO_2 normal; nível sérico de eritropoietina (Epo) subnormal
  - Mais de 95% dos casos têm mutações JAK2V617F, resultando em crescimento de células hematopoiéticas independentemente de citocinas
  - A mutação JAK2V617F estabelece claramente um diagnóstico de neoplasia mieloproliferativa clonal e descarta uma eritrocitose reativa, trombocitose ou mielofibrose
  - Pode se transformar em mielofibrose pós-policitêmica (fase "consumida") ou leucemia aguda tardiamente no curso da doença; maior incidência de úlcera péptica

- **Diagnóstico diferencial**
  - Hipoxemia (doença pulmonar ou cardíaca, grandes altitudes)
  - Carboxiemoglobina (tabagismo)
  - Certas hemoglobinopatias caracterizadas por ligação forte ao O_2
  - Eritrocitose congênita (mutações do receptor de Epo ou do gene VHL)
  - Tumores secretores de eritropoietina
  - Doença cística renal
  - Eritrocitose espúria com diminuição do volume plasmático e massa eritrocitária normal elevada (síndrome de Gaisböck)
  - Outros distúrbios mieloproliferativos

- **Tratamento**
  - Flebotomia até Hct inferior a 45% em homens e menor que 42% em mulheres
  - Hidroxiureia se houver elevação na contagem de leucócitos e plaquetas ou se o paciente não tolerar as flebotomias
  - Terapia mielossupressiva com radiofósforo (^{32}P) ou agentes alquilantes apenas para pacientes com grandes necessidades de flebotomias, prurido intratável ou trombocitose marcada
  - Evitação de ferro medicinal; dieta pobre em ferro
  - A aspirina 81 a 100 mg ao dia é segura e efetiva na redução do risco trombótico em todos os pacientes sem risco substancialmente aumentado de sangramento
  - Profilaxia para TVP para qualquer procedimento cirúrgico ou período prolongado de imobilização

- **Dica**

A única doença na medicina com deficiência de ferro apesar de policitemia.

Referência

Basquiera AL, Soria NW, Ryser R, et al. Clinical significance of V617F mutation of the JAK2 gene in patients with chronic myeloproliferative disorders. Hematology 2009;14:323. [PMID: 19941738]

Púrpura trombocitopênica idiopática

■ Princípios básicos do diagnóstico

- Sangramento em mucosas, hematomas e sangramentos fáceis
- Petéquias, equimoses; raramente com esplenomegalia
- Trombocitopenia grave e elevação do tempo de sangria; elevação da IgG associada a plaquetas em 95% dos casos, embora de maneira inespecífica; medula óssea com megacariócitos normais a aumentados
- Pode estar associada com doenças autoimunes (p. ex., LES), infecção por HIV, distúrbios linfoproliferativos ou anemia hemolítica com Coombs positivo (síndrome de Evans)

■ Diagnóstico diferencial

- Leucemia aguda
- Síndrome mielodisplásica
- Púrpura trombocitopênica trombótica
- Coagulação intravascular disseminada
- Leucemia linfocítica crônica
- Anemia aplástica
- Abuso de álcool
- Toxicidade por fármacos (p. ex., quinidina, digoxina)
- Aids
- LES

■ Tratamento

- Prednisona, imunoglobulina intravenosa e imunoglobulina anti-Rh-D (Rho-GAM) em pacientes Rh-positivos têm todos altas taxas de sucesso atualmente
- Esplenectomia se não houver resposta à terapia inicial, para doença recidivada ou para pacientes que necessitam de altas doses de esteroides para manter uma contagem de plaquetas aceitável
- Danazol, vincristina, vimblastina, azatioprina, ciclofosfamida, ciclosporina e rituximabe para casos refratários; a imunoadsorção plasmática também pode ser bem-sucedida em alguns casos refratários
- Reservar a transfusão de plaquetas para hemorragias que ameaçam a vida; o sangramento algumas vezes termina mesmo com um aumento mínimo da contagem de plaquetas ou sem aumento dela
- Terapias mais novas, incluindo agentes estimulantes da trombopoiese (romiplostim, eltrombopag), podem ser usados em casos refratários

■ Dica

A ordem do sangramento plaquetário à medida que a contagem diminui: primeiramente cutâneo, depois em membranas mucosas e, finalmente, visceral; assim, a ausência de petéquias na pele significa uma baixa probabilidade de hemorragia intracraniana.

Referência

Stasi R. Immune thrombocytopenic purpura: the treatment paradigm. Eur J Haematol Suppl 2009:13. [PMID: 19200303]

Púrpura trombocitopênica trombótica (PTT)

- **Princípios básicos do diagnóstico**
  - Petéquias, sangramento em mucosas, febre, alteração do estado mental, insuficiência renal; em muitos casos, ocorre na infecção por HIV
  - Achados laboratoriais de anemia, LDH dramaticamente elevada, tempos de protrombina e de tromboplastina parcial normais, produtos de degradação da fibrina e trombocitopenia
  - A maioria dos casos é provavelmente relacionada a um inibidor adquirido da protease que cliva o fator de von Willebrand; pode também ser secundária a fármacos, quimioterapia ou câncer
  - A demonstração de atividade diminuída do inibidor da protease que cliva o fator de von Willebrand (ADAMTS13) pode ser diagnóstica

- **Diagnóstico diferencial**
  - Coagulação intravascular disseminada
  - Pré-eclâmpsia/eclâmpsia
  - Outras anemias hemolíticas microangiopáticas
  - Síndrome de anticorpos antifosfolipídeo catastrófica
  - Síndrome hemolítico-urêmica

- **Tratamento**
  - Plasmaférese imediata
  - Infusões de plasma fresco congelado ajudam se a plasmaférese não estiver prontamente disponível
  - Esplenectomia e medicações imunossupressivas ou citotóxicas para casos refratários

- **Dica**

O HIV/Aids duplicou a incidência; poucas condições causam uma LDH tão elevada.

Referência

Elliott MA, Heit JA, Pruthi RK, Gastineau DA, Winters JL, Hook CC. Rituximab for refractory and or relapsing thrombotic thrombocytopenic purpura related to immune-mediated severe ADAMTS13-deficiency: a report of four cases and a systematic review of the literature. Eur J Haematol 2009;83:365. [PMID: 19508684]

Reação transfusional hemolítica

- Princípios básicos do diagnóstico
    - Calafrios e febre durante transfusão sanguínea
    - Dor torácica e dorsal; urina escura
    - Associada com colapso vascular, insuficiência renal e coagulação intravascular disseminada
    - Hemólise, hemoglobinúria e anemia grave

- Diagnóstico diferencial
    - Reação de leucoaglutinação
    - Deficiência de IgA com reação transfusional anafilática
    - IM
    - Outras causas de abdome agudo
    - Pielonefrite
    - Bacteriemia por derivado sanguíneo contaminado

- Tratamento
    - Interromper imediatamente a transfusão
    - Hidratação e manitol intravenoso para evitar a insuficiência renal

- Dica

Embora todos os eventos clínicos adversos durante transfusões levantem essa suspeita, os métodos modernos de armazenagem de sangue resultaram em incidência muito menor; a lesão pulmonar aguda relacionada à transfusão é muito mais comum.

Referência

Sigler E, Shvidel L, Yahalom V, Berrebi A, Shtalrid M. Clinical significance of serologic markers related to red blood cell autoantibodies production after red blood cell transfusion-severe autoimmune hemolytic anemia occurring after transfusion and alloimmunization: successful treatment with rituximab. Transfusion 2009;49:1370. [PMID: 19374728]

Síndrome hemolítico-urêmica

- **Princípios básicos do diagnóstico**
  - Petéquias, hipertensão, insuficiência renal aguda ou subaguda
  - Geralmente precedida por gastrenterite ou exposição à medicação causadora
  - Frequentemente associada com infecção antecedente por *Campylobacter* (pode ser muito leve ou oculta)
  - As alterações laboratoriais incluem trombocitopenia, anemia, insuficiência renal, elevação de LDH, tempo de protrombina e tempo de tromboplastina parcial normais, bem como produtos de degradação de fibrina e fibrinogênio

- **Diagnóstico diferencial**
  - Coagulação intravascular disseminada
  - Púrpura trombocitopênica trombótica (PTT)
  - Síndrome do anticorpo antifosfolipídeo catastrófica
  - Pré-eclâmpsia/eclâmpsia
  - Outras anemias hemolíticas microangiopáticas

- **Tratamento**
  - Em crianças, a doença costuma ser mais autolimitada e manejada com cuidados de suporte
  - Em adultos, suspender os fármacos potencialmente causadores
  - Plasmaférese em casos refratários

- **Dica**

Tão parecida com a PTT que pode ser impossível separá-las; esse é um problema acadêmico, pois o tratamento é praticamente igual para ambas.

Referência

Fakhouri F, Frémeaux-Bacchi V. Does hemolytic uremic syndrome differ from thrombotic thrombocytopenic purpura? Nat Clin Pract Nephrol 2007;3:679. [PMID: 18033227]

Síndromes mielodisplásicas

■ Princípios básicos do diagnóstico

- Distúrbio hematopoiético clonal caracterizado por hematopoiese inefetiva que causa disematopoiese com presença variável de blastos e citopenias no sangue periférico
- Os subtipos incluem: anemia refratária (AR), anemia refratária com sideroblastos em anel (ARSA), anemia refratária com excesso de blastos (AREB) e leucemia mielomonocítica crônica (LMMC)
- Pode ocorrer evolução para leucemia aguda dentro de meses (AREB) a muitos anos (AR, ARSA)
- A displasia morfológica é frequentemente vista em células da linhagem mieloide (p. ex., anomalia de Pelger-Huët, neutrófilos hipogranulares-hipolobulados, plaquetas gigantes, macrocitose e acantocitose)
- A quimioterapia prévia (especialmente os agentes alquilantes, como a ciclofosfamida, e os inibidores da topoisomerase II, como o etoposide) é um fator predisponente

■ Diagnóstico diferencial

- Leucemia mieloide aguda
- Anemia aplástica
- Anemia de doença crônica
- Anemia sideroblástica induzida por álcool
- Outras causas de citopenias específicas
- Outras causas de anemias macrocíticas

■ Tratamento

- Tratamento de suporte com transfusões de hemácias ou plaquetas
- Eritropoietina (epoetina alfa), filgrastima (G-CSF) e lenalidomida podem beneficiar pacientes selecionados
- Baixas doses de agentes hipometilantes de DNA (azacitidina, decitabina) podem melhorar as contagens sanguíneas e retardar o início da LMA
- Transplante alogênico de medula óssea para pacientes apropriados

■ Dica

Em anemias extensivamente avaliadas em que não se encontra a causa, esta é a causa.

Referência

Garcia-Manero G. Progress in myelodysplastic syndromes. Clin Lymphoma Myeloma 2009;9(suppl 3):S286. [PMID: 19778854]

Talassemia *Maior*

- **Princípios básicos do diagnóstico**
  - Anemia grave desde a infância; história familiar positiva
  - Esplenomegalia maciça
  - Hemácias hipocrômicas e microcíticas com poiquilocitose grave, células em alvo, acantócitos e pontilhado basófilo no esfregaço de sangue
  - Índice de Mentzer (VCM/hemácias) inferior a 13
  - Nível de hemoglobina F muito aumentado

- **Diagnóstico diferencial**
  - Outras hemoglobinopatias
  - Anemias hemolíticas congênitas não esferocíticas

- **Tratamento**
  - Transfusões regulares de hemácias
  - Suplementação oral de ácido fólico
  - Esplenectomia para hemólise secundária a hiperesplenismo
  - Deferoxamina para evitar sobrecarga de ferro
  - Transplante alogênico de medula óssea para casos selecionados

- **Dica**

Quando mais de 100 transfusões de hemácias tiverem sido realizadas, ocorre uma síndrome de sobrecarga de ferro indistinguível da hemocromatose; a quelação é fundamental para evitá-la.

Referência

Delea TE, Edelsberg J, Sofrygin O, Thomas SK, Baladi JF, Phatak PD, Coates TD. Consequences and costs of noncompliance with iron chelation therapy in patients with transfusion-dependent thalassemia: a literature review. Transfusion 2007;47:1919. [PMID: 17880620]

Traço de alfa-talassemia

- **Princípios básicos do diagnóstico**
  - Comumente chama a atenção por hemogramas feitos por outras razões
  - Frequência aumentada em pessoas de origem africana, mediterrânea ou do sul da China
  - Microcitose desproporcional à anemia; células em alvo e acantócitos ocasionalmente no esfregaço, mas muito menos frequentes que na beta-talassemia; dosagens de ferro normais
  - Índice de Mentzer (volume corpuscular médio [VCM]/hemácias) inferior a 13
  - Resulta da deleção de dois genes entre as quatro cópias possíveis do gene da α-globina
  - Não há aumento de hemoglobina A_2 ou hemoglobina F
  - Diagnóstico de exclusão em paciente com anemia leve (o diagnóstico definitivo depende do mapeamento do gene da hemoglobina)

- **Diagnóstico diferencial**
  - Anemia ferropriva
  - Outras hemoglobinopatias
  - Anemia sideroblástica
  - Beta-talassemia minor

- **Tratamento**
  - Suplementação oral de ácido fólico
  - Abstinência de ferro medicinal ou agentes oxidativos
  - Transfusão de hemácias durante a gestação ou estresse (doença intercorrente) se a hemoglobina cair abaixo de 9 g/dL

- **Dica**

Microcitose sem anemia, hipercromia ou células em alvo representa, com poucas exceções, essa condição clínica.

Referência

Sirichotiyakul S, Wanapirak C, Srisupundit K, Luewan S, Tongsong T. A comparison of the accuracy of the corpuscular fragility and mean corpuscular volume tests for the alpha-thalassemia 1 and beta-thalassemia traits. Int J Gynaecol Obstet 2009;107:26. [PMID: 19591999]

Trombocitopenia induzida por heparina (TIH)

- **Princípios básicos do diagnóstico**
  . Trombocitopenia moderada que se desenvolve entre 4 e 14 dias após a instituição da heparina (tipo 2); pode ocorrer antes em caso de exposição prévia à heparina
  . Tromboses venosas e arteriais; raramente com necrose cutânea
  . Resultado positivo para ensaio de liberação de serotonina, agregação plaquetária induzida pela heparina ou Elisa para anticorpos anti-heparina/fator 4 plaquetário
  . Recuperação rápida da contagem plaquetária após a suspensão da heparina

- **Diagnóstico diferencial**
  . CIVD
  . Trombocitopenia induzida por fármacos
  . Sepse
  . Púrpura trombocitopênica idiopática

- **Tratamento**
  . Suspensão imediata de qualquer exposição à heparina (incluindo *flushes* de heparina IV)
  . Anticoagulação com inibidores diretos da trombina (lepirudina ou argatrobana) ou danaparoide

- **Dica**

Dado o crescente uso de heparina para profilaxia, essa condição clínica é extremamente comum – e passa despercebida.

Referência

Arepally GM, Ortel TL. Clinical practice. Heparin-induced thrombocytopenia. N Engl J Med 2006;355:809. [PMID: 16928996]

Trombocitose essencial

■ **Princípios básicos do diagnóstico**
- Elevação sustentada da contagem de plaquetas sem outra causa
- Queimação dolorosa nas palmas e solas (eritromelalgia) pronta e tipicamente aliviada com aspirina em baixa dose
- Tromboses arteriais > venosas
- Aproximadamente 60% dos casos têm a mutação JAK2V617F, resultando na ativação constitutiva das vias sinalizadoras celulares dependentes da tirosinoquinase e, por fim, crescimento de células hematopoiéticas independente de citocinas
- Proliferação principalmente da linhagem megacariocítica na medula óssea, sem aumento significativo na granulopoiese ou eritropoiese
- Pode progredir para mielofibrose pós-trombocitêmica (estágio "consumido") ou leucemia aguda tardiamente no curso da doença
- Pode ter elevações leves na contagem de leucócitos e no hematócrito; basofilia, eosinofilia, hipervitaminose B_{12}

■ **Diagnóstico diferencial**
- Outros distúrbios mieloproliferativos; se for positivo para a mutação JAK2, usar outra constelação de sinais e/ou sintomas para diferenciar policitemia *vera* de trombocitose essencial e mielofibrose primária
- Doença autoimune ou infecção crônica, doença maligna visceral (trombocitose reativa)
- Deficiência de ferro

■ **Tratamento**
- Terapia de redução de plaquetas para aqueles com risco alto de trombose (história prévia de trombose, idade superior a 60 anos, doença vascular arterial estabelecida)
- Hidroxiureia e anagrelide são os agentes mais comumente usados; interferon-alfa para pacientes mais jovens ou gestantes
- Aspirina em baixa dose para sintomas vasomotores

■ **Dica**

Contagens de plaquetas acima de 1 milhão na trombocitose reativa; a trombocitose essencial causa trombose e sangramento por anormalidades qualitativas, e não quantitativas.

Referência

Brière JB. Essential thrombocythemia. Orphanet J Rare Dis 2007;2:3. [PMID: 17210076]

6

Doenças Reumatológicas e Autoimunes

Amiloidose

- **Princípios básicos do diagnóstico**
    - Grupo de distúrbios caracterizado por depósito tecidual de peptídeos ordinariamente solúveis; pode ser sistêmica ou localizada
    - Quatro grupos, quando sistêmica: AL, AA, AB_2M e genética
    - A AL é derivada de cadeias leves de imunoglobulinas associadas com discrasias de plasmócitos; neuropatia periférica, síndrome nefrótica, cardiomiopatia, hipomotilidade intestinal, hepatoesplenomegalia, má absorção, síndrome do túnel do carpo, macroglossia, artropatia, hipotensão postural e lesões cutâneas
    - A AA é derivada do amiloide A sérico; vista em distúrbios inflamatórios crônicos mal controlados (p. ex., osteomielite não tratada, hanseníase, artrite reumatoide agressiva e espondiloartropatias soronegativas); síndrome nefrótica e envolvimento hepático são comuns
    - A AB_2M é derivada da B_2 microglobulina que não é filtrada em pacientes em hemodiálise crônica; a síndrome do túnel do carpo é comum
    - A amiloidose genética deriva de várias proteínas mutantes que se tornam insolúveis; há muitas síndromes
    - Proteína beta-amiloide encontrada nas placas de Alzheimer (doença localizada)
    - A birrefringência verde sob microscopia polarizada após coloração com vermelho Congo é vista em todos os tecidos infiltrados por amiloide; a biópsia é diagnóstica

- **Diagnóstico diferencial**
    - Hemocromatose
    - Endocardite bacteriana subaguda
    - Infecção bacteriana crônica (p. ex., tuberculose, hanseníase)
    - Sarcoidose
    - Macroglobulinemia de Waldenström
    - Neoplasia metastática
    - Outras causas de síndrome nefrótica

- **Tratamento**
    - Colchicina preventiva na febre familiar do Mediterrâneo para evitar depósitos de AA
    - Melfalan, prednisona, transplante de medula óssea (tratamento da AL associada a mieloma múltiplo)
    - Tratar a doença subjacente quando houver

- **Dica**

Quando se observar síndrome nefrótica e hepatoesplenomegalia em um adulto, deve-se obter um proteinograma sérico; a amiloidose associada com mieloma múltiplo pode ser a resposta.

Referência

Sideras K, Gertz MA. Amyloidosis. Adv Clin Chem 2009;47:1. [PMID: 19634775]

Arterite de Takayasu ("Doença sem pulsos")

■ Princípios básicos do diagnóstico
- Vasculite de grandes vasos que envolve o arco aórtico e seus ramos principais
- É vista mais comumente entre a terceira e a quinta décadas de vida com predominância em mulheres
- Mais comumente associada a ausência de pulsos periféricos; pode-se observar mialgias, artralgias, cefaleias, angina, claudicação, lesões tipo eritema nodoso, hipertensão, sopros, insuficiência cerebrovascular, insuficiência aórtica
- A angiografia revela estreitamento, estenose e aneurismas do arco aórtico e ramos principais
- Os sopros podem ser ouvidos sobre as artérias subclávias ou aorta em até 40% dos pacientes; além disso, pode haver diferença de mais de 10 mm Hg na pressão sistólica entre os dois braços
- Rico fluxo colateral visível no ombro, tórax e pescoço

■ Diagnóstico diferencial
- Arterite de células gigantes
- Aortite sifilítica
- Aterosclerose grave

■ Tratamento
- Corticosteroides
- Ciclofosfamida ou metotrexato são adicionados para doença grave
- *Bypass* cirúrgico ou reconstrução de vasos acometidos

■ Dica

Uma doença com três fases: sintomas sistêmicos inespecíficos, sinais precoces de insuficiência arterial e fibrose intensa das artérias envolvidas.

Referência

Ogino H, Matsuda H, Minatoya K, et al. Overview of late outcome of medical and surgical treatment for Takayasu arteritis. Circulation 2008;118:2738. [PMID: 19106398]

Essência da Medicina **149**

Artrite associada com doença inflamatória intestinal

- **Princípios básicos do diagnóstico**
    - Artrite periférica: oligoartrite assimétrica que tipicamente envolve os joelhos, tornozelos e, ocasionalmente, as extremidades superiores; em alguns pacientes com colite ulcerativa, a gravidade dos sintomas pode ser paralela à atividade da doença intestinal
    - Espondilite: clinicamente idêntica à espondilite anquilosante; também com sacroileíte bilateral; antígeno HLA-B27 presente na maioria dos pacientes com proporção homens:mulheres de 4:1
    - Os achados articulares podem preceder os sintomas intestinais, especialmente na doença de Crohn
    - As manifestações extra-articulares também podem ocorrer na doença de Crohn (eritema nodoso) e na colite ulcerativa (pioderma gangrenoso)

- **Diagnóstico diferencial**
    - Artrite reativa
    - Espondilite anquilosante
    - Artrite psoriática
    - Artrite reumatoide

- **Tratamento**
    - Tratar a inflamação intestinal subjacente
    - Aspirina, outros AINEs (p. ex., indometacina, 50 mg, 3 vezes ao dia)
    - Fisioterapia para a espondilite

- **Dica**

Quanto mais jovem for o paciente, menos queixas gastrintestinais; assim, artrite em adolescentes deve levar a uma pesquisa para DII apesar da ausência de sintomas.

Referência

De Vos M. Joint involvement in inflammatory bowel disease: managing inflammation outside the digestive system. Expert Rev Gastroenterol Hepatol 2010;4:81. [PMID: 20136591]

Artrite gonocócica

- **Princípios básicos do diagnóstico**
  - Dois cenários clínicos: (1) artrite séptica com envolvimento mono ou oligoarticular e sem alterações cutâneas; ou (2) um processo sistêmico com artrite oligoarticular, tenossinovite e lesões cutâneas características purpúricas ou pustulosas nas extremidades distais (comumente chamada de infecção gonocócica disseminada [IGD])
  - Variante de artrite séptica: contagem de leucócitos no líquido sinovial de 20.000 a 50.000/µL; a coloração de Gram e a cultura do líquido sinovial têm mais chance de serem positivos
  - Variante de apresentação sistêmica: contagens menores no líquido sinovial, coloração de Gram e cultura negativos no líquido articular, pois os sinais são secundários à inflamação por debris bacterianos e não por infecção direta
  - As culturas para *Neisseria gonorrhoeae* de lesões cutâneas, uretrais, cervicais ou faríngeas e retais em ágar chocolate ou Thayer-Martin têm mais chance de resultado positivo mesmo na ausência de sintomas
  - A infecção gonocócica disseminada recorrente é vista em deficiências congênitas de componentes do complemento

- **Diagnóstico diferencial**
  - Artrite bacteriana não gonocócica
  - Artrite reativa; doença de Lyme; hepatite viral
  - Sarcoidose; endocardite infecciosa
  - Meningococcemia com artrite
  - Espondiloartropatias soronegativas

- **Tratamento**
  - Obter exame de VDRL e HIV
  - Uso intravenoso de ceftriaxona ou ceftizoxima por 7 dias seguido por uso oral de cefixima ou ciprofloxacino
  - Realizar lavagem das articulações com quadro séptico monoarticular
  - Evitar os AINEs no início do tratamento da IGD. Se a artrite melhorar dentro de 72 horas do início dos antibióticos, o diagnóstico é IGD; se você tratar com AINEs e antibióticos, não saberá se o paciente que melhora tem artrite reativa ou IGD

- **Dica**

  Uma artrite infecciosa que causa muito pouco dano articular pode ser, na verdade, um fenômeno autoimune.

Referência

García-De La Torre I, Nava-Zavala A. Gonococcal and nongonococcal arthritis. Rheum Dis Clin North Am 2009;35:63. [PMID: 19480997]

Artrite psoriática

- **Princípios básicos do diagnóstico**
    - É classicamente uma artrite destrutiva das articulações interfalângicas distais; muitos pacientes também têm artrite periférica envolvendo ombros, cotovelos, punhos, joelhos e tornozelos, geralmente de maneira assimétrica
    - Sacroileíte (unilateral) em pacientes positivos para HLA-B27
    - Ocorre em 15 a 20% dos pacientes com psoríase; um pequeno número deles experimenta artrite inflamatória na ausência de alterações cutâneas características
    - A artrite psoriática está associada a depressões puntiformes nas unhas, onicólise, dedos em salsicha e artrite mutilante (artrite deformante grave)
    - O fator reumatoide é negativo; o ácido úrico sérico pode estar elevado
    - As radiografias podem revelar destruição irregular dos espaços articulares e ossos, deformidade tipo "lápis na taça" em falanges, sacroileíte ou processo gravemente desfigurante nos punhos e dedos

- **Diagnóstico diferencial**
    - Artrite reumatoide
    - Espondilite anquilosante
    - Artrite associada com DII
    - Artrite reativa
    - Espondiloartropatia juvenil

- **Tratamento**
    - AINEs (p. ex., ibuprofeno, 800 mg, 3 vezes ao dia)
    - A sulfassalazina é considerada efetiva em pacientes com poliartrite simétrica
    - Injeção intra-articular de corticosteroides; esterilizar cuidadosamente a pele, pois as lesões de psoríase são colonizadas por estafilococos e estreptococos
    - Evitar corticosteroides sistêmicos, pois podem desencadear crises de psoríase pustular ao terem a dose diminuída
    - O metotrexato é útil; instituí-lo precocemente
    - Os agentes anti-TNF são muito efetivos
    - O tratamento da psoríase é útil em muitos casos, mas não na sacroileíte

- **Dica**

Em uma artrite inflamatória soronegativa, procurar sinais de psoríase na prega interglútea, umbigo e ao longo da margem do couro cabeludo; a artrite pode dominar o quadro clínico.

Referência

Anandarajah AP, Ritchlin CT; Medscape. The diagnosis and treatment of early psoriatic arthritis. Nat Rev Rheumatol 2009;5:634. [PMID: 19806150]

Artrite reativa

■ Princípios básicos do diagnóstico

- Predominantemente diagnosticada em homens jovens, mas também ocorre em mulheres (lesões indolores na mucosa vaginal costumam passar despercebidas)
- Tríade de uretrite, conjuntivite (ou uveíte) e artrite que ocorre de maneira sincrônica em 10% dos casos (síndrome de Reiter); a conjuntivite pode ser leve e evanescente
- Ocorre após infecções disentéricas invasivas (por *Shigella*, *Salmonella*, *Yersinia*, *Campylobacter*) ou infecções sexualmente transmitidas (por *Chlamydia*)
- Artrite assimétrica e oligoarticular que tipicamente envolve joelhos e tornozelos; pesquisar tendinite e fascite plantar
- Associação com febre, lesões mucocutâneas, estomatite, neurite óptica, balanite circinada, prostatite, ceratodermia blenorrágica (quase indistinguível de lesões por psoríase), pericardite e regurgitação aórtica
- HLA-B27 positivo em muitos casos

■ Diagnóstico diferencial

- Artrite gonocócica
- Artrite reumatoide
- Espondilite anquilosante
- Artrite psoriática
- Artrite associada com DII
- Espondiloartropatia juvenil

■ Tratamento

- AINEs (p. ex., indometacina, 50 mg, 3 vezes ao dia); não costumam ser efetivos
- Tetraciclina para infecção por *Chlamydia trachomatis* associada; obter exame de VDRL e HIV
- Metotrexato quando os AINEs não são suficientes para controlar a inflamação
- A sulfassalazina pode ajudar alguns pacientes
- Corticosteroides intra-articulares para artrite; corticosteroides oftálmicos para uveíte

■ Dica

Em caso de "artrite gonocócica" que não melhora prontamente com antibióticos, esse é seu diagnóstico provável.

Referência

Carter JD, Hudson AP. Reactive arthritis: clinical aspects and medical management. Rheum Dis Clin North Am 2009;35:21. [PMID: 19480995]

Artrite reumatoide

- **Princípios básicos do diagnóstico**
  - Acomete mulheres em idade fértil de maneira desproporcional
  - Poliartrite inflamatória simétrica e destrutiva das articulações periféricas que costuma envolver punhos e mãos; é comum o desvio ulnar
  - Os sintomas de rigidez pioram com o desuso (p. ex., rigidez matinal)
  - O fator reumatoide está presente em até 85% dos casos; 20% dos pacientes soropositivos têm nódulos subcutâneos; a presença de anticorpos contra o peptídeo citrulinado cíclico (anti-CCP) tem especificidade de 80% para artrite reumatoide
  - Manifestações extra-articulares, mais comumente entre pacientes muito soropositivos e com nódulos, incluindo vasculite sistêmica, derrame pleural exsudativo (com pouca glicose), esclerite, sintomas *sicca*
  - Os achados radiográficos incluem osteopenia justa-articular e, algumas vezes, generalizada, estreitamento dos espaços articulares e erosões ósseas, particularmente das MCFs e estiloide ulnar

- **Diagnóstico diferencial**
  - LES; polimialgia reumática
  - Doença articular degenerativa
  - Gota ou pseudogota poliarticular
  - Doença do soro; osteoartrite inflamatória
  - Infecção por parvovírus B19; hepatite B aguda

- **Tratamento**
  - Doses farmacológicas de aspirina e outros AINEs
  - Fármacos antirreumáticos modificadores da doença, incluindo metotrexato, sulfassalazina, hidroxicloroquina, azatioprina e leflunomida (isoladamente ou em combinação) em pacientes com atividade moderada da doença
  - Terapia anti-TNF (infliximabe ou etanercepte, após avaliar o risco de tuberculose e outras infecções) está indicada precocemente na doença se houver artrite erosiva ou inflamação grave
  - Cirurgia para articulações gravemente acometidas

- **Dica**

Uma crise aguda em uma única articulação em paciente com artrite reumatoide estabelecida é uma artrite séptica até prova em contrário.

Referência

Goronzy JJ, Weyand CM. Developments in the scientific understanding of rheumatoid arthritis. Arthritis Res Ther 2009;11:249. [PMID: 19835638]

Artrite séptica (Artrite bacteriana aguda não gonocócica)

■ Princípios básicos do diagnóstico

- Dor aguda, edema, eritema, calor e limitação da mobilidade articular
- É tipicamente monoarticular; joelho, quadril, punho, ombro ou tornozelo são mais comumente envolvidos
- A infecção geralmente ocorre por disseminação hematogênica para a membrana sinovial
- Dano articular prévio (p. ex., doença articular degenerativa, artrite erosiva) e abuso de drogas intravenosas são fatores predisponentes
- Microrganismos mais comuns: *Staphylococcus aureus*, estreptococos do grupo A, *Escherichia coli* e *Pseudomonas aeruginosa*; *Haemophilus influenzae* em crianças com menos de 5 anos; *Staphylococcus epidermidis* após artroscopia ou cirurgia articular
- Contagem de leucócitos no líquido sinovial superior a 25.000/µL; a cultura do líquido sinovial é positiva em 50 a 75% dos casos, hemocultura positiva em 50% dos casos; os resultados da contagem celular e da cultura são afetados pelo uso de antibióticos antes da apresentação

■ Diagnóstico diferencial

- Artrite gonocócica
- Sinovite microcristalina
- Artrite reumatoide
- Doença de Still
- Endocardite infecciosa (pode estar associada)

■ Tratamento

- Antibióticos intravenosos devem ser administrados de maneira empírica; ajustar a seleção do antibiótico aos resultados das culturas para completar 4 a 6 semanas de tratamento
- Quando houver disponibilidade de cirurgia ortopédica, cada articulação séptica necessita de irrigação e drenagem no bloco cirúrgico; se o suporte ortopédico não estiver disponível, a articulação necessitará de várias drenagens por aspiração com agulha
- Repouso, imobilização e elevação
- Remoção de próteses articulares ou de outros implantes para evitar o desenvolvimento de osteomielite

■ Dica

Uma causa crescente de discordância entre ortopedistas e reumatologistas com respeito a artrocenteses seriadas versus *drenagem cirúrgica; em caso de artrite séptica de quadril, no entanto, todos concordam com a drenagem cirúrgica.*

Referência

García-Lechuz J, Bouza E. Treatment recommendations and strategies for the management of bone and joint infections. Expert Opin Pharmacother 2009;10:35. [PMID: 19236181]

Condrocalcinose e pseudogota (Doença do depósito de pirofosfato de cálcio di-hidratado)

- **Princípios básicos do diagnóstico**
  - Causa subaguda, recorrente e subestimada de artrite crônica, geralmente envolvendo grandes articulações (especialmente joelhos, ombros e punhos) e quase sempre acompanhada por condrocalcinose das articulações acometidas
  - Pode ser hereditária, idiopática ou associada com distúrbios metabólicos, incluindo hemocromatose, hipoparatireoidismo, osteoartrite, ocronose, diabetes melito, hipotireoidismo, doença de Wilson e gota
  - A identificação de cristais romboides de pirofosfato de cálcio (forte birrefringência positiva) no líquido articular é diagnóstica; porém são muito mais difíceis de serem encontrados na lâmina do que os cristais de urato
  - As radiografias podem revelar condrocalcinose ou sinais de artropatia degenerativa nos seguintes locais: joelho (menisco medial), porção fibrocartilaginosa da sínfise púbica, articulação glenoumeral e disco articular do punho com cálcio no ligamento triangular

- **Diagnóstico diferencial**
  - Gota
  - Doença por fosfato de cálcio (artropatia por hidroxiapatita)
  - Doença do depósito de oxalato de cálcio
  - Doença articular degenerativa
  - Artrite reumatoide

- **Tratamento**
  - Tratar a doença subjacente quando houver
  - Aspirina e outros AINEs (p. ex., indometacina, 50 mg, 3 vezes ao dia)
  - Injeção intra-articular de corticosteroides (p. ex., triancinolona, 10-40 mg)
  - Colchicina, 0,6 mg, 2 vezes ao dia, é ocasionalmente útil para profilaxia

- **Dica**

A pseudogota é a síndrome clínica, e a condrocalcinose é o achado radiológico; a última não diagnostica a primeira.

Referência

Announ N, Guerne PA. Treating difficult crystal pyrophosphate dihydrate deposition disease. Curr Rheumatol Rep 2008;10:228. [PMID: 18638432]

Crioglobulinemia

- **Princípios básicos do diagnóstico**
  - Refere-se a qualquer globulina precipitável em temperatura abaixo da corporal
  - Qualquer elevação de globulinas pode estar associada
  - Gamopatias monoclonais, hipergamaglobulinemia reativa, complexos imunes crioprecipitáveis estão associados com sintomas acrais relacionados ao frio por causa dos títulos mais altos de crioproteínas
  - A crioglobulinemia mista essencial ocorre em pacientes com sorologia positiva para hepatite C
  - Os sinais e sintomas dependem do tipo; os mais comuns são púrpura palpável, artralgias, neuropatias e nefrite
  - Diminuição da velocidade de sedimentação globular

- **Diagnóstico diferencial**
  - Mieloma múltiplo, macroglobulinemia de Waldenström
  - Qualquer vasculite de pequenos vasos
  - Doenças inflamatórias crônicas, como endocardite, sarcoidose, artrite reumatoide, síndrome de Sjögren

- **Tratamento**
  - Totalmente dependente da causa

- **Dica**

Em um paciente cujo sangue "coagula" no frasco de hemograma, isso pode ser causado por um pico M crioprecipitável; fazer um proteinograma sérico em 37 graus em tais pacientes.

Referência

Chan AO, Lau JS, Chan CH, Shek CC. Cryoglobulinaemia: clinical and laboratory perspectives. Hong Kong Med J 2008;14:55. [PMID: 18239245]

Distrofia simpático-reflexa
(Síndrome da dor regional complexa)

- Princípios básicos do diagnóstico
  - Dor e hipersensibilidade graves, mais comumente da mão ou do pé, associadas com instabilidade vasomotora, atrofia cutânea, edema e hiperidrose; mão ou pé atróficos e não funcionais são vistos mais tarde na doença
  - Costuma ocorrer após trauma direto na mão, pé ou joelho; AVC; lesão de nervo periférico ou cirurgia artroscópica do joelho
  - A variante ombro-mão com restrição de movimentos do ombro ipsilateral é comum após lesões de pescoço ou ombro ou após IM
  - Disparidade característica entre o grau da lesão (geralmente modesto) e o grau da dor (debilitante)
  - A cintilografia óssea de três fases revela aumento de captação nas fases iniciais da doença; as radiografias mostram osteopenia grave (atrofia de Sudeck) mais tarde no curso da doença

- Diagnóstico diferencial
  - Artrite reumatoide
  - Polimiosite
  - Esclerodermia
  - Gota, pseudogota
  - Acromegalia
  - Mieloma múltiplo
  - Osteoporose por outras causas

- Tratamento
  - Tratamento de suporte
  - A fisioterapia é fundamental para preservar a função do membro; exercícios ativos e passivos combinados com benzodiazepínicos
  - Bloqueio simpático lombar ou de gânglio estrelado
  - Curso breve de corticosteroides administrado no início da doença

- Dica

Previamente chamada de síndrome ombro-mão, o diagnóstico é sugerido por osteopenia extrema em pessoa jovem com esse problema.

Referência

Hsu ES. Practical management of complex regional pain syndrome. Am J Ther 2009;16:147. [PMID: 19300041]

Doença articular degenerativa (Osteoartrite)

■ Princípios básicos do diagnóstico

- Degeneração progressiva da cartilagem articular e hipertrofia do osso na margem articular
- Acomete quase todas as articulações, especialmente as que sustentam peso e as usadas com maior frequência; quadris, joelhos e primeira carpometacárpica (polegar da mão dominante) mais comumente
- A doença articular degenerativa primária mais comumente acomete as articulações interfalângicas distais (nódulos de Heberden), dos quadris e primeiras carpometacárpicas
- Rigidez matinal leve; a dor piora com o uso
- As radiografias revelam estreitamento dos espaços articulares, osteófitos, esclerose subcondral e formação de cistos

■ Diagnóstico diferencial

- Artrite reumatoide
- Espondiloartropatias soronegativas
- Artrites induzidas por cristais
- Hiperparatireoidismo
- Mieloma múltiplo
- Hemocromatose

■ Tratamento

- Redução de peso; exercícios para fortalecer a musculatura periarticular
- AINEs ou acetaminofeno
- Glucosamina e sulfato de condroitina são possivelmente efetivos para alguns indivíduos
- O creme de capsaicina tópico em grandes articulações acometidas pode ajudar em alguns casos
- Injeção intra-articular de corticosteroides (p. ex., triancinolona, 10 a 40 mg) em pacientes selecionados (até 3 vezes ao ano)
- Cirurgia para articulações gravemente acometidas, especialmente em quadril e joelho; o momento é ditado pela presença de dor incapacitante

■ Dica

A rigidez matinal dura mais de uma hora na artrite reumatoide e 15 minutos ou menos na doença articular degenerativa.

Referência

Crosby J. Osteoarthritis: managing without surgery. J Fam Pract 2009;58:354. [PMID: 19607772]

Doença de Still do adulto

■ Princípios básicos do diagnóstico
- Ocorre em adultos mais jovens, com alguns pacientes acima de 50 anos
- Febre superior a 39°C, pico diário com retorno à temperatura normal, pode anteceder em meses a artrite soronegativa; casos ocasionais inteiramente não articulares; dor de garganta é comum
- Articulações interfalângicas proximais e metacarpofalângicas, punhos, joelhos, quadris e ombros são as mais comumente envolvidas
- Erupção cutânea maculopapular não pruriginosa evanescente e de cor salmão envolvendo o tronco e as extremidades durante os picos febris; pode ser provocada por irritação mecânica (fenômeno de Koebner)
- Achados adicionais incluem hepatoesplenomegalia, hepatite, linfadenopatia, pleuropericardite, leucocitose, trombocitose, anemia e elevações na velocidade de sedimentação globular, proteína C reativa e ferritina

■ Diagnóstico diferencial
- Leucemia ou linfoma
- Síndromes virais como HIV agudo, parvovírus B19, hepatites B e C
- Infecção bacteriana crônica (p. ex., doença de Lyme, endocardite com cultura negativa)
- Doenças granulomatosas (p. ex., sarcoidose, doença de Crohn)
- Artrite reumatoide aguda precoce
- Vasculite sistêmica, LES

■ Tratamento
- A aspirina geralmente corta drasticamente a febre
- AINEs (p. ex., ibuprofeno, 800 mg, 3 vezes ao dia)
- Corticosteroides, hidroxicloroquina, metotrexato, azatioprina e outros agentes imunossupressivos são usados como agentes de segunda linha

■ Dica

Uma das três doenças em toda a medicina com picos febris bicotidianos; calazar (leishmaniose visceral) e endocardite gonocócica são as outras.

Referência

Fautrel B. Adult-onset Still disease. Best Pract Res Clin Rheumatol 2008;22:773. [PMID: 19028363]

Esclerose sistêmica (Esclerodermia)

- **Princípios básicos do diagnóstico**
  - Esclerose sistêmica difusa (20%): espessamento cutâneo proximal; doença pulmonar intersticial; maior risco de crise renal hipertensiva
  - Doença limitada (80%) ou síndrome CREST (calcinose cutânea, fenômeno de Raynaud, hipomotilidade esofágica, esclerodactilia e telangiectasias): endurecimento cutâneo nas extremidades distais e nos pés; menor risco de doença renal; com maior frequência, desenvolvem hipertensão pulmonar e cirrose biliar
  - Em ambas as formas, o fenômeno de Raynaud aparece no momento do diagnóstico em 85% das vezes; se for grave, pode levar à ulceração acral
  - FAN anormal em 60% dos casos; anticorpo anticentrômero positivo em 1% dos pacientes com esclerodermia difusa e em 50% daqueles com a forma limitada; antitopoisomerase I (Scl-70) em um terço dos pacientes com esclerose sistêmica difusa e em 20% daqueles com a forma limitada, sendo um fator de mau prognóstico

- **Diagnóstico diferencial**
  - Fascite eosinofílica
  - Doença do enxerto *versus* hospedeiro
  - Amiloidose; doença de Raynaud

- **Tratamento**
  - Concentrar-se no alívio de sintomas, pois não há modificadores de doença efetivos
  - Bloqueadores da enzima conversora da angiotensina para tratar crise hipertensiva quando for vista em paciente com esclerose sistêmica difusa
  - Os corticosteroides não são úteis e podem mesmo precipitar crises renais; a penicilamina também não é útil
  - A ciclofosfamida pode beneficiar aqueles com doença pulmonar intersticial
  - Roupas contra o frio, cessação do tabagismo e bloqueadores dos canais de cálcio de liberação prolongada para fenômeno de Raynaud; a iloprosta intravenosa pode ser útil para úlceras digitais
  - Antagonistas do receptor H_2 ou omeprazol para refluxo esofágico, que pode ter alta morbidade

- **Dica**

A má absorção na esclerose sistêmica deve-se a supercrescimento bacteriano e não a fibrose intestinal; isso é causado pela hipomotilidade.

Referência

Hachulla E, Launay D. Diagnosis and classification of systemic sclerosis. Clin Rev Allergy Immunol 2010 Feb 10 [epub ahead of print]. [PMID: 20143182]

Espondilite anquilosante

- **Princípios básicos do diagnóstico**
  - Início gradual de dor nas costas em adultos com menos de 40 anos, ausência de história de trauma, com limitação progressiva da movimentação das costas e da expansão torácica
  - Diminuição da flexão anterior da coluna lombar, perda da lordose lombar, inflamação nas inserções dos tendões
  - Artrite periférica e uveíte anterior em muitos casos
  - Insuficiência aórtica com defeitos de condução cardíaca em alguns casos
  - Síndrome da cauda equina e fibrose pulmonar apical são complicações tardias
  - O antígeno de histocompatibilidade HLA-B27 está presente em mais de 90% dos pacientes; fator reumatoide ausente
  - Evidência radiográfica de esclerose bilateral da articulação sacroilíaca; desmineralização de corpos vertebrais com formato quadrado e calcificação de ligamentos espinais anteriores e laterais (coluna em bambu)

- **Diagnóstico diferencial**
  - Artrite reumatoide
  - Osteoporose
  - Artrite reativa
  - Artrite associada com DII
  - Artrite psoriática
  - Hiperostose idiopática difusa do esqueleto
  - Síndrome sinovite-acne-pustulose-hiperostose-osteíte

- **Tratamento**
  - Fisioterapia para manter a postura e a mobilidade
  - AINEs (p. ex., indometacina, 50 mg, 3 vezes ao dia) costumam ter efeito discreto
  - A sulfassalazina é considerada efetiva em alguns pacientes para artrite periférica
  - Corticosteroides intra-articulares para sinovite; corticosteroides oftálmicos para uveíte
  - Instituir metotrexato naqueles com artrite persistente; se os sintomas progredirem ou forem incapacitantes, iniciar agentes antifator de necrose tumoral (TNF)
  - Cirurgia para articulações gravemente acometidas

- **Dica**

Já se acreditou que a tuberculose era mais comum nessa doença; na verdade, uma fibrose pulmonar biapical idiopática é a resposta.

Referência

Goh L, Samanta A. A systematic MEDLINE analysis of therapeutic approaches in ankylosing spondylitis. Rheumatol Int 2009;29:1123. [PMID: 19562344]

Fascite eosinofílica

■ Princípios básicos do diagnóstico
- Ocorre predominantemente em homens
- Dor, edema, rigidez e dolorimento das mãos, antebraços, pés ou pernas, evoluindo para endurecimento semelhante à madeira e retração do tecido subcutâneo dentro de dias a semanas
- Associada com eosinofilia periférica, poliartralgia, artrite, síndrome do túnel do carpo; não há fenômeno de Raynaud
- A biópsia da fáscia profunda confirma o diagnóstico
- Associação com anemia aplástica e trombocitopenia

■ Diagnóstico diferencial
- Esclerose sistêmica
- Síndrome eosinofilia-mialgia
- Hipotireoidismo
- Triquinose
- Doença mista do tecido conjuntivo

■ Tratamento
- AINEs
- Curso breve de corticosteroides
- Antimaláricos

■ Dica

A única doença não infecciosa na medicina que é confinada à fáscia.

Referência

Boin F, Hummers LK. Scleroderma-like fibrosing disorders. Rheum Dis Clin North Am 2008;34:199; ix. [PMID: 18329541]

Fibrosite (Fibromialgia)

- **Princípios básicos do diagnóstico**
  - Mais frequente em mulheres de 20 a 50 anos
  - Dor e rigidez crônicas de tronco e extremidades, especialmente ao redor do pescoço, ombros, região lombar e quadris
  - A dor é provocada pela palpação leve (pressão suficiente para branquear seu leito ungueal) em 11 de 18 pontos dolorosos bilateralmente: região occipital, cervical baixa, trapézio, supraspinal, segunda costela na junção costocondral, epicôndilo lateral, região glútea, trocanter maior e coxim gorduroso medial do joelho
  - Associada com fadiga, cefaleias, parestesias subjetivas, sintomas de intestino irritável; geralmente ocorre após um evento físico ou emocional traumático
  - Descrição quase universal de sono não restaurador
  - Ausência de sinais objetivos de inflamação; exames laboratoriais normais, incluindo a velocidade de sedimentação globular
  - É um diagnóstico de exclusão após a avaliação dos diagnósticos diferenciais citados adiante

- **Diagnóstico diferencial**
  - Causas metabólicas – hipotireoidismo, hipocalcemia, deficiência de vitamina D
  - Neoplasias – linfoma ou síndrome paraneoplásica
  - Causas reumáticas – artrite reumatoide, LES, polimialgia reumática
  - Depressão, abuso físico
  - Doença por HIV
  - Síndrome da fadiga crônica

- **Tratamento**
  - Tranquilizar o paciente de que foi descartada a presença de câncer ou infecção crônica; apesar da dor, essa é uma doença não letal
  - Os pacientes que melhoram são aqueles que identificam alguma atividade física de que gostam e podem fazê-la sem esforço
  - Aspirina e outros AINEs
  - Os tricíclicos oferecem alívio temporário relacionado ao efeito contra a insônia; ciclobenzaprina, clorpromazina
  - A injeção nos pontos dolorosos com corticosteroides funciona bem em alguns casos

- **Dica**

Considerar o diagnóstico em pacientes com "reflexo do susto": eles se assustam toda vez que você toca neles durante o exame; porém tenha certeza de que a velocidade de sedimentação globular é normal antes de firmar o diagnóstico.

Referência

Clauw DJ. Fibromyalgia: an overview. Am J Med 2009;122(suppl):S3. [PMID: 19962494]

Gota

- **Princípios básicos do diagnóstico**
  - É especialmente comum entre nativos de ilhas do Pacífico
  - Doença com espectro amplo que inclui crises recorrentes de artrite, tofos, nefropatia intersticial e nefrolitíase de ácido úrico
  - O primeiro ataque costuma ser noturno e monoarticular, envolvendo 90% das vezes o pé, o tornozelo ou o joelho, com a dor "piorando com o peso do lençol"; pode virar poliarticular com crises recorrentes
  - Acomete, em ordem decrescente de frequência: primeira articulação metatarsofalângica (podagra), porção média do pé, tornozelo, joelho, punho, cotovelo; os quadris e ombros são tipicamente poupados
  - A hiperuricemia pode ser primária (causada por produção excessiva [10%] ou diminuição da excreção [90%] de ácido úrico) ou secundária ao uso de diuréticos, ciclosporina, doenças mieloproliferativas, mieloma múltiplo, doença renal crônica
  - Após longos períodos de gota não tratada, há desenvolvimento de tofos (depósitos de urato monossódico com reação de corpo estranho associada) em tecidos subcutâneos, cartilagens, orelhas e outros tecidos
  - A identificação de cristais de urato de sódio tipo agulha e negativamente birrefringentes no líquido articular ou tofo confirma o diagnóstico

- **Diagnóstico diferencial**
  - Celulite; artrite séptica
  - Pseudogota
  - Artrite reumatoide
  - Intoxicação crônica por chumbo (gota saturnina)

- **Tratamento**
  - Tratar a artrite aguda primeiramente e, depois, a hiperuricemia
  - Para crises agudas: resposta terapêutica dramática com AINEs (p. ex., indometacina, 50 mg, 3 vezes ao dia), corticosteroides sistêmicos ou intra-articulares; nunca usar colchicina na gota aguda*
  - Para profilaxia crônica em pacientes com crises agudas frequentes, depósitos tofáceos ou dano renal: alopurinol e probenecida (agente uricosúrico) com colchicina oral concomitante
  - Evitar diuréticos tiazídicos e de alça

- **Dica**

Ao operar um "abscesso" epidural nas costas, se a lesão parecer calcária, assegurar-se de solicitar coloração para cristais de ácido úrico; podem ocorrer tofos na coluna.

Referência

Conway N, Schwartz S. Diagnosis and management of acute gout. Med Health RI 2009;92:356. [PMID: 19999893]

---

*N. de R.T. Embora a versão original deste manual em inglês afirme que gota aguda não deve ser tratada com colchicina, há extensas literatura e experiência com o uso seguro e bem-sucedido desse fármaco nas crises gotosas. De fato, o FDA aprovou o uso de colchicina na fase aguda da gota em 2009, tendo recomendado o seguinte esquema de dosagem baixa: 1,2 mg na primeira dose, seguido por 0,6 mg em 1 hora (dose total do primeiro dia: 1,8 mg). Fonte: Colcrys FDA approval letter – www.accessdata.fda.gov/scripts/cder/drugsatfda.

Granulomatose de Wegener

- **Princípios básicos do diagnóstico**
  - Vasculite associada a glomerulonefrite e granulomas necrotizantes dos tratos respiratórios superior e inferior
  - Discreta predominância em homens com pico de incidência na quarta e quinta décadas de vida
  - Em 90% dos casos, apresenta sintomas do trato respiratório superior ou inferior, incluindo perfuração do septo nasal, sinusite crônica, otite média, mastoidite, tosse, dispneia e hemoptise
  - Proptose, esclerite, artrite, púrpura ou neuropatia (mononeurite múltipla) também podem estar presentes
  - ANCA citoplásmico (C-ANCA) em 90% dos casos se correlaciona com anticorpos antiproteinase 3
  - A biópsia no cenário clínico correto confirma o diagnóstico: seio paranasal, inespecífica; pulmão, vasculite necrotizante granulomatosa; rim, glomerulonefrite focal
  - A eosinofilia não é característica da doença
  - A radiografia de tórax pode revelar grandes densidades nodulares; o exame de urina pode mostrar hematúria e cilindros hemáticos; a TC dos seios paranasais pode revelar erosão óssea

- **Diagnóstico diferencial**
  - Poliarterite nodosa
  - Vasculite de Churg-Strauss
  - Síndrome de Goodpasture
  - Arterite de Takayasu
  - Poliarterite microscópica
  - Granulomatose linfomatoide
  - Distúrbios linfoproliferativos (especialmente linfoma de células T angiocêntrico)
  - Uso pesado de cocaína intranasal

- **Tratamento**
  - Corticosteroides
  - Primariamente, ciclofosfamida ou metotrexato orais; a terapia crônica com ciclofosfamida predispõe a câncer de bexiga e, assim, é importante uma ingesta significativa de líquidos durante a terapia para irrigar a bexiga
  - Sulfametoxazol-trimetoprim é efetivo na doença leve; é administrado a todos os pacientes que não são alérgicos a sulfas

- **Dica**

Em apenas 10% das biópsias renais é vista uma vasculite granulomatosa; no restante, a glomerulonefrite observada não é específica para doença de Wegener.

Referência

Seo P. Wegener's granulomatosis: managing more than inflammation. Curr Opin Rheumatol 2008;20:10. [PMID: 18281851]

Lúpus eritematoso sistêmico (LES)

- **Princípios básicos do diagnóstico**
  - Distúrbio autoimune inflamatório sistêmico com períodos de exacerbação e remissão, principalmente em mulheres jovens
  - Quatro ou mais dos 11 critérios a seguir devem estar presentes: erupção malar e discoide; fotossensibilidade; úlceras orais; artrite; serosite; doença renal e neurológica; distúrbios hematológicos imunes (p. ex., anemia hemolítica Coombs-negativa e trombocitopenia); fator antinuclear positivo ou outras imunopatias (p. ex., anticorpo contra DNA nativo de dupla hélice ou antígeno SM, teste de reagina plasmática rápida falso-negativo)
  - Também associado a febre, miosite, alopecia, miocardite, vasculite, linfadenopatia, conjuntivite, anticorpos antifosfolipídeos com hipercoagulabilidade e abortamentos recorrentes
  - O envolvimento renal inclui glomerulonefrite crescêntica, mesangial e, menos comumente, membranosa
  - A síndrome pode ser induzida por fármacos (p. ex., procainamida, hidralazina) ou primariamente serosa e cutânea, sem envolvimento renal ou neurológico

- **Diagnóstico diferencial**
  - Artrite reumatoide
  - Vasculite
  - Síndrome de Sjögren
  - Esclerose sistêmica
  - Endocardite
  - Linfoma
  - Glomerulonefrite por outras causas

- **Tratamento**
  - A doença leve (i.e., artralgias com achados dermatológicos) costuma responder a hidroxicloroquina e AINEs
  - Doença de atividade moderada (i.e., refratária aos antimaláricos): corticosteroides e azatioprina, metotrexato ou micofenolato de mofetila
  - Corticosteroides e ciclofosfamida para cerebrite e nefrite lúpica
  - Evitar a exposição ao sol

- **Dica**

Um *"anticoagulante" lúpico está, na verdade, associado com hipercoagulabilidade; ele é um anticorpo contra fosfolipídeos que produz prolongamento* in vitro *do tempo de tromboplastia parcial ativada (TTPa) em muitos casos.*

Referência

Francis L, Perl A. Pharmacotherapy of systemic lupus erythematosus. Expert Opin Pharmacother 2009;10:1481. [PMID: 19505215]

Osteomielite infecciosa

- **Princípios básicos do diagnóstico**
  - A infecção geralmente ocorre por disseminação hematogênica para o osso; as metáfises dos ossos longos e as vértebras são mais frequentemente envolvidos
  - Dor e sensibilidade subaguda inespecífica no osso acometido ou nas costas, com pouca ou nenhuma febre em adultos; apresentação mais aguda em crianças
  - Os microrganismos incluem *Staphylococcus aureus*, estafilococos coagulase-negativos, estreptococos do grupo A, bacilos Gram-negativos, anaeróbios e infecções polimicrobianas, tuberculose, brucelose, histoplasmose, coccidioidomicose e blastomicose
  - As hemoculturas podem ser negativas, a biópsia óssea confirma o diagnóstico
  - As radiografias costumam ser negativas no início da doença, mas pode-se detectar periostite com 2 a 3 semanas de evolução, seguida por desmineralização periarticular e erosão óssea
  - A cintilografia óssea tem sensibilidade de 90% e pode ser positiva dentro de 2 dias após o início dos sintomas, embora não ofereça informação quanto ao patógeno

- **Diagnóstico diferencial**
  - Artrite bacteriana aguda
  - Febre reumática
  - Celulite
  - Mieloma múltiplo
  - Sarcoma de Ewing
  - Neoplasia metastática

- **Tratamento**
  - Antibióticos intravenosos após a obtenção de culturas apropriadas
  - O ciprofloxacino oral, 750 mg, 2 vezes ao dia, por 6 a 8 semanas, pode ser efetiva na osteomielite limitada
  - Em pacientes mais velhos, tratar com antibióticos de amplo espectro, como para bacteriemia por Gram-negativos como consequência de infecção urinária, biliar, intestinal ou do trato respiratório inferior
  - Desbridamento se a resposta aos antibióticos for ruim

- **Dica**

Na osteomielite crônica: uma vez osteomielite, sempre osteomielite.

Referência

Sia IG, Berbari EF. Infection and musculoskeletal conditions: osteomyelitis. Best Pract Res Clin Rheumatol 2006;20:1065. [PMID: 17127197]

Poliangiite microscópica (PAM)

- **Princípios básicos do diagnóstico**
  - Vasculite necrotizante que acomete arteríolas, capilares e vênulas
  - Apresenta-se com glomerulonefrite rapidamente progressiva (GNRP), geralmente com púrpura palpável, hemorragia alveolar difusa em alguns casos
  - Em 80% dos casos está associada a ANCA, mais comumente a padrão perinuclear (P-ANCA) com anticorpos antimieloperoxidase; como todas as vasculites associadas com ANCA, acomete igualmente homens e mulheres, com predileção por brancos mais que por negros
  - O diagnóstico costuma ser feito na biópsia renal, demonstrando GNRP pauci-imune

- **Diagnóstico diferencial**
  - Poliarterite nodosa
  - Granulomatose de Wegener
  - Vasculite de Churg-Strauss
  - Síndrome de Goodpasture
  - Vasculite por crioglobulinas

- **Tratamento**
  - Instituir esteroides intravenosos agudamente com agentes citotóxicos como a ciclofosfamida
  - A terapia de manutenção pode incluir esteroides, com ciclofosfamida ou azatioprina

- **Dica**

O ANCA tem grande valor diagnóstico, mas, para firmar o diagnóstico, é necessário realizar biópsia.

Referência

Jayne D. Challenges in the management of microscopic polyangiitis: past, present and future. Curr Opin Rheumatol 2008;20:3. [PMID: 18281850]

Poliarterite nodosa

- **Princípios básicos do diagnóstico**
  - Doença sistêmica que causa inflamação e necrose de artérias de médio calibre
  - A distribuição das artérias acometidas determina as manifestações clínicas, que incluem febre, hipertensão, dor abdominal, artralgias, mialgias, exsudatos algodonosos e microaneurismas no fundo de olho, pericardite, miocardite, púrpura palpável, mononeurite múltipla, livedo reticular, isquemia intestinal e insuficiência renal sem glomerulonefrite
  - Aumento da velocidade de sedimentação globular na maioria dos casos; evidência sorológica de hepatite B recente em 30 a 50% dos casos
  - P-ANCA positivo em menos de 10% dos casos
  - Diagnóstico confirmado por biópsia profunda de músculo ou angiografia visceral seletiva

- **Diagnóstico diferencial**
  - Granulomatose de Wegener
  - Vasculite de Churg-Strauss
  - Vasculite de hipersensibilidade
  - Endocardite subaguda
  - Crioglobulinemia mista essencial
  - PAM
  - Doença por ateroembolismo de colesterol
  - Síndrome paraneoplásica

- **Tratamento**
  - Corticosteroides com ciclofosfamida para vasculite sistêmica; a azatioprina é usada como imunossupressor de manutenção

- **Dica**

Em caso de colecistite clínica em paciente com doença sistêmica, considerar esse diagnóstico; a artéria cística é muito comumente envolvida e causa colecistite acalculosa.

Referência

Pettigrew HD, Teuber SS, Gershwin ME. Polyarteritis nodosa. Compr Ther 2007;33:144. [PMID: 18004029]

Polimialgia reumática e arterite de células gigantes

- **Princípios básicos do diagnóstico**
  - Pacientes geralmente acima de 50 anos
  - A polimialgia reumática se caracteriza por dor e rigidez (geralmente rigidez matinal), e não por fraqueza, dos ombros e cintura pélvica com duração de 1 mês ou mais sem evidências de infecção ou doença maligna
  - Associação com febre, pouco ou nenhum edema articular, velocidade de sedimentação globular superior a 40 mm/h e resposta significativa à prednisona 15 mg/dia
  - A arterite de células gigantes (temporal) frequentemente coexiste com a polimialgia reumática; cefaleia, claudicação da mandíbula, sensibilidade dolorosa na artéria temporal
  - Alterações visuais monoculares representam emergências médicas; a cegueira é permanente
  - Confirmação diagnóstica por biópsia de 5 cm de artéria temporal, que permanece confiável por 1 a 2 semanas após o início dos esteroides

- **Diagnóstico diferencial**
  - Mieloma múltiplo
  - Infecção crônica (p. ex., endocardite, abscesso visceral)
  - Neoplasia
  - Artrite reumatoide
  - Depressão
  - Mixedema
  - Placa carotídea com amaurose fugaz embólica
  - Arterite de Takayasu na carótida

- **Tratamento**
  - Prednisona, 10 a 20 mg/dia, para polimialgia reumática
  - Prednisona, 60 mg/dia, imediatamente na suspeita de arterite temporal; tratar por pelo menos 4 meses, dependendo da resposta dos sintomas – e não da velocidade de sedimentação globular
  - Metotrexato ou azatioprina poupa os esteroides em doses altas em alguns pacientes com efeitos colaterais

- **Dica**

A maioria dos pacientes com arterite de células gigantes primeiramente tem polimialgia reumática; quando esta última é diagnosticada, o paciente deve ser orientado a manter 60 mg de prednisona com ele para tomar imediatamente em caso de sintomas visuais.

Referência

Salvarani C, Cantini F, Hunder GG. Polymyalgia rheumatica and giant-cell arteritis. Lancet 2008;372:234. [PMID: 18640460]

Polimiosite-dermatomiosite

- **Princípios básicos do diagnóstico**
  - Fraqueza muscular proximal bilateral em ambas as doenças
  - A dermatomiosite se caracteriza por fraqueza verdadeira e alterações cutâneas: edema periorbital e erupção de coloração púrpura (heliotrópio) nas pálpebras superiores em muitos casos; pápulas violáceas e escamosas sobre as articulações interfalângicas das mãos (pápulas de Gottron)
  - Elevação sérica de aldolase e CPK (faixa de 500 a 5.000)
  - A biópsia muscular e o padrão característico na eletromiografia (EMG) confirmam o diagnóstico; a RM de músculos acometidos substitui a EMG
  - Quando associadas a artrite reumatoide, LES ou esclerodermia, chama-se de síndrome de sobreposição
  - A dermatomiosite está associada com incidência aumentada de doença maligna; ela pode aparecer antes ou depois da detecção de um câncer

- **Diagnóstico diferencial**
  - Miopatias endócrinas (p. ex., hipertireoidismo, Cushing)
  - Polimialgia reumática, miosite por parasitas
  - *Miastenia gravis*; síndrome de Eaton-Lambert
  - Distrofia muscular; rabdomiólise
  - Miopatias induzidas por fármacos (p. ex., corticosteroides, álcool, colchicina, estatinas, zidovudina, hidroxicloroquina)
  - Doença do depósito de glicogênio do adulto; miopatia mitocondrial

- **Tratamento**
  - Corticosteroides são a base da terapia inicial
  - Metotrexato ou azatioprina poupam os esteroides; iniciá-los precocemente no tratamento
  - Imunoglobulina intravenosa para alguns casos de dermatomiosite; considerar quando a fraqueza comprometer a via aérea
  - A pesquisa de doença maligna deve abranger o rastreamento de câncer apropriado para a idade e o acompanhamento de anormalidades detectadas no exame físico ou na avaliação laboratorial básica

- **Dica**

A erupção cutânea heliotrópica é chamada assim devido a sua semelhança com a cor da orquídea de mesmo nome.

Referência

Wiendl H. Idiopathic inflammatory myopathies: current and future therapeutic options. Neurotherapeutics 2008;5:548. [PMID: 19019306]

Síndrome de Behçet

- **Princípios básicos do diagnóstico**
  - Geralmente ocorre em adultos jovens de países mediterrâneos ou do Japão; a incidência diminui se os descendentes do paciente emigram para outros lugares
  - Mais comum: ulcerações aftosas orais dolorosas e recorrentes (99%) e úlceras genitais (80%), lesões oculares na metade dos casos (uveíte, hipópio, irite, ceratite, neurite óptica) e lesões cutâneas (eritema nodoso, tromboflebite superficial, hipersensibilidade cutânea, foliculite)
  - Menos comum: erosões gastrintestinais, epididimite, glomerulonefrite, aneurismas de artéria pulmonar, paralisias de nervos cranianos, meningite asséptica e lesões neurológicas focais
  - Teste de patergia – uma pápula ou pústula se forma 24 a 48 horas após um trauma simples como uma picada de agulha
  - O diagnóstico é clínico
  - O antígeno de histocompatibilidade HLA-B5 costuma estar presente

- **Diagnóstico diferencial**
  - Espondiloartropatias com HLA-B27
  - DII
  - Vasculite de pequenos vasos (p. ex., associada a anticorpos anticitoplasma de neutrófilos [ANCA])
  - Úlceras aftosas orais
  - Infecção por herpes simples
  - Eritema multiforme
  - LES
  - Infecção por HIV
  - Endocardite infecciosa

- **Tratamento**
  - Midriáticos locais em todos os pacientes com achados oculares para prevenir a formação de sinéquias; é fundamental um acompanhamento cuidadoso por um oftalmologista experiente
  - Corticosteroides
  - Colchicina (para eritema nodoso e artralgia)
  - Clorambucil e azatioprina são comumente usados; a ciclosporina é ocasionalmente bem-sucedida naqueles com doença ocular

- **Dica**

AVC em uma mulher jovem de origem japonesa é Behçet até prova em contrário.

Referência

Mendes D, Correia M, Barbedo M, Vaio T, Mota M, Gonçalves O, Valente J. Behçet's disease—a contemporary review. J Autoimmun 2009;32:178. [PMID: 19324519]

Síndrome de Sjögren

- **Princípios básicos do diagnóstico**
    - Destruição das glândulas exócrinas causando ressecamento de mucosas e conjuntivas secundariamente a infiltrado inflamatório
    - Boca seca (xerostomia) e olho seco (ceratoconjuntivite *sicca*), diminuição da produção de lágrimas, aumento de parótidas, cáries dentais graves, perda de paladar e olfato
    - Ocasionalmente associada a glomerulonefrite, acidose tubular renal tipo IV, cirrose biliar, pancreatite, transtorno neuropsiquiátrico, mielite transversa, polineuropatia, pneumonite intersticial, tireoidite e defeitos da condução cardíaca
    - Mais de 50% dos casos têm anticorpos citoplásmicos anti-Ro (SS-A) e anti-La (SS-B)
    - Diminuição do lacrimejamento medida pelo teste com papel-filtro de Schirmer; a biópsia de glândulas salivares menores no lábio inferior confirma o diagnóstico
    - Uma forma secundária também pode ser observada em pacientes com artrite reumatoide, LES, esclerose sistêmica, polimiosite ou poliarterite

- **Diagnóstico diferencial**
    - Sarcoidose
    - Sialolitíase
    - Tuberculose
    - Linfoma
    - Macroglobulinemia de Waldenström
    - Medicações anticolinérgicas
    - Irritação crônica por tabagismo

- **Tratamento**
    - Alívio sintomático do ressecamento com lágrimas artificiais, gomas de mascar e sialagogos
    - Medicações colinérgicas, como a pilocarpina
    - Cuidado dentário meticuloso e abstinência de doces contendo açúcar
    - Corticosteroides ou azatioprina; ciclofosfamida para neuropatia periférica, pneumonite intersticial, glomerulonefrite e vasculite

- **Dica**

Boca seca é uma síndrome clínica muito comum em cuidados primários, e a maioria dos casos não é de síndrome de Sjögren; se você administrar pilocarpina para esse problema, é preciso ter certeza de que a glândula salivar de tamanho aumentado não é uma linfadenopatia.

Referência

Nikolov NP, Illei GG. Pathogenesis of Sjögren's syndrome. Curr Opin Rheumatol 2009;21:465. [PMID: 19568172]

Síndrome do túnel do carpo

■ Princípios básicos do diagnóstico

- É a neuropatia compressiva mais comum, sendo causada por compressão do nervo mediano (que inerva os músculos flexores do punho e dos dedos)
- Comumente acomete mulheres de meia idade e aqueles com história de uso repetitivo das mãos
- A dor classicamente piora à noite (dormir com as mãos curvadas no corpo) e é exacerbada pelos movimentos das mãos
- Sintomas iniciais de parestesias ou dor no polegar, indicador, dedo médio e porção lateral do anelar; progressão para atrofia da eminência tenar
- A irradiação da dor para o antebraço, ombro, pescoço, tórax ou outros dedos da mão não é incomum
- Sinal de Tinel positivo
- Geralmente idiopática; quando inicia bilateralmente, considerar causas secundárias, incluindo artrite reumatoide, amiloidose, sarcoidose, hipotireoidismo, diabetes, gestação, acromegalia, gota
- O diagnóstico é primariamente clínico; a detecção de déficits pelo teste eletrodiagnóstico (avaliando a velocidade de condução do nervo) é muito útil para guiar o encaminhamento para a liberação cirúrgica do nervo

■ Diagnóstico diferencial

- Radiculopatia cervical em C6 ou C7
- Síndrome do desfiladeiro torácico causando neuropatia do plexo braquial
- Mononeurite múltipla
- Siringomielia
- Esclerose múltipla
- *Angina pectoris*, especialmente do lado esquerdo

■ Tratamento

- Inicialmente medidas conservadoras, incluindo o repouso das mãos, imobilização dos punhos à noite e medicações anti-inflamatórias
- Ocasionalmente, injeção de corticosteroides no túnel do carpo
- Descompressão cirúrgica nos poucos casos com anormalidades na condução nervosa; é melhor se realizada antes da atrofia tenar

■ Dica

O túnel do carpo acomete três dedos e meio da porção radial, e a isquemia miocárdica envolve um dedo e meio da porção ulnar; lembrar disso ao avaliar uma dor no braço – e torcer para que seja o braço direito.

Referência

Dahlin LB, Salö M, Thomsen N, Stültz N. Carpal tunnel syndrome and treatment of recurrent symptoms. Scand J Plast Reconstr Surg Hand Surg 2010;44:4. [PMID: 20136467]

Tromboangiite obliterante (Doença de Buerger)

- **Princípios básicos do diagnóstico**
  - Doença inflamatória que envolve artérias e veias de pequeno e médio calibre da porção distal das extremidades superiores e inferiores
  - Primeiramente descrita em homens jovens tabagistas pesados, mas é observada igualmente em homens e mulheres de qualquer idade
  - Associada a tromboflebite segmentar superficial migratória de veias superficiais, ausência de pulsos periféricos, claudicação, formigamentos, parestesias, fenômeno de Raynaud, ulceração e gangrena das pontas dos dedos dos pés e das mãos
  - A angiografia revela múltiplos segmentos ocluídos em artérias de pequeno e médio calibre dos braços e das pernas

- **Diagnóstico diferencial**
  - Aterosclerose
  - Doença de Raynaud
  - Livedo reticular por outra causa
  - Síndrome de anticorpos antifosfolipídeo
  - Doença ateroembólica por colesterol
  - Esclerose sistêmica limitada

- **Tratamento**
  - A cessação do tabagismo é essencial
  - Roupas contra o frio e nifedipina para fenômeno de Raynaud
  - A simpatectomia cirúrgica pode ser útil
  - A amputação é necessária em alguns casos, embora a cirurgia costume levar a mais cirurgias, pois as feridas têm cicatrização ruim devido à perfusão diminuída

- **Dica**

Tem sido observado um notável declínio nessa condição clínica nos últimos anos, provavelmente como resultado de esforços para a cessação do tabagismo.

Referência

Paraskevas KI, Liapis CD, Briana DD, Mikhailidis DP. Thromboangiitis obliterans (Buerger's disease): searching for a therapeutic strategy. Angiology 2007;58:75. [PMID: 17351161]

Vasculite de Churg-Strauss (Granulomatose alérgica e angiite)

- **Princípios básicos do diagnóstico**
  - Vasculite granulomatosa de vasos de pequeno e médio calibre
  - A presença de quatro dos seguintes sintomas tem uma sensibilidade de 85% e uma especificidade de 100% para o diagnóstico: asma de início recente; rinite alérgica; infiltrados pulmonares transitórios; púrpura palpável ou eosinófilos extravasculares; mononeurite múltipla; eosinofilia no sangue periférico

- **Diagnóstico diferencial**
  - Granulomatose de Wegener
  - Pneumonia eosinofílica
  - Poliarterite nodosa (geralmente sobreposta)
  - Vasculite de hipersensibilidade

- **Tratamento**
  - Avaliação reumatológica para aconselhamento sobre o manejo de medicações tóxicas
  - Corticosteroides
  - Ciclofosfamida

- **Dica**

Em caso de início recente de doença reativa das vias aéreas em um adulto com eosinofilia periférica e mononeurite múltipla... pense em Churg-Strauss.

Referência

Zwerina J, Axmann R, Jatzwauk M, Sahinbegovic E, Polzer K, Schett G. Pathogenesis of Churg-Strauss syndrome: recent insights. Autoimmunity 2009;42:376. [PMID: 19811306]

Vasculite de hipersensibilidade

- Princípios básicos do diagnóstico
  - Vasculite necrotizante de vasos de pequeno calibre
  - Púrpura palpável em extremidades inferiores é o achado predominante; glomerulonefrite; polineuropatia periférica
  - Ocorre mais frequentemente em resposta a um antígeno novo: várias medicações, neoplasias, doença do soro, infecções virais ou bacterianas ou deficiência congênita de complemento
  - Ocasionalmente associada a febre, artralgias, dor abdominal com ou sem sangramento gastrintestinal, infiltrados pulmonares, envolvimento renal com hematúria
  - A biópsia cutânea revela vasculite leucocitoclástica

- Diagnóstico diferencial
  - Poliarterite nodosa
  - Púrpura de Henoch-Schönlein
  - Crioglobulinemia mista essencial
  - Vasculite associada com ANCA (p. ex., Wegener, poliangiite microscópica)
  - Meninfococcemia
  - Gonococcemia

- Tratamento
  - Tratar a doença subjacente quando houver
  - Suspender o fármaco causador
  - Corticosteroides em casos graves

- Dica

A púrpura palpável, nessa doença, é dependente da gravidade; assim, ela é mais proeminente nas pernas de pacientes que caminham, mas é vista nas costas de pacientes restritos ao leito.

Referência

Chen KR, Carlson JA. Clinical approach to cutaneous vasculitis. Am J Clin Dermatol 2008;9:71. [PMID: 18284262]

7
Distúrbios Endócrinos

Acromegalia

■ Princípios básicos do diagnóstico
- Crescimento excessivo das mãos (aumento no tamanho das luvas), pés (aumento no tamanho dos sapatos), mandíbula (protrusão), face e língua; características faciais grosseiras; voz grave
- Cefaleia, defeitos de campo visual, amenorreia, diminuição de libido, sudorese excessiva
- Hiperglicemia, hipogonadismo hipogonadotrófico
- Elevação sérica do fator de crescimento tipo insulina 1 (IGF-1)
- Os níveis do hormônio do crescimento não são suprimidos por uma carga de glicose oral
- Aumento da sela túrcica e ossos do crânio espessados; a RM demonstra um tumor pituitário na maioria dos casos

■ Diagnóstico diferencial
- Estirão de crescimento fisiológico
- Características faciais grosseiras familiares
- Mixedema

■ Tratamento
- A ressecção transesfenoidal do adenoma é bem-sucedida em muitos pacientes, e a terapia clínica é necessária para aqueles com doença residual
- A maioria dos pacientes responde ao tratamento com análogos da somatostatina (p. ex., octreotida ou lanreotida) ou com antagonistas do receptor do hormônio do crescimento (p. ex., pegvisomant)
- A irradiação pituitária pode ser necessária se os pacientes não forem curados pela terapia cirúrgica ou clínica
- Reposição hormonal para pan-hipopituitarismo residual

■ Dica

A única biópsia não invasiva na medicina que pode fazer o diagnóstico; a "biópsia da carteira" pode revelar fotos antigas do paciente em documentos.

Referência

Giustina A, Barkan A, Chanson P, et al; Pituitary Society; European Neuroendocrine Association. Guidelines for the treatment of growth hormone excess and growth hormone deficiency in adults. J Endocrinol Invest 2008;31:820. [PMID: 18997495]

Aldosteronismo primário

- **Princípios básicos do diagnóstico**
    - Hipertensão, poliúria, fadiga e fraqueza
    - Hipocalemia, alcalose metabólica
    - Níveis elevados de aldosterona no plasma e na urina com nível suprimido de atividade da renina plasmática
    - Pode estar associado a adenoma adrenocortical ou hiperplasia adrenocortical bilateral
    - Raramente devido a aldosteronismo tratável com glicocorticoides
    - Uma massa adrenal costuma ser demonstrada pela TC

- **Diagnóstico diferencial**
    - Hipertensão essencial
    - Paralisia periódica
    - Hiperplasia adrenal congênita (deficiência de 11 ou 17-hidroxilase)
    - Pseudo-hiperaldosteronismo: ingestão de alcaçuz, síndrome de Liddle
    - Uso crônico de diuréticos ou abuso de laxativos
    - Doença renovascular unilateral
    - Síndrome de Cushing

- **Tratamento**
    - Ressecção cirúrgica de adenoma unilateral secretor de aldosterona (síndrome de Conn)
    - Manejo clínico com terapia antagonista de mineralocorticoides (espironolactona ou eplerenona) para hiperaldosteronismo por hiperplasia adrenal bilateral
    - Dexametasona para aldosteronismo tratável com glicocorticoides
    - Terapia anti-hipertensiva conforme a necessidade

- **Dica**

Se o sódio estiver abaixo de 140 mEq/dL e o potássio em amostra de urina estiver abaixo de 40 mEq/dL, essa condição é muito improvável.

Referência

Patel SM, Lingam RK, Beaconsfield TI, Tran TL, Brown B. Role of radiology in the management of primary aldosteronism. Radiographics 2007;27:1145. [PMID: 17620472]

Bócio simples ou nodular

■ Princípios básicos do diagnóstico
- Nódulos tireoidianos únicos ou múltiplos encontrados na palpação da tireoide
- Grandes bócios multinodulares podem estar acompanhados por sintomas compressivos (disfagia, tosse, estridor)
- Medida da tiroxina livre (T_4L) e TSH; a cintilografia com captação de radioiodina é útil em casos selecionados para diferenciar entre nódulos quentes e frios

■ Diagnóstico diferencial
- Doença de Graves (bócio tóxico difuso)
- Tireoidite autoimune
- Carcinoma da tireoide

■ Tratamento
- Biópsia por agulha fina de nódulos solitários ou dominantes que preencham critérios de tamanho ou imagem; carcinomas ou lesões frias suspeitas necessitam de cirurgia
- O tratamento com levotiroxina pode suprimir o crescimento e causar regressão em nódulos benignos ou bócios multinodulares; está contraindicado se o TSH estiver baixo
- Cirurgia para sintomas compressivos graves

■ Dica

Quantidades farmacológicas de iodo podem causar hipertireoidismo em pacientes com bócio; perguntar sobre exames radiológicos recentes realizados por outras razões em um paciente recém-descoberto com hipertireoidismo.

Referência

Albino CC, Graf H, Sampaio AP, Vigário A, Paz-Filho GJ. Thiamazole as an adjuvant to radioiodine for volume reduction of multinodular goiter. Expert Opin Investig Drugs 2008;17:1781. [PMID: 19012495]

Cetoacidose diabética

- **Princípios básicos do diagnóstico**
  - Poliúria e polidipsia, fadiga marcada, náuseas e vômitos, dor abdominal
  - Hálito cetônico (frutado), respirações de Kussmaul; desidratação, hipotensão, se houver grande depleção de volume; coma
  - Hiperglicemia superior a 250 mg/dL, cetonemia, acidose metabólica com *anion gap* com pH sanguíneo inferior a 7,3 e bicarbonato sérico tipicamente inferior a 15 mEq/L; glicosúria e cetonúria; potássio corporal total depletado apesar de elevação no potássio sérico
  - Causada por deficiência de insulina ou aumento da necessidade de insulina em pacientes com diabetes tipo I (p. ex., em associação com isquemia miocárdica, cirurgia, infecção, gastrenterite, doença intra-abdominal ou falta de adesão ao tratamento)

- **Diagnóstico diferencial**
  - Cetoacidose alcoólica
  - Uremia
  - Acidose láctica
  - Sepse

- **Tratamento**
  - Reposição intravenosa de insulina regular com monitoramento laboratorial cuidadoso
  - Ressuscitação agressiva de volume com solução salina; a dextrose deve ser adicionada aos líquidos intravenosos quando a glicose cair para 250 a 300 mg/dL
  - Reposição de potássio, magnésio e fosfato
  - Identificar e tratar a causa precipitante

- **Dica**

Leve a sério o pH baixo e a hipercalemia, mas lembre-se de que a hiperosmolalidade é um sinal de prognóstico pior.

Referência

Solá E, Garzón S, García-Torres S, Cubells P, Morillas C, Hernández-Mijares A. Management of diabetic ketoacidosis in a teaching hospital. Acta Diabetol 2006;43:127. [PMID: 17211563]

Coma diabético hiperosmolar não cetótico

- **Princípios básicos do diagnóstico**
  - Início gradual de poliúria, polidipsia, desidratação e fraqueza; em casos graves, pode progredir para obnubilação e coma
  - Ocorre em pacientes com diabetes tipo 2, tipicamente em pacientes idosos com ingesta reduzida de líquidos ou com fatores precipitantes
  - Hiperglicemia grave (superior a 600 mg/dL), hiperosmolalidade (superior a 310 mOsm/kg); pH superior a 7,3, bicarbonato sérico superior a 15 mEq/L; cetose e acidose costumam estar ausentes

- **Diagnóstico diferencial**
  - Acidente cerebrovascular ou trauma de crânio
  - Diabetes insípido
  - Hipoglicemia
  - Hiperglicemia

- **Tratamento**
  - Ressuscitação agressiva de volume com soro fisiológico até o paciente estar euvolêmico e, então, com solução salina hipotônica
  - Inicialmente, insulina regular intravenosa seguida por insulina subcutânea
  - Monitoramento cuidadoso do sódio sérico, da osmolalidade e da glicose
  - Líquidos contendo glicose quando a glicemia estiver entre 250 e 300 mg/dL
  - Reposição de potássio e fosfato conforme a necessidade

- **Dica**

Como na cetoacidose diabética, a osmolalidade é o melhor preditor do desfecho; o prognóstico é pior do que aquele da cetoacidose, pois, naquela condição, os pacientes procuram cuidado médico precocemente em função da hiperventilação da acidose.

Referência

Scott A. Hyperosmolar hyperglycaemic syndrome. Diabet Med 2006;23(suppl):22. [PMID: 16805880]

Diabetes insípido

- **Princípios básicos do diagnóstico**
  - Poliúria com volumes de 2 a 20 L/dia, noctúria; polidipsia, sede intensa
  - Osmolalidade* sérica maior que osmolalidade urinária
  - Baixa gravidade específica da urina com perda inapropriada de líquidos na urina
  - Incapacidade de concentrar a urina com a restrição de líquidos, resultando em hipernatremia
  - O diabetes insípido central (deficiência de vasopressina) é causado por doença hipotalâmica ou pituitária
  - O diabetes insípido nefrogênico (resistente à vasopressina) pode ser familiar ou causado por lítio, doença renal crônica, hipocalemia, hipercalcemia, demeclociclina
  - O desafio com vasopressina estabelece uma causa central

- **Diagnóstico diferencial**
  - Polidipsia psicogênica
  - Diurese osmótica
  - Diabetes melito
  - Potomania de cerveja

- **Tratamento**
  - Assegurar uma ingesta adequada de água livre
  - Acetato de desmopressina intranasal ou oral para diabetes insípido central
  - Hidroclorotiazida ou indometacina para diabetes insípido nefrogênico

- **Dica**

A tetraciclina pode causar um diabetes insípido nefrogênico leve, que é permanente; perguntar sobre um uso remoto para acne na puberdade.

Referência

Behan LA, Phillips J, Thompson CJ, Agha A. Neuroendocrine disorders after traumatic brain injury. J Neurol Neurosurg Psychiatry 2008;79:753. [PMID: 18559460]

---

*N. de R.T. Osmolalidade = osmóis por kg de água; osmolaridade = osmóis por litro de solução.
Fonte: CURRENT Medical Diagnosis and Treatment 2011.

Diabetes melito tipo 1

- **Princípios básicos do diagnóstico**
  - Início nítido, sem história familiar
  - Poliúria, polidipsia, perda ponderal
  - Glicemia de jejum maior ou igual 126 mg/dL; glicemia aleatória maior ou igual 200 mg/dL com sintomas; glicosúria
  - Associado a cetose na ausência de tratamento; pode apresentar-se como emergência médica (cetoacidose diabética)
  - Os riscos a longo prazo incluem retinopatia, nefropatia, neuropatia e doença cardiovascular

- **Diagnóstico diferencial**
  - Glicosúria não diabética (p. ex., síndrome de Fanconi)
  - Diabetes insípido
  - Acromegalia
  - Doença ou síndrome de Cushing
  - Feocromocitoma
  - Medicações (p. ex., glicocorticoides, niacina)

- **Tratamento**
  - É necessário tratamento com insulina
  - A educação do paciente é fundamental, enfatizando o manejo da dieta, a terapia intensiva com insulina, o automonitoramento da glicose, o reconhecimento de hipoglicemia e os cuidados com pés e olhos

- **Dica**

A natureza autoimune dessa doença foi determinada há alguns anos por um estudo europeu que mostrou melhora com imunossupressores quando o diabetes tipo 1 aparecia de maneira abrupta.

Referência

Isermann B, Ritzel R, Zorn M, Schilling T, Nawroth PP. Autoantibodies in diabetes mellitus: current utility and perspectives. Exp Clin Endocrinol Diabetes 2007;115:483. [PMID: 17853330]

Diabetes melito tipo 2

- **Princípios básicos do diagnóstico**
    - A maioria dos pacientes é mais velha e tende a ser obesa
    - Início gradual de poliúria, polidipsia; geralmente assintomático
    - Vaginite por *Candida* em mulheres, infecção cutânea crônica, visão borrada
    - Glicemia de jejum maior ou igual 126 mg/dL; glicemia aleatória maior ou igual 200 mg/dL com sintomas; glicosúria; elevação da hemoglobina glicosilada (A_{1c}); raramente com cetose
    - Costuma haver história familiar; frequentemente associado a hipertensão, hiperlipidemia e aterosclerose
    - Pode apresentar-se como emergência médica (especialmente em idosos) na forma de coma hiperosmolar não cetótico
    - Os riscos a longo prazo incluem retinopatia, nefropatia, neuropatia e doença cardiovascular

- **Diagnóstico diferencial**
    - Glicosúria não diabética (p. ex., síndrome de Fanconi)
    - Diabetes insípido
    - Acromegalia
    - Doença ou síndrome de Cushing
    - Feocromocitoma
    - Medicações (p. ex., glicocorticoides, niacina)
    - Síndromes de resistência grave à insulina
    - Alteração do estado mental por outras causas

- **Tratamento**
    - A educação do paciente é importante, enfatizando o manejo dietético, exercícios, perda de peso, automonitoramento da glicose, reconhecimento de hipoglicemia e cuidados com pés e olhos
    - Casos leves podem ser controlados inicialmente com dieta, exercícios e perda de peso
    - Metformina ou outros agentes orais se a dieta não for efetiva; pode ser necessário o uso de insulina se a combinação de agentes orais falhar

- **Dica**

Quando não tratado, a perda ponderal nessa doença pode parecer desejável para alguns pacientes, mas ela pode resultar em coma hiperosmolar não cetótico.

Referência

Rodbard HW, Jellinger PS, Davidson JA, et al. Statement by an American Association of Clinical Endocrinologists/American College of Endocrinology consensus panel on type 2 diabetes mellitus: an algorithm for glycemic control. Endocr Pract 2009;15:540. [PMID: 19858063]

Doença de Paget (Osteíte deformante)

- **Princípios básicos do diagnóstico**
    - Geralmente assintomática ou associada a dor óssea, fraturas e deformidades ósseas (arqueamento, cifose)
    - Cálcio e fosfato séricos normais; fosfatase alcalina elevada; hidroxiprolina urinária elevada
    - Ossos densos e aumentados de tamanho nas radiografias resultantes de *turnover* ósseo acelerado e ruptura da arquitetura normal; lesões osteolíticas no crânio e nas extremidades; fraturas vertebrais; fissuras em ossos longos
    - Pode haver sequela neurológica por compressão nervosa devido a aumento de volume dos ossos (p. ex., surdez)

- **Diagnóstico diferencial**
    - Sarcoma osteogênico
    - Mieloma múltiplo
    - Displasia fibrosa
    - Carcinoma metastático
    - Osteíte fibrosa cística (hiperparatireoidismo)

- **Tratamento**
    - Nenhum tratamento para pacientes assintomáticos
    - Tratar a doença sintomática com inibidores da reabsorção osteoclástica (bifosfonados ou calcitonina)
    - Não está bem estabelecido o papel do tratamento profilático para evitar deformidades ósseas ou sequelas neurológicas

- **Dica**

Seria a doença de Paget a causa da surdez de Beethoven? Apenas o quadro clínico é sugestivo, pois não havia determinação de fosfatase alcalina disponível entre 1770 e 1828.

Referência

Ralston SH, Langston AL, Reid IR. Pathogenesis and management of Paget's disease of bone. Lancet 2008;372:155. [PMID: 18620951]

Feocromocitoma

- **Princípios básicos do diagnóstico**
  - Hipertensão paroxística ou sustentada; hipotensão postural
  - Episódios de palpitações, perspiração e cefaleia; ansiedade, náuseas, dor torácica ou abdominal, palidez
  - Hipermetabolismo com exames tireoidianos normais; pode haver hiperglicemia leve
  - O diagnóstico é feito pela detecção de níveis urinários elevados de catecolaminas, metanefrinas e ácido vanilmandélico; a elevação plasmática de metanefrinas livres é útil em subgrupos de pacientes de alto risco
  - A TC ou a RM podem confirmar e localizar o feocromocitoma; a cintilografia com metaiodobenzilguanidina (MIBG) pode ser útil para localizar os tumores

- **Diagnóstico diferencial**
  - Hipertensão essencial
  - Tireotoxicose
  - Ataques de pânico
  - Porfiria intermitente aguda

- **Tratamento**
  - Remoção cirúrgica do tumor ou tumores
  - Bloqueio alfa com fenoxibenzamina antes da cirurgia
  - O bloqueio de receptores β-adrenérgicos pode ser acrescentado após o efetivo bloqueio alfa, para ajudar a controlar a taquicardia
  - É mandatória a reposição adequada de volume antes da cirurgia
  - Bloqueio alfa a longo prazo para tratamento sintomático em pacientes com tumores inoperáveis; o feocromocitoma metastático pode ser tratado com quimioterapia ou I^{131}-MIBG

- **Dica**

Regra do dez: 10% bilateral, 10% maligno, 10% extra-adrenal, 10% familiar e 10% de normotensos.

Referência

Karagiannis A, Mikhailidis DP, Athyros VG, Harsoulis F. Pheochromocytoma: an update on genetics and management. Endocr Relat Cancer 2007;14:935. [PMID: 18045948]

Ginecomastia

- **Princípios básicos do diagnóstico**
    - Aumento de volume glandular da mama masculina
    - Costuma ser assimétrica ou unilateral, podendo ser dolorosa
    - É comum na puberdade e entre homens mais velhos
    - Em casos duvidosos, a ginecomastia pode ser confirmada por mamografia ou ultrassonografia
    - As várias causas incluem obesidade, doença hepática crônica, hipogonadismo, síndrome de Klinefelter, resistência a andrógenos, tumores adrenais, tumores testiculares e aqueles produtores de gonadotrofina coriônica humana (HCG), hipertireoidismo e fármacos (p. ex., estrógenos, fitoestrógenos, espironolactona, flutamida, cetoconazol, cimetidina, diazepam, digoxina, antidepressivos tricíclicos, isoniazida, álcool, maconha e heroína)

- **Diagnóstico diferencial**
    - Associações observadas anteriormente
    - Tumores benignos ou malignos da mama
    - Pseudoginecomastia por aumento de adiposidade

- **Tratamento**
    - Exame testicular cuidadoso; medida da função hepática e tireoidiana, bem como de HCG, hormônio luteinizante (LH), testosterona e estradiol para determinar distúrbio subjacente
    - Remover o fármaco causador ou tratar a condição clínica subjacente; tranquilizar se for idiopática
    - Considerar biópsia por agulha de áreas suspeitas em mamas com volume aumentado
    - Considerar a correção cirúrgica para casos graves

- **Dica**

Um porcento dos cânceres de mama ocorre em homens; embora as características biológicas sejam semelhantes em relação às das mulheres, costuma haver atraso no diagnóstico e um prognóstico pior em função disso.

Referência

Johnson RE, Murad MH. Gynecomastia: pathophysiology, evaluation, and management. Mayo Clin Proc 2009;84:1010. [PMID: 19880691]

Hipercortisolismo (Síndrome de Cushing)

- Princípios básicos do diagnóstico
  - Fraqueza, atrofia muscular, ganho de peso, obesidade central, psicose, hirsutismo, acne, irregularidade menstrual, hipogonadismo
  - Fácies de "lua cheia", giba de "búfalo", pele fina, hematomas por trauma mínimo, estrias violáceas, cicatrização ruim, hipertensão, osteoporose
  - Hiperglicemia, glicosúria, leucocitose; pode haver hipocalemia com a secreção ectópica de ACTH
  - Elevação de cortisol plasmático e cortisol livre urinário; falha em suprimir o cortisol plasmático com dexametasona exógena (teste *overnight* com dose baixa de dexametasona)
  - Um nível normal ou alto de ACTH indica doença de Cushing dependente de ACTH (adenoma pituitário ou síndrome de ACTH ectópico); um nível baixo de ACTH indica tumor adrenal; os exames de imagem devem ser solicitados conforme essa diferenciação
  - A TC de adrenais revelará tumor adrenal, se houver
  - Obter RM de pituitária para doença de Cushing dependente de ACTH, seguida de amostra de ACTH no seio petroso se a RM for negativa ou duvidosa

- Diagnóstico diferencial
  - Alcoolismo crônico
  - Depressão
  - Diabetes melito
  - Administração exógena de glicocorticoides
  - Obesidade grave

- Tratamento
  - Ressecção transesfenoidal de adenoma pituitário, se houver; radioterapia para doença residual
  - Ressecção de tumor adrenal, quando houver
  - Ressecção de tumor produtor de ACTH ectópico se for possível localizá-lo (p. ex., carcinoide, carcinoma de pulmão de pequenas células)
  - Cetoconazol ou metirapona para suprimir o cortisol em casos irressecáveis
  - Adrenalectomia bilateral para hiperplasia adrenal em casos refratários de síndrome de Cushing dependente de ACTH

- Dica

Uma doença de mulheres em sua iteração clássica; um cortisol elevado em homens constitui 10% da doença de Cushing clássica, uma doença rara para se começar.

Referência

Boscaro M, Arnaldi G. Approach to the patient with possible Cushing's syndrome. J Clin Endocrinol Metab 2009;94:3121. [PMID: 19734443]

Hiperparatireoidismo primário

■ **Princípios básicos do diagnóstico**

- Cálculos urinários, dor óssea, alteração do estado mental, constipação, poliúria; muitos pacientes são assintomáticos
- Níveis elevados de cálcio sérico e urinário; fosfato sérico normal-baixo a baixo; nível sérico de hormônio paratireóideo normal-alto ou elevado; fosfatase alcalina geralmente elevada
- Radiografias ósseas mostrando lesões ósseas císticas (tumores marrons) e reabsorção subperiosteal do osso cortical, especialmente em falanges (osteíte fibrosa cística); pode haver osteoporose e fraturas patológicas
- Pode haver história de cálculos urinários, nefrocalcinose, úlcera péptica recorrente ou pancreatite recorrente

■ **Diagnóstico diferencial**

- Hipercalcemia hipocalciúrica familiar
- Hipercalcemia por doença maligna
- Insuficiência renal
- Intoxicação por vitamina D ou síndrome leite-álcali
- Sarcoidose, distúrbios granulomatosos
- Mieloma múltiplo

■ **Tratamento**

- Paratireoidectomia para pacientes com nível de cálcio elevado (mais de 1,0 mg/dL acima da faixa normal), depuração de creatinina inferior a 60 mL/min, osteoporose pela densitometria ou presença de fraturas por fragilidade óssea ou idade inferior a 50 anos
- Para pacientes com doença leve e assintomática: manter ingesta adequada de líquidos e evitar a imobilização e os diuréticos tiazídicos; acompanhar a progressão da doença

■ **Dica**

A dificuldade em obter o acompanhamento a longo prazo em pacientes com essa doença sugere que ela seja geralmente – mas nem sempre – benigna.

Referência

Suliburk JW, Perrier ND. Primary hyperparathyroidism. Oncologist 2007;12:644. [PMID: 17602056]

Hiperprolactinemia

- Princípios básicos do diagnóstico
  - Mulheres: distúrbio menstrual (oligomenorreia, amenorreia), galactorreia, infertilidade
  - Homens: hipogonadismo; diminuição de libido e disfunção erétil; galactorreia; infertilidade
  - Pode ser causada por hipotireoidismo primário ou fármacos antagonistas da dopamina
  - Prolactina sérica superior a 100 ng/mL geralmente sugere um adenoma pituitário secretor de prolactina
  - Os adenomas pituitários costumam ser demonstrados pela RM

- Diagnóstico diferencial
  - Hipotireoidismo primário
  - Uso de fármacos estimulantes da prolactina (p. ex., certos antipsicóticos)
  - Gestação ou lactação
  - Doença hipotalâmica
  - Cirrose; insuficiência renal
  - Estimulação crônica dos mamilos; lesão de parede torácica

- Tratamento
  - Agonistas da dopamina (p. ex., bromocriptina ou cabergolina) costumam causar diminuição de adenomas pituitários e restaurar a fertilidade
  - Ressecção transesfenoidal para grandes tumores pituitários refratários aos agonistas da dopamina

- Dica

Em pacientes com suspeita de prolactinoma, perguntar sobre consultas com psiquiatras; a maioria dos agentes psicotrópicos causa hiperprolactinemia.

Referência

Prabhakar VK, Davis JR. Hyperprolactinaemia. Best Pract Res Clin Obstet Gynaecol 2008;22:341. [PMID: 17889620]

Hipertireoidismo

- **Princípios básicos do diagnóstico**
    - Sudorese, perda ponderal, intolerância ao calor, irritabilidade, fraqueza, aumento do número de evacuações, irregularidade menstrual
    - Taquicardia sinusal ou fibrilação atrial, tremor, pele quente e úmida, achados oculares (olhar arregalado, retração palpebral); bócio difuso, sopro tireoidiano e exoftalmia na doença de Graves
    - Elevação de T_4L e T_3L séricos; TSH baixo ou indetectável
    - A cintilografia com captação de radioiodina irá diferenciar entre doença de Graves, nódulo tóxico e tireoidite; pode também ser útil para identificar casos raros de tecido tireoidiano ectópico (teratoma ovariano)
    - Imunoglobulina estimulante da tireoide e autoanticorpos antitireoide costumam ser positivos na doença de Graves

- **Diagnóstico diferencial**
    - Ansiedade, neurose ou mania
    - Feocromocitoma
    - Administração exógena de hormônio tireoidiano
    - Doença catabólica
    - Alcoolismo crônico

- **Tratamento**
    - Tratamento de suporte para pacientes com tireoidite
    - Propranolol para alívio sintomático de sintomas mediados por catecolaminas
    - Fármacos antitireoidianos (metimazol ou propiltiouracil) para pacientes com doença de Graves; chance maior de remissão em casos leves e bócios pequenos, enquanto casos mais graves podem acabar necessitando de iodo radioativo
    - A ablação com iodo radioativo fornece terapia definitiva e está indicada para doença de Graves refratária e para pacientes com nódulos tóxicos; em pacientes mais velhos ou naqueles com hipertireoidismo grave, tratar primeiramente com fármacos antitireoidianos
    - Tireoidectomia subtotal para falhas da terapia clínica se o iodo radioativo estiver contraindicado (p. ex., gestação) ou para bócios nodulares muito grandes; deve ser alcançado um estado clínico eutireóideo antes da cirurgia

- **Dica**

Quando pensar em hipertireoidismo em pacientes com mais de 60 anos, costuma ser hipotireoidismo e, quando pensar em hipotireoidismo, costuma ser hipertireoidismo; a doença fica cada vez mais atípica com a idade.

Referência

Brent GA. Clinical practice. Graves' disease. N Engl J Med 2008;358:2594. [PMID: 18550875]

Hipoglicemia no adulto

- **Princípios básicos do diagnóstico**
    - Visão borrada, diplopia, cefaleia, fala arrastada, fraqueza, sudorese, palpitações, tremores, alteração de sensório; sinais neurológicos focais são comuns
    - Glicemia inferior a 40 mg/dL
    - As causas incluem alcoolismo, hipoglicemia pós-prandial (p. ex., após gastrectomia), insulinoma, medicações (insulina, sulfonilureias, pentamidina), insuficiência adrenal

- **Diagnóstico diferencial**
    - Doença do sistema nervoso central
    - Hipoxia
    - Psiconeurose
    - Feocromocitoma

- **Tratamento**
    - Glicose intravenosa (glicose oral para pacientes conscientes e capazes de deglutir)
    - Glucagon intramuscular se não houver acesso venoso disponível
    - Diagnóstico e tratamento da doença subjacente (p. ex., insulinoma) ou remoção do agente causador (p. ex., álcool, sulfonilureias)
    - Em pacientes com hipoglicemia pós-prandial (reativa), pode ser útil comer refeições pequenas e frequentes com proporção reduzida de carboidratos

- **Dica**

Glicemias tão baixas quanto 6 têm sido relatadas na hipoglicemia alcoólica; os sintomas são atípicos, pois a velocidade de queda da glicose é mais lenta do que aquela produzida pela insulina.

Referência

Murad MH, Coto-Yglesias F, Wang AT, et al. Clinical review: drug-induced hypoglycemia: a systematic review. J Clin Endocrinol Metab 2009;94:741. [PMID: 19088166]

Hipogonadismo masculino

■ Princípios básicos do diagnóstico

- Diminuição de libido e impotência
- Crescimento esparso dos pelos corporais masculinos
- Os testículos podem ter tamanho pequeno ou normal; a testosterona sérica costuma estar diminuída
- As gonadotrofinas séricas (LH e hormônio folículo-estimulante [FSH]) estão diminuídas no hipogonadismo hipogonadotrófico; elas estão elevadas na insuficiência testicular primária (hipogonadismo hipergonadotrófico)
- As causa de hipogonadismo hipogonadotrófico incluem doença crônica, má nutrição, fármacos, tumores pituitários, síndrome de Cushing, hiperprolactinemia, síndromes congênitas (p. ex., síndrome de Kallmann)
- As causas de hipogonadismo hipergonadotrófico incluem síndrome de Klinefelter, anorquia ou criptorquidia, trauma testicular, orquite, hemocromatose, disgenesia gonadal e defeitos na biossíntese de testosterona

■ Diagnóstico diferencial

- Condições clínicas descritas anteriormente
- Insensibilidade aos andrógenos
- Disfunção erétil neurogênica ou vascular
- Hipotireoidismo

■ Tratamento

- Avaliar e tratar o distúrbio subjacente
- Reposição de testosterona (intramuscular ou transdérmica)

■ Dica

Uma razão para verificar o primeiro nervo craniano; a anosmia é uma característica da síndrome de Kallmann.

Referência

Theodoraki A, Bouloux PM. Testosterone therapy in men. Menopause Int 2009;15:87. [PMID: 19465676]

Hipoparatireoidismo

- **Princípios básicos do diagnóstico**
  - Tetania, espasmos carpopedais, formigamento em lábios e mãos; alteração do nível de consciência
  - Sinal de Chvostek (contração muscular facial ao percutir o nervo facial) e fenômeno de Trousseau (espasmo carpal após aplicação de manguito no braço) positivos; pele seca e unhas frágeis; catarata
  - Cálcio sérico baixo; fosfato sérico alto; hormônio paratireóideo sérico baixo ou ausente
  - Segmento ST longo resultando em intervalo QT longo no ECG
  - História prévia de tireoidectomia ou cirurgia cervical em pacientes com hipoparatireoidismo

- **Diagnóstico diferencial**
  - Pseudo-hipoparatireoidismo
  - Síndromes de deficiência de vitamina D
  - Pancreatite aguda
  - Hipomagnesemia
  - Insuficiência renal crônica
  - Hipoalbuminemia

- **Tratamento**
  - Para tetania aguda, gluconato de cálcio intravenoso, seguido por uso oral de cálcio e derivados da vitamina D
  - Corrigir a hipomagnesemia concomitante
  - A terapia crônica inclui dieta rica em cálcio, além de suplementos de cálcio e vitamina D
  - Evitar fenotiazinas (intervalo QT prolongado) e furosemida (aumenta a calciúria)

- **Dica**

A radioterapia causa hipotireoidismo, mas quase nunca o hipoparatireoidismo; as paratireoides estão entre os tecidos corporais mais resistentes à radiação.

Referência

Shoback D. Clinical practice. Hypoparathyroidism. N Engl J Med 2008;359:391. [PMID: 18650515]

Hipotireoidismo e mixedema do adulto

- **Princípios básicos do diagnóstico**
    - Fadiga, intolerância ao frio, constipação, cãibras, ganho ponderal, depressão, alteração mental, irregularidade menstrual
    - Hipotermia, bradicardia, pele seca com coloração amarelada (carotenemia); edema não depressível, macroglossia, relaxamento retardado dos reflexos tendinosos profundos
    - Redução sérica do nível de tiroxina livre (T_4L); elevação do hormônio estimulante da tireoide (TSH) no hipotireoidismo primário; anemia, hipercolesterolemia
    - O coma mixedematoso pode estar associado com obnubilação, hipotermia profunda, hipoventilação, hipotensão, bradicardia extrema; derrames pleurais e pericárdicos
    - Associado a outras endocrinopatias imunes

- **Diagnóstico diferencial**
    - Síndrome da fadiga crônica
    - Insuficiência cardíaca congestiva
    - Amiloidose primária
    - Depressão
    - Hipotermia por exposição
    - Doença de Parkinson

- **Tratamento**
    - Reposição de levotiroxina, iniciando com dose baixa e aumentando gradualmente até um estado de eutireoidismo
    - Tratar o coma mixedematoso com levotiroxina intravenosa; se houver suspeita de insuficiência adrenal, adicionar hidrocortisona intravenosa

- **Dica**

O mixedema mascara a doença de Addison comumente associada; adicionar esteroides ao hormônio da tireoide até a exclusão de insuficiência adrenocortical.

Referência

Vaidya B, Pearce SH. Management of hypothyroidism in adults. BMJ 2008;337:a801. [PMID: 18662921]

Hirsutismo e doenças virilizantes em mulheres

- **Princípios básicos do diagnóstico**
  - Oligo/amenorreia, hirsutismo, acne
  - Pode haver virilização; aumento de músculos, alopecia em região temporal, voz grave, aumento do clitóris, padrão masculino de pelos pubianos
  - Uma massa pélvica pode ocasionalmente ser palpada em casos de tumor ovariano
  - A testosterona e a androstenediona séricas costumam estar elevadas; o sulfato de deidroepiandrosterona sérica está elevado nos distúrbios adrenais
  - Pode ser causado por síndrome dos ovários policísticos, hiperplasia adrenal congênita, tumores ovarianos ou adrenais, síndrome de Cushing dependente de hormônio adrenocorticotrófico (ACTH)

- **Diagnóstico diferencial**
  - Hirsutismo familiar, idiopático ou relacionado a fármacos
  - Síndrome de Cushing
  - Ingestão de andrógenos exógenos

- **Tratamento**
  - Remoção cirúrgica em casos de tumor ovariano ou adrenal
  - Contraceptivos orais para suprimir o excesso de andrógenos ovarianos e normalizar os ciclos menstruais
  - Glicocorticoides para hiperplasia adrenal congênita
  - Espironolactona ou acetato de ciproterona para melhora do hirsutismo; finasterida e flutamida podem ajudar em casos refratários
  - Considerar metformina para mulheres com síndrome de ovários policísticos

- **Dica**

Assegurar-se de verificar a história de ingesta de fármacos antes de uma testagem endocrinológica dispendiosa; ela pode ser a causa, e a condição pode ser reversível.

Referência

Costello MF, Shrestha B, Eden J, Johnson NP, Sjoblom P. Metformin versus oral contraceptive pill in polycystic ovary syndrome: a Cochrane review. Hum Reprod 2007;22:1200. [PMID: 17261574]

Insuficiência adrenal primária (Doença de Addison)

- **Princípios básicos do diagnóstico**
    - Fraqueza, anorexia, perda ponderal, dor abdominal, náuseas e vômitos; aumento de pigmentação cutânea
    - Hipotensão, desidratação; sintomas posturais
    - Hiponatremia, hipercalemia, hipoglicemia, linfocitose e eosinofilia; pode haver aumento de ureia e cálcio
    - Níveis séricos de cortisol baixos ou ausentes e ACTH elevado; os níveis de cortisol não aumentam após estimulação com cosintropina (ACTH)
    - Geralmente associada a outras endocrinopatias autoimunes; pode também dever-se a trauma, infecção (especialmente tuberculose, histoplasmose), hemorragia adrenal ou adrenoleucodistrofia

- **Diagnóstico diferencial**
    - Insuficiência adrenal secundária
    - Anorexia nervosa
    - Doença maligna
    - Infecção
    - Nefropatia perdedora de sal
    - Hemocromatose

- **Tratamento**
    - Na crise adrenal aguda, tratar imediatamente com hidrocortisona intravenosa (100 mg, a cada 8 horas) quando o diagnóstico for suspeitado; ressuscitação apropriada de volume e suporte para pressão arterial; considerar antibióticos empíricos
    - Na insuficiência adrenal crônica, a terapia de manutenção inclui glicocorticoides (hidrocortisona) e mineralocorticoides (fludrocortisona)
    - Aumentar a dose de glicocorticoide em caso de trauma, cirurgia, infecção ou estresse

- **Dica**

Se a pressão arterial sistólica for maior que 100, é improvável que seja a doença de Addison clássica.

Referência

Vaidya B, Chakera AJ, Dick C. Addison's disease. BMJ 2009;339:b2385. [PMID: 19574315]

Osteoporose

- **Princípios básicos do diagnóstico**
    - Assintomática ou associada a dorsalgia por fraturas vertebrais; diminuição da altura; cifose
    - Desmineralização da coluna, do quadril e da pelve nas radiografias; fraturas vertebrais por compressão geralmente descobertas de maneira incidental
    - Densidade mineral óssea com 2,5 ou mais desvios padrão (DPs) abaixo do valor médio para um adulto jovem

- **Diagnóstico diferencial**
    - Osteomalacia
    - Mieloma múltiplo
    - Carcinoma metastático
    - Distúrbios hipofosfatêmicos
    - Osteogênese imperfeita
    - Osteoporose secundária a corticosteroides, hipertireoidismo, hipogonadismo, alcoolismo, doença renal ou hepática

- **Tratamento**
    - Dieta adequada em cálcio e vitamina D com suplementação para alcançar 1.200 a 1.500 mg de cálcio elementar e pelo menos 800 a 1.000 UI de vitamina D diariamente
    - Exercícios regulares
    - Estratégias para prevenção de quedas
    - As terapias efetivas contra a reabsorção óssea incluem bifosfonados (p. ex., alendronato, risedronato, ibandronato, ácido zoledrônico), moduladores seletivos dos receptores de estrogênio (MSREs; p. ex., raloxifeno) e calcitonina
    - A terapia anabólica efetiva inclui o hormônio recombinante da paratireoide (p. ex., teriparatida)
    - Homens com hipogonadismo são tratados com testosterona

- **Dica**

É a doença óssea não maligna mais incapacitante.

Referência

Rahmani P, Morin S. Prevention of osteoporosis-related fractures among postmenopausal women and older men. CMAJ 2009;181:815. [PMID: 19841053]

Pan-hipopituitarismo

- **Princípios básicos do diagnóstico**
  - Disfunção sexual, fraqueza, cansaço fácil; pouca resistência ao estresse, frio ou jejum; perda de pelos axilares e púbicos
  - Hipotensão, geralmente ortostática; defeitos de campo visual se houver tumor pituitário
  - Resposta de cortisol deficiente ao ACTH; T_4 sérico baixo com TSH baixo ou normal-baixo; o nível sérico de prolactina pode estar elevado
  - Testosterona sérica baixa em homens; amenorreia; FSH e LH baixos ou normal-baixos
  - A RM pode revelar lesão pituitária ou hipotalâmica

- **Diagnóstico diferencial**
  - Anorexia nervosa ou desnutrição grave
  - Hipotireoidismo
  - Doença de Addison
  - Caquexia por outras causas (p. ex., carcinoma ou tuberculose)
  - Síndrome da sela vazia

- **Tratamento**
  - Remoção cirúrgica de tumor pituitário quando houver e estiver indicada; a irradiação pituitária pode ser necessária para tumor invasivo residual, mas aumenta a probabilidade de hipopituitarismo permanente
  - Terapia de reposição hormonal por toda a vida com corticosteroides, hormônio tireóideo, hormônios sexuais e, em alguns casos, hormônio do crescimento

- **Dica**

Quando suspeitar desse problema em mulheres, perguntar sobre uma história de parto complicado; o hipopituitarismo resulta da hipotensão por sangramento pós-parto que causa apoplexia pituitária.*

Referência

Filipsson H, Johannsson G. GH replacement in adults: interactions with other pituitary hormone deficiencies and replacement therapies. Eur J Endocrinol 2009;161(suppl):S85. [PMID: 19684055]

---

*N. de R.T. Conhecida como Síndrome de Sheehan.

Tireoidite

- **Princípios básicos do diagnóstico**
  - Aumento de volume doloroso da glândula tireoide nas formas aguda e subaguda; aumento indolor na forma crônica
  - Geralmente classificada como tireoidite crônica linfocítica (de Hashimoto) e tireoidite subaguda (granulomatosa); a tireoidite supurativa e a tireoidite de Riedel são incomuns
  - Os exames de função da tireoide variam, com níveis séricos de T_4 e T_3 geralmente elevados de maneira transitória na forma aguda e baixos na forma crônica
  - Velocidade de sedimentação globular elevada e redução da captação de radioiodina na tireoidite subaguda
  - Autoanticorpos antitireoide positivos na tireoidite de Hashimoto

- **Diagnóstico diferencial**
  - Bócio endêmico
  - Doença de Graves (bócio tóxico difuso)
  - Carcinoma da tireoide
  - Infecções cervicais piogênicas

- **Tratamento**
  - Antibióticos para tireoidite supurativa
  - AINEs para tireoidite subaguda; prednisona em casos graves; tratamento sintomático com propranolol
  - Reposição de levotiroxina para tireoidite de Hashimoto
  - Tireoidectomia parcial para aderências ou compressão local graves na tireoidite de Riedel

- **Dica**

O paciente pode ser hiper, hipo ou eutireóideo dependendo da fase da doença em que é investigado.

Referência

Lazúrová I, Benhatchi K, Rovenský J, et al. Autoimmune thyroid disease and autoimmune rheumatic disorders: a two-sided analysis. Ann N Y Acad Sci 2009;1173:211. [PMID: 19758153]

8
Doenças Infecciosas

INFECÇÕES BACTERIANAS

Actinomicose

- Princípios básicos do diagnóstico
    - Causada por bacilo Gram-positivo anaeróbio (espécies de *Actinomyces*) que é parte da flora oral normal; torna-se patogênico quando é introduzido em tecido traumatizado
    - Lesão supurativa crônica da pele (cervicofacial em 60% dos casos) com formação de trajeto fistuloso; abscessos torácicos e abdominais também são vistos; doença pélvica associada a dispositivos intrauterinos
    - Velocidade de sedimentação globular elevada; anemia, trombocitose
    - Isolamento de espécies de *Actinomyces* ou grânulos de enxofre na secreção purulenta por cultura anaeróbica
    - Os grânulos de enxofre mostram ramificações e filamentos Gram-positivos na lâmina

- Diagnóstico diferencial
    - Câncer de pulmão
    - Outras causas de adenite cervical
    - Escrófula
    - Nocardiose
    - Doença de Crohn
    - Doença inflamatória pélvica por outra causa

- Tratamento
    - Penicilina por um longo período
    - A drenagem cirúrgica é necessária em casos selecionados

- Dica

Higiene dental ruim, no cenário clínico descrito, sugere o diagnóstico.

Referência

Hall V. Actinomyces—gathering evidence of human colonization and infection. Anaerobe 2008;14:1. [PMID: 18222714]

Antraz (*Bacillus anthracis*)

- **Princípios básicos do diagnóstico**
  - História de exposição industrial ou agrícola (fazendeiros, veterinários, pessoas que trabalham em curtumes ou com lã); um agente potencial em armamentos biológicos e bioterrorismo
  - Úlcera necrótica persistente na superfície exposta
  - Adenopatia regional, febre, mal-estar, cefaleia, náuseas e vômitos
  - A inalação de esporos causa mediastinite hemorrágica à medida que os esporos são capturados pelos macrófagos alveolares e transportados para os linfonodos mediastinais
  - A disseminação hematológica com extrema toxicidade e colapso cardiovascular pode complicar a forma cutânea ou pulmonar
  - Confirmação do diagnóstico por cultura ou teste fluorescente específico para anticorpos, mas o quadro clínico é altamente sugestivo

- **Diagnóstico diferencial**
  - Lesões cutâneas: infecção estafilocócica ou estreptocócica
  - Doença pulmonar: tuberculose, sarcoidose, linfoma com adenopatia mediastinal, peste bubônica, tularemia

- **Tratamento**
  - A terapia para profilaxia após exposição é feita com doxiciclina oral ou ciprofloxacino oral
  - A terapia ideal para doença confirmada por uma cepa suscetível é ciprofloxacino oral ou intravenoso ou doxiciclina oral
  - A taxa de mortalidade é alta apesar da terapia adequada, especialmente na doença pulmonar

- **Dica**

O interesse considerável recente no antraz surgiu por causa de seu uso potencial como armamento biológico.

Referência

Frankel AE, Kuo SR, Dostal D, et al. Pathophysiology of anthrax. Front Biosci 2009;14:4516. [PMID: 19273366]

Botulismo (*Clostridium botulinum*)

■ Princípios básicos do diagnóstico
- História de ingestão recente de alimento caseiro enlatado, defumado ou embalado a vácuo; usuários de drogas intravenosas também têm risco (ver adiante)
- Início súbito de paralisia de nervos cranianos, diplopia, boca seca, disfagia, disfonia e fraqueza muscular progressiva
- Pupilas fixas e dilatadas em 50% dos casos
- Em crianças pequenas: irritabilidade, fraqueza e hipotonia
- Demonstração da toxina no soro ou no alimento

■ Diagnóstico diferencial
- Poliomielite bulbar
- *Miastenia gravis*
- Isquemia de circulação cerebral posterior
- Paralisia por carrapatos
- Síndrome de Guillain-Barré ou variantes
- Envenenamento por fósforo inorgânico

■ Tratamento
- Remoção da toxina não absorvida presente no intestino
- Antitoxina específica
- Suporte vigilante, incluindo atenção à função respiratória
- Penicilina para botulismo relacionado a ferimentos

■ Dica

Surtos regionais entre usuários de drogas intravenosas sugerem que a heroína do tipo "black tar" está sendo vendida na região.

Referência

Smith LA. Botulism and vaccines for its prevention. Vaccine 2009;27(suppl):D33. [PMID: 19837283]

Brucelose (espécies de *Brucella*)

- **Princípios básicos do diagnóstico**
    - História invariável de exposição a animais (veterinário, matadouros) ou de ingestão de queijo ou leite não pasteurizados
    - Os vetores são bovinos, suínos e caprinos
    - Início insidioso de febre, diaforese, anorexia, fadiga, cefaleia, dor nas costas
    - Linfadenopatia cervical e axilar, hepatoesplenomegalia
    - Linfocitose com contagem total de leucócitos normal; cultura positiva de sangue, líquido cerebrospinal (liquor) ou medula óssea após dias a semanas; testes sorológicos positivos na segunda semana de doença; testes moleculares também estão disponíveis
    - Osteomielite, epididimite, meningite e endocardite podem complicar o quadro clínico

- **Diagnóstico diferencial**
    - Linfoma
    - Endocardite infecciosa
    - Tuberculose
    - Febre Q
    - Febre tifoide
    - Tularemia
    - Malária
    - Outras causas de osteomielite

- **Tratamento**
    - Rifampicina e doxiciclina necessárias por pelo menos 21 dias
    - Tratamento prolongado para doença osteoarticular, envolvimento neurológico e endocardite

- **Dica**

Uma das favoritas na lista dos clínicos para FOO, mas a epidemiologia deve estar lá para que seja seriamente considerada.

Referência

Al-Tawfiq JA. Therapeutic options for human brucellosis. Expert Rev Anti Infect Ther 2008;6:109. [PMID: 18251668]

Cancroide (*Haemophilus ducreyi*)

- **Princípios básicos do diagnóstico**
  - Uma doença sexualmente transmitida com período de incubação de 3 a 5 dias
  - Úlcera genital dolorosa
  - Costuma haver desenvolvimento de adenite inguinal com eritema ou flutuação e múltiplas úlceras genitais
  - Balanite e fimose são complicações frequentes
  - Algumas mulheres não têm sinais externos de infecção

- **Diagnóstico diferencial**
  - Doença de Behçet
  - Sífilis
  - Infecção piogênica de extremidade inferior com linfadenite regional
  - Úlceras genitais por outras causas

- **Tratamento**
  - Antibiótico adequado (azitromicina, ceftriaxona ou ciprofloxacino)
  - Reagina plasmática rápida (RPR) para todos os casos, HIV quando apropriado

- **Dica**

Linfadenopatia (inguinal) dolorosa em pacientes com sobrepeso pode não ser linfonodos; uma hérnia femoral encarcerada pode ser o problema.

Referência

Rosen T, Vandergriff T, Harting M. Antibiotic use in sexually transmissible diseases. Dermatol Clin 2009;27:49. [PMID: 18984368]

Cólera (*Vibrio cholerae*)

- **Princípios básicos do diagnóstico**
  - Doença diarreica aguda que causa profunda hipovolemia e morte se não for tratada imediatamente
  - História de viagem para área endêmica ou de contato com pessoa infectada
  - Ocorre em epidemias em condições de aglomeração e pobreza; é adquirida por ingestão de alimento ou água contaminados
  - Início súbito de diarreia frequente e de grande volume
  - Fezes líquidas ("água de arroz") cinzentas e turvas
  - Desenvolvimento rápido de hipotensão, desidratação grave, acidose e hipocalemia
  - A cultura positiva das fezes confirma o diagnóstico; a testagem sorológica é útil após a primeira semana

- **Diagnóstico diferencial**
  - Outras doenças diarreicas do intestino delgado (p. ex., salmonelose, *Escharichia. coli* enterotoxigênica)
  - Gastrenterite viral
  - Tumor pancreático produtor de peptídeo intestinal vasoativo (VIP) (cólera pancreática)

- **Tratamento**
  - A vacina tem efetividade menor do que 50% e não é mais recomendada para viajantes
  - Reposição rápida de líquidos e eletrólitos, especialmente de potássio; isso pode ser feito por via oral ou intravenosa
  - Bebidas do tipo "cola" inibem o monofosfato de adenosina cíclico (AMPc) e reduzem a diarreia em conjunto com a reposição de volume habitual
  - Tetraciclina e muitos outros antibióticos podem encurtar a duração da excreção do *Vibrio*

- **Dica**

As mortes durantes as epidemias não são causadas pela toxicidade, mas pelos efeitos da desidratação grave, incluindo hiperviscosidade e trombose venosa.

Referência

Nelson EJ, Harris JB, Morris JG Jr, Calderwood SB, Camilli A. Cholera transmission: the host, pathogen and bacteriophage dynamic. Nat Rev Microbiol 2009;7:693. [PMID: 19756008]

Difteria (*Corynebacterium diphtheriae*)

■ Princípios básicos do diagnóstico

- Uma infecção aguda disseminada por secreções respiratórias
- Dor de garganta, rinorreia, rouquidão, mal-estar, febre relativamente baixa (geralmente inferior a 37,8°C)
- Alguns casos são confinados à pele
- Membrana cinzenta aderente na porta de entrada
- Miocardite e neuropatia induzidas pela exotoxina podem complicar a doença; isso é mais comum na difteria faríngea do que na cutânea
- Bacterioscopia e cultura confirmam o diagnóstico; testes para a produção de toxina também devem ser realizados

■ Diagnóstico diferencial

- Outras causas de faringite (estreptocócica, mononucleose infecciosa, adenovírus)
- Gengivoestomatite necrotizante
- Candidíase
- Miocardite por outras causas
- *Miastenia gravis*
- Botulismo

■ Tratamento

- A imunização ativa (geralmente como difteria-tétano-pertússis [DTP]) é preventiva
- Antitoxina para difteria
- Penicilina ou eritromicina
- Indivíduos suscetíveis expostos necessitam de culturas de faringe, imunização ativa, antibióticos e inspeção diária da faringe

■ Dica

Não esquecer a difteria cutânea no diagnóstico diferencial de úlceras de perna em pacientes sem teto, especialmente se essas úlceras forem hiperestésicas.

Referência

Mokrousov I. *Corynebacterium diphtheriae*: genome diversity, population structure and genotyping perspectives. Infect Genet Evol 2009;9:1. [PMID: 19007916]

Disenteria bacilar (Shigelose)

- **Princípios básicos do diagnóstico**
  - Febre, mal-estar, toxicidade, diarreia (tipicamente sanguinolenta), cólicas, dor abdominal
  - Leucócitos fecais positivos; isolamento dos microrganismos nas fezes; em pacientes imunossuprimidos, as culturas costumam ser positivas

- **Diagnóstico diferencial**
  - Infecção por *Campylobacter* e *Salmonella*
  - Amebíase
  - Colite ulcerativa
  - Gastrenterite viral
  - Intoxicação alimentar

- **Tratamento**
  - Tratamento de suporte
  - Antibióticos conforme sensibilidade das espécies de *Shigella* no local; sulfametoxazol-trimetoprim e ciprofloxacino são os fármacos de escolha habituais, embora a resistência a esses agentes esteja aumentando

- **Dica**

O primeiro microrganismo associado a artrite reativa.

Referência

Ashida H, Ogawa M, Mimuro H, Sasakawa C. Shigella infection of intestinal epithelium and circumvention of the host innate defense system. Curr Top Microbiol Immunol 2009;337:231. [PMID: 19812985]

Doença da arranhadura do gato (*Bartonella henselae*)

- **Princípios básicos do diagnóstico**
  - História de arranhadura de gato ou de contato com gatos; isso pode não ser lembrado pelo paciente
  - Lesão primária (pápula, pústula, conjuntivite) no local da inoculação em um terço dos casos
  - Uma a três semanas após a arranhadura: febre, mal-estar e cefaleia acompanhados de linfadenopatia regional
  - Secreção purulenta estéril no aspirado do linfonodo
  - Biópsia consistente com doença da arranhadura do gato mostrando linfadenite necrotizante; sorologia positiva para a bactéria; um teste molecular também está disponível
  - Angiomatose bacilar e peliose hepática em pacientes imunossuprimidos

- **Diagnóstico diferencial**
  - Linfadenite por outras infecções bacterianas
  - Linfoma
  - Tuberculose
  - Toxoplasmose
  - Doença de Kikuchi

- **Tratamento**
  - Inespecífico; a exclusão de doenças semelhantes é o mais importante
  - Eritromicina em pacientes imunossuprimidos

- **Dica**

O vetor envolvido costuma ser um bicho de estimação assintomático adotado de um abrigo para animais; tais animais, quando têm seu sangue coletado para culturas, demonstram grande quantidades de microrganismos.

Referência

Florin TA, Zaoutis TE, Zaoutis LB. Beyond cat scratch disease: widening spectrum of Bartonella henselae infection. Pediatrics 2008;121:e1413. [PMID: 18443019]

Doença de Lyme (*Borrelia burgdorferi*)

- **Princípios básicos do diagnóstico**
  - História de exposição a carrapatos da espécie *Ixodes* em área endêmica; a maioria dos casos nos Estados Unidos ocorre no nordeste e parte superior do meio-oeste
  - Estágio I (doença precoce localizada): síndrome precoce tipo influenza, eritema migratório (erupção macular plana eritematosa com área clara central); geralmente ocorre cerca de 1 semana após a mordida do carrapato
  - Estágio II (doença precoce disseminada): neurológica (paralisia de Bell, meningoencefalite, meningite asséptica, neuropatia periférica, mielite transversa)
  - Estágio III (doença tardia): musculoesquelética, geralmente com artrite monoarticular ou oligoarticular
  - Costuma ser observada uma sobreposição entre os estágios clínicos
  - Pode haver uma cardite leve
  - O diagnóstico sorológico é possível após 2 a 4 semanas de doença; raramente, os microrganismos podem ser cultivados a partir de sangue, líquido cerebrospinal ou aspirado de erupção cutânea

- **Diagnóstico diferencial**
  - Estágio I: outras causas de exantemas virais; febre reumática
  - Estágio II: outras causas de neuropatia periférica, mielite transversa, encefalite, meningite asséptica, paralisia de Bell
  - Estágio III: doença autoimune, particularmente espondiloartropatias soronegativas, doença de Still
  - Outras causas de miocardite, arritmias e bloqueio cardíaco
  - Síndrome da fadiga crônica

- **Tratamento**
  - O antibiótico escolhido depende do estágio da doença
  - Não é recomendada a profilaxia para mordidas de carrapatos

- **Dica**

Uma doença que muitos pacientes acreditam ter, mas apenas uma pequena minoria realmente a tem.

Referência

Bratton RL, Whiteside JW, Hovan MJ, Engle RL, Edwards FD. Diagnosis and treatment of Lyme disease. Mayo Clin Proc 2008;83:566. [PMID: 18452688]

Enterite por *Campylobacter* (*Campylobacter jejuni*)

■ Princípios básicos do diagnóstico
- Surtos associados a consumo de leite cru
- Febre, dor abdominal, diarreia sanguinolenta
- Leucócitos fecais presentes; diagnóstico presuntivo pela microscopia de campo escuro ou de contraste de fase de amostra de fezes a fresco
- Diagnóstico definitivo pela cultura de fezes

■ Diagnóstico diferencial
- Shigelose
- Salmonelose
- Gastrenterite viral
- Disenteria amebiana
- Intoxicação alimentar
- Colite ulcerativa

■ Tratamento
- Eritromicina ou ciprofloxacino irão diminuir a duração da doença em aproximadamente 1 dia, embora a resistência às quinolonas esteja aumentando
- A doença é autolimitada, mas pode ser grave; a terapia antimicrobiana é recomendada apenas para pacientes imunocomprometidos ou com doença grave

■ Dica
Embora não seja comum o isolamento de bactérias na disenteria, essa costuma ser encontrada; ainda assim, ela causa menos de 5% de todas as disenterias.

Referência
Young KT, Davis LM, Dirita VJ. *Campylobacter jejuni:* molecular biology and pathogenesis. Nat Rev Microbiol 2007;5:665. [PMID: 17703225]

Faringite estreptocócica

- **Princípios básicos do diagnóstico**
  - Início abrupto de dor de garganta, febre, mal-estar, náuseas e cefaleia
  - Faringe eritematosa e edematosa com exsudato; adenopatia cervical
  - Língua em "morango"
  - A cultura faríngea ou a detecção rápida de antígeno confirmam o diagnóstico
  - Se houver produção de eritrotoxina (febre escarlate), haverá uma erupção escarlatiniforme que é vermelha e papular com petéquias e descamação fina, sendo proeminente em axilas, virilhas e atrás dos joelhos
  - Glomerulonefrite e febre reumática podem complicar o quadro

- **Diagnóstico diferencial**
  - Faringite viral
  - Mononucleose
  - Difteria
  - Com erupção: meningococcemia, síndrome do choque tóxico, reação a fármacos, exantema viral

- **Tratamento**
  - Para dois ou mais critérios clínicos (adenopatia cervical, febre, exsudato e ausência de rinorreia): penicilina empírica
  - Se houver dúvidas, aguardar a confirmação por cultura ou antígeno
  - Se houver história de febre reumática, profilaxia antibiótica contínua por 5 anos

- **Dica**

Apesar da gravidade clínica da difteria faríngea, a febre é mais alta na faringite estreptocócica.

Referência

Brook I, Dohar JE. Management of group A beta-hemolytic streptococcal pharyngotonsillitis in children. J Fam Pract 2006;55:S1. [PMID: 17137534]

Febre da mordida do rato (*Streptobacillus moniliformis* [Estados Unidos] ou *Spirillum minus* [Ásia e África])

- Princípios básicos do diagnóstico
  - História de mordida por roedor; uma a várias semanas após a mordida, o local fica edemaciado, indurado e doloroso (*S. minus*)
  - Febre, calafrios, náuseas, vômitos, erupção cutânea, cefaleia, mialgia e artralgia; os sintomas recidivam em intervalos de 24 a 48 horas
  - Linfangite ou adenopatia regional, esplenomegalia
  - Resultado falso-positivo no teste de reagina plasmática rápida (RPR)
  - Diagnóstico confirmado por cultura (*S. moniliformis*) ou exame em campo escuro com coloração de Giemsa de sangue ou exsudatos (*S. minus*)

- Diagnóstico diferencial
  - Malária
  - Tularemia
  - Leptospirose
  - Borreliose
  - Infecção por riquétsias
  - Brucelose
  - Linfangite causada por *Nocardia brasiliensis*

- Tratamento
  - Penicilina ou tetraciclina

- Dica

  Uma das poucas febres recidivantes na medicina.

Referência

Elliott SP. Rat bite fever and *Streptobacillus moniliformis*. Clin Microbiol Rev 2007;20:13. [PMID: 17223620]

Febre entérica (Febre tifoide)

- **Princípios básicos do diagnóstico**
  - Causada por várias espécies de *Salmonella*; na "febre tifoide", o agente causador é do sorotipo *Salmonella typhi* e é acompanhado de bacteriemia
  - Transmitida por alimentos ou bebidas contaminados; período de incubação de 5 a 21 dias
  - Início gradual de mal-estar, cefaleia e dor abdominal, seguidos de diarreia ou, no caso de *S. typhi*, de constipação; elevação gradual da febre até um máximo de 40°C ao longo de 7 a 10 dias, com retorno lento ao normal e com pouca variação diurna
  - Manchas rosadas, bradicardia relativa, esplenomegalia, distensão e dor abdominal
  - Leucopenia; culturas de sangue, fezes e urina positivas para *S. typhi* (grupo D) ou outras salmonelas

- **Diagnóstico diferencial**
  - Brucelose
  - Tuberculose
  - Endocardite infecciosa
  - Febre Q
  - Yersiniose
  - Hepatite
  - Linfoma
  - Doença de Still do adulto

- **Tratamento**
  - A imunização ativa é útil para viajantes a áreas endêmicas ou para contatos domiciliares de pessoas com a doença
  - Ciprofloxacino ou cefalosporinas de terceira geração até os resultados de suscetibilidade
  - Pode ser necessária a colecistectomia para casos recidivantes
  - As complicações em um terço dos pacientes não tratados incluem hemorragia ou perfuração intestinal, colecistite, nefrite e meningite

- **Dica**

Leucopenia e bradicardia relativas são a regra; se houver desenvolvimento de taquicardia e leucocitose vários dias após o início da doença, considerar fortemente uma perfuração de íleo.

Referência

Thaver D, Zaidi AK, Critchley J, Azmatullah A, Madni SA, Bhutta ZA. A comparison of fluoroquinolones versus other antibiotics for treating enteric fever: meta-analysis. BMJ 2009;338:bl865. [PMID: 19493939]

Febre recorrente (*Borrelia recurrentis*)

■ **Princípios básicos do diagnóstico**
- História de exposição a carrapatos ou piolhos em área endêmica
- Início abrupto de febre e calafrios, náuseas, cefaleia e artralgia durante 3 a 10 dias com recidivas em intervalos de 1 a 2 semanas
- Taquicardia, hepatoesplenomegalia, erupção cutânea
- Espiroquetas vistos na lâmina de sangue durante a febre; o diagnóstico sorológico é difícil e não está amplamente disponível

■ **Diagnóstico diferencial**
- Malária
- Leptospirose
- Meningococcemia
- Febre amarela
- Tifo
- Febre da mordida do rato
- Doença de Hodgkin com febre de Pel-Ebstein

■ **Tratamento**
- Dose única de tetraciclina, eritromicina ou penicilina para a febre recorrente originada de piolhos; tratamento de 10 dias para a febre recorrente originada por carrapatos
- Pode haver reação de Jarisch-Herxheimer durante o tratamento com agentes bactericidas

■ **Dica**

Uma das raras doenças infecciosas nas quais o patógeno pode ser visto na lâmina de sangue com coloração de Wright durante a febre.

Referência

Cutler SJ, Abdissa A, Trape JF. New concepts for the old challenge of African relapsing fever borreliosis. Clin Microbiol Infect 2009;15:400. [PMID: 19489922]

Gastrenterite por *Salmonella* (várias espécies de *Salmonella*)

- **Princípios básicos do diagnóstico**
  - É a forma mais comum de salmonelose
  - Náuseas, cefaleia, febre, diarreia de grande volume geralmente sem sangue e dor abdominal 8 a 72 horas após a ingestão de alimentos ou líquidos contaminados
  - Leucócitos fecais positivos
  - Cultura dos microrganismos nas fezes; a bacteriemia é menos comum

- **Diagnóstico diferencial**
  - Gastrenterite viral, especialmente por enterovírus
  - Doença disentérica (*Shigella*, *Campylobacter*, amebiana)
  - Infecção por *E. coli* enterotoxigênica
  - Doença inflamatória intestinal

- **Tratamento**
  - Reidratação e reposição de potássio
  - Os antibióticos (ciprofloxacino ou ceftriaxona) são essenciais naqueles com anemia falciforme, imunossupressão ou doença vascular grave
  - Em outros casos, os antimicrobianos reduzem os sintomas em 1 a 2 dias

- **Dica**

A bacteriemia contínua com Salmonella *deve levantar a possibilidade de aneurisma aórtico micótico, especialmente no paciente infectado por HIV.*

Referência

Crum-Cianflone NF. Salmonellosis and the gastrointestinal tract: more than just peanut butter. Curr Gastroenterol Rep 2008;10:424. [PMID: 18627657]

Gonorreia (*Neisseria gonorrhoeae*)

■ Princípios básicos do diagnóstico
- É uma doença venérea transmissível comum; período de incubação de 2 a 8 dias
- Secreção uretral purulenta profusa (homens); raramente com secreção vaginal (mulheres); pode ser assintomática em ambos os sexos
- A doença disseminada causa febre intermitente, lesões cutâneas (poucas e de localização periférica), tenossinovite em várias articulações e, geralmente, artrite monoarticular envolvendo joelho, tornozelo ou punho
- Também pode haver conjuntivite, faringite, proctite, endocardite e meningite
- Diplococos Gram-negativos intracelulares na lâmina ou na cultura de uretra, cérvice, reto ou faringe; sonda de DNA de *swab* uretral ou cervical; a testagem molecular dos primeiros 10 mL de urina é superior às culturas uretrais
- As culturas de líquido sinovial raramente são positivas no início da doença, mas podem ficar positivas mais tarde

■ Diagnóstico diferencial
- Cervicite, vaginite ou uretrite por outras causas
- Outras causas de doença inflamatória pélvica
- Artrite reativa
- Meningococcemia

■ Tratamento
- Realiza-se RPR em todos os casos e HIV em casos selecionados
- Ceftriaxona intramuscular para casos suspeitos; tratar todos os parceiros sexuais
- Também se recomenda antibióticos orais para infecção por clamídia concomitante*
- São necessários antibióticos intravenosos para salpingite, prostatite, artrite ou endocardite

■ Dica

Tratar empiricamente para essa doença em paciente jovem com artrite inflamatória apesar de culturais e Gram com resultados negativos; a história sexual pode ser difícil de se verificar.

Referência

Hosenfeld CB, Workowski KA, Berman S, et al. Repeat infection with Chlamydia and gonorrhea among females: a systematic review of the literature. Sex Transm Dis 2009;36:478. [PMID: 19617871]

---

*N. de R.T. Azitromicina, 1.000 mg, VO, em dose única, ou Doxiciclina, 100 mg, VO, de 12/12h durante 7 dias.

Granuloma inguinal (Donovanose) (*Klebsiella* [previamente chamada *Calymmatobacterium*] *granulomatis*)

- **Princípios básicos do diagnóstico**
    - Infecção anogenital granulomatosa crônica e recidivante; período de incubação de 1 a 12 semanas
    - Lesão ulcerativa na pele ou mucosa da genitália ou na área perianal
    - Os corpúsculos de Donovan são revelados por coloração de Wright ou Giemsa de raspados da úlcera

- **Diagnóstico diferencial**
    - Úlceras genitais de outras causas
    - Sífilis
    - Herpes simples
    - Artrite reativa
    - Doença de Behçet

- **Tratamento**
    - Antibióticos apropriados (azitromicina ou tetraciclina) por pelo menos 21 dias
    - Vigilância e aconselhamento para outras infecções sexualmente transmissíveis (ISTs) (p. ex., sífilis, gonorreia, HIV)

- **Dica**

A mais indolente das principais doenças sexualmente transmissíveis – a menos que se inclua a sífilis terciária.

Referência

Velho PE, Souza EM, Belda Junior W. Donovanosis. Braz J Infect Dis 2008;12:521. [PMID: 19287842]

Hanseníase (*Mycobacterium leprae*)

■ Princípios básicos do diagnóstico

- Infecção crônica por *M. leprae*
- Lesões cutâneas maculares anestésicas e claras (tuberculoide ou paucibacilar) ou eritematosas e infiltrativas (lepromatosa ou multibacilar)
- Espessamento de nervo superficial com alterações sensitivas associadas; progressão lenta e simétrica (lepromatosa) ou súbita e assimétrica (tuberculoide)
- História de residência em área endêmica durante a infância; o modo de transmissão provavelmente é respiratório
- Bacilos álcool-ácido resistentes nas lesões cutâneas ou em raspados nasais; histologia característica na biópsia de nervo
- O tipo lepromatoso ocorre em pacientes com defeito na imunidade celular, havendo vários microrganismos nos espécimes de tecido; há poucos bacilos na doença tuberculoide

■ Diagnóstico diferencial

- Lúpus eritematoso
- Sarcoidose
- Sífilis
- Eritema nodoso
- Eritema multiforme
- Vitiligo
- Neuropatia por outras causas, particularmente amiloidose
- Tuberculose cutânea ou infecção por micobactérias atípicas
- Esclerodermia
- Siringomielia

■ Tratamento

- Terapia combinada por meses ou anos, incluindo dapsona, rifampicina e clofazimina

■ Dica

Como isso foi descoberto é um enigma, mas o M. leprae *só cresce experimentalmente na base da pata do tatu.*

Referência

Wilder-Smith EP, Van Brakel WH. Nerve damage in leprosy and its management. Nat Clin Pract Neurol 2008;4:656. [PMID: 19002133]

Infecção estreptocócica da pele

- **Princípios básicos do diagnóstico**
  - Erisipela: eritema e edema cutâneo de disseminação rápida com bordas bem definidas
  - Impetigo: eritema de rápida disseminação com áreas vesiculares ou de desnudamento e crostas de coloração dourada
  - A cultura da ferida ou do sangue mostra *Streptococcus* beta-hemolítico do grupo A
  - Complicação: glomerulonefrite

- **Diagnóstico diferencial**
  - Outras causas de celulite infecciosa (p. ex., estafilocócica)
  - Síndrome do choque tóxico
  - Beribéri (em caso de deficiência de tiamina)

- **Tratamento**
  - Penicilina para infecção estreptocócica comprovada por cultura
  - Cobertura para estafilococos (nafcilina, dicloxacilina) para terapia empírica ou se houver dúvidas quanto ao diagnóstico

- **Dica**

As infecções cutâneas pelo grupo A podem resultar em glomerulonefrite, mas não estão associadas a febre reumática.

Referência

Dryden MS. Skin and soft tissue infection: microbiology and epidemiology. Int J Antimicrob Agents 2009;34(suppl):S2. [PMID: 19560670]

Infecções estafilocócicas de tecidos moles ou pele

- **Princípios básicos do diagnóstico**
    - São mais comumente encontradas em diabéticos
    - São observados: foliculite, furunculose, carbúnculo, abscesso ou celulite
    - A cultura do abscesso é diagnóstica; a lâmina corada por Gram mostra grandes cocos Gram-positivos (*Staphylococcus aureus*) em aglomerados

- **Diagnóstico diferencial**
    - Infecções estreptocócicas da pele

- **Tratamento**
    - Penicilinas resistentes à penicilinase ou cefalosporinas de primeira geração; para suspeita de *S. aureus* resistente à meticilina, usa-se vancomicina, sulfametoxazol-trimetoprim ou doxiciclina
    - Drenagem de abscessos
    - A persistência de hemoculturas positivas sugere endocardite ou osteomielite

- **Dica**

A etiologia microbiológica raramente deixa dúvidas; conforme o aspecto clínico, o tratamento frequentemente requer incisão e drenagem além dos antibióticos.

Referência

Stevens DL. Treatments for skin and soft-tissue and surgical site infections due to MDR Gram-positive bacteria. J Infect 2009;59(suppl):S32. [PMID: 19766887]

Infecções pneumocócicas

- Princípios básicos do diagnóstico
  - Pneumonia caracterizada por calafrio inicial, pleurite intensa, febre sem variação diurna; sinais de consolidação e infiltrados lobares que surgem rapidamente na radiografia
  - Leucocitose, hiperbilirrubinemia
  - Diplococos Gram-positivos no escarro; em forma de lança apenas na coloração de colônias em culturas
  - Meningite: início rápido de febre, alteração do estado mental e cefaleia; líquido cerebrospinal com leucocitose polimorfonuclear com níveis elevados de proteínas e diminuição de glicose; a coloração de Gram do líquido cerebrospinal obtido antes da administração de antibióticos é positiva em 90% dos casos
  - Endocardite, empiema, pericardite e artrite também podem complicar o quadro clínico, com o empiema sendo mais comum
  - Predisposição para bacteriemia em crianças com menos de 24 meses de idade ou em adultos asplênicos ou imunocomprometidos (p. ex., Aids, idosos)

- Diagnóstico diferencial
  - Pneumonia e meningite por outras causas
  - Embolia pulmonar
  - IM
  - Exacerbação aguda de bronquite crônica
  - Bronquite aguda
  - Sepse por Gram-negativos

- Tratamento
  - Hemoculturas antes dos antibióticos
  - Cefalosporinas de terceira geração para doença grave; adicionar empiricamente vancomicina para meningite até os resultados dos culturais
  - Adultos com mais de 50 anos com qualquer doença clínica grave, pacientes com anemia falciforme e pacientes asplênicos devem receber vacina pneumocócica
  - O uso de penicilina não é confiável até que se tenha os resultados dos testes de suscetibilidade

- Dica

A pneumonia era tratada com 10.000 U de penicilina diariamente por 3 dias; não se tem mais essa sorte devido ao número crescente de cepas resistentes sendo isoladas.

Referência

van der Poll T, Opal SM. Pathogenesis, treatment, and prevention of pneumococcal pneumonia. Lancet 2009;374:1543. [PMID: 19880020]

Legionelose

- **Princípios básicos do diagnóstico**
  - É causada pela *Legionella pneumophila* e é uma causa comum de pneumonia adquirida na comunidade em algumas áreas
  - Vista em pacientes imunocomprometidos ou com doença pulmonar crônica
  - Mal-estar, febre, cefaleia, dor torácica pleurítica, aspecto toxêmico, tosse
  - Radiografia de tórax com infiltrados focais inicialmente discretos; é comum o desenvolvimento subsequente de derrame ou envolvimento de múltiplos lobos
  - Escarro purulento sem microrganismos vistos na coloração de Gram; o diagnóstico é confirmado por cultura, colorações especiais com prata, anticorpos na fluorescência direta ou antígeno urinário

- **Diagnóstico diferencial**
  - Outras pneumonias infecciosas
  - Embolia pulmonar
  - Pleurodinia
  - IM

- **Tratamento**
  - Azitromicina em dose alta; quinolonas são uma alternativa efetiva

- **Dica**

Hiponatremia e sintomas intestinais não são diagnósticos; muitas pneumonias atípicas apresentam essas manifestações clínicas.

Referência

Cunha BA. Atypical pneumonias: current clinical concepts focusing on Legionnaires' disease. Curr Opin Pulm Med 2008;14:183. [PMID: 18427241]

Leptospirose (Espécies de *Leptospira*)

- **Princípios básicos do diagnóstico**
  - É uma infecção aguda e geralmente grave transmitida a humanos pela exposição a água ou solo contaminados pela urina de animais que servem de reservatório (ratos, cães, bois, porcos)
  - Início abrupto de febre alta, cefaleia, mialgias e injeção conjuntival após o período de incubação de 2 a 26 dias
  - Icterícia, hemorragias conjuntivais, sinais meníngeos, dor abdominal
  - Pode haver insuficiência renal e colecistite acalculosa
  - Anormalidades variáveis na função renal, níveis elevados de creatinofosfoquinase, líquido cerebrospinal anormal em mais de 50% dos casos após 7 dias da doença devido à resposta imune do hospedeiro
  - O diagnóstico é feito por cultura do microrganismo a partir de sangue, líquido cerebrospinal ou urina, ou por microscopia direta em campo escuro de urina ou líquido cerebrospinal
  - Testes sorológicos positivos após a primeira semana; atualmente está disponível o exame rápido Elisa para imunoglobulina M (IgM)

- **Diagnóstico diferencial***
  - Meningite asséptica por outras causas
  - Hepatite
  - Linfoma
  - Colecistite por outras causas
  - Síndrome hepatorrenal
  - Ingestão de hidrocarbonetos halogenados

- **Tratamento**
  - O tratamento precoce com penicilina ou doxiciclina pode encurtar a doença
  - Pode haver reação de Herxheimer com o tratamento
  - A doxiciclina é efetiva para profilaxia para casos de exposição

- **Dica**

Aqui, a história social pode ser diagnóstica; icterícia e conjuntivite em um paciente sem teto que vive perto de água salobra é leptospirose até prova em contrário.

Referência

Vijayachari P, Sugunan AP, Shriram AN. Leptospirosis: an emerging global public health problem. J Biosci 2008;33:557. [PMID: 19208981]

---

*N. de R.T. No Brasil, considerar febre amarela no diagnóstico diferencial.

Linfogranuloma venéreo
(*Chlamydia trachomatis* tipos L1-L3)

- **Princípios básicos do diagnóstico**
    - Doença sexualmente transmissível com período de incubação de 3 a 12 dias
    - Lesão genital primária evanescente
    - Linfadenopatia inguinal e supuração com drenagem de secreção
    - Proctite; estenose retal; pode haver envolvimento articular sistêmico, ocular ou do sistema nervoso central
    - Os testes sorológicos são positivos na segunda ou terceira semana da doença

- **Diagnóstico diferencial**
    - Sífilis
    - Herpes genital
    - Cancroide
    - Linfadenite bacteriana de outra causa (p. ex., tuberculose, tularemia)
    - Câncer de retossigmoide
    - Estenose retal por outras causas

- **Tratamento**
    - Obter teste de RPR, considerar teste de HIV
    - Tetraciclinas; eritromicina na gestação
    - Dilatação ou reparo cirúrgico da estenose retal

- **Dica**

Os sintomas anorretais iniciais em mulheres e em homens que fazem sexo com homens podem simular DII.

Referência

White JA. Manifestations and management of lymphogranuloma venereum. Curr Opin Infect Dis 2009;22:57. [PMID: 19532081]

Meningite meningocócica (*Neisseria meningitidis*)

- **Princípios básicos do diagnóstico**
  - Febre, cefaleia, vômitos, confusão, delírio ou convulsões; tipicamente endêmica em adultos jovens; o início pode ser extremamente abrupto
  - Petéquias ou equimoses em pele e mucosas
  - Os sinais de Kernig e Brudzinski podem ser positivos
  - Líquido cerebrospinal purulento com diplococos Gram-negativos intracelulares e extracelulares
  - A cultura de líquido cerebrospinal, sangue ou aspirado de petéquias confirma o diagnóstico
  - Pode ser complicada por coagulação intravascular disseminada e choque

- **Diagnóstico diferencial**
  - Meningite por outras causas
  - Petéquias por infecção por riquétsias, vírus ou outras bactérias
  - Púrpura trombocitopênica idiopática

- **Tratamento**
  - A imunização ativa está disponível para grupos suscetíveis selecionados (recrutas militares, residentes em dormitórios de escolas)
  - Penicilina ou ceftriaxona
  - Manitol e corticosteroides para elevação da pressão intracraniana
  - Terapia com ciprofloxacino (dose única) ou rifampicina (2 dias) para exposições próximas; tem sido relatada resistência à ciprofloxacino

- **Dica**

Apesar da impressão que muitos médicos mais jovens têm dessa doença, ela era a meningite bacteriana com maior chance de sobrevida na era pré-antibióticos.

Referência

Stephens DS. Biology and pathogenesis of the evolutionarily successful, obligate human bacterium *Neisseria meningitidis.* Vaccine 2009;27(suppl):B71. [PMID: 19477055]

Meningite tuberculosa (*Mycobacterium tuberculosis*)

- **Princípios básicos do diagnóstico**
  - Início insidioso de desatenção, irritabilidade, cefaleias
  - Sinais meníngeos, paralisias de nervos cranianos
  - Foco de tuberculose evidente em outro local em metade dos pacientes
  - Líquido cerebrospinal com pleocitose linfocítica, glicose baixa e proteínas elevadas; cultura positiva para bacilos álcool-ácido resistentes em muitos casos, mas não em todos; a reação em cadeia da polimerase (PCR) costuma ajudar
  - A radiografia de tórax pode revelar anormalidades compatíveis com tuberculose pulmonar

- **Diagnóstico diferencial**
  - Meningite linfocítica crônica por fungos, brucelose, leptospirose, infecção por HIV, neurocisticercose, sarcoidose
  - Meningite carcinomatosa
  - Trauma de crânio não suspeitado com hematoma subdural
  - Superdosagem de drogas
  - Distúrbio psiquiátrico

- **Tratamento**
  - A terapia antituberculose empírica é fundamental em cenários clínicos apropriados
  - Os corticosteroides concomitantes reduzem as complicações a longo prazo

- **Dica**

Um diagnóstico altamente enganoso, mas muito improvável em pacientes com meningite crônica e glicose normal no líquido cerebrospinal.

Referência

Be NA, Kim KS, Bishai WR, Jain SK. Pathogenesis of central nervous system tuberculosis. Curr Mol Med 2009;9:94. [PMID: 19275620]

Mionecrose por *Clostridium* (Gangrena gasosa)

- **Princípios básicos do diagnóstico**
  - Início súbito de dor e edema em área de ferida contaminada
  - Toxicidade sistêmica grave e rápida progressão no tecido envolvido
  - Exsudato aquoso marrom ou tingido de sangue com descoloração da pele circundante
  - Presença de gás no tecido detectada pela palpação, auscultação de crepitação ou radiografia
  - A causa clássica – mas não a única – é o *Clostridium perfringens* em cultura anaeróbica ou lâmina de exsudato

- **Diagnóstico diferencial**
  - Outras infecções formadoras de gás (microrganismos entéricos mistos aeróbios e anaeróbios)
  - Celulite por infecção estafilocócica ou estreptocócica

- **Tratamento**
  - Desbridamento cirúrgico imediato e exposição das áreas infectadas
  - O oxigênio hiperbárico tem benefício incerto
  - Uso intravenoso de penicilina ou clindamicina
  - Profilaxia de tétano

- **Dica**

É uma condição em que uma febre relativamente baixa disfarça a extraordinária toxicidade sistêmica que o médico testemunha.

Referência

Hickey MJ, Kwan RY, Awad MM, et al. Molecular and cellular basis of microvascular perfusion deficits induced by *Clostridium perfringens and Clostridium septicum*. PLoS Pathog 2008;4:e1000045. [PMID: 18404211]

Nocardiose

■ Princípios básicos do diagnóstico

- *Nocardia asteroides* e *Nocardia brasiliensis* são bactérias aeróbicas do solo que causam doença pulmonar e sistêmica
- Mal-estar, perda ponderal, febre, sudorese noturna, tosse
- Consolidação pulmonar ou abscesso de paredes finas; é possível a invasão através da parede torácica
- Infiltrados lobares, nível hidroaéreo e derrame pela radiografia de tórax
- Filamentos Gram-positivos com ramificações delicadas na coloração de Gram, fracamente corados na coloração para organismos álcool-ácido resistentes; a cultura identifica o organismo específico
- Pode ocorrer a forma disseminada com abscessos em qualquer órgão; cérebro e nódulos subcutâneos mais frequentemente
- Transplante de medula óssea ou órgãos sólidos, uso de corticosteroides e doença maligna predispõem à infecção
- As descrições anteriores referem-se à *N. asteroides*; a *N. brasiliensis* causa linfangite após inoculação cutânea e é comum entre jardineiros

■ Diagnóstico diferencial

- Actinomicose
- Tuberculose ou infecções por micobactérias atípicas
- Outras causas de abscesso pulmonar piogênico
- Linfoma
- Coccidioidomicose
- Histoplasmose
- Esporotricose (*N. brasiliensis*)
- Panarício herpético (*N. brasiliensis*)
- Linfangite bacteriana (*N. brasiliensis*)

■ Tratamento

- Sulfametoxazol-trimetoprim parenteral e, então, oral por muitos meses; tratamentos mais curtos e orais são aceitáveis para *N. brasiliensis*
- Pode haver necessidade de drenagem cirúrgica e ressecção

■ Dica

Pode imitar tuberculose e câncer de pulmão; a N. asteroides *tem uma afinidade peculiar pelo pulmão na proteinose alveolar pulmonar.*

Referência

Agterof MJ, van der Bruggen T, Tersmette M, ter Borg EJ, van den Bosch JM, Biesma DH. Nocardiosis: a case series and a mini review of clinical and microbiological features. Neth J Med 2007;65:199. [PMID: 17587645]

Pertússis (*Bordetella pertussis*)

- **Princípios básicos do diagnóstico**
  - Infecção aguda do trato respiratório disseminada por gotículas respiratórias
  - História de não ter feito vacina difteria-tétano-pertússis (DTP)
  - Duas semanas de fase catarral prodrômica com mal-estar, tosse, coriza e anorexia; é vista predominantemente em crianças com menos de 2 anos
  - Tosse paroxística terminando com "guincho" inspiratório de alta intensidade (coqueluche) em crianças; tosse prolongada em adultos
  - Linfocitose absoluta com possibilidade de contagens extremamente altas de leucócitos
  - A cultura ou testes moleculares confirmam o diagnóstico

- **Diagnóstico diferencial**
  - Pneumonia viral
  - Aspiração de corpo estranho
  - Bronquite aguda
  - Leucemia aguda (quando a leucocitose é marcada)

- **Tratamento**
  - Imunização ativa preventiva (como parte da DTP)
  - Eritromicina em pacientes selecionados
  - Profilaxia antibiótica para contatos próximos

- **Dica**

Junto com a colite por Clostridium difficile, *é a causa da maior contagem de leucócitos na medicina clínica entre as doenças benignas.*

Referência

Wood N, McIntyre P. Pertussis: review of epidemiology, diagnosis, management and prevention. Paediatr Respir Rev 2008;9:201. [PMID: 18694712]

Peste (*Yersinia pestis*)

- **Princípios básicos do diagnóstico**
  - História de exposição a roedores em área endêmica no sudoeste dos Estados Unidos; transmitida por picadas de pulgas ou por contato com roedores infectados; a transmissão entre humanos só ocorre com a peste pneumônica
  - Início súbito de febre elevada, mal-estar intenso, mialgias; extrema toxicidade sistêmica
  - Linfangite regional e linfadenite com supuração dos linfonodos
  - Pode ser complicada por bacteriemia, pneumonite ou meningite
  - Exame bacterioscópico (ou bacterioscopia) e culturas positivas de aspirado ou sangue; leucopenia extrema com desvio à esquerda marcado

- **Diagnóstico diferencial**
  - Tularemia
  - Linfadenite com doença bacteriana em extremidade
  - Linfogranuloma venéreo
  - Outras pneumonias ou meningites bacterianas
  - Febre tifoide
  - Várias doenças por riquétsias

- **Tratamento**
  - Estreptomicina ou tetraciclinas
  - Profilaxia com tetraciclina para pessoas expostas a pacientes com peste pneumônica
  - Isolamento estrito daqueles com doença pneumônica

- **Dica**

O tratamento empírico deve ser administrado em qualquer meningite suspeitada em locais como o deserto do sudoeste dos Estados Unidos, onde a doença é rara, mas é endêmica.

Referência

Butler T. Plague into the 21st century, Clin Infect Dis 2009;49:736. [PMID: 19606935]

Psitacose (*Chlamydophila* [anteriormente chamada *Chlamydia*] *psitacci*)

- **Princípios básicos do diagnóstico**
  - Contato com pássaro infectado 7 a 15 dias antes do início dos sintomas
  - Início rápido de febre, calafrios, mal-estar, cefaleia, tosse seca, epistaxe
  - Dissociação temperatura-pulso, meningismo, erupção eritematosa macular (manchas de Horder), estertores secos, esplenomegalia
  - Aparecimento discretamente tardio dos sinais de pneumonite; pode haver endocardite com culturas negativas
  - Diagnóstico sorológico na segunda semana de doença; os microrganismos raramente são isolados na cultura de secreções respiratórias

- **Diagnóstico diferencial**
  - Outras pneumonias atípicas (p. ex., vírus, micoplasma)
  - Febre tifoide
  - Linfoma
  - Tuberculose
  - Outras endocardites com culturas negativas

- **Tratamento**
  - Tetraciclina

- **Dica**

A história de contato com pássaros pode ser difícil de ser obtida; muitos casos são transmitidos por papagaios importados de forma ilegal e que são valiosos para os pacientes como bichos de estimação leais.

Referência

Beeckman DS, Vanrompay DC. Zoonotic *Chlamydophila psittaci* infections from a clinical perspective. Clin Microbiol Infect 2009;15:11. [PMID: 19220335]

Sífilis primária (*Treponema pallidum*)

- **Princípios básicos do diagnóstico**
  - História de contato sexual, geralmente de confiabilidade ou identidade incertas
  - Úlcera indolor (cancro) na genitália, região perianal, orofaringe ou em outro local 2 a 6 semanas após a exposição
  - Adenopatia regional indolor
  - O fluido exprimido da lesão é infeccioso e positivo na imunofluorescência ou microscopia de campo escuro
  - O teste de reagina plasmática rápida (RPR) é positivo em 60% dos casos

- **Diagnóstico diferencial**
  - Cancroide
  - Linfogranuloma venéreo
  - Herpes genital
  - Linfadenite por outras causas
  - Linfoma
  - Erupção medicamentosa
  - Artrite reativa
  - Síndrome de Behçet

- **Tratamento***
  - Penicilina benzatina 2,4 milhões de unidades por via intramuscular
  - Em caso de alergia à penicilina, azitromicina; ou doxiciclina são aceitáveis

- **Dica**

Qualquer úlcera genital ou oral indolor deve ser considerada sifilítica até prova em contrário e tratada empiricamente.

Referência

Eccleston K, Collins L, Higgins SP. Primary syphilis. Int J STD AIDS 2008;19:145. [PMID: 18397550]

---

*N. de R.T. – Gestantes devem ser tratadas com penicilina;
– Todo paciente com sífilis deve ser testado para HIV.
Fonte: CURRENT Medical Diagnosis and Treatment, 2011.

Sífilis secundária

- **Princípios básicos do diagnóstico**
  - Desenvolve-se de maneira concomitante ou, mais tipicamente, 2 semanas a 6 meses após o aparecimento – e, geralmente, o desaparecimento espontâneo – do cancro
  - Febre, erupção cutânea maculopapular generalizada (incluindo as palmas, solas e mucosas, essas últimas sendo altamente contagiosas)
  - Pápulas exsudativas (*condyloma lata*) em áreas de pele úmida
  - Linfadenopatia generalizada e minimamente dolorosa
  - Pode haver meningite, hepatite, osteíte, artrite ou uveíte
  - Muitos treponemas encontrados em raspados de membranas mucosas ou lesões cutâneas por imunofluorescência ou microscopia de campo escuro
  - O teste da reagina plasmática rápida (RPR) é uniformemente positivo em titulação alta; deve ser repetido em 1 ou 2 semanas em função do efeito prozona com falso-negativo

- **Diagnóstico diferencial**
  - Exantemas virais
  - Pitiríase rósea
  - Erupção cutânea, especialmente eritema multiforme
  - O envolvimento de múltiplos órgãos pode imitar meningite, hepatite, artrite, uveíte ou síndrome nefrótica de outras etiologias

- **Tratamento**
  - O mesmo da sífilis primária; as lesões cutâneas podem aumentar temporariamente
  - Se houver envolvimento do sistema nervoso central, tratar como neurossífilis, com terapia mais longa
  - A reação de Jarisch-Herxheimer é mais comum após tratamento bactericida de sífilis secundária*

- **Dica**

Qualquer erupção cutânea que envolva as palmas e solas deve ser considerada sífilis secundária, independentemente da história ou do aspecto, até prova em contrário.

Referência

Kent ME, Romanelli F. Reexamining syphilis: an update on epidemiology, clinical manifestations, and management. Ann Pharmacother 2008;42:226. [PMID: 18212261]

---

*N. de R.T. Reação de Jarich-Herxheimer: febre e piora do quadro clínico horas após o início do tratamento com resolução espontânea em até 24 horas.
Fonte: CURRENT Medical Diagnosis and Treatment, 2011.

Sífilis terciária (ou tardia)

■ Princípios básicos do diagnóstico

- Muitos casos assintomáticos (latentes)
- Pode ocorrer a qualquer momento após a sífilis secundária (ocorre em um terço dos pacientes não tratados)
- Tumores infiltrativos de pele, osso, fígado (gomas); doença vascular com aortite, aneurismas de aorta ascendente com insuficiência aórtica
- Neurossífilis precoce: meningovascular com sintomas de apresentação de meningite basilar ou AVC
- Neurossífilis tardia: *tabes dorsalis*; marcha com base ampla, dor fugaz em abdome ou pernas ou sintomas vesicais por doença na coluna dorsal; paresia geral; demência lentamente progressiva; pupilas de Argyll-Robertson (mióticas e não reativas, mas com acomodação presente)
- A *tabes* pode resultar em artropatia grave do joelho (articulação de Charcot)

■ Diagnóstico diferencial

- Doença maligna primária ou secundária em qualquer órgão com envolvimento por gomas
- Insuficiência aórtica por outras causas
- Anemia perniciosa (*tabes*)
- Causas cirúrgicas de abdome agudo (*tabes*)
- Meningite viral ou fúngica (meningovascular)
- Outras causas de bexiga neurogênica (*tabes*)

■ Tratamento

- Punção lombar para pacientes com sífilis por mais do que 1 ano ou com títulos periféricos maiores que 1:32 (a menos que sejam assintomáticos), HIV-positivo ou com sinais neurológicos
- Para pacientes assintomáticos, tratar com três doses de penicilina benzatina intramuscular em intervalos de 1 semana
- Para neurossífilis com sintomas ou anormalidades no sistema nervoso central: 10 a 14 dias de penicilina cristalina endovenosa
- Repetir a punção lombar para acompanhar a resolução das anormalidades no líquido cerebrospinal
- O tratamento da neurossífilis em pacientes com HIV é controverso*

■ Dica

Até um terço dos pacientes com lues terciária têm RPR negativa; se a doença for seriamente considerada, deve-se obter exames treponêmicos.

Referência

Kent ME, Romanelli F. Reexamining syphilis: an update on epidemiology, clinical manifestations, and management. Ann Pharmacother 2008;42:226. [PMID: 18212261]

---

*N. de R.T. A sífilis em pacientes com infecção pelo HIV deve ser tratada da mesma forma que em indivíduos HIV-negativo, com seguimento aos 6, 12, 18 e 24 meses.
Fonte: CURRENT Medical Diagnosis and Treatment, 2011.

Síndrome do choque tóxico associado a *Staphylococcus aureus*

- **Princípios básicos do diagnóstico**
  - Associação com uso de tampão vaginal, frequente no pós-operatório
  - Início abrupto de febre, vômitos, diarreia, dor de garganta, cefaleia, mialgias
  - Aparência toxêmica com taquicardia e hipotensão
  - Erupção eritematosa maculopapular difusa com descamação nas palmas e solas; conjuntivite não purulenta
  - A cultura de nasofaringe, vagina, reto e feridas pode mostrar estafilococos, mas as hemoculturas costumam ser negativas
  - Geralmente causada pela toxina 1 da síndrome do choque tóxico (TSST-1)

- **Diagnóstico diferencial**
  - Infecção estreptocócica, particularmente febre escarlate
  - Sepse por Gram-negativos
  - Doença por riquétsias, especialmente a febre maculosa das Montanhas Rochosas

- **Tratamento**
  - Cuidado com suporte intensivo (p. ex., fluidos, vasopressores, monitoração)
  - Antibióticos antiestafilocócicos para eliminar a fonte

- **Dica**

A maioria dos pacientes com a síndrome do choque tóxico estafilocócico não tem uma infecção tecidual clinicamente aparente por Staphylococcus; *esse é um fenômeno puramente toxigênico.*

Referência

Lappin E, Ferguson AJ. Gram-positive toxic shock syndromes. Lancet Infect Dis 2009;9:281. [PMID: 19393958]

Tuberculose (*Mycobacterium tuberculosis*)

■ Princípios básicos do diagnóstico

- A maioria das infecções é subclínica, apenas com teste cutâneo positivo
- Sintomas progressivos que incluem tosse, dispneia, febre, sudorese noturna, perda ponderal e hemoptise
- Na infecção primária, infiltrados em campos médios pulmonares com linfadenopatia regional; derrames pleurais são comuns
- O infiltrado pulmonar fibronodular apical na radiografia de tórax, com ou sem cavitação, é mais típico de doença reativada
- São notados estertores após a tosse na ausculta
- As manifestações extrapulmonares mais comuns incluem meningite, infecção geniturinária, doença miliar e artrite, com sinais e sintomas localizados

■ Diagnóstico diferencial

- Pneumonia por outras causas; bactérias e fungos (histoplasmose, coccidioidomicose) causam os quadros mais parecidos
- Outras infecções micobacterianas
- Infecção por HIV (pode estar associada)
- Febre prolongada por outra causa
- Infecção do trato urinário, artrite oligoarticular de outra causa
- Carcinoma de pulmão
- Abscesso pulmonar

■ Tratamento

- Regime de quatro fármacos que inclua isoniazida e rifampicina
- Deve-se prestar atenção aos padrões de sensibilidade devido à prevalência crescente de cepas resistentes aos fármacos

■ Dica

Em pacientes infectados por HIV, em relação à tuberculose e à aparência radiológica do pulmão: se parecer TB, não é; se não parecer TB, então é.

Referência

Hauck FR, Neese BH, Panchal AS, El-Amin W. Identification and management of latent tuberculosis infection. Am Fam Physician 2009;79:879. [PMID: 19496388]

Tularemia (*Francisella tularensis*)

- **Princípios básicos do diagnóstico**
  - História de contato com coelhos, outros roedores e artrópodes mordedores (p. ex., carrapatos) em áreas endêmicas; período de incubação de 2 a 10 dias
  - Febre, cefaleia e náuseas de início súbito
  - Pápula com progressão para úlcera no local de inoculação; a conjuntiva pode ser o local em alguns pacientes
  - Linfadenopatia regional dolorosa proeminente, esplenomegalia
  - Diagnóstico confirmado por sorologia; as culturas da lesão ulcerada, do aspirado de linfonodo e do sangue frequentemente são negativas
  - É primariamente cutânea, ocular, glandular ou tifoide, sendo que apenas a muito rara forma pneumônica é transmissível entre humanos

- **Diagnóstico diferencial**
  - Doença da arranhadura do gato
  - Mononucleose infecciosa
  - Peste
  - Febre tifoide
  - Linfoma
  - Várias infecções por riquétsias
  - Meningococcemia

- **Tratamento**
  - A estreptomicina é o fármaco de escolha; a tetraciclina é uma opção de tratamento alternativa

- **Dica**

Raramente encontrada no Tulare County, California, de onde vem o seu nome; a maior epidemia ocorreu em Martha's Vineyard, tendo sido documentada em detalhes no The New Yorker.

Referência

Nigrovic LE, Wingerter SL. Tularemia. Infect Dis Clin North Am 2008;22:489. [PMID: 18755386]

Tétano (*Clostridium tetani*)

■ Princípios básicos do diagnóstico
- A história de ferida não desbridada ou de contaminação pode ou não ser obtida
- Rigidez de mandíbula seguida de espasmos (trismo)
- Rigidez cervical e de outros músculos, disfagia, irritabilidade, hiper-reflexia; mais tarde, convulsões dolorosas precipitadas por mínimos estímulos; febre baixa

■ Diagnóstico diferencial
- Meningite infecciosa
- Raiva
- Envenenamento por estricnina
- Síndrome neuroléptica maligna
- Hipocalcemia

■ Tratamento
- Imunização ativa preventiva
- Imunização passiva com imunoglobulina tetânica e imunização ativa concomitante em todos os casos suspeitos
- Clorpromazina ou diazepam para espasmos ou convulsões, com sedação adicional por barbituratos conforme a necessidade
- Cuidados de suporte vigorosos com atenção particular à via aérea e laringespasmo
- Penicilina ou metronidazol

■ Dica

O tétano está no topo da lista em usuários de drogas injetáveis com espasmo muscular ou mesmo com tônus aumentado.

Referência

Gibson K, Bonaventure Uwineza J, Kiviri W, Parlow J. Tetanus in developing countries: a case series and review. Can J Anaesth 2009;56:307. [PMID: 19296192]

INFECÇÕES FÚNGICAS

Candidíase (espécies de *Candida*)

- **Princípios básicos do diagnóstico**
  - Lesões ulcerativas ou em placas na mucosa oral (candidíase)
  - Vulvovaginite, infecções em dobras de pele ou paroníquia
  - Doença esofágica, do sistema nervoso central ou disseminada em pacientes imunodeprimidos
  - Endocardite em pacientes com válvulas protéticas
  - O diagnóstico é estabelecido pelo quadro clínico compatível, um hospedeiro suscetível e o achado de *Candida* no exame

- **Diagnóstico diferencial**
  - Dermatite atópica grave
  - Esofagite por herpes ou citomegalovírus em pacientes imunocomprometidos
  - Outras meningites por fungos ou basilares
  - Endocardite de válvula protética de outra causa

- **Tratamento**
  - Nistatina, clotrimazol ou miconazol para lesões localizadas
  - Fluconazol para infecções sistêmicas
  - Anfotericina B ou caspofungina para infecções graves
  - A troca da válvula é obrigatória na endocardite em válvula protética

- **Dica**

Um microrganismo com amplo espectro clínico que varia de onicomicose a endocardite.

Referência

Lewis RE. Overview of the changing epidemiology of candidemia. Curr Med Res Opin 2009;25:1732. [PMID: 19519284]

Coccidioidomicose (*Coccidioides immitis*)

■ Princípios básicos do diagnóstico

- Artrósporos em desertos da região sul e central da Califórnia e do Arizona; altamente infecciosos
- Forma pulmonar: febre, pleurite, tosse seca, anorexia, perda ponderal, eritema nodoso e eritema multiforme com artralgias; "reumatismo do deserto ou febre do vale"
- Período de incubação de 7 a 21 dias; não é contagiosa entre humanos
- As lesões disseminadas envolvem pele, ossos e meninges
- Eosinofilia e leucocitose
- Podem ser vistos esporângios no pus, escarro ou líquido cerebrospinal
- Exames radiológicos mostram infiltrados pulmonares nodulares com cavidades de paredes finas e adenopatia hilar
- O teste cutâneo tem valor limitado, mas o teste sorológico é útil para diagnóstico e prognóstico; a persistência de IgG em títulos altos indica doença disseminada

■ Diagnóstico diferencial

- Tuberculose
- Histoplasmose
- Blastomicose
- Osteomielite por outras causas
- Meningite asséptica por outras causas
- Sarcoidose

■ Tratamento

- Fluconazol para doença leve
- Anfotericina B para doença disseminada

■ Dica

Quando cultivado de material de patologia, esse fungo sofre alteração morfológica para um artrósporo altamente infeccioso, levando perigo ao pessoal do laboratório; o diagnóstico imunológico é mais seguro e mais acurado.

Referência

Ampel NM. Coccidioidomycosis: a review of recent advances. Clin Chest Med 2009;30:241. [PMID: 19375631]

Criptococose (*Cryptococcus neoformans*)

- **Princípios básicos do diagnóstico**
  - Doença oportunista que é vista com maior frequência em pacientes com Aids ou em outros pacientes imunocomprometidos
  - Achados discretos de febre, cefaleia, fotofobia e neuropatias
  - É incomum encontrar sinais meníngeos com sinais de Kernig e Brudzinski positivos
  - Também é vista uma infecção respiratória subaguda com febre baixa, dor pleurítica e tosse
  - Os achados no líquido cerebrospinal incluem aumento da pressão, pleocitose variável, aumento de proteínas e diminuição de glicose
  - Grandes leveduras encapsuladas na preparação de tinta da Índia do líquido cerebrospinal ou ensaio positivo para antígeno criptocócico no soro e líquido cerebrospinal

- **Diagnóstico diferencial**
  - Outras causas de meningite
  - Linfoma
  - Tuberculose

- **Tratamento**
  - Anfotericina B e flucitosina para doença grave
  - Pode-se usar fluconazol em muitos pacientes para complementar a terapia
  - Todos os pacientes com HIV e teste positivo no soro para o antígeno devem ser submetidos à punção lombar

- **Dica**

Em 95% dos casos, os pacientes com meningite criptocócica têm teste sérico positivo para o antígeno criptocócico.

Referência

Ritter M, Goldman DL. Pharrnacotherapy of cryptococcosis. Expert Opin Pharmacother 2009;10:2433. [PMID: 19708853]

Esporotricose (*Sporothrix schenkii*)

■ Princípios básicos do diagnóstico
- Úlcera após trauma em extremidade
- Está associada de maneira ocupacional a exposição a plantas ou solo; é típica a inoculação por espinho
- São encontrados nódulos ao longo da drenagem linfática, os quais podem ulcerar com uma escara negra
- É necessário exame de cultura para estabelecer o diagnóstico
- A sorologia é útil na doença disseminada (rara)

■ Diagnóstico diferencial
- Tularemia
- Antraz
- Outras infecções micóticas
- Tuberculose cutânea

■ Tratamento
- Itraconazol por vários meses é o tratamento de escolha para doença localizada
- A anfotericina B é usada em infecção sistêmica grave
- A solução oral de iodeto de potássio é usada em alguns casos

■ Dica

Linfadenopatia em um cultivador de flores – ou, pelo menos, em alguém que as colhe – é esporotricose até prova em contrário.

Referência

Ramos-e-Silva M, Vasconcelos C, Carneiro S, Cestari T. Sporotrichosis. Clin Dermatol 2007;25:181. [PMID: 17350497]

Histoplasmose (*Histoplasma capsulatum*)

- **Princípios básicos do diagnóstico**
  - História de exposição a pássaros ou morcegos ou de moradia próxima ao vale de um rio; pintores de residências têm risco aumentado
  - Geralmente assintomática; quadro variável de tosse, febre, mal-estar e dor torácica em infecções autolimitadas
  - Ulceração de nasofaringe e orofaringe, hepatoesplenomegalia e linfadenopatia generalizada na doença disseminada (1 em 250.000 casos) se não houver imunossupressão; essa é a apresentação típica na doença por HIV
  - A pericardite aguda é uma apresentação incomum; também se observa adrenalite na doença sistêmica
  - A mediastinite fibrosante é uma complicação a longo prazo; pode causar síndrome da veia cava superior
  - O teste cutâneo tem valor limitado
  - O antígeno do *Histoplasma* na urina confirma o diagnóstico; células fúngicas pequenas que aparecem em células reticuloendoteliais; a biópsia e a cultura do microrganismo confirmam o diagnóstico

- **Diagnóstico diferencial**
  - Tuberculose
  - Blastomicose
  - Coccidioidomicose
  - Linfoma
  - Sarcoidose

- **Tratamento**
  - Itraconazol oral para a maioria das infecções
  - Anfotericina B na doença grave ou naqueles em que houve falha do tratamento com itraconazol

- **Dica**

Nos Estados Unidos, a presença de calcificações pulmonares na radiografia de pacientes cujo número de Seguridade Social inicia com 2, 3 ou 4 significa, provavelmente, histoplasmose.

Referência

Kauffman CA. Histoplasmosis. Clin Chest Med 2009;30:217. [PMID: 19375629]

Pneumocistose (pneumonia por *Pneumocystis jiroveci* [previamente chamado *carinii*] – PPC)

■ Princípios básicos do diagnóstico

- Vista primariamente em pacientes imunocomprometidos (Aids, após transplante de tecidos, doença maligna linforreticular); um nível de CD4 inferior a 200 é a regra
- Geralmente com febre, dispneia e tosse seca de início insidioso
- Estertores secos na ausculta
- Doença alveolar difusa na radiografia de tórax; ocasionalmente com pequenas cavitações
- Gradiente alveoloarterial aumentado; diminuição da capacidade de difusão de respiração única; elevação sérica da desidrogenase láctica; cintilografia com gálio anormal
- Os microrganismos são identificados pela coloração de prata, coloração com anticorpos ou PCR de secreções ou biópsia
- Pode ser vista doença extrapulmonar se o paciente estiver usando terapia profilática de rotina com pentamidina

■ Diagnóstico diferencial

- Pneumonia atípica por outras causas
- Insuficiência cardíaca congestiva
- Tuberculose
- Doença fúngica disseminada

■ Tratamento

- Muitos regimes farmacológicos são efetivos; sulfametoxazol-trimetoprim é a terapia de primeira linha
- Os corticosteroides são adjuntos se houver hipoxemia moderada ou grave
- Recomenda-se a quimioprofilaxia para pacientes imunocomprometidos em risco

■ Dica

Embora a maioria dos casos ocorra em pacientes com HIV/Aids e contagens de CD4 inferiores a 200, isso não é verdade se o tratamento antiviral tiver aumentado o número para valores maiores; o mesmo é verdade para outras infecções oportunistas naquela condição.

Referência

Krajicek BJ, Thomas CF Jr, Limper AH. Pneumocystis pneumonia: current concepts in pathogenesis, diagnosis, and treatment. Clin Chest Med 2009;30:265. [PMID: 19375633]

INFECÇÕES HELMÍNTICAS

Ancilostomíase

- **Princípios básicos do diagnóstico**
    - Disseminada em regiões úmidas tropicais e subtropicais; ocorre de forma esporádica no sul dos Estados Unidos
    - Fraqueza, fadiga, palidez, palpitações, dispneia, diarreia, desconforto abdominal e perda ponderal
    - Algumas vezes, são vistos episódios transitórios de tosse ou sibilância com dor de garganta
    - Dermatite pruriginosa, eritematosa, maculopapular ou vesicular; coiloníquia
    - Anemia hipocrômica microcítica e eosinofilia
    - Teste guáiaco positivo nas fezes
    - Ovos característicos de *Ancylostoma* nas fezes

- **Diagnóstico diferencial**
    - Deficiência de ferro por outras causas
    - Embolia pulmonar recorrente
    - Dermatite maculopapular ou vesicular por outras causas

- **Tratamento**
    - Mebendazol é o fármaco de escolha
    - Pamoato de pirantel ou albendazol são alternativas
    - Suplementação de ferro para a anemia

- **Dica**

Deficiência de ferro com eosinofilia no sudeste rural dos Estados Unidos é ancilostomíase até prova em contrário.

Referência

Keiser J, Utzinger J. Efficacy of current drugs against soil-transmitted helminth infections: systematic review and meta-analysis. JAMA 2008;299:1937. [PMID: 18430913]

Ascaridíase (*Ascaris lumbricoides*)

■ Princípios básicos do diagnóstico
- Fase pulmonar: febre, tosse, hemoptise, sibilância, urticária e eosinofilia; podem ser vistos infiltrados pulmonares fugazes (pneumonia de Löffler)
- Fase intestinal: cólicas e desconforto abdominal vago, vômitos
- Reações inflamatórias em qualquer órgão ou tecido invadido pelas larvas adultas migratórias
- A infecção pode ser complicada por pancreatite, apendicite ou obstrução intestinal
- Ovos característicos de *Ascaris* nas fezes com larvas no escarro

■ Diagnóstico diferencial
- Pneumonia por outras infecções parasitárias (especialmente *Ancylostoma* e *Strongyloides*)
- Pneumonia bacteriana ou viral
- Distúrbios alérgicos, como síndrome de Löffler, asma, urticária, aspergilose broncopulmonar alérgica, síndrome de Churg-Strauss
- Pneumonia eosinofílica
- Pancreatite, úlcera péptica, apendicite e diverticulite por outras causas

■ Tratamento
- Mebendazol ou albendazol

■ Dica
Considerar ascaridíase em caso de apendicite ou pancreatite com eosinofilia.

Referência
Holland CV. Predisposition to ascariasis: patterns, mechanisms and implications. Parasitology 2009;136:1537. [PMID: 19450374]

Cisticercose (*Taenia solium*)

- **Princípios básicos do diagnóstico**
  - História de exposição em área endêmica
  - Infecção pelo estágio larval (cisticercos) da *T. solium*; os cistos se localizam em ordem de frequência em sistema nervoso central, tecido subcutâneo, músculo estriado, bulbo do olho e, raramente, em outros tecidos
  - Convulsões, cefaleia, vômitos, visão borrada
  - Anormalidades neurológicas focais, papiledema, pequenos nódulos subcutâneos ou musculares
  - Pleocitose linfocítica e eosinofílica, elevação de proteínas e diminuição de glicose no líquido cerebrospinal
  - Os parasitas são vistos no exame histológico de pele ou de nódulos subcutâneos
  - A radiografia simples de tecidos moles revela calcificações ovais ou lineares em nódulos
  - A TC ou RM de crânio revela calcificação dos cistos e sinais de pressão intracerebral elevada
  - O teste sorológico é útil para diferenciar cisticercose de equinococose

- **Diagnóstico diferencial**
  - Equinococose
  - Linfoma
  - Toxoplasmose
  - Abscesso cerebral
  - Tumor cerebral
  - Coccidioidomicose

- **Tratamento**
  - Controverso na doença do sistema nervoso central (SNC)
  - Albendazol (ou praziquantel)
  - O tratamento concomitante com esteroides está indicado para reduzir a inflamação
  - Cirurgia em casos selecionados (doença orbital, retiniana, na medula espinal ou na cisterna)

- **Dica**

É a causa mais comum de convulsões em adultos jovens no México.

Referência

Garcia HH, Moro PL, Schantz PM. Zoonotic helminth infections of humans: echinococcosis, cysticercosis and fascioliasis. Curr Opin Infect Dis 2007;20:489. [PMID: 17762782]

Enterobíase (*Oxiurus*; *Enterobius vermicularis*)

- **Princípios básicos do diagnóstico**
  - Prurido noturno perianal e vulvar; insônia, inquietude e irritabilidade
  - Crianças são comumente infectadas
  - Sintomas gastrintestinais vagos
  - Ovos de *Oxiurus* na pele ou na área perianal pelo teste com fita de celulose

- **Diagnóstico diferencial**
  - Prurido perianal por outras causas (infecções micóticas, alergias, hemorroidas, proctite, fissuras, estrongiloidíase)
  - Enurese, insônia ou inquietação em crianças por outras causas

- **Tratamento**
  - Mebendazol é o fármaco de escolha; não administrá-lo durante a gestação
  - O pamoato de pirantel também é efetivo
  - Tratar todos os moradores da casa

- **Dica**

É o pesadelo – sem trocadilho – de qualquer mãe de uma criança com o problema.

Referência

Stermer E, Sukhotnic I, Shaoul R. Praritus ani: an approach to an itching condition. J Pediatr Gastroenterol Nutr 2009;48:513. [PMID: 19412003]

Equinococose (Hidatidose)

- **Princípios básicos do diagnóstico**
  - Uma zoonose na qual os humanos são um hospedeiro intermediário do estágio larval do parasita
  - História de contato próximo com cães em área endêmica
  - Geralmente assintomática; sinais de obstrução local ou de ruptura e vazamento de cistos (dor, febre ou anafilaxia)
  - Tumor cístico avascular em fígado, pulmões, ossos, cérebro ou outros órgãos
  - Eosinofilia; testes sorológicos positivos após 2 a 4 semanas

- **Diagnóstico diferencial**
  - Abscesso hepático bacteriano ou amebiano
  - Tuberculose
  - Outros tumores em pulmões, ossos ou cérebro
  - Icterícia obstrutiva por outras causas
  - Cirrose por outras causas
  - Anafilaxia ou eosinofilia por outras causas

- **Tratamento**
  - Aspiração percutânea ou remoção cirúrgica de cistos se a localização permitir
  - Albendazol (ou mebendazol) pode ser efetivo se a cirurgia não for possível
  - Tratar profilaticamente cães de estimação (com praziquantel) em áreas endêmicas

- **Dica**

Tenha cuidado ao aspirar cistos hepáticos; quando esse microrganismo causa peritonite, essa pode ser uma doença devastadora e fatal.

Referência

Garcia HH, Moro PL, Schantz PM. Zoonotic helminth infections of humans: echinococcosis, cysticercosis and fascioliasis. Curr Opin Infect Dis 2007;20:489. [PMID: 17762782]

Esquistossomose (Bilharzíase; espécies de *Schistosoma*)

■ **Princípios básicos do diagnóstico**

- As áreas endêmicas incluem partes da África, Ásia e América do Sul
- Aguda: febre de Katayama (febre, diarreia, tosse seca, urticária; dermatite por cercárias: uma erupção cutânea eritematosa pruriginosa e transitória em áreas de contato com água)
- Crônica: depende da espécie, com o *S. mansoni* produzindo hipertensão portal grave e formação de circulação colateral portossistêmicas crônicas; hematúria terminal, aumento da frequência urinária e dor na uretra e bexiga em casos de *S. haematobium*
- Os ovos na circulação sistêmica obstruem os vasos de resistência pulmonar causando hipertensão pulmonar e *cor pulmonale* e isquemia em outros órgãos, incluindo a medula espinal
- A demonstração dos ovos de esquistossomas nas fezes ou na urina ou na biópsia retal confirma o diagnóstico

■ **Diagnóstico diferencial**

- Outras causas de diarreia (aguda)
- Cirrose
- Hepatoma
- Neoplasia gastrintestinal
- Cistite por outras causas
- Tumor geniturinário
- Mielite transversa
- Hipertensão pulmonar por outras causas, especialmente estenose mitral e hipertensão pulmonar primária

■ **Tratamento**

- O praziquantel é o fármaco de escolha
- Esteroides para febre de Katayama ou doença neurológica

■ **Dica**

É um dos poucos helmintos que sobrevivem por muito tempo após o paciente abandonar a área endêmica; aprenda isso e você provavelmente saberá o suficiente de parasitologia para os propósitos da prática clínica americana.

Referência

Burke ML, Jones MK, Gobert GN, Li YS, Ellis MK, McManus DP. Immunopathogenesis of human schistosomiasis. Parasite Immunol 2009;31:163. [PMID: 19292768]

Estrongiloidíase (*Strongyloides stercoralis*)

■ **Princípios básicos do diagnóstico**
- Endêmico em muitas partes do mundo, incluindo o sudeste dos Estados Unidos
- Dermatite pruriginosa nos locais de penetração larval
- Diarreia, dor epigástrica, náuseas, mal-estar, perda ponderal, tosse, estertores e sibilância com infecção crônica
- Infiltrados pulmonares transitórios ou fugazes
- Eosinofilia; larvas características nas fezes, aspirado duodenal ou escarro; sorologia
- O parasita pode viver no intestino durante anos após o paciente deixar a área endêmica
- Síndrome de hiperinfecção: diarreia intensa com má absorção, broncopneumonia, sepse por Gram-negativos com meningite, geralmente após a administração de corticoides para asma

■ **Diagnóstico diferencial**
- Eosinofilia por outras causas
- Diarreia recorrente por outras causas
- Úlcera duodenal
- Asma
- Embolia pulmonar recorrente
- Colecistite ou pancreatite por outras causas
- Má absorção intestinal por outras causas

■ **Tratamento**
- Ivermectina ou albendazol

■ **Dica**

Úlcera duodenal aparente com eosinofilia é estrongiloidíase até prova em contrário; o microrganismo vive no intestino delgado superior.

Referência

Segarra-Newnham M. Manifestations, diagnosis, and treatment of *Strongyloides stercoralis* infection. Ann Pharmacother 2007;41:1992. [PMID: 17940124]

Infecções por tênia
(veja também equinococose e cisticercose)

■ Princípios básicos do diagnóstico
- Seis deles infectam os humanos: *Taenia saginata* (tênia do boi), *Taenia solium* (tênia do porco), *Diphyllobothrium latum* (tênia do peixe), *Hymenolepis nana* (tênia anã), *Hymenolepis diminuta* (tênia dos roedores), *Dipylidium caninum* (tênia do cachorro)
- Geralmente assintomáticas, mas muitos casos causam náuseas, diarreia, cólicas abdominais, mal-estar e perda ponderal
- Segmentos dos vermes são encontrados nas roupas ou na cama
- Anemia megaloblástica (*D. latum*) por competição pela vitamina B_{12} no intestino
- São encontrados os ovos característicos ou segmentos de proglótides das tênias nas fezes

■ Diagnóstico diferencial
- Diarreia por outras causas
- Estados de má absorção por outras causas
- Anemia perniciosa e deficiência de ácido fólico

■ Tratamento
- Praziquantel para todas as infecções

■ Dica
Sushi *e* gefilte fish* *são causas raras, mas ocasionalmente encontradas, de tênia de peixe nos Estados Unidos.*

Referência
Scholz T, Garcia HH, Kuchta R, Wicht B. Update on the human broad tapeworm (genus diphyllobothrium), including clinical relevance. Clin Microbiol Rev 2009;22:146. [PMID: 19136438]

---
*N. de R.T. Bolinho de carne de carpa moída.

Triquinose (*Trichinella spiralis*)

- **Princípios básicos do diagnóstico**
    - Vômitos, diarreia e dor abdominal dentro da primeira semana da ingestão de carne de porco, javali ou urso inadequadamente cozida; geralmente em salsichas feitas em casa, mas a carne magra é a causa mais comum nos Estados Unidos
    - A segunda semana se caracteriza por dor e sensibilidade muscular, febre, edema periorbital e facial, conjuntivite; múltiplas hemorragias em estilhaço; sintomas devidos à disseminação das larvas
    - Eosinofilia e nível sérico variavelmente elevado de creatinofosfoquinase, desidrogenase láctica e TGO; velocidade de sedimentação globular baixa
    - Sorologia positiva
    - Diagnóstico confirmado ao encontrar as larvas na biópsia de músculo

- **Diagnóstico diferencial**
    - Dermatomiosite
    - Poliarterite nodosa
    - Endocardite
    - Diarreia por outras infecções

- **Tratamento**
    - Mebendazol ou albendazol para a fase intestinal
    - Corticosteroides durante a invasão larval e para sequelas sistêmicas; não devem ser usados durante a fase intestinal

- **Dica**

É a única causa de várias hemorragias em estilhaço em todos os dedos e artelhos.

Referência

Gottstein B, Pozio E, Nöckler K. Epidemiology, diagnosis, treatment, and control of trichinellosis. Clin Microbiol Rev 2009;22:127. [PMID: 19136437]

INFECÇÕES POR PROTOZOÁRIOS

Amebíase (*Entamoeba histolytica*)

■ Princípios básicos do diagnóstico
- Pode ocorrer esporadicamente ou em epidemias
- Infecção do intestino grosso; o parasita pode ser levado até o fígado, pulmões, cérebro ou outros órgãos
- Ataques recorrentes de diarreia e cólicas abdominais, geralmente alternando com constipação
- Em casos fulminantes, há franca disenteria sanguinolenta
- Dor e aumento de volume do fígado em casos de abscesso
- Pode ocorrer ameboma colônico ou abscesso hepático sem disenteria
- Leucocitose em alguns casos, mas a eosinofilia é incomum; leucócitos fecais positivos
- Os microrganismos não costumam ser demonstrados nas fezes ou em aspirados de abscesso hepático; o teste para o antígeno nas fezes é mais sensível
- Os testes sorológicos são muito sensíveis (99%) na doença invasiva (abscesso hepático, ameboma) e um pouco menos na doença intestinal (60%)
- A ultrassonografia e a TC são úteis como exames de imagem de abscessos hepáticos

■ Diagnóstico diferencial
- Outras causas de diarreia aguda ou crônica
- Colite ulcerativa
- Abscesso hepático piogênico
- Hepatoma
- Cisto hepático equinocócico
- Carcinoma de sigmoide ou ceco (ameboma)

■ Tratamento
- Metronidazol seguido de agentes luminais, como paromomicina ou iodoquinol para colite invasiva ou abscesso hepático
- Paromomicina ou iodoquinol isoladamente para infecção intestinal assintomática

■ Dica

Não administrar esteroides para "DII" até excluir essa condição clínica; ela é mais endêmica na América do que muitos clínicos acreditam.

Referência
Pritt BS, Clark CG. Amebiasis. Mayo Clin Proc 2008;83:1154. [PMID: 18828976]

Babesiose

- **Princípios básicos do diagnóstico**
  - Exposição a carrapatos *Ixodes* em áreas endêmicas
  - *Babesia microti* (Estados Unidos): febre irregular, calafrios, cefaleia, diaforese, mal-estar sem periodicidade; anemia hemolítica e hepatoesplenomegalia são características
  - *B. divergens* (Europa): febre alta, aparência toxêmica, anemia hemolítica grave, insuficiência hepática e renal com os pacientes esplenectomizados em risco particularmente alto
  - A presença de parasitas intraeritrocíticos na lâmina de sangue periférico confirma o diagnóstico; sorologia ou PCR são úteis quando não são vistos microrganismos no sangue

- **Diagnóstico diferencial**
  - Malária
  - Doença de Lyme (pode haver coinfecção)
  - Anemia hemolítica autoimune idiopática

- **Tratamento**
  - A infecção por *B. microti* costuma ser benigna e autolimitada
  - A infecção por *B. divergens* é mais grave
  - Quinina mais clindamicina; considerar a exsanguineotransfusão em caso de infecção grave com alta contagem de parasitas

- **Dica**

Se você diagnosticar babesiose, procure novamente por doença de Lyme.

Referência

Vannier E, Gewurz BE, Krause PJ. Human babesiosis. Infect Dis Clin North Am 2008;22:469. [PMID: 18755385]

Coccidiose (*Isospora belli*; *Cryptosporidium*; *Cyclospora*)

■ Princípios básicos do diagnóstico

- Uma infecção intestinal causada por um de três gêneros: *Isospora*, *Cryptosporidium* e *Cyclospora*, que é mais comum na infecção por HIV
- Diarreia aquosa, dor abdominal em cólicas, náuseas, febre baixa e mal-estar
- Ausência de leucócitos fecais
- Doença geralmente autolimitada ao longo de semanas a meses em pacientes imunocompetentes, mas que pode ser catastrófica ou ameaçar a vida em pacientes com Aids
- Diagnóstico pela identificação de parasitas nas fezes ou no aspirado ou biópsia duodenal (está disponível o teste de antígeno para *Cryptosporidium*)

■ Diagnóstico diferencial

- Giardíase
- Cólera
- Colite infecciosa
- Colite ulcerativa ou doença de Crohn
- Gastrenterite viral

■ Tratamento

- *Isospora* e *Cyclospora*: sulfametoxazol-trimetoprim; em pacientes com Aids, tratamento de curso indefinido
- *Cryptosporidium*: não há terapia disponível que seja consistentemente efetiva; costuma-se tentar paromomicina ou nitazoxanida

■ Dica

Já ocorreram grandes surtos envolvendo centenas de milhares de pessoas quando sistemas de esgoto foram inundados.

Referência

Karanis P, Kourenti C, Smith H. Waterborne transmission of protozoan parasites: a worldwide review of outbreaks and lessons learnt. J Water Health 2007;5:1. [PMID: 17402277]

Giardíase (*Giardia lamblia*)

- **Princípios básicos do diagnóstico**
  - Infecção do intestino delgado proximal que ocorre no mundo todo; a maioria das infecções é assintomática
  - São comuns surtos em centros de cuidados diários e casos individuais por água contaminada
  - Diarreia aguda ou crônica com fezes volumosas e gordurosas
  - Desconforto no abdome superior, cólicas e distensão
  - Não há leucócitos fecais
  - Cistos e, ocasionalmente, trofozoítos nas fezes, especialmente com diarreia de grande volume; trofozoítos em aspirado ou biópsia duodenal; a deficiência de IgA predispõe à doença e há teste de antígeno amplamente disponível
  - Pode ser vista síndrome de má absorção na doença crônica

- **Diagnóstico diferencial**
  - Gastrenterite ou diarreia por outras causas
  - Doença da mucosa do intestino delgado, como espru
  - Outras causas de má absorção, como insuficiência pancreática

- **Tratamento**
  - Metronidazol
  - Tinidazol, quinacrina ou furazolidona também são efetivos
  - Verificar novamente as fezes para assegurar o sucesso do tratamento

- **Dica**

Diarreia e sintomas intestinais vagos na primavera e no verão demandam uma história sobre acampamento recente; um número incontável de corredeiras nas montanhas americanas estão contaminadas por esse parasita.

Referência

Buret AG. Pathophysiology of enteric infections with *Giardia duodenalis*. Parasite 2008;15:261. [PMID: 18814692]

Leishmaniose visceral
(Calazar; complexo *Leishmania donovani*)

- **Princípios básicos do diagnóstico**
  - Doença zoonótica transmitida por picadas de flebotomíneos; período de incubação de 4 a 6 meses
  - Nódulo local tipicamente discreto e não ulcerativo no local da picada do flebotomíneo
  - Febre irregular (geralmente com dois picos diários) com escurecimento progressivo da pele (especialmente na fronte e nas mãos), diarreia
  - Caquexia, esplenomegalia e hepatomegalia progressiva e marcada, linfadenopatia generalizada, petéquias
  - Pancitopenia com linfocitose e monocitose relativas
  - Corpúsculos de Leishman-Donovan demonstráveis em lâminas de baço, medula óssea ou linfonodos ou em lâminas de camada leucoplaquetária (*buffy coat*) do sangue; os testes sorológicos são úteis após a segunda semana de doença

- **Diagnóstico diferencial**
  - Malária
  - Linfoma
  - Brucelose
  - Esquistossomose
  - Mononucleose infecciosa
  - Síndromes mieloproliferativas, especialmente mielofibrose
  - Anemia por outras causas
  - Tuberculose
  - Hanseníase
  - Tripanossomíase americana
  - Endocardite infecciosa subaguda
  - Doença de Still do adulto

- **Tratamento**
  - Estibogluconato de sódio
  - Pentamidina, anfotericina lipossomal para falhas de tratamento
  - Tem alta taxa de mortalidade se não for tratada

- **Dica**

Febre com dois picos diários, esplenomegalia maciça e quadro consumptivo sugerem o diagnóstico em regiões endêmicas.

Referência

Maltezou HC. Visceral leishmaniasis: advances in treatment. Recent Pat Antiinfect Drug Discov 2008;3:192. [PMID: 18991801]

Malária (espécies de *Plasmodium*)

Princípios básicos do diagnóstico
- História de exposição a mosquitos em áreas endêmicas
- Paroxismos de calafrios periódicos, febre, cefaleia, mialgias e sudorese com delírio; a periodicidade da febre é determinada pela espécie
- Icterícia e esplenomegalia
- Anemia hemolítica, leucopenia com monocitose relativa, trombocitopenia e anormalidades inespecíficas da função hepática
- Plasmódios característicos vistos em eritrócitos em lâminas de sangue espessas (apenas para observadores experientes) ou finas
- Testes diagnósticos rápidos se baseiam na detecção do antígeno e também estão disponíveis
- Edema pulmonar, insuficiência hepática, hipoglicemia e necrose tubular aguda (febre hemoglobinúrica) podem complicar a malária *falciparum*
- Ataques recorrentes ao longo de meses ou anos indicam infecção por *P. vivax*

Diagnóstico diferencial
- Influenza
- Febre tifoide
- Hepatite infecciosa
- Dengue
- Calazar
- Leptospirose
- Borreliose
- Linfoma

Tratamento
- A terapia farmacológica é determinada pela espécie e pela sensibilidade aos fármacos na área endêmica
- Quimioprofilaxia para viagem a áreas endêmicas: cloroquina oral com adição de primaquina após deixar a área endêmica; mefloquina, doxiciclina ou proguanil e atovaquona se for prevista a exposição à malária *falciparum* resistente

Dica

A coloração de Wright em lâminas de sangue insuficientemente secas mostra um artefato de anel central nas hemácias que é semelhante aos plasmódios.

Referência
Wellems TE, Hayton K, Fairhurst RM. The impact of malaria parasitism: from corpuscles to communities. J Clin Invest 2009;119:2496. [PMID: 19729847]

Meningoencefalite amebiana primária (espécies de *Naegleria*; espécies de *Acanthamoeba*)

■ Princípios básicos do diagnóstico

Naegleria:
- Síndrome de trato respiratório superior seguida de meningoencefalite rapidamente progressiva, geralmente fatal
- Pessoas geralmente jovens e saudáveis com história de terem nadado em água doce 3 a 7 dias antes do início dos sintomas
- Amebas com cariossoma central grande na preparação a fresco de líquido cerebrospinal não centrifugado; pode ser feita a cultura

Acanthamoeba:
- Ulceração e lesões cutâneas com disseminação para múltiplos órgãos, ceratite crônica ou início mais insidioso de meningoencefalite grave
- História de imunossupressão preexistente específica ou inespecífica; geralmente há trauma da pele, das membranas mucosas ou dos olhos

■ Diagnóstico diferencial
- Outras causas de meningite ou encefalite
- Outras causas de ceratite

■ Tratamento
- Anfotericina B, miconazol e rifampicina têm sucesso marginal nas infecções por *Naegleria*
- Cetoconazol sistêmico e antifúngicos tópicos têm benefício incerto em infecções por *Acanthamoeba*

■ Dica

É uma das poucas doenças infecciosas na medicina que é causada por microrganismos de vida livre em que todos os casos são rapidamente fatais, com exceção da infecção granulomatosa mais crônica por Acanthamoeba.

Referência

Marciano-Cabral F, Cabral GA. The immune response to *Naegleria fowleri* amebae and pathogenesis of infection. FEMS Immunol Med Microbiol 2007;51:243. [PMID: 17894804]

Toxoplasmose (*Toxoplasma gondii*)

- **Princípios básicos do diagnóstico**
  - A doença grave é extremamente rara em adultos imunocompetentes
  - Febre, mal-estar, cefaleia, dor de garganta, mialgias, visão borrada
  - Erupção cutânea, hepatoesplenomegalia, linfadenopatia cervical, coriorretinite
  - Em pacientes imunocomprometidos, abscesso cerebral com anormalidades neurológicas focais é o mais comum; pneumonite e miocardite também ocorrem, da mesma forma que lesões em outros locais, como os testículos
  - A IgM é diagnóstica na população não imunossuprimida; uma IgG negativa torna improvável a doença do SNC em pacientes com HIV
  - PCR de lavado broncoalveolar, líquido cerebrospinal, sangue ou biópsia de tecido confirmam o diagnóstico; a resolução de abscesso cerebral com a terapia empírica é altamente sugestiva

- **Diagnóstico diferencial**
  - Outras causas de lesões expansivas cerebrais (doença maligna primária ou secundária, abscesso bacteriano, linfoma)
  - Outras causas de encefalite (herpes simples, citomegalovírus [CMV], encefalite viral)
  - Infecção por CMV (pode coexistir em casos de HIV)
  - Vírus Epstein-Barr
  - Outras causas de miocardite
  - Outras pneumonias atípicas; *Pneumocystis*
  - Outras causas de linfadenopatia (sarcoidose, tuberculose, linfoma)

- **Tratamento**
  - A pirimetamina é efetiva em combinação com sulfadiazina ou clindamicina
  - Os corticosteroides são adjuvantes úteis na doença grave do SNC
  - A terapia em pacientes com Aids pode ser interrompida se eles forem tratados com sucesso com a terapia antirretroviral altamente ativa

- **Dica**

Receptores soronegativos de transplante cardíaco de doadores soropositivos têm uma incidência muito alta de doença sistêmica; a profilaxia para toxoplasmose é fundamental nesses pacientes.

Referência

Petersen E. Toxoplasmosis. *Semin Fetal Neonatal Med* 2007;12:214. [PMID: 17321812]

Tripanossomíase americana
(Doença de Chagas; *Trypanosoma cruzi*)

- **Princípios básicos do diagnóstico**
  - É transmitida por insetos reduvídeos em áreas endêmicas (América Latina e cada vez mais no sudoeste dos Estados Unidos); a maioria dos pacientes é assintomática; alguns casos são adquiridos em laboratório
  - A maioria é assintomática durante a fase aguda da infecção, embora possa haver meningoencefalite em crianças; a fase crônica da infecção se manifesta muitos anos mais tarde
  - Edema facial ou bipalpebral unilateral, conjuntivite (sinal de Romaña)
  - Lesão dura eritematosa e edematosa tipo furúnculo com linfadenopatia local (chagoma)
  - Doença cardíaca com arritmias e insuficiência cardíaca congestiva direita; a doença gastrintestinal se caracteriza por megacólon e megaesôfago
  - Tripanossomas presentes no sangue durante a fase aguda da doença; sorologia ou PCR durante a fase crônica da doença

- **Diagnóstico diferencial**
  - Triquinose
  - Calazar
  - Malária
  - Insuficiência cardíaca congestiva por outras causas
  - Meningoencefalite por outras causas

- **Tratamento**
  - O nifurtimox é efetivo na fase aguda, mas tem menos valor em estágios crônicos
  - O benznidazol é efetivo (não está disponível nos Estados Unidos)

- **Dica**

É a causa mais comum de insuficiência cardíaca congestiva na América do Sul e Central, com casos recentes aparecendo no Arizona e Novo México.

Referência
Dubner S, Schapachnik E, Riera AR, Valero E. Chagas disease: state-of-the-art of diagnosis and management. Cardiol J 2008;15:493. [PMID: 19039752

INFECÇÕES POR RIQUÉTSIAS

Febre maculosa das Montanhas Rochosas (*Rickettsia rickettsii*)

- **Princípios básicos do diagnóstico**
    - Exposição a carrapatos em áreas endêmicas
    - Pródromos tipo influenza seguidos por calafrios, febre, cefaleia intensa, mialgias e, ocasionalmente, delírio e coma
    - Erupção cutânea macular avermelhada com início entre o segundo e o sexto dia de febre; primeiro nas extremidades e depois centralmente, podendo transformar-se em petéquias ou púrpuras
    - Trombocitopenia, proteinúria e hematúria
    - Testes sorológicos positivos na segunda semana de doença, mas o diagnóstico pode ser feito antes pela biópsia de pele com coloração imunológica

- **Diagnóstico diferencial**
    - Meningococcemia
    - Endocardite
    - Gonococcemia
    - Erliquiose
    - Sarampo

- **Tratamento**
    - Tetraciclinas ou cloranfenicol

- **Dica**

Apesar do nome, há mais casos na Carolina do Norte do que no Colorado.

Referência

Dantas-Torres F. Rocky Mountain spotted fever. Lancet Infect Dis 2007;7:724. [PMID: 17961858]

Febre Q (*Coxiella burnetii*)

■ Princípios básicos do diagnóstico
- Infecção após exposição a ovelhas, cabras, vacas ou aves
- Doença febril aguda ou crônica com cefaleia intensa, tosse e desconforto abdominal
- Hepatite granulomatosa e endocardite com cultura negativa em casos ocasionais
- Infiltrados pulmonares na radiografia de tórax; trombocitopenia e elevação de transaminases
- Confirmação sorológica entre a segunda e a quarta semanas de doença, usando anticorpos de fase I e II para determinar a cronicidade

■ Diagnóstico diferencial
- Pneumonia atípica
- Hepatite granulomatosa por outras causas
- Brucelose
- Outras causas de endocardite com cultura negativa

■ Tratamento
- Tetraciclinas suprimem, mas nem sempre curam a doença, especialmente com endocardite; a terapia combinada a longo prazo com hidroxicloroquina está indicada para a endocardite
- A vacina está disponível fora dos Estados Unidos

■ Dica

É a única doença por Riquétsia sem erupção cutânea.

Referência

Tissot-Dupont H, Raoult D. Q fever. Infect Dis Clin North Am 2008;22:505. [PMID: 18755387]

Tifo dos arbustos (Doença de Tsutsugamushi)

- **Princípios básicos do diagnóstico**
  - Causada por *Orientia tsutsugamushi* e transmitida por ácaros
  - Exposição a ácaros em áreas endêmicas do sudeste asiático, oeste do Pacífico e Austrália
  - Escara negra no local da picada com linfadenopatia regional ou generalizada, mal-estar, calafrios, cefaleia e dorsalgia
  - Erupção macular transitória em metade dos pacientes
  - Pneumonite, encefalite e insuficiência cardíaca podem complicar o quadro
  - Confirmação sorológica na segunda semana de doença

- **Diagnóstico diferencial**
  - Febre tifoide
  - Dengue
  - Malária
  - Leptospirose
  - Outras infecções por riquétsias

- **Tratamento**
  - Tetraciclinas ou cloranfenicol, embora seja encontrada alguma resistência
  - A rifampicina também pode ser efetiva

- **Dica**

Lembrar que a escara pode estar no couro cabeludo, e o linfonodo, atrás da orelha, tornando difícil o diagnóstico.

Referência

Nachega JB, Bottieau E, Zech F, Van Gompel A. Travel-acquired scrub typhus: emphasis on the differential diagnosis, treatment, and prevention strategies. J Travel Med 2007;14:352. [PMID: 17883470]

Tifo epidêmico transmitido por piolhos (*Rickettsia prowazekii*)

■ Princípios básicos do diagnóstico

- A transmissão da *R. prowazekii* é favorecida por condições de vida em aglomeramentos e de pobreza
- Cefaleia, calafrios, febre, de maneira geralmente grave ou intratável
- Uma erupção maculopapular aparece entre o quarto e o sétimo dias da doença em tronco e axilas e, depois, nas extremidades; face, palmas e solas são poupados
- Conjuntivite, estertores, esplenomegalia, hipotensão e delírio em alguns pacientes; insuficiência renal
- Confirmação sorológica na segunda semana de doença
- Doença de Brill: recrudescência da doença após aparente recuperação

■ Diagnóstico diferencial

- Outras síndromes virais
- Pneumonia
- Outros exantemas
- Meningococcemia
- Sepse
- Síndrome do choque tóxico

■ Tratamento

- Prevenção com controle de piolhos
- Tetraciclina e cloranfenicol são igualmente efetivos

■ Dica

É um inimigo mais letal para o exército do que o combate nos países endêmicos durante a Segunda Guerra Mundial.

Referência

Bechah Y, Capo C, Mege JL, Raoult D. Epidemic typhus. Lancet Infect Dis 2008;8:417. [PMID: 18582834]

INFECÇÕES VIRAIS

Caxumba (Parotidite epidêmica)

- **Princípios básicos do diagnóstico**
  - Período de incubação de 14 a 24 dias
  - Glândulas salivares edemaciadas e dolorosas, geralmente a parótida; pode ser unilateral; sintomas sistêmicos de infecção
  - Pode ocorrer orquite ou ooforite, meningoencefalite ou pancreatite
  - O líquido cerebrospinal mostra pleocitose linfocítica com hipoglicorraquia na meningoencefalite
  - Diagnóstico confirmado pelo isolamento do vírus na saliva ou pelo aparecimento de anticorpos após a segunda semana

- **Diagnóstico diferencial**
  - Parotidite ou aumento de parótidas por outras causas (p. ex., bactérias, sialolitíase com sialoadenite, cirrose, diabetes, ingestão de amido, síndrome de Sjögren, sarcoidose, tumor)
  - Meningite asséptica, pancreatite ou orquite por outras causas

- **Tratamento**
  - A imunização é preventiva
  - Tratamento de suporte com vigilância para complicações

- **Dica**

A orquite por caxumba é uma causa de esterilidade potencialmente tratável que está associada a níveis sanguíneos elevados de FSH e reduzidos de testosterona.

Referência

Cascarini L, McGurk M. Epidemiology of salivary gland infections. Oral Maxillofac Surg Clin North Am 2009;21:353. [PMID: 19608052]

Coriomeningite linfocítica

- **Princípios básicos do diagnóstico**
  - História de exposição a ratos ou *hamsters*
  - Pródromos do tipo influenza com febre, calafrios, cefaleia, mal-estar e tosse seguidos de cefaleia, fotofobia ou dor cervical
  - Sinais de Kernig e Brudzinski positivos
  - Líquido cerebrospinal com pleocitose linfocítica e discreto aumento de proteínas
  - Sorologia positiva para arenavírus 2 semanas após o início dos sintomas
  - A doença costuma durar de 1 a 2 semanas

- **Diagnóstico diferencial**
  - Outras meningites assépticas
  - Meningite bacteriana ou granulomatosa

- **Tratamento**
  - Tratamento de suporte

- **Dica**

É uma das poucas causas de hipoglicorraquia em paciente que parece estar bem.

Referência

Kang SS, McGavern DB. Lymphocytic choriomeningitis infection of the central nervous system. Front Biosci 2008;13:4529. [PMID: 18508527]

Dengue (Febre quebra-ossos, febre dândi)

- Princípios básicos do diagnóstico
  . Doença viral (togavírus, flavivírus) transmitida pela picada do mosquito *Aedes*
  . Início súbito de febre alta, calafrios, mialgia intensa, cefaleia, dor de garganta; raramente com orquite
  . Curva de doença bifásica com a fase inicial de 3 a 4 dias, curta remissão e segunda fase de 1 a 2 dias
  . A erupção cutânea é bifásica – primeiro é evanescente, seguida de alterações maculopapulares, escarlatiniformes, morbiliformes ou como petéquias durante a remissão ou a segunda fase de febre; inicia nas extremidades e se espalha para o tronco
  . A febre hemorrágica da dengue é uma forma grave na qual a hemorragia gastrintestinal é proeminente e os pacientes costumam se apresentar com choque; ela ocorre com ataques virais repetidos com o mesmo sorotipo viral*

- Diagnóstico diferencial
  . Malária
  . Febre amarela
  . Influenza
  . Febre tifoide
  . Borreliose
  . Outros exantemas virais

- Tratamento
  . Tratamento de suporte
  . Uma vacina foi desenvolvida, mas não está comercialmente disponível

- Dica

Essa doença é chamada de febre "quebra-ossos" por uma razão; em casos clássicos, o paciente sofre mialgia intensa, lembrando um caso grave de influenza.

Referência

Teixeira MG, Barreto ML. Diagnosis and management of dengue. BMJ 2009;339:b4338. [PMID: 19923152]

---

*N. de R.T. A febre hemorrágica da dengue (FHD) é a manifestação mais grave da infecção pelo vírus da dengue. É caracterizada por:
– aumento da permeabilidade vascular (hemoconcentração, derrame pleural e/ou ascite);
– trombocitopenia (plaquetos < 100.000 células/mm^3);
– febre com duração de 2 a 7 dias;
– tendência hemorrágica (prova do laço positivo, petéquias, equimoses, hematêmese, metrorragia, melena e/ou epistaxe).
São conhecidos quatro sorotipos; a imunidade é permanente para um mesmo sorotipo. Maior risco de FHD pode estar relacionado a infecções subsequentes por sorotipos diferentes.
(Fonte: Organização Mundial da Saúde [OMS].)

Doença por citomegalovírus (CMV)

- **Princípios básicos do diagnóstico**
    - Infecção neonatal: hepatoesplenomegalia, púrpura, anormalidades no sistema nervoso central
    - Adultos imunocompetentes: doença tipo mononucleose caracterizada por febre, mialgias, hepatoesplenomegalia, leucopenia com predominância linfocítica; menos comumente com faringite
    - Adultos imunocomprometidos: pneumonia, meningoencefalite, polirradiculopatia, coriorretinite, diarreia crônica; febre ocasionalmente prolongada
    - Em adultos imunocompetentes, a IgM é diagnóstica; a PCR é cada vez mais usada para pacientes imunocomprometidos
    - Em pacientes com Aids e coriorretinite, o exame de fundo de olho estabelece o diagnóstico
    - Contribui para a rejeição de órgãos e outras infecções em receptores de transplantes

- **Diagnóstico diferencial**
    - Mononucleose infecciosa (vírus Epstein-Barr)
    - Infecção aguda por HIV
    - Outras causas de febre prolongada (p. ex., linfoma, endocardite)
    - Em pacientes imunocomprometidos: outras causas de pneumonia atípica, meningoencefalite ou diarreia crônica
    - Em lactentes: toxoplasmose, rubéola, herpes simples, sífilis

- **Tratamento**
    - Cuidado adequado de suporte
    - Ganciclovir, foscarnet ou cidofovir por via intravenosa em pacientes imunocomprometidos

- **Dica**

Pensar em CMV em paciente com "mononucleose" e sem faringite – embora a doença seja muito mais pleomórfica do que isso.

Referência

Britt W. Manifestations of human cytomegalovirus infection: proposed mechanisms of acute and chronic disease. Curr Top Microbiol Immunol 2008;325:417. [PMID: 18637519]

Encefalite viral

■ **Princípios básicos do diagnóstico**

- Os agentes mais comuns incluem enterovírus, vírus Epstein-Barr, herpes simples, sarampo, rubéola, varicela, do Nilo ocidental, St. Louis, da encefalite equina ocidental e oriental
- Alguns casos são esporádicos, enquanto outros são epidêmicos
- Febre, mal-estar, rigidez de nuca, náuseas, alteração do estado mental
- Sinais de lesão do neurônio motor superior: reflexos tendinosos profundos exagerados, ausência de reflexos superficiais, paralisia espástica
- Aumento de proteínas no líquido cerebrospinal com pleocitose linfocítica; ocasionalmente, com hipoglicorraquia
- PCR é um método sensível e específico para VHS
- Isolamento do vírus no sangue ou no líquido cerebrospinal; sorologia positiva em espécimes coletados com intervalo de 3 a 4 semanas
- Exame de imagem cerebral mostrando anormalidades no lobo temporal na encefalite herpética

■ **Diagnóstico diferencial**

- Outras encefalites não infecciosas (pós-vacinação, síndrome de Reye, toxinas)
- Coriomeningite linfocítica
- Neoplasia primária ou secundária
- Abscesso cerebral ou meningite bacteriana parcialmente tratada
- Meningite fúngica, especialmente por coccidioidomicose

■ **Tratamento**

- Medidas de suporte vigorosas com atenção à pressão elevada no sistema nervoso central
- Manitol em pacientes selecionados
- Aciclovir para suspeita de encefalite pelo vírus herpes simples; outras terapias antivirais específicas estão sendo estudadas

■ **Dica**

Em pacientes com suspeita de meningoencefalite, o aciclovir é administrado imediatamente e continuado até a exclusão do diagnóstico de herpes; poucas outras condições são suscetíveis ao tratamento.

Referências

Tyler KL. Emerging viral infections of the central nervous system: part 1. Arch Neurol 2009;66:939. [PMID: 19667214]

Tyler KL. Emerging viral infections of the central nervous system: part 2. Arch Neurol 2009;66:1065. [PMID: 19752295]

Febre amarela

■ Princípios básicos do diagnóstico

- Flavivírus transmitido por picada de mosquito
- Endêmico apenas na África e América do Sul
- Início súbito de cefaleia intensa, fotofobia, mialgias e palpitações
- Inicialmente, taquicardia; mais tarde, desenvolve-se bradicardia e hipotensão, icterícia, fenômenos hemorrágicos (sangramento gastrintestinal, lesões em mucosas) na forma grave
- Proteinúria, leucopenia, hiperbilirrubinemia
- Vírus isolado no sangue; testes sorológicos positivos após a segunda semana de doença

■ Diagnóstico diferencial

- Leptospirose
- Hepatite viral
- Febre tifoide
- Doença do trato biliar
- Malária
- Dengue

■ Tratamento

- Imunização ativa de pessoas que vivem em áreas endêmicas ou que viajam para elas
- Tratamento de suporte

■ Dica

Há ocorrência anual de epidemias urbanas tratadas por flebotomia pelos melhores médicos (p. ex., Benjamin Rush) na América urbana dos séculos XVIII e XIX.

Referência

Monath TP. Treatment of yellow fever. Antiviral Res 2008;78:116. [PMID: 18061688]

Febre do Colorado transmitida por carrapatos

- **Princípios básicos do diagnóstico**
  - É uma infecção viral (coltivírus) aguda autolimitada transmitida por mordidas de carrapato do tipo *Dermacentor andersoni*
  - Início de 3 a 6 dias após a mordida
  - Início abrupto de febre, calafrios, mialgias, cefaleia, fotofobia
  - Ocasionalmente, erupção cutânea discreta
  - É comum uma segunda fase de febre após remissão de 2 a 3 dias
  - Carrapatos aderidos, especialmente no couro cabeludo de crianças, podem causar fraqueza muscular importante (paralisia do carrapato) devido às neurotoxinas na saliva do carrapato

- **Diagnóstico diferencial**
  - Borreliose
  - Influenza
  - Doença de Still do adulto
  - Outros exantemas virais
  - Síndrome de Guillain-Barré (se houver paralisia)

- **Tratamento**
  - Tratamento de suporte para casos não complicados
  - Em caso de paresia, a remoção do carrapato resulta em resolução imediata dos sintomas

- **Dica**

Em áreas endêmicas, procurar carrapatos por toda a epiderme, bem como em membranas mucosas acessíveis, antes de tratar um suposto caso de Guillain-Barré; a remoção resulta em imediata remissão da paralisia.

Referência

Romero JR, Simonsen KA. Powassan encephalitis and Colorado tick fever. Infect Dis Clin North Am 2008;22:545. [PMID: 18755390]

Herpes simples

■ Princípios básicos do diagnóstico

- Episódios recorrentes de pequenas vesículas agrupadas sobre base eritematosa, geralmente em região perioral ou perigenital
- A infecção primária é mais grave e costuma estar associada a febre, linfadenopatia regional e meningite asséptica
- As recorrências são precipitadas por infecções mínimas, trauma, estresse ou exposição ao sol
- As lesões orais e genitais são altamente infecciosas
- Pode ocorrer infecção sistêmica em pacientes imunossuprimidos
- O quadro clínico pode ser complicado por proctite, esofagite, meningite/encefalite e ceratite
- O anticorpo fluorescente direto ou a cultura da úlcera podem confirmar o diagnóstico

■ Diagnóstico diferencial

- Herpangina, doença mão-pé-boca
- Úlceras aftosas
- Síndrome de Stevens-Johnson
- Infecção bacteriana da pele
- Sífilis e outras doenças sexualmente transmissíveis
- Outras causas de encefalite, proctite ou ceratite

■ Tratamento

- Aciclovir, fanciclovir e valaciclovir podem atenuar o curso recorrente de lesões orais e genitais e são obrigatórios em doença sistêmica ou do sistema nervoso central

■ Dica

Em caso de dor inexplicada no calcanhar e com exame normal em pessoa jovem, pergunte sobre herpes genital; o vírus vive nos gânglios sacrais e se irradia na distribuição do nervo sacral.

Referência

Wilson SS, Fakioglu E, Herold BC. Novel approaches in fighting herpes simplex virus infections. Expert Rev Anti Infect Ther 2009;7:559. [PMID: 19485796]

Infecção por HIV

■ **Princípios básicos do diagnóstico**

- Causada por um retrovírus que destrói lentamente os linfócitos CD4
- A população de risco inclui usuários de drogas intravenosas e seus parceiros, receptores de derivados de sangue antes de 1984, trabalhadores da área da saúde que sofreram acidentes com agulhas de pacientes HIV-positivo, homens homossexuais; a transmissão heterossexual é a mais comum em grande parte do mundo
- É comum a coinfecção com hepatite C
- A infecção aguda por HIV se caracteriza por síndrome inespecífica tipo influenza e meningite asséptica
- Mais tarde, infecções oportunistas, certas doenças malignas e quadro consumptivo da Aids dominam o quadro clínico, 2 a 15 anos após a infecção primária
- O quadro piora à medida que a contagem de CD4 cai abaixo de 200; algumas infecções oportunistas ocorrem de maneira previsível em vários níveis (p. ex., pneumonia por *P. jiroveci* inferior a 200)

■ **Diagnóstico diferencial**

- Depende de qual infecção estiver complicando o quadro
- Doenças pulmonares intersticiais variadas
- Linfoma não relacionado à Aids
- Tuberculose
- Sarcoidose
- Abscesso cerebral
- Febre de origem obscura de outras causas

■ **Tratamento**

- O tratamento antirretroviral combinado pode restaurar a imunidade perdida e aumentar de maneira dramática a expectativa de vida
- Profilaxia para pneumonia por *P. jiroveci* quando o CD4 cai abaixo de 200 e para complexo *Mycobacterium avium* quando o CD4 for inferior a 50
- Além disso, tratamento para doenças associadas, como linfoma, toxoplasmose, micobacteriose, CMV e sarcoma de Kaposi, conforme indicado

■ **Dica**

Embora seja uma história de grande sucesso nos Estados Unidos, grande parte do mundo ainda não tem acesso ao tratamento adequado com antirretrovirais.

Referência

Pham PA. Antiretroviral adherence and pharmacokinetics: review of their roles in sustained virologic suppression. AIDS Patient Care STDS 2009;23:803. [PMID: 19795999]

Influenza

- **Princípios básicos do diagnóstico**
  - Causada por um ortomixovírus transmitido por via respiratória
  - Início abrupto de febre, cefaleia, calafrios, mal-estar, tosse seca, coriza e mialgias; os sinais constitucionais são desproporcionais aos sintomas catarrais
  - Surtos epidêmicos no outono ou no inverno, com período de incubação curto
  - Testes rápidos em *swabs* de nasofaringe estão amplamente disponíveis, sendo confirmados por cultura de vírus ou PCR
  - As complicações incluem pneumonia e encefalite
  - As mialgias ocorrem no início da doença, e a rabdomiólise, mais tardiamente

- **Diagnóstico diferencial**
  - Outras síndrome virais
  - Pneumonia bacteriana primária
  - Meningite
  - Dengue em viajantes em retorno
  - Rabdomiólise por outras causas

- **Tratamento**
  - Imunização ativa anual para pessoas em risco (p. ex., doença respiratória crônica, gestantes, doença cardíaca, trabalhadores da área da saúde, imunossuprimidos); também indicada para pessoas com mais de 50 anos
  - Quimioprofilaxia para influenza A ou B epidêmicas com zanamivir ou oseltamivir
  - Os antivirais reduzem a duração dos sintomas e a infectividade se administrados dentro de 48 horas
  - Evitar salicilatos em crianças devido à associação com síndrome de Reye

- **Dica**

A epidemia mundial de 1918 chegou a causar até 50 milhões de mortes em 2 anos; isso justifica a preocupação com a ampla imunização anualmente e com a influenza aviária.

Referência

Jefferson T, Jones M, Doshi P, Del Mar C. Neuraminidase inhibitors for preventing and treating influenza in healthy adults: systematic review and metaanalysis. BMJ 2009;339:b5106. [PMID: 19995812]

Mononucleose infecciosa
(Infecção pelo vírus Epstein-Barr)

■ Princípios básicos do diagnóstico

- Doença aguda causada pelo vírus Epstein-Barr, que geralmente ocorre até a idade de 35 anos, embora possa ocorrer em qualquer idade
- É transmissível pela saliva; período de incubação de 5 a 15 dias ou mais
- Febre, dor de garganta intensa, mal-estar importante
- Erupção cutânea maculopapular, linfadenopatia e esplenomegalia são comuns
- Leucocitose e linfocitose com linfócitos grandes atípicos na lâmina; teste de aglutinação heterófila (monoteste) positivo na quarta semana de doença; teste falso-positivo da reagina plasmática rápida (RPR) em 10% dos casos
- O quadro clínico é bem mais atípico em pacientes mais velhos
- As complicações incluem ruptura esplênica, hepatite, miocardite, qualquer citopenia sanguínea e encefalite

■ Diagnóstico diferencial

- Outras causas de faringite
- Outras causas de hepatite
- Toxoplasmose
- Rubéola
- Infecção aguda por HIV, CMV ou rubéola
- Linfoma ou leucemia aguda
- Síndrome de Kawasaki
- Reação de hipersensibilidade à carbamazepina

■ Tratamento

- Apenas tratamento de suporte; a febre geralmente melhora em 10 dias, e a linfadenopatia e a esplenomegalia, em 4 semanas
- A ampicilina pode causar erupção cutânea
- Evitar atividade abdominal ou exercícios vigorosos

■ Dica

A mononucleose é a causa mais facilmente identificada de anemia hemolítica anti-i.

Referência

Hurt C, Tammaro D. Diagnostic evaluation of mononucleosis-like illnesses. Am J Med 2007;120:911.el. [PMID: 17904463]

Poliomielite

■ **Princípios básicos do diagnóstico**
- Enterovírus adquirido por via fecal-oral; muitos casos são assintomáticos, e a maioria dos casos sintomáticos não tem sintomas neurológicos
- Fraqueza muscular, mal-estar, cefaleia, febre, náuseas, dor abdominal, dor de garganta
- Sinais de lesão de neurônio motor inferior: paralisia flácida assimétrica com diminuição de reflexos tendinosos profundos e atrofia muscular; pode incluir anormalidades de nervos cranianos (forma bulbar)
- Líquido cerebrospinal com pleocitose linfocítica e discreta elevação de proteínas
- O vírus é encontrado em lavados de faringe ou nas fezes

■ **Diagnóstico diferencial**
- Outras meningites assépticas
- Polineuropatia pós-infecciosa (síndrome de Guillain-Barré)
- Esclerose lateral amiotrófica
- Miopatia

■ **Tratamento**
- A vacinação é preventiva e eliminou a doença nos Estados Unidos
- Tratamento de suporte com atenção particular à função respiratória, cuidados com a pele e função de intestino e bexiga

■ **Dica**

Na América do Norte, a síndrome neurológica pós-pólio é uma preocupação maior do que a poliomielite aguda ainda encontrada em várias partes do mundo em desenvolvimento.

Referência

De Jesus NH. Epidemics to eradication: the modern history of poliomyelitis. Virol J 2007;4:70. [PMID: 17623069]

Raiva

- **Princípios básicos do diagnóstico**
  - Encefalite por rabdovírus que é transmitida por saliva infectada
  - História de mordida de animal (morcego, gambá, raposa, guaxinim; cães e gatos nos países em desenvolvimento)
  - Parestesias, hidrofobia, acessos de fúria alternando com calma
  - Convulsões, paralisia, saliva espessa e pegajosa e espasmos musculares

- **Diagnóstico diferencial**
  - Tétano
  - Encefalite por outras causas

- **Tratamento**
  - Imunização ativa de animais de estimação e pessoas em risco (p. ex., veterinários)
  - Limpeza abrangente e repetida de ferimentos por mordida ou arranhadura
  - Imunização pós-exposição, passiva e ativa
  - Observação de animais saudáveis que causaram mordidas e exame de cérebros de animais doentes ou mortos que causaram mordidas
  - O tratamento é apenas de suporte; a doença é quase uniformemente fatal

- **Dica**

Os morcegos são as vetores mais comuns para a raiva nos Estados Unidos e, mesmo na ausência de uma história de mordida, crianças expostas a morcegos dentro de casa devem ser imunizadas.

Referência

Nigg AJ, Walker PL. Overview, prevention, and treatment of rabies. Pharmacotherapy 2009;29:1182. [PMID: 19792992]

Rubéola

- **Princípios básicos do diagnóstico**
  - Doença sistêmica transmitida pela inalação de gotículas infecciosas, com período de incubação de 14 a 21 dias
  - Sem pródromos em crianças (pródromos leves em adultos): febre, mal-estar, coriza, coincidentes com a erupção maculopapular discreta que inicia na face e evolui para tronco e extremidades, e que desaparece após 3 ou 5 dias
  - Artralgias são comuns, particularmente em mulheres jovens
  - Linfadenopatia cervical posterior, suboccipital e auricular posterior 5 a 10 dias antes da erupção cutânea
  - Leucopenia e trombocitopenia
  - Em um de cada 6.000 casos há encefalopatia pós-infecciosa que se desenvolve entre 1 e 6 dias após a erupção; a taxa de mortalidade é de 20%

- **Diagnóstico diferencial**
  - Outras causas de exantemas (p. ex., sarampo, enterovírus, infecção por vírus Epstein-Barr, varicela)
  - Alergia medicamentosa

- **Tratamento**
  - Imunização ativa após a idade de 15 meses; meninas devem ser imunizadas antes da menarca, mas não durante a gestação
  - Apenas terapia sintomática

- **Dica**

A artrite associada à rubéola é mais sintomática após a vacinação do que com a infecção natural.

Referência

Morice A, Ulloa-Gutierrez R, Avila-Agüero ML. Congenital rubella syndrome: progress and future challenges. Expert Rev Vaccines 2009;8:323. [PMID: 19249974]

Sarampo

- **Princípios básicos do diagnóstico**
    - Doença viral sistêmica aguda transmitida por inalação de gotículas infecciosas; ocorrem 800.000 mortes anualmente no mundo todo
    - Período de incubação de 10 a 14 dias
    - Pródromos de febre, coriza, tosse, conjuntivite, fotofobia
    - Progressão para erupção cutânea maculopapular irregular vermelho-tijolo 3 dias após os pródromos, iniciando na face e evoluindo para tronco e extremidades; os pacientes parecem muito doentes
    - Manchas de Koplik (pequenos "cristais de sal de cozinha") na membrana bucal são patognomônicas, mas aparecem e desaparecem rapidamente
    - Leucopenia
    - Encefalite em 1 a 3%; também pode haver pneumonia e hepatite

- **Diagnóstico diferencial**
    - Outros exantemas agudos (p. ex., rubéola, enterovírus, infecção por vírus Epstein-Barr, varicela, roséola)
    - Alergia medicamentosa
    - Pneumonia ou encefalite por outras causas
    - Síndrome do choque tóxico

- **Tratamento**
    - Imunização primária preventiva após os 15 meses de idade*; está recomendada a revacinação de adultos nascidos após 1956 e sem imunidade documentada
    - Isolamento por uma semana após o início da erupção cutânea
    - Tratamento específico das complicações bacterianas secundárias

- **Dica**

Está se tornando mais comum, junto à coqueluche, em sociedades com vacinação insuficiente, seja por vontade própria ou por pobreza.

Referência

Moss WJ. Measles control and the prospect of eradication. Curr Top Microbiol Immunol 2009;330:173. [PMID: 19203110]

---

*N. de R.T. No Brasil, a primeira dose da vacina tríplice viral (sarampo, caxumba e rubéola) é indicada aos 12 meses.
Fonte: Programa Nacional de Imunizações/Ministério da Saúde.

Varicela (Catapora aguda, zóster [cobreiro])

■ Princípios básicos do diagnóstico
- Período de incubação de 10 a 21 dias
- Varicela aguda: febre, mal-estar com erupção centrípeta de lesões cutâneas papulares pruriginosas que se tornam vesiculares e pustulosas antes de formarem crostas; encontram-se lesões em vários estágios de evolução em um determinado momento; "gota em pétala de rosa" é a primeira lesão
- Pode ser complicada por infecção bacteriana, pneumonia e encefalite
- Reativação da varicela (herpes-zóster): erupção vesicular com distribuição em dermátomo geralmente precedida por dor; a região torácica e do quinto nervo craniano são as mais comumente envolvidas

■ Diagnóstico diferencial
- Outras infecções virais
- Alergia medicamentosa
- Dermatite herpetiforme
- Pênfigo

■ Tratamento
- Medidas de suporte com uso tópico de loções e anti-histamínicos; antivirais (aciclovir, valaciclovir, fanciclovir) para todos os adultos com varicela
- Imunoglobulina ou antivirais para pacientes suscetíveis imunossuprimidos ou gestantes que tenham sido expostos
- Aciclovir precocemente para pacientes imunocomprometidos ou gestantes, doença grave (p. ex., pneumonite, encefalite) ou com zóster envolvendo a divisão oftálmica do nervo trigêmeo, o que é sinalizado por vesículas na ponta do nariz
- O tratamento com agente antiviral pode diminuir a neuralgia pós-herpética em pacientes mais velhos com zóster

■ Dica

É melhor prevenir com vacinação do que tratar – como muitas doenças.

Referência

Bennett GJ, Watson CP. Herpes zoster and postherpetic neuralgia: past, present and future. Pain Res Manag 2009;14:275. [PMID: 19714266]

Varíola

■ **Princípios básicos do diagnóstico**

- Geralmente necessita de contato íntimo prolongado para a transmissão
- Período de incubação de 1 a 2 semanas
- Os sintomas iniciais incluem febre, mal-estar e cefaleia
- A erupção progride rapidamente de feridas na boca para máculas e, depois, pápulas e pústulas
- A umbilicação central é característica das lesões
- Diferentemente da maioria das outras doenças virais vesiculares, as lesões estão todas no mesmo estágio em todas as partes do corpo
- Casos suspeitos devem ser notificados às autoridades de saúde pública; confirmação requer PCR ou cultura

■ **Diagnóstico diferencial**

- Varicela
- Vírus herpes simples
- Outros exantemas virais
- Reação medicamentosa
- Outros poxvírus (p. ex., varíola dos macacos [*monkeypox*])

■ **Tratamento**

- O isolamento de contato e aéreo é fundamental
- Tratamento de suporte, pois não há tratamento específico disponível

■ **Dica**

O último caso conhecido no mundo ocorreu no final da década de 1970; o vírus ainda é propagado, in situ, *o que é fonte de debate continuado na comunidade científica.*

Referência

Metzger W, Mordmueller BG. Vaccines for preventing smallpox. Cochrane Database Syst Rev 2007:CD004913. [PMID: 17636779]

9

Doenças Oncológicas

Carcinoma colorretal

- **Princípios básicos do diagnóstico**
  - Os fatores de risco incluem polipose colônica, síndrome de Lynch (câncer de cólon hereditário não polipoide) e colite ulcerativa
  - Alteração de hábito intestinal, sangramento retal em carcinoma de cólon esquerdo; sangue oculto nas evacuações; anemia ferropriva em lesões de cólon direito
  - Massa abdominal ou retal palpável em uma minoria dos casos
  - Aspecto característico no enema baritado ou na colonoscopia; a biópsia de tecido confirma o diagnóstico
  - A elevação do antígeno carcinoembrionário (CEA) é útil como marcador de recorrência da doença em pacientes com CEA elevado no diagnóstico, mas não é útil como ferramenta diagnóstica

- **Diagnóstico diferencial**
  - Hemorroidas
  - Doença diverticular
  - Pólipos colônicos benignos
  - Úlcera péptica
  - Ameboma
  - Doença intestinal funcional
  - Anemia ferropriva por outras causas

- **Tratamento**
  - Ressecção cirúrgica para a cura; pode também ser feita para paliação
  - A quimioterapia adjuvante é recomendada para casos com risco significativo de recorrência, principalmente em doença com linfonodos positivos, após a cirurgia
  - A quimioterapia combinada é paliativa para doença metastática; a adição de novos agentes visando a angiogênese e vias do fator de crescimento melhorou as taxas de resposta e de sobrevida
  - Se houver metástases limitadas no fígado e no pulmão, recomenda-se a ressecção, quando factível, seguida de quimioterapia combinada
  - Para pacientes com câncer retal e características de alto risco, administra-se radioterapia com quimioterapia antes da cirurgia e quimioterapia isoladamente após a cirurgia
  - O uso concomitante de quimioterapia e radioterapia é curativo na maioria dos casos de câncer anal localizado sem necessidade de cirurgia
  - A American Gastroenterological Association e a US Preventive Services Task Force recomenda enfaticamente a colonoscopia para rastreamento, devido à incidência crescente de tumores de cólon direito

- **Dica**

A endocardite por Streptococcus bovis *obriga a uma busca por neoplasia colônica, tanto pólipos como adenocarcinomas; há uma associação extremamente comum entre os dois.*

Referência

Lieberman DA. Clinical practice. Screening for colorectal cancer. N Engl J Med 2009;361:1179. [PMID: 19759380]

Carcinoma de células renais (Tipo células claras)

- **Princípios básicos do diagnóstico**
  - Manifestações clínicas pleomórficas; é o "tumor do internista"
  - Hematúria grosseira ou microscópica, dor lombar, febre, perda ponderal, sudorese noturna
  - Pode ser palpável uma massa no flanco ou abdome
  - Com a crescente utilização de TC e ultrassonografia, costuma ser um achado incidental
  - Anemia em 30%, eritrocitose em 3%; hipercalcemia, anormalidades na função hepática, hipoglicemia em alguns casos
  - A invasão tumoral da veia renal e da veia cava inferior algumas vezes causa a síndrome da veia cava superior
  - Ultrassonografia, TC ou RM revelam a lesão renal característica

- **Diagnóstico diferencial**
  - Doença renal policística; cistos simples
  - Cisto renal complexo único; 70% desses são malignos
  - Tuberculose, cálculos ou infarto renal
  - Endocardite

- **Tratamento**
  - A nefrectomia é curativa para pacientes com lesões em estádio inicial
  - Resposta ruim à radioterapia ou à quimioterapia tradicional na doença metastática
  - Baixa taxa de resposta a altas doses de interleucina 2. Entretanto, se houver resposta completa, a duração da remissão será longa; porém é tóxica e é usada apenas em um grupo seleto de pacientes com bom estado clínico
  - Novos agentes, como os agentes antiangiogênese e os inibidores do alvo da rapamicina em mamíferos (mTOR), melhoraram a taxa de resposta e os tempos de sobrevida em casos de doença metastática
  - Foi documentado que a ressecção da lesão primária resulta em regressão das metástases em casos raros e pode melhorar a resposta à imunoterapia subsequente

- **Dica**

Uma pequena proporção de pacientes tem uma hepatopatia não metastática (síndrome de Stauffer), com elevação da fosfatase alcalina; essa anormalidade não implica na impossibilidade de cirurgia e desaparece com a ressecção do tumor.

Referência

Bellmunt J, Guix M. The medical management of metastatic renal cell carcinoma: integrating new guidelines and recommendations. BJU Int 2009;103:572. [PMID: 19154471]

Carcinoma de endométrio

■ **Princípios básicos do diagnóstico**
- Incidência elevada em casos de obesidades, diabetes, nulíparas, ovários policísticos e em mulheres recebendo tamoxifeno como terapia adjuvante para câncer de mama
- Sangramento uterino anormal, dor pélvica ou abdominal
- Útero frequentemente de tamanho normal à palpação
- É necessário biópsia ou curetagem de endométrio para a confirmação do diagnóstico após um teste de gestação negativo; o exame da citologia vaginal é negativo em uma grande porcentagem dos casos
- Exame sob anestesia, radiografia de tórax, TC ou RM são necessários para o estadiamento

■ **Diagnóstico diferencial**
- Gestação, especialmente ectópica
- Vaginite atrófica
- Estrógenos exógenos
- Pólipos ou hiperplasia endometrial
- Outras neoplasias pélvicas ou abdominais

■ **Tratamento**
- Histerectomia e salpingo-ooforectomia para tumores bem diferenciados ou localizados
- Combinação de cirurgia e radioterapia para tumores pouco diferenciados, extensão cervical, penetração muscular profunda e envolvimento de linfonodos regionais
- Radioterapia para neoplasia localizada irressecável
- A quimioterapia paliativa baseada em cisplatina pode ser benéfica em casos de doença metastática
- Agentes progestágenos podem ajudar algumas mulheres com doença metastática

■ **Dica**

Na verdade, não é uma doença passível de rastreamento; um alto índice de suspeição é o aspecto mais importante para o diagnóstico.

Referência

Linkov F, Edwards R, Balk J, Yurkovetsky Z, Stadterman B, Lokshin A, Taioli E. Endometrial hyperplasia, endometrial cancer and prevention: gaps in existing research of modifiable risk factors. Eur J Cancer 2008;44:1632. [PMID: 18514507]

Carcinoma de estômago

- Princípios básicos do diagnóstico
  - Poucos sintomas iniciais, mas a dor abdominal não é incomum; queixas tardias incluem dispepsia, anorexia, náuseas, saciedade precoce e perda ponderal
  - Massa abdominal palpável (tardiamente)
  - Anemia ferropriva, sangue oculto nas fezes positivo; a acloridria está presente em uma minoria de pacientes
  - Massa ou úlcera visualizada radiograficamente; a biópsia endoscópica e o exame citológico confirmam o diagnóstico
  - Associado a gastrite atrófica e *Helicobacter pylori*; o papel da dieta e de gastrectomia parcial prévia é controverso

- Diagnóstico diferencial
  - Úlcera gástrica benigna
  - Gastrite
  - Síndrome do intestino irritável ou funcional
  - Outros tumores gástricos (p. ex., leiomiossarcoma, linfoma)

- Tratamento
  - Ressecção para cura; ressecção paliativa com gastrenterostomia em casos selecionados
  - A quimioterapia perioperatória ou a quimiorradioterapia adjuvante, além da cirurgia, melhoram a sobrevida a longo prazo em pacientes de alto risco
  - Para pacientes com doença metastática, a quimioterapia combinada tem uma taxa de resposta significativa e pode prolongar a sobrevida; a ablação endoscópica a *laser*, a gastrostomia descompressiva e a colocação de *stent* podem paliar os sintomas

- Dica

Sem ácido não há úlcera; uma úlcera gástrica em paciente com acloridria após estimulação com histamina é carcinoma em 100% dos casos.

Referência

Magnusson J. Stomach cancer. Curr Surg 2006;63:96. [PMID: 16520108]

Carcinoma hepatocelular

- **Princípios básicos do diagnóstico**
  - É a doença maligna visceral mais comum no mundo todo; costuma ser assintomática até a doença avançada
  - Cirrose alcoólica, hepatite B ou C crônicas e hemocromatose são fatores de risco
  - Aumento de volume abdominal, dor, icterícia, perda ponderal
  - Hepatomegalia, massa abdominal; atrito ou sopro auscultado sobre o quadrante superior direito em alguns casos
  - Anemia ou eritrocitose; anormalidades em testes de função hepática
  - Uma elevação dramática na alfafetoproteína (AFP) é útil para o diagnóstico, embora uma porcentagem significativa tenha AFP normal
  - Tendência a progredir de maneira ascendente pelas veias hepática e cava inferior
  - A angiografia (embora raramente localizada) mostra anormalidades características; a TC e a RM sugerem o diagnóstico; biópsia de tecido para a confirmação

- **Diagnóstico diferencial**
  - Tumores hepáticos benignos: hemangioma, adenoma, hiperplasia nodular focal
  - Abscesso hepático bacteriano
  - Cisto hepático amebiano
  - Tumor metastático

- **Tratamento**
  - As opções terapêuticas costumam ser limitadas pela doença hepática subjacente grave; não existe opção cirúrgica se houver cirrose no restante do fígado
  - Acredita-se que a ressecção cirúrgica seja a melhor opção curativa se as lesões forem ressecáveis e o paciente for um candidato à cirurgia
  - O transplante hepático pode ser curativo em uma pequena porcentagem de pacientes altamente selecionáveis
  - Para doença irressecável, mas localizada, são aplicadas várias abordagens, incluindo ablação com radiofrequência, ablação percutânea com etanol, quimioembolização transarterial e crioablação
  - O sorafenibe (inibidor multialvos da tirosinoquinase) tem demonstrado um modesto benefício de sobrevida na doença avançada

- **Dica**

Simplesmente portar o antígeno de superfície da hepatite B já é um fator de risco; na hepatite C, é a cirrose que predispõe a tumores malignos do trato biliar.

Referência

Shariff MI, Cox IJ, Gomaa AI, Khan SA, Gedroyc W, Taylor-Robinson SD. Hepatocellular carcinoma: current trends in worldwide epidemiology, risk factors, diagnosis and therapeutics. Expert Rev Gastroenterol Hepatol 2009;3:353. [PMID: 19673623]

Câncer de bexiga (Carcinoma de células transicionais)

- **Princípios básicos do diagnóstico**
  - Mais comum em homens com mais de 40 anos; os fatores predisponentes incluem tabagismo, álcool, exposição ocupacional a aminas aromáticas e corante de anilina e terapia prévia com ciclofosfamida; no Oriente Médio e no Egito, a infecção crônica por *Schistosoma haematobium* pode causar carcinoma epidermoide da bexiga
  - O quadro clínico de apresentação mais comum é de hematúria microscópica ou grosseira sem outros sintomas
  - Dor suprapúbica, urgência e frequência quando há infecção concomitante
  - Ocasionalmente com uremia se ambos os orifícios ureterovesicais estiverem obstruídos
  - Tumor visível pela cistoscopia

- **Diagnóstico diferencial**
  - Outro tumor do trato urinário
  - Cistite aguda
  - Tuberculose renal
  - Cálculos urinários
  - Glomerulonefrite ou nefrite intersticial

- **Tratamento**
  - Ressecção transuretral endoscópica para tumores superficiais ou submucosos; a quimioterapia intravesical reduz a probabilidade de recorrência
  - Cistectomia radical-padrão para tumores com invasão de músculo, com uso cada vez maior de quimioterapia neoadjuvante baseada em cisplatina; podem ser aplicadas abordagens poupadoras da bexiga em casos selecionados ou em pacientes que não toleram a cirurgia
  - Costuma ser oferecida quimioterapia ou radioterapia adjuvantes para tumores completamente ressecados com alto risco de recorrência, embora haja dados conflitantes sobre o benefício clínico
  - Em caso de doença metastática, a quimioterapia combinada baseada em cisplatina tem uma alta taxa de resposta e pode ser curativa em uma pequena porcentagem de pacientes

- **Dica**

Lembrar do sarcoma de Kaposi da bexiga em pacientes com Aids e cateter urinário com hematúria grosseira; a doença cutânea não está invariavelmente presente ou não é óbvia.

Referência

Vikram R, Sandler CM, Ng CS. Imaging and staging of transitional cell carcinoma: part 1, lower urinary tract. AJR Am J Roentgenol 2009;192:1481. [PMID: 19457808]

Câncer de cabeça e pescoço
(Carcinoma epidermoide)

■ Princípios básicos do diagnóstico
- Mais comum entre as idades de 50 e 70 anos; ocorre em fumantes pesados, com o álcool como um cocarcinógeno
- Rouquidão precoce em lesões das pregas vocais verdadeiras; dor de garganta e otalgia relativamente comuns; odinofagia e hemoptise indicam doença mais avançada
- O câncer de pulmão ocorre como comorbidade em alguns pacientes e pode não ser clinicamente aparente até muitos anos mais tarde
- As lesões são encontradas no exame físico ou por laringoscopia direta ou indireta; linfadenopatias regionais são comuns na apresentação

■ Diagnóstico diferencial
- Laringite crônica, incluindo laringite de refluxo
- Tuberculose laríngea
- Mixedema
- Paralisia de prega vocal por paralisia de nervo laríngeo causada por lesão hilar esquerda
- Otite média serosa
- Herpes simples

■ Tratamento
- O tratamento varia conforme o estádio e a localização do tumor e pode incluir cirurgia, irradiação, quimioterapia (baseada em cisplatina) e irradiação concomitantes ou uma combinação de todos os tratamentos citados
- O cetuximabe (anticorpo monoclonal contra o receptor do fator de crescimento da epiderme) é uma alternativa à terapia com cisplatina para a quimiorradioterapia concomitante definitiva, e é usada isoladamente ou em combinação com a quimioterapia para doença metastática
- A quimioterapia pode fornecer benefício paliativo para doença metastática ou recorrente
- A cessação do tabagismo é fundamental para aumentar a eficácia do tratamento e para prevenir outras doenças malignas

■ Dica

Um carcinoma epidermoide de cabeça e pescoço típico escapa ao diagnóstico por muitos meses após o paciente notar os primeiros sinais e sintomas.

Referência

Argiris A, Karamouzis MV, Raben D, Ferris RL. Head and neck cancer. Lancet 2008;371:1695. [PMID: 18486742]

Câncer de colo uterino

- **Princípios básicos do diagnóstico**
    - Associado a infecção por papilomavírus humano (HPV) em quase todos os casos
    - Sangramento uterino anormal, secreção vaginal, dor pélvica ou abdominal
    - A lesão cervical pode ser visível à inspeção como tumor ou ulceração
    - A citologia vaginal costuma ser positiva; deve ser confirmada pela biópsia
    - TC ou RM de abdome e pelve e exame sob anestesia são úteis para o estadiamento da doença

- **Diagnóstico diferencial**
    - Cervicite
    - Vaginite ou infecção crônica (tuberculose, actinomicose)
    - Doenças sexualmente transmissíveis (sífilis, linfogranuloma venéreo, cancroide, granuloma inguinal)
    - Gestação cervical abortada

- **Tratamento**
    - Depende do estádio e exige o envolvimento de cirurgiões, oncologistas clínicos e radioterapeutas
    - A histerectomia radical ou estendida é curativa em pacientes com doença em estádio inicial
    - Para pacientes jovens que desejam preservar sua fertilidade, novas abordagens cirúrgicas poupadoras da fertilidade são alternativas aceitáveis
    - A combinação de radioterapia e quimioterapia radiossensibilizante é curativa na minoria de pacientes com doença localizada em que não pode ser feita a ressecção primária
    - O papel da cirurgia após quimioterapia e radioterapia ainda está sendo definido
    - A quimioterapia combinada para doença metastática tem taxa de resposta significativa, mas não está clara a magnitude de seu benefício na sobrevida

- **Dica**

A vacinação contra HPV e a adesão a diretrizes de rastreamento previnem o carcinoma cervical invasivo.

Referência

Widdice LE, Moscicki AB. Updated guidelines for Papanicolaou tests, colposcopy, and human papillomavirus testing in adolescents. J Adolesc Health 2008;43(suppl):S41. [PMID: 18809144]

Câncer de esôfago
(Carcinoma epidermoide e adenocarcinoma)

■ Princípios básicos do diagnóstico
- Disfagia progressiva inicialmente durante a ingestão de alimentos sólidos e, mais tarde, de líquidos; perda ponderal progressiva e inanição são sinais de mau prognóstico
- Tabagismo, alcoolismo, refluxo esofágico crônico com esôfago de Barrett, acalasia, lesão cáustica e asbesto são fatores de risco
- Exames de imagem não invasivos (radiografia com bário, TC) são sugestivos; o diagnóstico é confirmado por endoscopia e biópsia
- O estadiamento da doença é auxiliado pela ultrassonografia endoscópica
- A histologia epidermoide é mais comum, embora a incidência de adenocarcinoma esteja aumentando rapidamente em países ocidentais por razões que não são claras

■ Diagnóstico diferencial
- Tumor benigno do esôfago
- Acalasia ou estenose benigna do esôfago
- Divertículo esofágico
- Membranas esofágicas
- Acalasia (pode estar associada)
- *Globus hystericus*

■ Tratamento
- Combinação de quimioterapia e radioterapia ou cirurgia para doença localizada, embora a remissão a longo prazo ou a cura sejam alcançadas em apenas 10 a 15% dos casos
- A dilatação ou a colocação de *stent* no esôfago podem paliar os sintomas na doença avançada; quimioterapia ou radioterapia podem ajudar na paliação de doença avançada ou metastática

■ Dica

A disfagia é um dos poucos sintomas na medicina para os quais existe correlação anatômica – ela muito comumente representa carcinoma.

Referência

Dubecz A, Molena D, Peters JH. Modern surgery for esophageal cancer. Gastroenterol Clin North Am. 2008;37:965. [PMID: 19028327]

Câncer de mama em homens

- **Princípios básicos do diagnóstico**
  - Doença rara, mas com incidência crescente
  - Risco aumentado de câncer de mama em homens com síndrome de Klinefelter, história familiar de câncer de mama em parente feminina ou irradiação de parede torácica
  - Nódulo indolor ou alterações cutâneas na mama
  - Secreção mamilar, sangramento, retração ou ulceração, massa palpável, ginecomastia
  - Estadiamento como em mulheres
  - Em 90% dos casos, os pacientes expressam receptor de estrogênio e, em 80%, expressam receptor de progesterona – taxas mais elevadas do que em mulheres; entretanto, menos pacientes expressam o oncogene her2/neu

- **Diagnóstico diferencial**
  - Ginecomastia por outras causas (vista em até 30% dos homens saudáveis)
  - Tumor benigno

- **Tratamento**
  - Mastectomia radical modificada com estadiamento como em mulheres, bem como dissecção de linfonodos axilares ou biópsia de linfonodo sentinela (para doença nodal clinicamente negativa)
  - Como no câncer de mama em mulheres, recomenda-se a terapia hormonal adjuvante para muitos pacientes com doença completamente ressecada; a quimioterapia adjuvante é adicionada para doença com maior risco, incluindo a doença com linfonodos positivos
  - Para doença metastática, a manipulação endócrina (castração física ou química) com tamoxifeno ou compostos relacionados, aminoglutetimida ou corticosteroides, geralmente é razoavelmente efetiva

- **Dica**

Constitui menos de 1% de todos os cânceres de mama, mas é invariavelmente diagnosticado mais tardiamente pela falta de suspeita clínica e de rastreamento.

Referência

Niewoehner CB, Schorer AE. Gynaecomastia and breast cancer in men. BMJ 2008;336:709. [PMID: 18369226]

Câncer de mama em mulheres

■ Princípios básicos do diagnóstico

- Incidência aumentada naquelas com história familiar de câncer de mama e em mulheres nulíparas ou que tiveram filhos mais tarde
- Nódulo indolor geralmente encontrado pela paciente; alterações mamilares ou cutâneas na mama (*peau d'orange*, vermelhidão, ulceração) são achados tardios; massa axilar, mal-estar ou perda ponderal são achados ainda mais tardios
- Uma minoria é encontrada pela mamografia
- O quadro clínico pode ser dominado por doença metastática para pulmões, ossos ou sistema nervoso central
- O estadiamento se baseia no tamanho do tumor, envolvimento de linfonodos e presença de metástases
- A extensão do envolvimento dos linfonodos axilares é o indicador prognóstico mais poderoso na doença localizada

■ Diagnóstico diferencial

- Displasia mamária (doença fibrocística)
- Tumor benigno (fibroadenoma, papiloma ductal)
- Necrose gordurosa
- Mastite
- Tromboflebite (doença de Mondor) de veia torácica superficial

■ Tratamento

- Ressecção (lumpectomia mais radioterapia *versus* mastectomia radical modificada) na doença em estágio precoce
- A biópsia de linfonodo sentinela é preferida em relação à dissecção de linfonodos axilares se não houver linfonodo clinicamente positivo
- A presença de menopausa, de receptor hormonal (estrogênio e progesterona) e de receptor do fator de crescimento epidérmico humano (HER2) determina a melhor terapia adjuvante
- A terapia hormonal adjuvante é recomendada para muitas pacientes com doença completamente ressecada, exceto naquelas com risco muito baixo de recorrência; a quimioterapia adjuvante é recomendada para doença com linfonodos positivos e no subgrupo de doença com linfonodos negativos e características de alto risco
- A doença metastática é incurável, mas o tratamento com manipulação hormonal, quimioterapia, irradiação e terapia com anticorpo monoclonal (trastuzumabe para doença positiva para HER2) pode obter remissão ou estabilização por longos períodos

■ Dica

A negação é comum nessa doença; ela deve ser abordada por todos os profissionais de cuidados primários.

Referência

Gøtzsche PC, Nielsen M. Screening for breast cancer with mammography. Cochrane Database Syst Rev 2009:CD001877. [PMID: 19821284]

Câncer de ovário (Carcinoma epitelial)

- **Princípios básicos do diagnóstico**
    - História familiar, mutações *BRCA1* ou *BRCA2*, nuliparidade e longa duração total da ovulação são fatores de risco
    - Distensão abdominal, dor pélvica, sangramento vaginal
    - Ascite, massa abdominal ou pélvica
    - Ultrassonografia, TC ou RM delineiam a extensão da doença
    - Laparoscopia ou laparotomia para obter tecido da massa ou da ascite para exame citológico
    - O CA-125 é útil para recorrência, mas não para rastreamento

- **Diagnóstico diferencial**
    - Leiomioma uterino
    - Endometriose
    - Gestação tubária
    - Rim pélvico
    - Doença inflamatória pélvica crônica (especialmente tuberculose)
    - Massas ovarianas benignas

- **Tratamento**
    - Mulheres na pré-menopausa com pequenas massas ovarianas podem ser observadas com uma tentativa de supressão da ovulação por dois ciclos, seguido de repetição do exame para excluir cistos fisiológicos
    - Excisão simples com preservação do ovário para tipos celulares benignos
    - Salpingo-ooforectomia unilateral para certos tipos celulares em mulheres mais jovens
    - Histerectomia com salpingo-ooforectomia bilateral em mulheres na pós-menopausa ou em mulheres na pré-menopausa com doença ressecável que não sejam candidatas à cirurgia mais conservadora
    - Quimioterapia adjuvante para a maioria das pacientes com doença ressecada
    - Cirurgia citorredutora seguida de quimioterapia combinada para mulheres com doença avançada sem metástases à distância; quimioterapia intraperitoneal e intravenosa para pacientes com doença residual de pequeno volume após a cirurgia
    - A quimioterapia combinada com regime baseado em platina tem alta taxa de resposta e pode fornecer remissões duráveis em mulheres com doença metastática

- **Dica**

    Uma mulher com história pessoal de câncer de mama ou com história familiar de câncer de mama ou ovário tem um aumento de 2 a 6 vezes no risco de câncer de ovário.

Referência

Clarke-Pearson DL. Clinical practice. Screening for ovarian cancer. N Engl J Med 2009;361:170. [PMID: 19587342]

Câncer de pâncreas

■ Princípios básicos do diagnóstico

- Pico de incidência na sétima década de vida; mais comum em negros, pacientes com pancreatite crônica e, de maneira discutível, em diabéticos
- Dor abdominal superior com irradiação para as costas, perda ponderal, diarreia, prurido, tromboflebite; icterícia indolor com sintomas dependentes da localização do tumor, a maioria estando na cabeça do pâncreas
- Massa ou vesícula biliar palpável em alguns casos
- Elevação de amilase com anormalidades da função hepática; anemia, hiperglicemia ou diabetes franco em uma minoria de pacientes
- Ductos hepáticos comuns dilatados na ultrassonografia ou na colangiografia retrógrada endoscópica
- TC, RM ou ultrassonografia endoscópica podem delinear a extensão da doença e guiar a biópsia
- Em geral, a extensão real da doença não é determinada antes da laparotomia exploradora

■ Diagnóstico diferencial

- Coledocolitíase
- Colestase induzida por fármacos
- Hepatite
- Cirrose
- Carcinoma da ampola de Vater

■ Tratamento

- Derivação cirúrgica para paliação na maioria dos casos
- A ressecção pancreaticoduodenal radical para doença limitada à cabeça do pâncreas ou à zona periampular (ressecção de Whipple) é curativa em raros casos, sendo melhor em tumores da ampola
- Quimioterapia, radioterapia ou uma combinação desses tratamentos podem melhorar os desfechos em pacientes com doença local avançada
- A quimioterapia pode melhorar a qualidade de vida e prolongar a sobrevida na doença metastática

■ Dica

Lembrar que o cistoadenocarcinoma, que compreende 5% dos tumores malignos do pâncreas, tem um prognóstico muito melhor do que o adenocarcinoma.

Referência

Freitas D, Fernandes Gdos S, Hoff PM, Cunha JE. Medical management of pancreatic adenocarcinoma. Pancreatology 2009;9:223. [PMID: 19420981]

Essência da Medicina **299**

Câncer de próstata (Adenocarcinoma)

- **Princípios básicos do diagnóstico**
  - História familiar e raça afro-americana são fatores de risco; os afro-americanos tendem a ter doença mais agressiva
  - O rastreamento de rotina com antígeno prostático-específico (PSA) sérico permanece controverso; provavelmente tenha seu maior benefício em homens com mais de 50 anos (especialmente negros) e com expectativa de vida superior a 10 anos
  - Os sintomas de prostatismo estão ausentes na maior parte dos casos; a dor óssea ocorre se houver metástases; é assintomático em muitos casos
  - Próstata irregular e dura como pedra à palpação
  - Metástases ósseas osteoblásticas visíveis na radiografia simples
  - O PSA depende da idade e está aumentado em pacientes mais velhos com hiperplasia prostática benigna e também com prostatite aguda; prediz de maneira acurada a extensão da doença neoplásica e a recorrência após a prostatectomia

- **Diagnóstico diferencial**
  - Hiperplasia prostática benigna (pode estar associada)
  - Fibrose por tuberculose ou cálculos
  - Estenose uretral
  - Bexiga neurogênica

- **Tratamento**
  - Radioterapia (feixe externo, braquiterapia ou uma combinação dos dois) ou prostatectomia radical com preservação de nervos para doença localizada
  - Há risco significativo de disfunção erétil e incontinência urinária, complicando os tratamentos para o câncer de próstata localizado
  - Terapia de privação andrógena adjuvante para doença com linfonodos positivos após prostatectomia radical ou para pacientes com doença de alto risco que recebem radioterapia definitiva
  - Ablação andrógena (química ou cirúrgica) para doença metastática
  - A quimioterapia combinada pode beneficiar pacientes selecionados com doença metastática refratária a hormônios
  - Radioterapia para metástases ósseas sintomáticas; os bifosfonados podem ajudar a aliviar a dor e evitar novas lesões relacionadas ao esqueleto no câncer de próstata metastático refratário a hormônios

- **Dica**

Aproximadamente 1% dos tumores de próstata – a maioria desses sendo carcinomas de pequenas células altamente agressivos – não são adenocarcinomas e, assim, não expressam o PSA.

Referência

Cooperberg MR, Konety BR. Management of localized prostate cancer in men over 65 years. Curr Opin Urol 2009;19:309. [PMID: 19357512]

Câncer de pulmão (Carcinoma de pulmão de pequenas células e de não pequenas células)

- **Princípios básicos do diagnóstico**
    - O tabagismo é a causa mais importante, e a exposição ao asbesto age de maneira sinérgica
    - Tosse crônica, dispneia; dor torácica, rouquidão, hemoptise, perda ponderal; porém pode ser assintomático
    - Sibilância localizada, baqueteamento, síndrome da veia cava superior, diminuição de ruídos respiratórios por derrame pleural
    - Massa, infiltrado, derrame pleural ou cavitação na radiografia de tórax
    - O adenocarcinoma costuma apresentar-se na periferia do pulmão, enquanto o carcinoma epidermoide e o de pequenas células geralmente são centrais
    - Diagnóstico: presença de células malignas na citologia do escarro ou derrame pleural ou no exame histológico da biópsia de tecido
    - Metástases ou efeitos paraneoplásicos podem dominar o quadro clínico
    - PET-TC antes da ressecção

- **Diagnóstico diferencial**
    - Tuberculose
    - Micose pulmonar, abscesso pulmonar
    - Metástase por tumor primário extrapulmonar
    - Tumor benigno do pulmão (p. ex., hamartoma)
    - Doença granulomatosa não infecciosa

- **Tratamento**
    - Ressecção para carcinoma de não pequenas células em estádio inicial, presumindo que não haja evidência de disseminação ou de outro tumor primário; recomenda-se a quimioterapia adjuvante para doença com linfonodos positivos
    - Quimioterapia e radioterapia concomitantes para carcinoma de pequenas células em estádio limitado e para carcinoma de não pequenas células em estádio avançado que sejam irressecáveis, mas que não tenham metástases à distância (estádio III) podem ser curativas
    - A irradiação craniana profilática é benéfica para aqueles pacientes com carcinoma de pequenas células em estádio limitado e casos selecionados de estádio extenso
    - Terapia paliativa para carcinoma de não pequenas células metastático
    - O carcinoma de pequenas células em estádio extenso tem excelente taxa de resposta com a quimioterapia combinada, mas as respostas raramente são duradouras

- **Dica**

Embora o baqueteamento digital seja comum no câncer de pulmão, ele geralmente não é encontrado em tumores de pequenas células, os quais têm muitas outras manifestações paraneoplásicas.

Referência

Harichand-Herdt S, Ramalingam SS. Gender-associated differences in lung cancer: clinical characteristics and treatment outcomes in women. Semin Oncol 2009;36:572. [PMID: 19995649]

Câncer de testículo (Tumores de células germinativas seminomatosos e não seminomatosos)

- **Princípios básicos do diagnóstico**
  - Nódulo testicular indolor; pico de incidência entre 20 e 35 anos
  - Os testículos não podem ser transiluminados
  - Ginecomastia e virilização primária em alguns pacientes
  - Os marcadores tumorais (AFP, desidrogenase láctica, β-HCG) são úteis no diagnóstico, prognóstico/planejamento de tratamento, na monitoração da resposta à terapia e na vigilância para recorrências
  - O seminoma puro pode produzir apenas β-HCG, enquanto os tumores de células germinativas não seminomatosos podem produzir β-HCG e AFP; uma AFP elevada é patognomônica de tumor de células germinativas não seminomatoso, mesmo se isso não for evidente na histopatologia

- **Diagnóstico diferencial**
  - Tuberculose geniturinária
  - Orquite sifilítica
  - Hidrocele
  - Espermatocele
  - Epididimite

- **Tratamento**
  - Orquiectomia com exame de linfonodos lombares e inguinais para estadiamento
  - A dissecção de linfonodos retroperitoneais é útil para estadiamento acurado e prevenção de recidivas em doença não seminomatosa, mas pode não ser realizada em tumores iniciais se houver um acompanhamento clínico cuidadoso
  - Radioterapia retroperitoneal adjuvante para tumores de células germinativas seminomatosos em estádio inicial
  - Quimioterapia baseada em platina para tumores em estádio clínico mais avançado e marcadores tumorais persistentes; é curativa em maioria apreciável de pacientes com doença avançada ou metastática
  - O regime e a intensidade da radioterapia se baseiam em fatores de risco que incluem local primário, elevação de marcadores tumorais e local de doença metastática
  - É possível que ocorram recidivas tardias, especialmente em casos de seminomas, o que exige a vigilância a longo prazo após a terapia

- **Dica**

  Um nódulo testicular indolor em um homem entre 20 e 40 anos é carcinoma até prova em contrário; as apostas são altas, pois a taxa de cura atualmente se aproxima de 95%.

Referência

Hayes-Lattin B, Nichols CR. Testicular cancer: a prototypic tumor of young adults. Semin Oncol 2009;36:432. [PMID: 19835738]

Câncer de tireoide

- **Princípios básicos do diagnóstico**
  - História de irradiação cervical em alguns pacientes
  - Geralmente com nódulo duro e indolor; ocasionalmente com disfagia ou rouquidão
  - Linfadenopatia cervical quando houver metástases locais
  - Testes de função tireoidiana normais; caracteristicamente, o nódulo é pontilhado com cálcio na radiografia, frio na cintilografia e sólido na ultrassonografia; não regride com a administração de hormônio tireóideo

- **Diagnóstico diferencial**
  - Tireoidite
  - Outras massas cervicais e outras causas de linfadenopatia
  - Cisto de ducto tireoglosso
  - Nódulos tireoidianos benignos

- **Tratamento**
  - A biópsia por aspiração com agulha fina é a que melhor diferencia nódulos benignos de malignos
  - Tireoidectomia total para carcinoma; iodo radiativo no pós-operatório para pacientes selecionados com metástases ávidas por iodo; quimioterapia combinada para tumores anaplásicos
  - O sorafenibe (inibidor multialvo da tirosinoquinase) mostrou-se promissor em casos de recidiva ou de doença metastática refratária
  - O prognóstico se relaciona com o tipo celular e com a histologia; o carcinoma papilar costuma ter prognóstico excelente, enquanto o anaplásico tem o pior prognóstico
  - O câncer medular da tireoide é tipicamente refratário à quimioterapia e à radioterapia; está associado a síndromes de NEM; é diagnosticável por elevação da calcitonina

- **Dica**

Em pacientes submetidos à irradiação do timo na infância – uma prática comum há alguns anos para proeminência fisiológica da glândula ao raio X na infância –, um nódulo de tireoide é maligno até prova em contrário.

Referência

Ying AK, Huh W, Bottomley S, Evans DB, Waguespack SG. Thyroid cancer in young adults. Semin Oncol 2009;36:258. [PMID: 19460583]

Câncer de vulva (Carcinoma epidermoide)

- **Princípios básicos do diagnóstico**
    - Irritação vulvar prolongada, prurido, desconforto local, discreta secreção sanguinolenta
    - É comum a história de verrugas genitais; a associação com HPV está bem estabelecida
    - As lesões iniciais podem sugerir vulvite crônica
    - As lesões tardias podem apresentar-se como massa, crescimento exofítico ou área ulcerada endurecida na vulva
    - A biópsia confirma o diagnóstico

- **Diagnóstico diferencial**
    - Doenças sexualmente transmissíveis (sífilis, linfogranuloma venéreo, cancroide, granuloma inguinal)
    - Doença de Crohn
    - Tumores benignos (mioblastoma de células granulares)
    - Dermatite reativa ou eczematoide
    - Distrofia vulvar

- **Tratamento**
    - Ressecção local para casos de carcinoma epidermoide *in situ*
    - Excisão cirúrgica ampla com dissecção de linfonodos para carcinoma invasivo
    - A radioterapia, isolada ou associada à quimioterapia radiossensibilizante, além da cirurgia, podem melhorar os desfechos em pacientes com doença localmente avançada

- **Dica**

O diagnóstico desse tumor pode ser retardado de maneira desnecessária; pense nele em todos os casos de doença venérea indolente.

Referência

Woelber L, Mahner S, Voelker K, et al. Clinicopathological prognostic factors and patterns of recurrence in vulvar cancer. Anticancer Res 2009;29:545. [PMID: 19331201]

Mesotelioma pleural

■ **Princípios básicos do diagnóstico**
- Dispneia insidiosa, dor torácica não pleurítica, perda ponderal
- Macicez à percussão, diminuição de sons respiratórios, atrito pleural, baqueteamento digital
- Espessamento pleural nodular ou irregular unilateral, geralmente com derrame pleural na radiografia de tórax; a TC costuma ser útil
- A biópsia pleural costuma ser necessária para o diagnóstico, embora a natureza maligna do tumor seja confirmada apenas pela história natural; líquido pleural exsudativo e geralmente hemorrágico
- Forte associação com exposição ao asbesto, com latência habitual de 20 anos ou mais desde o tempo de exposição

■ **Diagnóstico diferencial**
- Tumor maligno primário do parênquima pulmonar
- Empiema
- Condições inflamatórias pleurais benignas (pós-traumáticas, asbestose)

■ **Tratamento**
- As abordagens cirúrgicas para a doença localizada variam de pleurodese paliativa a tentativas de ressecção cirúrgica do pulmão e da pleura envolvidos
- Para pacientes altamente selecionados, pode ser considerada a pneumonectomia extrapleural (envolvendo a ressecção em bloco de pulmão, pleura, diafragma ipsilateral e pericárdio), juntamente com radioterapia e quimioterapia adjuvantes, mas isso impõe riscos significativos de complicações e toxicidade
- A quimioterapia combinada com pemetrexed e cisplatina tem taxas significativas de resposta e de melhora da sobrevida, mas a duração da resposta ainda é curta
- A taxa de mortalidade em um ano é superior a 75%

■ **Dica**

Considerar o diagnóstico quando o espessamento pleural se desenvolve anos após a irradiação para linfoma; essa é uma complicação rara que comumente é confundida com infecção indolente.

Referência

Buduhan G, Menon S, Aye R, Louie B, Mehta V, Vallières E. Trimodality therapy for malignant pleural mesothelioma. Ann Thorac Surg 2009;88:870. [PMID: 19699914]

Essência da Medicina **305**

Neoplasia intraepitelial cervical (NIC; displasia ou carcinoma *in situ* de colo de útero)

- **Princípios básicos do diagnóstico**
    - Associada a infecção por HPV em até 90% dos casos de NIC avançada (quase 100% em casos de câncer cervical invasivo)
    - Outros fatores de risco incluem múltiplos parceiros sexuais, HIV, tabagismo, outras doenças sexualmente transmissíveis
    - Muitas vezes assintomática
    - A cérvice parece, em geral, normal, mas há células displásicas ou carcinoma *in situ* na lâmina preparada para citologia
    - Exame culdoscópico com pontilhado grosseiro ou padrão de mosaico dos capilares superficiais, zona de transformação atípica e epitélio branco espessado
    - Tipicamente, há epitélio escamoso que não se cora com iodo (Schiller-positivo)

- **Diagnóstico diferencial**
    - Cervicite

- **Tratamento**
    - Varia dependendo do grau e da extensão da neoplasia cervical ou intraepitelial; assim, o estadiamento é fundamental
    - Observação em caso de displasia leve
    - Criocirurgia ou vaporização com *laser* de CO_2 para displasia moderada
    - Biópsia em cone ou histerectomia para displasia grave ou carcinoma *in situ*
    - Exames repetidos para detecção de recorrências
    - A vacinação para HPV pode prevenir a NIC ou a sua recorrência em indivíduos de risco

- **Dica**

Um dos relativamente poucos cânceres ou condições pré-cancerígenas para o qual o rastreamento fez uma grande diferença.

Referência
Dunton CJ. Management of atypical glandular cells and adenocarcinoma in situ. Obstet Gynecol Clin North Am 2008;35:623. [PMID: 19061821]

Neoplasia trofoblástica gestacional (Mola hidatiforme e coriocarcinoma)

- **Princípios básicos do diagnóstico**
  - Sangramento uterino no primeiro trimestre
  - Útero maior do que o esperado para a duração da gestação
  - Ausência de feto demonstrável pela ultrassonografia com achados algumas vezes característicos de mola; níveis séricos excessivamente elevados de gonadotrofina coriônica humana beta (β-HCG) para a duração da gestação
  - Pode haver eliminação de vesículas pela vagina
  - É vista a pré-eclâmpsia no primeiro trimestre

- **Diagnóstico diferencial**
  - Gestação múltipla
  - Ameaça de abortamento
  - Gestação ectópica

- **Tratamento**
  - Curetagem com sucção para mola hidatiforme
  - Para doença maligna não metastática, a quimioterapia com agente único (p. ex., metotrexato ou dactinomicina) é muito efetiva, mas o papel da histerectomia não está claro
  - Para doença metastática, quimioterapia combinada ou com agente único, dependendo do cenário clínico
  - Acompanhar o nível de β-HCG quantitativo até que esteja negativo e, após, frequentemente para vigilância de recorrência tumoral

- **Dica**

Lembrar da possibilidade de mola em mulher com hipertireoidismo e hiperêmese gravídica grave; a β-HCG tem a possibilidade de ativar os receptores do hormônio tireóideo.

Referência

Ben-Arie A, Deutsch H, Volach V, Peer G, Husar M, Lavie O, Gemer O. Reduction of postmolar gestational trophoblastic neoplasia by early diagnosis and treatment. J Reprod Med 2009;54:151. [PMID: 19370899]

Tumores do sistema nervoso central (Tumores intracranianos)

- **Princípios básicos do diagnóstico**
  - O prognóstico depende da histologia; metade são gliomas
  - A maioria se apresenta com distúrbios generalizados ou focais da função cerebral: os sintomas generalizados incluem cefaleia noturna, convulsões e vômitos em jato; os déficits focais se relacionam com a localização do tumor
  - TC ou RM com reforço de gadolínio definem a lesão; os tumores da fossa posterior são melhor visualizados com a RM
  - A biópsia é o procedimento diagnóstico definitivo, diferenciando tumores cerebrais primários de abscesso ou metástase cerebral
  - Glioblastoma multiforme: é, na verdade, um astrocitoma, mas rapidamente progressivo e com prognóstico pior
  - Astrocitoma: evolução mais crônica do que o glioblastoma e com prognóstico variável
  - Meduloblastoma: visto primariamente em crianças, surge no teto do quarto ventrículo
  - Hemangioblastoma cerebelar: os pacientes costumam apresentar-se com desequilíbrio e ataxia, com eritrocitose ocasional
  - Meningioma: comprime em vez de invadir; é benigno
  - Linfoma de SNC: geralmente em HIV/Aids, embora ocorra raramente em indivíduos imunocompetentes

- **Tratamento**
  - O tratamento depende do tipo e da localização do tumor e da condição do paciente
  - A ressecção máxima prediz o desfecho na maioria dos casos
  - A radioterapia pós-operatória é a base da terapia; novas técnicas de conformação da radioterapia diminuem a toxicidade ao cérebro normal; a temozolomida pode ser administrada de maneira concomitante
  - A quimioterapia combinada, ou com a temozolomida como agente único, é ativa em alguns casos
  - A herniação é tratada com corticosteroides intravenosos, manitol e descompressão cirúrgica, se for possível
  - Os anticonvulsivantes profiláticos também são comumente administrados, mas seu papel é incerto em pacientes sem história de convulsões

- **Dica**

Uma cefaleia que acorda o paciente do sono, embora não seja diagnóstica, é altamente sugestiva; levar a sério essa queixa.

Referência

Schor NF. Pharmacotherapy for adults with tumors of the central nervous system. Pharmacol Ther 2009;121:253. [PMID: 19091301]

Tumores malignos do trato biliar

■ Princípios básicos do diagnóstico

- Os fatores predisponentes incluem cistos de colédoco, colangite esclerosante primária, colite ulcerativa com colangite esclerosante, infecção por *Clonorchis sinensis*
- Icterícia, prurido, anorexia, dor no quadrante superior direito
- Hepatomegalia, ascite, sensibilidade no quadrante superior direito
- Ductos biliares intra-hepáticos dilatados na ecografia ou TC
- Achados característicos na colangiografia endoscópica retrógrada; a biópsia de tecido confirma o diagnóstico
- Hiperbilirrubinemia (conjugada), colesterol e fosfatase alcalina marcadamente elevados

■ Diagnóstico diferencial

- Coledocolitíase
- Colestase induzida por fármacos
- Cirrose
- Hepatite crônica
- Metástases hepáticas
- Carcinoma de pâncreas ou de ampola
- Estenose biliar

■ Tratamento

- Derivação cirúrgica paliativa do fluxo biliar
- Derivação do fluxo biliar por *stent* em pacientes selecionados
- A pancreaticoduodenectomia é curativa em uma minoria de pacientes com tumores ressecáveis de ductos distais
- A quimiorradioterapia ou a quimioterapia isoladamente é oferecida para doença localmente avançada irressecável, sendo que a quimioterapia paliativa pode fornecer um benefício de sobrevida para a doença metastática

■ Dica

A colangite esclerosante e, assim, o risco de colangiocarcinoma, não diminuem após a colectomia na colite ulcerativa comumente associada.

Referência

Valle JW, Wasan H, Johnson P, et al. Gemcitabine alone or in combination with cisplatin in patients with advanced or metastatic cholangiocarcinomas or other biliary tract tumours: a multicentre randomised phase II study—The UK ABC-01 Study. Br J Cancer 2009;101:621. [PMID: 19672264]

10
Distúrbios Eletrolíticos, Acidobásicos e de Volume

Acidose metabólica

- **Princípios básicos do diagnóstico**
    - Dispneia, hiperventilação, fadiga respiratória
    - Taquicardia, taquipneia, hipotensão, choque (dependendo da causa)
    - Hálito cetônico (na cetoacidose)
    - pH arterial abaixo de 7,35, diminuição de bicarbonato sérico; o *anion gap* pode ser normal ou aumentado; cetonúria

- **Diagnóstico diferencial**
    - Cetoacidose (diabética, alcoólica, inanição)
    - Acidose láctica
    - Envenenamentos (álcool metílico, etilenoglicol, salicilatos)
    - Uremia
    - Com *anion gap* normal: diarreia, acidose tubular renal
    - Após hiperventilação

- **Tratamento**
    - Identificar e tratar a causa subjacente
    - Corrigir a volemia e os eletrólitos
    - A terapia com bicarbonato está indicada na toxicidade por etilenoglicol ou metanol, também na acidose tubular renal; é discutível em outras situações
    - Hemodiálise e ventilação mecânica, se necessário

- **Dica**

Um pH baixo em cetoacidose diabética não é a causa de alteração do estado mental – a causa provavelmente é a hiperosmolalidade ou um processo sistêmico, como a septicemia.

Referência

Fidkowski C, Helstrom J. Diagnosing metabolic acidosis in the critically ill: bridging the anion gap, Stewart, and base excess methods. Can J Anaesth 2009;56:247. [PMID: 19247746]

Acidose respiratória

■ Princípios básicos do diagnóstico

- O aspecto mais importante é a hipoventilação alveolar
- Confusão, alteração do estado mental, sonolência em muitos casos
- Cianose e *asterixis* podem estar presentes
- Aumento da P_{CO_2} arterial; diminuição do pH arterial
- A doença pulmonar pode ser aguda (pneumonia, asma) ou crônica (DPOC)
- A doença pulmonar não está presente em todos os casos

■ Diagnóstico diferencial

- DPOC
- Depressores do sistema nervoso central
- Distúrbios estruturais do tórax
- Mixedema
- Distúrbios neurológicos (p. ex., síndrome de Guillain-Barré, esclerose lateral amiotrófica, miastenia grave)

■ Tratamento

- Abordar a causa subjacente
- Ventilação artificial para oxigenação, se necessário, de maneira invasiva ou não invasiva

■ Dica

Deve-se considerar a hipoxemia antes de atribuir alterações do estado mental a uma P_{CO_2} elevada; esse é o caso na maioria dos pacientes com hipercapnia crônica.

Referência

Ozsancak A, D'Ambrosio C, Hill NS. Nocturnal noninvasive ventilation. Chest 2008;133:1275. [PMID: 18460530]

Alcalose metabólica

- **Princípios básicos do diagnóstico**
  - Fraqueza, mal-estar, letargia; outros sintomas dependendo da causa
  - Hiporreflexia, tetania, íleo, fraqueza muscular
  - pH arterial superior a 7,45, P_{CO_2} de até 45 mm Hg, bicarbonato sérico acima de 30 mEq/L; potássio e cloreto geralmente baixos; hipoventilação raramente é proeminente, independentemente do pH

- **Diagnóstico diferencial**
  - Perda de ácido (vômitos ou aspiração nasogástrica)
  - Uso excessivo de diuréticos ou outra causa de diminuição de volume
  - Sobrecarga de bicarbonato exógeno
  - Excesso de aldosterona: hiper-reninemia, ingestão de alguns tipos de alcaçuz, tumor ou hiperplasia adrenal, síndromes de Bartter ou Gitelman

- **Tratamento**
  - Identificar e corrigir a causa subjacente
  - Repor volume e eletrólitos (usar cloreto de sódio a 0,9%)
  - O ácido clorídrico raramente (ou nunca) está indicado
  - Suplementação de KCl em muitos casos

- **Dica**

Os vômitos causam alcalose metabólica leve por diminuição da volemia; os casos mais graves são vistos na obstrução da via de saída gástrica, quando o conteúdo regurgitado do estômago é HCl puro.

Referência

Pahari DK, Kazmi W, Raman G, Biswas S. Diagnosis and management of metabolic alkalosis. J Indian Med Assoc 2006;104:630. [PMID: 17444063]

Alcalose respiratória

- **Princípios básicos do diagnóstico**
    - Tontura, parestesias ou formigamentos em extremidades, parestesias periorais
    - Taquipneia; sinais de Chvostek e Trousseau positivos na hiperventilação aguda; espasmo carpopedal e tetania
    - pH arterial superior a 7,45, P_{CO_2} inferior a 30 mm Hg

- **Diagnóstico diferencial**
    - Doença pulmonar restritiva ou hipoxemia
    - Embolia pulmonar
    - Toxicidade por salicilatos
    - Ansiedade ou dor
    - Cirrose em fase terminal
    - Sepse
    - Gestação
    - Residência em grandes altitudes

- **Tratamento**
    - Corrigir a hipoxemia ou o estimulante ventilatório subjacente
    - Aumentar o espaço morto respiratório (p. ex., respirar em um saco de papel, mas apenas na hiperventilação induzida por ansiedade)

- **Dica**

Há poucas causas de alcalose respiratória crônica; a cirrose é a má, e a gestação é a boa.

Referência

Wise RA, Polito AJ, Krishnan V. Respiratory physiologic changes in pregnancy. Immunol Allergy Clin North Am 2006;26:1. [PMID: 16443140]

Choque

- **Princípios básicos do diagnóstico**
    - História de hemorragia, IAM, sepse, trauma ou anafilaxia
    - Taquicardia, hipotensão, hipotermia, taquipneia
    - Pele fria e úmida com palidez; porém pode ser quente e ruborizada na sepse inicial; alteração do nível de consciência
    - O quadro pode ser complicado por oligúria, necrose tubular aguda (se a hipoperfusão for prolongada), anemia, coagulação intravascular disseminada, acidose metabólica
    - As medidas hemodinâmicas dependem da causa subjacente

- **Diagnóstico diferencial**
    - Numerosas causas da síndrome, conforme descrito anteriormente
    - Insuficiência adrenal

- **Tratamento**
    - Corrigir a causa do choque (i.e., controlar a hemorragia, tratar a infecção, corrigir a doença metabólica)
    - Antibióticos empíricos de amplo espectro (cobertura para Gram-positivos e Gram-negativos) se a causa não for aparente
    - Restaurar a hemodinâmica com fluidos; podem ser necessárias medicações vasopressoras; a correção hemodinâmica precoce está associada a um melhor desfecho
    - Manter o débito urinário
    - Tratar doenças concomitantes (p. ex., diabetes melito)

- **Dica**

Um paciente hipertenso com aparência clínica de choque levanta a suspeita de dissecção aórtica.

Referência

Wagner F, Baumgart K, Simkova V, Georgieff M, Radermacher P, Calzia E. Year in review 2007: Critical Care—shock. Crit Care 2008;12:227. [PMID: 18983707]

Desidratação

- **Princípios básicos do diagnóstico**
  - Sede, oligúria
  - Diminuição do turgor da pele, especialmente na porção anterior da coxa; membranas mucosas secas, hipotensão postural, taquicardia; nenhum destes sintomas é sensível ou específico
  - Piora da função renal (relação ureia:creatinina maior que 40), elevação de osmolalidade e gravidade específica da urina, diminuição do sódio urinário, fração excretada de sódio inferior a 1% (na maioria das causas)

- **Diagnóstico diferencial**
  - Hemorragia
  - Sepse
  - Perda gastrintestinal de líquidos
  - Perda cutânea de sódio associada a queimaduras ou sudorese
  - Perda renal de sódio
  - Insuficiência adrenal
  - Estado hiperosmolar não cetótico no diabetes tipo 2

- **Tratamento**
  - Identificar a fonte da perda de volume, quando houver
  - Repor o volume com soro fisiológico, sangue ou coloide, conforme a indicação
  - Quando a pressão estiver normalizada, pode-se usar solução salina a 0,45%

- **Dica**

O exame do turgor da pele da coxa é o sinal cutâneo mais útil para desidratação.

Referência

Bianchetti MG, Simonetti GD, Bettinelli A. Body fluids and salt metabolism: part I. Ital J Pediatr 2009;35:36. [PMID: 19925659]

Hipercalcemia

- **Princípios básicos do diagnóstico**
  - Poliúria e constipação; dor óssea e abdominal em alguns casos
  - Sede e desidratação
  - Hipertensão leve
  - Alteração do estado mental, hiporreflexia, estupor e coma são todos possíveis
  - Cálcio sérico superior a 10,2 mg/dL (corrigido pela albumina sérica concomitante)
  - Insuficiência renal ou azotemia
  - Intervalo QT curto devido a segmento ST curto; extrassístoles ventriculares

- **Diagnóstico diferencial**
  - Hiperparatireoidismo primário
  - Insuficiência adrenal (rara)
  - Doença maligna (mieloma múltiplo com fator ativador de osteoclastos; linfoma secretor de 1,25-vitamina D; outros tumores primários ou metastáticos que liberam peptídeo relacionado ao hormônio paratireóideo)
  - Intoxicação por vitamina D
  - Síndrome leite-álcali
  - Sarcoidose
  - Tuberculose
  - Doença óssea de Paget, especialmente com imobilização
  - Hipercalcemia hipocalciúrica familiar
  - Hipertireoidismo
  - Diuréticos tiazídicos

- **Tratamento**
  - Identificar e tratar o distúrbio subjacente
  - Expansão de volume, diuréticos de alça (quando euvolêmicos)
  - Bifosfonados, calcitonina, diálise e glicocorticoides são todos úteis em determinadas circunstâncias
  - Ressecção de adenoma de paratireoide, quando houver

- **Dica**

Hipercalcemia leva à hipercalcemia; a poliúria causa hipovolemia e consequente aumento na reabsorção de cálcio em túbulos proximais.

Referência

Makras P, Papapoulos SE. Medical treatment of hypercalcaemia. Hormones (Athens) 2009;8:83. [PMID: 19570736]

Hipercalemia

- **Princípios básicos do diagnóstico**
  - Fraqueza ou paralisia flácida, distensão abdominal, diarreia
  - Potássio sérico superior a 5 mEq/L
  - Alterações eletrocardiográficas: ondas T apiculadas, perda da onda P com ritmo sinoventricular, alargamento de QRS, assistolia ventricular, parada cardíaca

- **Diagnóstico diferencial**
  - Insuficiência renal com oligúria
  - Hipoaldosteronismo (hiporreninismo, diuréticos poupadores de potássio, inibidores da enzima conversora de angiotensina, insuficiência adrenal, doença renal intersticial)
  - Acidose; acidose tubular renal tipo IV
  - Queimaduras, hemólise, síndrome de lise tumoral
  - Superdosagem de digitálicos, betabloqueadores (raramente), heparina*
  - Espúria em pacientes com trombocitose; o coágulo libera potássio no soro antes da determinação laboratorial

- **Tratamento**
  - Emergência (toxicidade cardíaca, paralisia): gluconato de cálcio, bicarbonato intravenoso, glicose e insulina
  - Restrição de potássio na dieta e poliestirenossulfonato de sódio ou diuréticos de alça para reduzir o potássio de maneira subaguda
  - Diálise se o quadro for complicado por insuficiência renal oligúrica ou acidose grave
  - Anticorpos Tc antidigitálicos em pacientes que recebem digitálicos

- **Dica**

  Como o músculo atrial é mais sensível à hipercalemia, um "ritmo juncional" pode, na verdade, ser sinusal; o impulso do nó SA não consegue despolarizar o átrio e, assim, não se vê ondas P no ECG de superfície.

Referência

Nyirenda MJ, Tang JI, Padfield PL, Seckl JR. Hyperkalaemia. BMJ 2009;339:b4114. [PMID: 19854840]

---

*N. de R.T. Outros fármacos causadores de hipercalemia incluem: a trimetoprima, os diuréticos poupadores de potássio (como amilorida, triantereno e espironolactona) e os anti-inflamatórios não esteroides.

Hiperfosfatemia

- **Princípios básicos do diagnóstico**
  - Poucos sintomas aparentes
  - Catarata e calcificação de gânglios da base no hipoparatireoidismo
  - Fosfato sérico superior a 5 mg/dL; insuficiência renal, ocasionalmente com hipocalcemia

- **Diagnóstico diferencial**
  - Insuficiência renal
  - Hipoparatireoidismo
  - Ingesta excessiva de fosfato, toxicidade da vitamina D
  - Uso de laxativos contendo fosfato (causa de nefropatia aguda por fosfato)
  - Destruição celular (síndrome de lise tumoral, rabdomiólise), acidose respiratória ou metabólica
  - Mieloma múltiplo

- **Tratamento**
  - Tratar a doença subjacente, quando possível
  - Carbonato de cálcio oral (usar quelante sem cálcio se houver hipercalcemia concomitante) para reduzir a absorção de fosfato
  - Hemodiálise, se for refratária

- **Dica**

A hiperfosfatemia resultante da terapia para hipofosfatemia pode resultar em tetania.

Referência

Moe SM. Disorders involving calcium, phosphorus, and magnesium. Prim Care 2008;35:215. [PMID: 18486714]

Hipermagnesemia

- **Princípios básicos do diagnóstico**
  - Fraqueza, hiporreflexia, paralisia de músculos respiratórios
  - Confusão, alteração do estado mental
  - Magnésio sérico superior a 3 mg/dL; insuficiência renal é a regra; pode ser visto aumento de ácido úrico, fosfato e potássio e diminuição de cálcio
  - Aumento do intervalo PR → bloqueio cardíaco → parada cardíaca quando marcado

- **Diagnóstico diferencial**
  - Insuficiência renal
  - Ingesta excessiva de magnésio (alimentos, antiácidos, laxativos, administração intravenosa)

- **Tratamento**
  - Corrigir a insuficiência renal, se possível (expansão de volume)
  - Cloreto de cálcio intravenoso para manifestações graves (p. ex., alterações eletrocardiográficas, complicações respiratórias)
  - Diálise

- **Dica**

Tenha cuidado com antiácidos que contenham magnésio – disponíveis sem receita médica – em pacientes com insuficiência renal; é preciso muito pouco para elevar esse cátion.

Referência

Musso CG. Magnesium metabolism in health and disease. Int Urol Nephrol 2009;41:357. [PMID: 19274487]

Hipernatremia

- **Princípios básicos do diagnóstico**
  - Sede intensa, a menos que haja alteração do estado mental; oligúria
  - Em casos graves, há alteração do estado mental, delírio, convulsões, coma
  - Se houver hipovolemia, pele solta com diminuição do turgor, taquicardia, hipotensão
  - Sódio sérico superior a 145 mEq/L, osmolalidade sérica acima de 300 mEq/L causada por perda de água livre
  - Os pacientes acometidos geralmente são muito idosos, muito jovens, criticamente enfermos ou neurologicamente incapacitados

- **Diagnóstico diferencial**
  - Diabetes insípido neurogênico ou nefrogênico
  - Perda de líquidos hipotônicos (insensíveis, diuréticos, vômitos, diarreia, aspiração nasogástrica, diurese osmótica por hiperglicemia)
  - Intoxicação por sal
  - Ressuscitação de volume e continuação da infusão de soro fisiológico (155 mEq/L) após a obtenção da euvolemia
  - Excesso de mineralocorticoides

- **Tratamento**
  - Reposição relativamente rápida de volume (se houver hipovolemia) seguida de reposição de água livre ao longo de 48 a 72 horas (cuidado com edema cerebral; corrigir o sódio em não mais do que 0,5 mEq/L por hora)
  - Acetato de desmopressina para o diabetes insípido central

- **Dica**

Um sódio sérico acima de 150 mEq/L indica incapacidade de acesso à água livre, tal é a intensidade da sede; em geral, tais pacientes estão gravemente doentes.

Referência

Agrawal V, Agarwal M, Joshi SR, Ghosh AK. Hyponatremia and hypernatremia: disorders of water balance. J Assoc Physicians India 2008;56:956. [PMID: 19322975]

Hipocalcemia

■ Princípios básicos do diagnóstico

- Cólicas musculares e abdominais, estridor; tetania e convulsões
- Diplopia, parestesias faciais, papiledema
- Sinais de Chvostek e Trousseau positivos
- Catarata, se for crônica, da mesma maneira que calcificações de gânglios da base
- Cálcio sérico abaixo de 8,5 mg/dL (corrigido pela albumina sérica concomitante); fosfato geralmente elevado; a hipomagnesemia pode ser causa ou complicação
- Alterações eletrocardiográficas: intervalo QT prolongado; arritmias ventriculares, incluindo taquicardia ventricular

■ Diagnóstico diferencial

- Deficiência de vitamina D e osteomalacia
- Má absorção
- Hipoparatireoidismo
- Hiperfosfatemia
- Hipomagnesemia
- Insuficiência renal crônica
- Pancreatite
- Fármacos (diuréticos de alça, aminoglicosídeos, foscarnet)
- Excesso de citrato por transfusões sanguíneas maciças

■ Tratamento

- Identificar e tratar o distúrbio subjacente
- Para tetania, convulsões ou arritmias, administrar gluconato de cálcio por via intravenosa
- Reposição de magnésio se a função renal for normal
- Suplementos orais de cálcio e vitamina D (calcitriol na insuficiência renal)
- Quelantes de fosfato na hipocalcemia crônica com hiperfosfatemia

■ Dica

A hipomagnesemia causa resistência à ação do hormônio paratireóideo, causando hipocalcemia; repor primeiramente o Mg^{++} e, depois, o Ca^{++}.

Referência

Bosworth M, Mouw D, Skolnik DC, Hoekzema G. Clinical inquiries: what is the best workup for hypocalcemia? J Fam Pract 2008;57:677. [PMID: 18842196]

Hipocalemia

- **Princípios básicos do diagnóstico**
    - Geralmente assintomática
    - Fraqueza muscular, letargia, parestesias, poliúria, anorexia, constipação, náuseas e vômitos
    - Alterações eletrocardiográficas: ectopia ventricular; achatamento de ondas T e depressão do segmento ST → desenvolvimento de ondas U proeminentes → bloqueio AV → parada cardíaca
    - Potássio sérico abaixo de 3,5 mEq/L e, algumas vezes, alcalose metabólica concomitante

- **Diagnóstico diferencial**
    - Uso de diuréticos
    - Alcalose
    - β-agonistas (p. ex., albuterol)*
    - Hiperaldosteronismo (adenoma adrenal, hiper-reninismo primário, uso de mineralocorticoides e ingestão de alcaçuz europeu)
    - Depleção de magnésio
    - Hipertireoidismo
    - Diarreia
    - Acidose tubular renal (tipos I e II)
    - Síndromes de Bartter, Gitelman e Liddle
    - Paralisia periódica hipocalêmica familiar
    - Restrição intensa de potássio na dieta
    - Hemodiálise e diálise peritoneal

- **Tratamento**
    - Identificar e tratar a causa subjacente
    - Suplementação oral ou intravenosa de potássio
    - Reposição de magnésio, se indicada

- **Dica**

Pensar em hipocalemia em casos de hipotensão postural inexplicada.

Referência

Greenlee M, Wingo CS, McDonough AA, Youn JH, Kone BC. Narrative review: evolving concepts in potassium homeostasis and hypokalemia. Ann Intern Med 2009;150:619. [PMID: 19414841]

---

*N. de R.T. Também conhecido como salbutamol.

Hipofosfatemia

- **Princípios básicos do diagnóstico**
  - Raramente é uma anormalidade isolada
  - Anorexia, miopatia, artralgias
  - Irritabilidade, confusão, convulsões
  - Rabdomiólise, se for grave
  - Fosfato sérico abaixo de 2,5 mg/dL; grave quando inferior a 1 mg/dL; elevação de creatinoquinase se houver rabdomiólise
  - Hemólise em casos graves

- **Diagnóstico diferencial**
  - Hiperparatireoidismo, hipertireoidismo
  - Alcoolismo
  - Raquitismo hipofosfatêmico hereditário
  - Osteomalacia induzida por tumor
  - Má absorção, inanição
  - Hipercalcemia, hipomagnesemia
  - Correção de hiperglicemia
  - Recuperação de estado catabólico

- **Tratamento**
  - Reposição intravenosa de fosfato, quando for grave
  - Suplementos orais de fosfato (a menos que haja hipercalcemia); tenha cuidado com a correção exagerada
  - Corrigir o déficit de magnésio, quando houver

- **Dica**

É possível que haja níveis de fosfato tão baixos quanto 0-0,1 mg/dL sem manifestações clínicas – nas raras situações em que isso ocorre de maneira isolada.

Referência

Rastegar A. New concepts in pathogenesis of renal hypophosphatemic syndromes. Iran J Kidney Dis 2009;3:1. [PMID: 19377250]

Hipomagnesemia

- Princípios básicos do diagnóstico
  - Cãibras ou inquietação muscular, fraqueza, movimentos atetoides, fasciculações ou tremores, delírio, convulsões
  - Atrofia muscular, hiper-reflexia, sinal de Babinski, nistagmo, hipertensão
  - Magnésio sérico inferior a 1,5 mEq/L; diminuição de cálcio e potássio geralmente associada
  - Alterações eletrocardiográficas: taquicardia, batimentos atriais ou ventriculares prematuros, intervalo QT prolongado, taquicardia ou fibrilação ventricular

- Diagnóstico diferencial
  - Ingesta dietética inadequada
  - Hipervolemia
  - Diuréticos, cisplatina, aminoglicosídeos, anfotericina B
  - Má absorção ou diarreia
  - Alcoolismo
  - Hiperaldosteronismo, hipertireoidismo, hiperparatireoidismo
  - Alcalose respiratória
  - Síndromes de Gitelman e Bartter

- Tratamento
  - Identificar e tratar a causa subjacente
  - Reposição intravenosa de magnésio seguida de manutenção oral
  - Suplementos de cálcio e potássio, se necessário

- Dica

Muitos cardiologistas acreditam no efeito antiarrítmico do magnésio; considerar a reposição de magnésio em pacientes com arritmias ventriculares.

Referência

Soave PM, Conti G, Costa R, Arcangeli A. Magnesium and anaesthesia. Curr Drug Targets 2009;10:734. [PMID: 19702521]

Hiponatremia

■ Princípios básicos do diagnóstico

- Náuseas, cefaleia, fraqueza, irritabilidade, confusão mental (especialmente com sódio sérico inferior a 120 mEq/L e instalação rápida)
- Pode resultar em convulsões generalizadas, letargia, coma, parada respiratória e morte, ainda que casos de instalação lenta possam ser assintomáticos
- Sódio sérico abaixo de 135 mEq/L; osmolalidade inferior a 280 mEq/L (hiponatremia hipotônica); hipouricemia se a causa for a síndrome da secreção inapropriada de hormônio antidiurético (SIADH) ou a polidipsia primária

■ Diagnóstico diferencial

- Causas hipovolêmicas (tiazidas, diurese osmótica, insuficiência adrenal, vômitos, diarreia, sequestro de líquidos)
- Causas hipervolêmicas (insuficiência cardíaca congestiva, cirrose, síndrome nefrótica, insuficiência renal avançada, gestação)
- Causas euvolêmicas (hipotireoidismo, SIADH, insuficiência de glicocorticoides, *reset osmostat*, polidipsia primária)
- Hiponatremia hipertônica ou isotônica (hiperglicemia, manitol intravenoso)
- Pseudo-hiponatremia (hipertrigliceridemia, paraproteinemia) causada por artefato laboratorial

■ Tratamento

- Tratar o distúrbio subjacente
- Corticosteroides empiricamente, se houver suspeita de insuficiência adrenal
- Correção gradual (alteração do sódio sérico não maior do que 0,5 mEq/L por hora), a menos que existam sinais de comprometimento grave do sistema nervoso central; a mielinólise pontina central pode ser resultado da correção excessivamente rápida
- Se houver hipovolemia, usar soro fisiológico
- Se houver hipervolemia, usar restrição de água, diuréticos de alça e reposição do volume do débito urinário com soro fisiológico
- Antagonistas do receptor de vasopressina ou demeclociclina em pacientes selecionados com SIADH

■ Dica

Um nível sérico de sódio menor do que 130 com ureia menor do que 20 e hipouricemia em um paciente sem doença hepática, cardíaca ou renal é virtualmente diagnóstico de SIADH.

Referência

Agrawal V, Agarwal M, Joshi SR, Ghosh AK. Hyponatremia and hypernatremia: disorders of water balance. J Assoc Physicians India 2008;56:956. [PMID: 19322975]

11

Distúrbios Geniturinários e Renais

DISTÚRBIOS GENITURINÁRIOS

Cálculos urinários

- Princípios básicos do diagnóstico
    - São mais comuns no "cinturão de cálculos", que se estende da região central de Ohio até a metade da Flórida*
    - Dor súbita e intensa em cólica localizada no flanco, comumente associada com náuseas, vômitos e febre; urgência e frequência urinária marcadas se o cálculo estiver alojado na junção ureterovesical
    - Ocasionalmente assintomáticos
    - Hematúria em 90% dos casos, piúria em caso de infecção concomitante; a presença de cristais na urina pode ajudar no diagnóstico
    - Radiografias simples do abdome (cálculos vistos em 90%), TC espiral ou ultrassonografia podem ser usadas para visualizar a localização dos cálculos
    - Dependendo da anormalidade metabólica (i.e., hipercalcemia, hipercalciúria, hiperuricosúria, hipocitratúria, hiperoxalúria), os cálculos podem ser compostos de fosfato ou oxalato de cálcio (mais de 80%), estruvita, ácido úrico ou cistina; mais de 50% dos pacientes desenvolvem cálculos recorrentes

- Diagnóstico diferencial
    - Pielonefrite aguda
    - Prostatismo crônico
    - Tumor do sistema geniturinário
    - Tuberculose renal
    - Infarto renal
    - Gestação ectópica

- Tratamento
    - Os cálculos geralmente são eliminados de forma espontânea, com analgesia e hidratação
    - Antibióticos, se houver infecção concomitante
    - O paciente deve filtrar a urina e encontrar o cálculo para ser analisado
    - Hidratação para produzir pelo menos 2 L/dia de débito urinário é a base do tratamento para evitar recorrências; alterações dietéticas, tiazídicos, alopurinol, citrato ou uma combinação desses também podem ser usados para evitar recorrências, dependendo da composição do cálculo
    - O perfil do risco para cálculos urinários (por coleta de urina de 24 horas) deve ser enviado se os pacientes tiverem risco de recorrência moderado a alto
    - Encaminhar para especialista em caso de cálculos recorrentes
    - Pode ser necessária a litotripsia ou a litotomia cirúrgica em casos refratários

- Dica

Orientar o paciente a trazer o cálculo eliminado, quando possível, e analisá-lo; isso é uma biópsia metabólica não invasiva do processo da doença.

Referência

Moe OW. Kidney stones: pathophysiology and medical management. Lancet 2006;367:333. [PMID: 16443041]

*N. de R.T. Não há dados que demonstrem situação semelhante no Brasil.

Epididimite infecciosa

- **Princípios básicos do diagnóstico**
  - Dor testicular unilateral aguda ou subaguda e edema palpável do epidídimo com febre, disúria, urgência e frequência urinária com duração de menos de 6 semanas
  - A apresentação subaguda é muito mais comum do que a aguda
  - Dor marcada à palpação de epidídimo, testículo ou cordão espermático com alívio sintomático por elevação do escroto (sinal de Prehn); quadro menos pronunciado nas apresentações subagudas
  - Leucocitose, piúria, bacteriúria
  - Geralmente causada por *Neisseria gonorrhoeae* ou *Chlamydia trachomatis* em heterossexuais com menos de 40 anos e por enterobactérias ou *Pseudomonas* em homossexuais de todas as idades e heterossexuais com mais de 40 anos
  - A ultrassonografia com Doppler diferencia a epididimite da torção testicular

- **Diagnóstico diferencial**
  - Torção de testículo
  - Tumor de testículo
  - Orquite
  - Prostatite
  - Trauma de testículo

- **Tratamento**
  - Antibióticos empíricos após a obtenção de cultura de urina
  - Em homens com menos de 40 anos, tratar para infecção por *N. gonorrhoeae* e *C. trachomatis* por 10 a 21 dias
  - Considerar exame e tratamento para parceiros sexuais
  - Em homens com mais de 40 anos, tratar para enterobactérias por 21 a 28 dias
  - Analgésicos, gelo e repouso no leito com elevação e suporte do escroto

- **Dica**

Considerar teste de reagina plasmática rápida e HIV para todos os pacientes com esse diagnóstico.

Referência

Luzzi GA, O'Brien TS. Acute epididymitis. BJU Int 2001;87:747. [PMID: 11350430]

Hiperplasia prostática benigna

- Princípios básicos do diagnóstico
  - Hesitação urinária, jato intermitente, esforço para iniciar a micção, jato urinário com força e calibre reduzidos, noctúria, frequência, urgência
  - Aumento palpável da próstata
  - Deve-se obter exame comum de urina e creatinina sérica
  - Volume residual pós-miccional elevado determinado por ultrassonografia ou urografia excretora; nem sempre é prognóstico para o desfecho
  - Pode ser complicada por retenção urinária aguda ou azotemia após obstrução prolongada

- Diagnóstico diferencial
  - Estenose uretral
  - Cálculo na bexiga
  - Bexiga neurogênica
  - Contratura do colo vesical
  - Carcinoma de bexiga e próstata
  - Infecção do trato urinário
  - Prostatite

- Tratamento
  - Tratar a infecção associada, quando houver; a melhor escolha costuma ser sulfametoxazol-trimetoprima
  - Minimizar a ingesta de líquidos à noite
  - Bloqueadores α1 para alívio dos sintomas; inibidores da 5α-redutase (p. ex., finasterida) em pacientes com aumento marcado da próstata
  - Utilização de instrumentos com escore de sintomas para acompanhar o sucesso do tratamento
  - Ressecção transuretral para sintomas intoleráveis, retenção urinária refratária, hematúria macroscópica recorrente e insuficiência renal progressiva com obstrução demonstrada

- Dica

Na retenção urinária aguda em homens mais velhos, perguntar sobre infecções recentes do trato respiratório superior; medicações disponíveis sem receita e com propriedades anticolinérgicas podem causar retenção, e a suspensão delas pode evitar uma ressecção transuretral da próstata.

Referência

Edwards JL. Diagnosis and management of benign prostatic hyperplasia. Am Fam Physician 2008;77:1403. [PMID: 18533373]

Prostatite bacteriana

■ **Princípios básicos do diagnóstico**
- Prostatite bacteriana aguda: febre, disúria, urgência, frequência, dor perineal ou suprapúbica; próstata dolorosa; leucocitose, piúria, bacteriúria, hematúria; causada mais comumente por *Escherichia coli*, mas também por *Neisseria gonorrhoeae*, *Chlamydia trachomatis*, *Proteus*, *Pseudomonas*, *Enterococcus*
- O toque retal é fundamental; evitar a massagem vigorosa da próstata
- Prostatite crônica: geralmente ocorre em homens mais velhos e pode ser assintomática; em alguns casos, há urgência e frequência, disúria, dor perineal ou suprapúbica; próstata aumentada e não dolorosa
- As secreções prostáticas espremidas demonstram número aumentado de leucócitos; a cultura costuma ser estéril

■ **Diagnóstico diferencial**
- Uretrite, cistite, prostatodinia
- Epididimite, abscesso perirretal; prostatite não bacteriana

■ **Tratamento**
- A coloração de Gram da urina pode guiar a terapia inicial; se não houver Gram disponível, tratar conforme descrito adiante, mas os resultados da cultura de urina devem modificar o tratamento inicial
- Para prostatite bacteriana aguda em homens com menos de 35 anos, tratar para infecção por *N. gonorrhoeae* e *C. trachomatis*
- Para prostatite bacteriana aguda em homens com mais de 35 anos ou em homossexuais, tratar com antibióticos sistêmicos para enterobactérias
- Para prostatite bacteriana crônica, tratar com antibióticos orais para enterobactérias
- Tratar os sintomas com banhos de assento quentes, AINEs e laxativos

■ **Dica**

A trimetoprima alcança um dos níveis intraprostáticos mais altos entre todos os antibióticos; em combinação com o sulfametoxazol, é o fármaco de escolha.

Referência

Langer JE, Cornud F. Inflammatory disorders of the prostate and the distal genital tract. Radiol Clin North Am 2006;44:665. [PMID: 17030219]

Torção de testículo

■ Princípios básicos do diagnóstico

- Geralmente ocorre em homens com menos de 25 anos; pode apresentar-se como abdome agudo
- Início súbito de dor escrotal ou inguinal unilateral intensa
- Testículo e cordão espermático muito dolorosos e edemaciados; a dor piora com a elevação
- Classicamente, há elevação assimétrica do testículo do lado afetado
- Ausência de reflexo cremastérico
- Leucocitose e piúria
- A ultrassonografia com Doppler é o exame diagnóstico de escolha

■ Diagnóstico diferencial

- Epididimite
- Orquite
- Trauma de testículo
- Tumor de testículo
- Torção do *appendix testis*

■ Tratamento

- A incapacidade de descartar torção de testículo exige consultoria cirúrgica
- A confirmação diagnóstica exige cirurgia imediata
- Dano irreversível após 12 horas de isquemia

■ Dica

É provavelmente o diagnóstico lembrado com mais facilidade pelo paciente acometido em toda a medicina.

Referência

Mansbach JM, Forbes P, Peters C. Testicular torsion and risk factors for orchiectomy. Arch Pediatr Adolesc Med 2005;159:1167. [PMID: 16330742]

Tuberculose do trato geniturinário

■ **Princípios básicos do diagnóstico**
- Febre, mal-estar, sudorese noturna; evidência de tuberculose pulmonar em 50% dos casos
- Pode haver sinais e sintomas de infecção do trato urinário
- Nódulos e induração em epidídimo, testículo ou próstata
- Piúria estéril ou hematúria sem bacteriúria; cilindros leucocitários podem ser vistos com o envolvimento do parênquima renal
- Culturas positivas da primeira urina da manhã em uma de três amostras consecutivas
- Proteinúria pode indicar o desenvolvimento de amiloidose secundária
- As radiografias simples podem mostrar calcificações renais ou do trato urinário inferior
- A urografia excretora revela cálices "roídos por traças", necrose papilar e ureteres em "colar de contas"
- Ocasionalmente, a cistoscopia revela úlceras ou granulomas na parede da bexiga

■ **Diagnóstico diferencial**
- Outras causas de infecção crônica do trato urinário
- Nefrite intersticial, especialmente induzida por fármacos
- Uretrite inespecífica
- Cálculos urinários
- Epididimite
- Câncer de bexiga

■ **Tratamento**
- Combinação-padrão de terapia antituberculose
- Procedimentos cirúrgicos para obstrução e hemorragia intensa
- Nefrectomia para destruição renal extensa

■ **Dica**

O ensinamento comum sobre hematúria e piúria estéril nessa condição clínica é apenas parcialmente verdadeiro; as anormalidades anatômicas no sistema coletor costumam causar coinfecção por bactérias mais comuns.

Referência

Wise GJ. Urinary tuberculosis: modern issues. Curr Urol Rep 2009;10:313. [PMID: 19570494]

DISTÚRBIOS RENAIS

Ácido úrico e doença renal

- **Princípios básicos do diagnóstico**
  - Três síndromes distintas, conforme descrito adiante; a terminologia é confusa
  - Nefrolitíase por ácido úrico: cálculos radiolucentes de urato em 3% dos pacientes com gota
  - Rim gotoso (nefropatia crônica por urato): cristais de urato de sódio no interstício de significância incerta em pacientes com gota e nefropatia intersticial; sem correlação clara com o grau de elevação do ácido úrico sérico
  - Nefropatia por ácido úrico: fragmentos de ácido úrico dentro dos néfrons por necrose celular, tipicamente após indução de lise celular rápida por quimioterapia ou radioterapia

- **Diagnóstico diferencial**
  - Doença renal por outras causas
  - Nefroesclerose hipertensiva
  - Nefrolitíase por outras causas
  - Rim do mieloma

- **Tratamento**
  - Depende da síndrome
  - Hidratação intravenosa e alcalinização da urina para cálculos de ácido úrico
  - Pré-tratamento com alopurinol e hidratação intravenosa para pacientes selecionados em risco para a síndrome de lise tumoral; manter o pH urinário acima de 6,5 e o débito urinário superior a 2 L/d
  - Em pacientes com gota, alopurinol e colchicina são ajustados conforme a função renal; o uso de AINEs deve ser evitado em pacientes com disfunção renal
  - Profilaxia com uricase em pacientes de alto risco ou tratamento para a nefropatia aguda por ácido úrico

- **Dica**

Hiperuricemia não é sinônimo de gota; há uma correlação apenas razoável entre o nível de ácido úrico e a ocorrência dessa condição clínica.

Referência

Gaffo AL, Saag KG. Management of hyperuricemia and gout in CKD. Am J Kidney Dis 2008;52:994. [PMID: 18971014]

Acidose tubular renal

- **Princípios básicos do diagnóstico**
    - Acidose metabólica inexplicada com *anion gap* normal
    - Tipo I (distal): prejuízo na acidificação da urina, bicarbonato plasmático pode ser inferior a 10-15 mEq/L, hipocalemia, *anion gap* urinário anormal (positivo); pode ser familiar ou secundária a doenças autoimunes, uropatia obstrutiva, fármacos (p. ex., anfotericina B), hiperglobulinemia, hipercalciúria, transplante renal ou anemia falciforme
    - Tipo II (proximal): bicarbonatúria com bicarbonato sérico geralmente entre 12 a 20 mEq/L, hipocalemia, muitas vezes com síndrome de Fanconi (glicosúria, aminoacidúria, fosfatúria, uricosúria e proteinúria tubular); pode ser secundária a mieloma, fármacos ou transplante renal
    - Tipo IV: níveis baixos de renina e aldosterona; gênese de amônia prejudicada com bicarbonato sérico geralmente superior a 17 mEq/L; hipercalemia, *anion gap* urinário anormal (positivo); típica de insuficiência renal; geralmente por diabetes melito, fármacos (p. ex., inibidores da ECA, AINEs, ciclosporina), doença tubulointersticial ou nefroesclerose

- **Diagnóstico diferencial**
    - Diarreia
    - Constrição de alça de íleo após cirurgia para câncer de bexiga
    - Hipocalemia ou hipercalemia por outras causas

- **Tratamento**
    - Suspender o fármaco causador ou tratar a doença subjacente, quando houver
    - Reposição de bicarbonato ou citrato e potássio para os tipos I e II
    - Suplementação de vitamina D e fosfato para o tipo I para evitar a osteomalacia, não devendo ser usada no tipo II devido à possibilidade de hipercalcemia e dano adicional ao túbulo distal
    - Os tiazídicos podem aumentar a reabsorção de bicarbonato no tipo II
    - Fludrocortisona para o tipo IV apenas se a reposição de volume for difícil

- **Dica**

O mieloma múltiplo pode causar todos os tipos de ATR em adultos.

Referência

Laing CM, Unwin RJ. Renal tubular acidosis. J Nephrol 2006;19(suppl 9):S46. [PMID: 16736441]

Bacteriúria assintomática

- **Princípios básicos do diagnóstico**
  - Pode haver história de infecções recorrentes do trato urinário
  - Bacteriúria com ausência de sinais ou sintomas referentes ao trato urinário
  - Pode estar associada a obstrução, anormalidades anatômicas ou neurológicas, gestação, cateterismo de demora, procedimentos urológicos, derivação do fluxo urinário (p. ex., conduto de alça de íleo), diabetes melito ou idade avançada
  - Geralmente causada por enterobactérias, *Pseudomonas* ou enterococos.

- **Diagnóstico diferencial**
  - Nefropatia induzida por fármacos, especialmente analgésicos
  - Amostra de urina contaminada

- **Tratamento**
  - As indicações para tratamento incluem gestação, bacteriúria persistente em alguns pacientes e antes de procedimentos urológicos
  - Urocultura para orientar a terapia antimicrobiana se for necessário tratamento
  - Alívio cirúrgico da obstrução, quando houver
  - Em casos selecionados, supressão crônica com antibióticos

- **Dica**

Certificar-se de ter realizado cultura de amostra de urina fresca antes de fazer esse diagnóstico; pode haver crescimento de bactérias se a amostra não for cultivada prontamente.

Referência

Lin K, Fajardo K; U.S. Preventive Services Task Force. Screening for asymptomatic bacteriuria in adults: evidence for the U.S. Preventive Services Task Force reaffirmation recommendation statement. Ann Intern Med 2008;149:W20. [PMID: 18591632]

Cistite e Pielonefrite agudas

■ Princípios básicos do diagnóstico

- Disúria com frequência e urgência urinária, hematúria, dor abdominal e no flanco
- Febre, dor no flanco ou na região suprapúbica e vômitos em caso de pielonefrite
- Piúria, bacteriúria, hematúria, urocultura positiva, cilindros leucocitários no exame comum de urina (tardiamente na pielonefrite)
- Geralmente causadas por bactérias Gram-negativas (p. ex., *E. coli*, *Proteus*, *Klebsiella*, enterobactérias), mas podem ser causadas por microrganismos Gram-positivos (p. ex., *Enterococcus faecalis*, *Staphylococcus saprophyticus*)

■ Diagnóstico diferencial

- Uretrite
- Nefrolitíase
- Prostatite
- Doença inflamatória pélvica ou vaginose
- Pneumonia em lobo inferior
- Abdome cirúrgico por qualquer causa (p. ex., apendicite)

■ Tratamento

- Urocultura em infecções complicadas (gestantes, homens, idosos, adquiridas em hospitais, uso recente de antibióticos, imunocomprometidos, obstrução ou instrumentação)
- Antibióticos orais empíricos (p. ex., sulfametoxazol-trimetoprim, ciprofloxacino) por 3 dias para cistite não complicada
- Antibióticos orais ou intravenosos (p. ex., fluoroquinolona ou cefalosporina) por 7 a 14 dias para pielonefrite
- Antibióticos e líquidos por via intravenosa se houver desidratação ou vômitos
- *Pyridium* para alívio sintomático inicial*
- Considerar hospitalização para pacientes com rim único, imunossupressão ou idosos
- Realizar avaliação para anormalidades anatômicas em homens que desenvolvem cistite ou pielonefrite
- Episódios recorrentes de cistite (mais de duas por ano) costumam ser tratados com antibióticos profiláticos em baixa dosagem

■ Dica

A pielonefrite é uma das razões pelas quais ninguém deve ser submetido a uma laparotomia exploradora sem um exame comum de urina – cilindros leucocitários significam pielonefrite, uma causa não cirúrgica de abdome agudo.

Referência

Drekonja DM, Johnson JR. Urinary tract infections. Prim Care 2008;35:345. [PMID: 18486719]

*N. de R.T. Cloridrato de fenazopiridina, analgésico para vias urinárias.

Doença renal policística

- **Princípios básicos do diagnóstico**
  - Herança autossômica dominante e penetrância quase completa, reforçando, dessa forma, a história familiar positiva (a forma autossômica recessiva é rara, sendo geralmente descoberta na infância)
  - Dor abdominal ou no flanco em associação com hematúria, infecções urinárias frequentes e nefrolitíase
  - Hipertensão, rins grandes e palpáveis, história familiar positiva
  - Insuficiência renal em 50% dos pacientes com até 70 anos; é improvável que exista doença renal se não houver lesões císticas nos rins até os 30 anos
  - É comum um hematócrito normal ou elevado: as células intersticiais próximas dos cistos podem elaborar eritropoietina
  - Diagnóstico confirmado por cistos renais múltiplos na ultrassonografia ou TC
  - Incidência aumentada de aneurismas cerebrais (10% dos pacientes acometidos), aneurismas aórticos e anormalidades da válvula mitral; 40 a 50% têm cistos hepáticos concomitantes; divertículos de cólon; hérnias de parede abdominal

- **Diagnóstico diferencial**
  - Carcinoma de células renais
  - Cistos renais simples
  - Outras causas de doença renal crônica

- **Tratamento**
  - Tratar a hipertensão e a nefrolitíase
  - Observar a presença de infecção do trato urinário; se houver, pode ser necessário o tratamento prolongado
  - Evitar uma dieta rica em proteínas
  - Os pacientes com história familiar de aneurisma cerebral devem ser rastreados com angiografia cerebral por TC ou RM
  - Ocasionalmente, há necessidade de nefrectomia para episódios repetidos de dor e infecção ou antes de transplante em caso de rins muito grandes
  - Desfecho excelente com transplante

- **Dica**

A presença de hipertensão, massa abdominal e azotemia deve ser considerada como doença policística até prova em contrário.

Referência

Patel V, Chowdhury R, Igarashi P. Advances in the pathogenesis and treatment of polycystic kidney disease. Curr Opin Nephrol Hypertens 2009;18:99. [PMID: 19430332]

Glomeruloesclerose segmentar focal

■ Princípios básicos do diagnóstico

- Pode ser primária (idiopática) ou secundária (resposta fisiológica a hiperfiltração ou hipertrofia glomerular em distúrbios com diminuição da massa renal, como agenesia renal unilateral, após nefrectomia, obesidade grave, nefropatia de refluxo; ou por cicatrização inespecífica após uma lesão inflamatória)
- Outras causas incluem formas familiares, relacionadas a toxinas (heroína), infecções (HIV)
- Junto com a nefropatia membranosa, é a causa mais comum de síndrome nefrótica em adultos não diabéticos
- A forma primária costuma apresentar-se com síndrome nefrótica aguda: proteinúria, hipoalbuminemia, edema, hiperlipidemia
- As formas secundárias costumam ser assintomáticas, apresentando-se com proteinúria não nefrótica e doença renal lentamente progressiva
- Dependendo da história, testes adicionais podem incluir sorologias (HIV), ultrassonografia renal e biópsia renal

■ Diagnóstico diferencial

- Nefropatia membranosa; nefropatia diabética
- Doença de alterações mínimas; amiloidose; nefropatia por IgA
- Glomerulonefrite pós-infecciosa (estágios tardios)
- Glomerulonefrite membranoproliferativa

■ Tratamento

- Medidas gerais semelhantes àquelas para síndrome nefrótica, especialmente o uso de inibidores da ECA ou de bloqueadores do receptor de angiotensina para proteinúria e agentes hipolipemiantes para hiperlipidemia
- Tratamento inicial com esteroides para glomerulosclerose segmentar focal idiopática sintomática; prognóstico favorável para os pacientes que respondem completa ou parcialmente
- A resistência aos esteroides está associada a um pior prognóstico renal; terapia adicional com ciclosporina, tacrolimus, micofenolato de mofetila, agentes citotóxicos (ciclofosfamida, clorambucil) ou plasmaférese

■ Dica

Os pacientes submetidos a transplante renal para essa doença têm uma incidência maior de rejeição em comparação com a maioria das outras nefropatias.

Referência

Braun N, Schmutzler F, Lange C, Perna A, Remuzzi G, Risler T, Willis NS. Immunosuppressive treatment for focal segmental glomerulosclerosis in adults. Cochrane Database Syst Rev 2008:CD003233. [PMID: 18646090]

Glomerulonefrite aguda

- **Princípios básicos do diagnóstico**
  - História de infecção prévia por *Streptococcus* ou outros microrganismos, evidência de vasculite sistêmica ou presença de doença maligna oculta
  - Mal-estar, cefaleia, febre, urina escura, hipertensão, edema
  - Declínio agudo na taxa de filtração glomerular (TFG), oligo/anúria com azotemia em casos graves
  - O exame de urina revela: hematúria (com ou sem hemácias dismórficas e cilindros hemáticos), proteinúria (geralmente leve)
  - Dependendo da situação clínica, testes adicionais incluem níveis de complemento, título de antiestreptolisina O (ASLO), título de antidesoxirribonuclease B (anti-DNA B), título de fator antinuclear (FAN), título de anticorpo antimembrana basal glomerular (anti-MBG), anticorpos anticitoplasma de neutrófilos (ANCA), anticorpos para hepatites B e C, crioglobulinas, hemoculturas; a biópsia renal estabelece a causa

- **Diagnóstico diferencial**
  - Nefropatia por IgA e púrpura de Henoch-Schönlein
  - LES
  - Síndrome de Goodpasture (síndrome do anticorpo anti-MBG)
  - Vasculites associadas a ANCA (p. ex., granulomatose de Wegener, poliangiite microscópica, síndrome de Churg-Strauss)
  - Glomerulonefrite membranoproliferativa
  - Glomerulonefrite associada a hepatites B ou C, outras glomerulonefrites pós-infecciosas
  - Endocardite infecciosa; doença tubulointersticial

- **Tratamento**
  - Iniciar a terapia para a causa subjacente quando possível; tratamento de suporte com fluidos e restrição de sódio, diuréticos conforme a necessidade; reduzir lentamente a pressão arterial para evitar diminuições súbitas na perfusão renal
  - Esteroides e agentes citotóxicos são usados para glomerulonefrite rapidamente progressiva, sendo mais efetivos com TFGs mais altas
  - A plasmaférese é ocasionalmente útil na doença relacionada com anticorpos anti-MBG ou ANCA

- **Dica**

Lembrar que um cilindro hemático na urina é equivalente a uma biópsia demonstrando glomerulonefrite; a primeira amostra de urina após uma carga de água por via oral com o paciente em lordose reforçada pode aumentar a chance de se encontrar um cilindro, e a maioria dos pacientes preferiria um exame de urina a uma biópsia renal.

Referência

Beck LH Jr, Salant DJ. Glomerular and tubulointerstitial diseases. Prim Care 2008;35:265. [PMID: 18486716]

Insuficiência renal crônica (IRC)

- **Princípios básicos do diagnóstico**
  - Várias causas, especialmente diabetes e hipertensão; assintomática inicialmente
  - A classificação da National Kidney Foundation é útil:
    Estágio I: TFG > 90 mL/min/1,73 m^2 mais lesão renal
    Estágio II: TFG 60-89 mL/min/1,73 m^2 mais lesão renal
    Estágio III: TFG 30-59 mL/min/1,73 m^2
    Estágio IV: TFG 15-29 mL/min/1,73 m^2
    Estágio V: TFG < 15 mL/min/1,73 m^2
  - Disfunção avançada com sobrecarga de volume, hipertensão, acidose metabólica, hipercalemia, hiperfosfatemia, hipocalcemia, anemia, distúrbio mineral e ósseo relacionado à IRC
  - Uremia: anorexia, náuseas, soluços, confusão, pericardite
  - Sedimento urinário benigno; rins de tamanho reduzido bilateralmente na maioria dos casos

- **Diagnóstico diferencial**
  - Uropatia obstrutiva, azotemia pré-renal, lesão renal aguda

- **Tratamento**
  - Reduzir a progressão controlando a doença subjacente e a hipertensão, preferivelmente com inibidores da ECA; medir regularmente a TFG e a proteinúria
  - Atenção aos fatores de comorbidade, especialmente doença cardiovascular, bem como hiperlipidemia, anemia e doença óssea
  - Dieta pobre em proteínas, restrição de sal e água para pacientes com hipertensão e edema
  - Restrição de potássio, fósforo e magnésio quando a TFG estiver abaixo de 30 a 60 mL/min; quelantes do fósforo para hiperfosfatemia associada, evitando-se cronicamente o hidróxido de alumínio, quando possível; suplementos de cálcio e vitamina D para evitar a osteodistrofia
  - Eritropoietina após a reposição de ferro e a exclusão de outras causas de anemia; terapia com bicarbonato para a acidose metabólica crônica
  - Na doença progressiva, encaminhamento para diálise ou transplante renal

- **Dica**

Devido às causas da doença, os pacientes com IRC têm mais chances de morrer de doença cardiovascular do que das consequências metabólicas do problema renal.

Referência

Anothaisintawee T, et al. Prevalence of chronic kidney disease: a systematic review and meta-analysis. Clin Nephrol 2009;71:244. [PMID: 19281734]

Lesão renal aguda*

- **Princípios básicos do diagnóstico**
    - É mais comumente causada por necrose tubular aguda (NTA)
    - Náuseas, vômitos, alteração do estado mental, edema, hipertensão
    - A história pode incluir exposição a agentes nefrotóxicos, sepse, trauma, cirurgia, choque ou hemorragia
    - A oligúria é um sinal de mau prognóstico
    - Pode haver atrito pericárdico e *asterixis* em caso de uremia
    - Hipercalemia, hiperfosfatemia, diminuição do bicarbonato sérico
    - Rins de tamanho normal ou aumentado nos exames de imagem; rins pequenos ou osteodistrofia renal sugerem insuficiência renal crônica
    - O exame comum de urina com microscopia manual pode guiar a abordagem diagnóstica; NTA com cilindros granulosos pigmentados; glomerulonefrite aguda e nefrite intersticial conforme descrito anteriormente

- **Diagnóstico diferencial**
    - Azotemia pré-renal (p. ex., hipovolemia, insuficiência cardíaca, cirrose)
    - Causas intrínsecas (p. ex., tubulointersticial, glomerular, vascular)
    - Azotemia pós-renal (p. ex., uropatia obstrutiva)

- **Tratamento**
    - Ressuscitação da volemia com líquidos isotônicos em caso de hipovolemia
    - Ultrassonografia para descartar processo obstrutivo
    - Biópsia renal (quando houver suspeita de glomerulonefrite ou etiologia desconhecida)
    - Tratamento de suporte para casos não complicados: minimizar a ingesta de líquidos, acompanhar os níveis de potássio, fósforo e bicarbonato
    - A lesão renal oligúrica tem prognóstico pior do que um processo não oligúrico; não está comprovado o papel dos diuréticos para a reversão da oligúria
    - Diálise para sobrecarga de volume, hipercalemia, pericardite, uremia
    - Ajustar a dose das medicações metabolizadas pelos rins
    - Evitar a exposição a contrastes; reposição da volemia e profilaxia com N-acetilcisteína em pacientes de alto risco antes de exames contrastados inevitáveis**

- **Dica**

A FENa pode estar inadequadamente baixa em estados específicos de NTA (pós-isquemia ou nefropatia por radiocontraste) e inadequadamente alta na doença pré-renal (uso concomitante de diuréticos).

Referência

Endre ZH. Acute kidney injury: definitions and new paradigms. Adv Chronic Kidney Dis 2008;15:213. [PMID: 18565473]

---

*N. de R.T. Também conhecida como insuficiência renal aguda (IRA).
**N. de R.T. As metanálises de estudos clínicos são controversas quanto à eficácia da N-acetilcisteína na prevenção de nefropatia por radiocontraste; em 2010, foram apresentados resultados do ensaio clínico ACT, que não demonstrou efetividade de N-acetilcisteína nessa condição clínica.
Fonte: http://clinicaltrialresults.org/sides/act.ppt

Nefrite antimembrana basal glomerular (Síndrome de Goodpasture)

■ Princípios básicos do diagnóstico

- Tríade de hemorragia pulmonar com hemoptise, anticorpos anti-MBG circulantes e glomerulonefrite por anticorpos anti-MBG
- Mais comum em homens brancos jovens (18 a 30 anos) e de meia idade (50 a 60 anos); também há predileção por tabagistas
- As manifestações extrarrenais podem estar ausentes
- Na imunofluorescência, a biópsia renal revela deposição linear de IgG com ou sem deposição de C3 ao longo da MBG
- O anticorpo sérico anti-MBG é patognomônico

■ Diagnóstico diferencial

- Granulomatose de Wegener
- Poliarterite nodosa
- LES
- Endocardite
- Glomerulonefrite pós-infecciosa
- Hemorragia pulmonar primária

■ Tratamento

- Plasmaférese para remover os anticorpos anti-MBG circulantes
- Prednisona e ciclofosfamida por pelo menos 3 meses
- A recuperação da função renal é mais provável se o tratamento for iniciado antes que a creatinina sérica alcance 6 ou 7 mg/dL; hemodiálise conforme a necessidade
- Transplante renal retardado por 12 meses após o desaparecimento do anticorpo do soro

■ Dica

É uma das poucas causas na medicina para uma capacidade de difusão de monóxido de carbono dramaticamente elevada em função de uma quantidade aumentada de sangue nos pulmões.

Referência

Ooi JD, Holdsworth SR, Kitching AR. Advances in the pathogenesis of Goodpasture's disease: from epitopes to autoantibodies to effector T cells. J Autoimmun 2008;31:295. [PMID: 18502098]

Nefrite lúpica

- **Princípios básicos do diagnóstico**
    - Pode ser a apresentação inicial do LES
    - Classificação da Organização Mundial da Saúde (OMS) para a biópsia renal: biópsia renal normal (classe I); proliferação mesangial (classe II); proliferação focal (classe III); proliferação difusa (classe IV); membranosa (classe V)
    - Proteinúria ou hematúria de origem glomerular; é comum haver redução do complemento
    - A TFG não precisa estar reduzida
    - Alterações tubulointersticiais crônicas na biópsia têm um pior prognóstico

- **Diagnóstico diferencial**
    - Glomerulonefrite por outras causas, incluindo doença anti-MBG, poliangiite microscópica, granulomatose de Wegener, nefropatia membranosa, nefropatia por IgA, púrpura trombocitopênica trombótica
    - Síndrome nefrótica por outras causas
    - Trombos vasculares secundários a anticorpos antifosfolipídeos

- **Tratamento**
    - Acompanhar medidas seriadas da função renal e urinálise
    - Controle estrito da hipertensão
    - Inibidor da ECA para redução da proteinúria
    - Esteroides e agentes citotóxicos para classe III grave ou qualquer classe IV; o tratamento para a classe V ainda é debatido
    - O tratamento precoce de recaídas da doença renal pode evitar reagudizações graves
    - Repetir a biópsia em caso de recaída da doença renal; a nefrite lúpica pode mudar de forma
    - Quando chegar ao estágio de doença renal terminal, o transplante renal é uma excelente alternativa à diálise

- **Dica**

Se for encontrada doença renal no lúpus induzido por fármacos, considerar outra causa; o LES induzido por fármacos tipicamente poupa os rins e o cérebro.

Referência

Bagavant H, Fu SM. Pathogenesis of kidney disease in systemic lupus erythematosus. Curr Opin Rheumatol 2009;21:489. [PMID: 19584729]

Nefrite tubulointersticial aguda e crônica

■ Princípios básicos do diagnóstico

- Responsável por 10 a 15% dos casos de lesão renal aguda
- A maior parte é relacionada a fármacos (agudamente, antibióticos beta-lactâmicos e AINEs; cronicamente, chumbo ou lítio), mas pode estar associada a lúpus, sarcoidose ou certas infecções (p. ex., *Staphylococcus*, *Streptococcus*, legionelose, leptospirose, vários vírus)
- A nefrite intersticial aguda com declínio súbito da função renal pode apresentar-se com febre, erupção maculopapular, eosinofilia e dor no flanco
- Hematúria, piúria, proteinúria, cilindros leucocitários e, ocasionalmente, eosinófilos na urina (vistos na coloração de Hansel ou Wright)
- A nefrite tubulointersticial crônica se caracteriza por poliúria e noctúria, perda de sal, rins pequenos, isostenúria; também pode haver proteinúria leve e acidose metabólica hiperclorêmica
- A forma crônica pode resultar de obstrução prolongada, abuso de analgésicos, traço falciforme, hipercalcemia crônica, nefropatia por ácido úrico ou exposição a metais pesados
- Os sinais de lesão tubulointersticial incluem a síndrome de Fanconi e a acidose tubular renal
- É um diagnóstico clínico que pode ser confirmado por biópsia renal

■ Diagnóstico diferencial

- Glomerulonefrite aguda ou crônica
- Azotemia pré-renal
- Uropatia obstrutiva primária

■ Tratamento

- Suspender todos os possíveis fármacos agressores ou tratar a infecção associada em pacientes com nefrite tubulointersticial aguda
- Os corticosteroides têm benefício questionável, mas são recomendados para nefrite intersticial aguda induzida por fármacos sem componente crônico significativo que não melhora após a suspensão do fármaco; a nefrite induzida por AINEs tem muito menos chance de responder aos esteroides
- Pode ser necessária a diálise temporária em até um terço dos pacientes com nefrite intersticial aguda induzida por fármacos

■ Dica

Em síndromes de dor mal definidas (cefaleia, dor lombar) com doença renal crônica, a causa pode ser o uso excessivo, pelo paciente, de analgésicos disponíveis sem receita médica.

Referência

John R, Herzenberg AM. Renal toxicity of therapeutic drugs. J Clin Pathol 2009;62:505. [PMID: 19474353]

Nefroesclerose hipertensiva

- **Princípios básicos do diagnóstico**
    - Hipertensão com controle ruim por mais de 15 anos; alternativamente, hipertensão grave e agressiva, especialmente em pacientes negros jovens
    - Com elevação extrema da pressão arterial, pode haver papiledema e encefalopatia
    - A ultrassonografia revela rins ecogênicos pequenos bilateralmente na doença avançada
    - É comum haver proteinúria
    - A biópsia pode mostrar vasos espessados e glomérulos escleróticos; a nefroesclerose maligna revela alterações características tipo "casca de cebola"

- **Diagnóstico diferencial**
    - Doença renal ateroembólica ou aterosclerótica
    - Estenose de artéria renal, especialmente bilateral
    - Doença renal terminal por outras causas

- **Tratamento**
    - Restrição estrita de sódio
    - Controle agressivo da hipertensão, incluindo inibidores da ECA ou bloqueadores do receptor da angiotensina, quando possível
    - Se o paciente apresentar urgência ou emergência hipertensiva, diminuir a pressão arterial lentamente ao longo de vários dias para evitar a diminuição da perfusão renal
    - Pode demorar até 6 meses para que o controle adequado da pressão arterial alcance uma melhora da função renal basal

- **Dica**

Na nefroesclerose benigna, a regra é um aumento discreto na creatinina sérica após o início da terapia anti-hipertensiva; mantenha o plano de controle da pressão arterial e haverá uma posterior melhora da função renal.

Referência

Hill GS. Hypertensive nephrosclerosis. Curr Opin Nephrol Hypertens 2008;17:266. [PMID: 18408477]

Nefropatia diabética

- **Princípios básicos do diagnóstico**
    - Em 20 a 30% dos casos, os diabéticos têm microalbuminúria aproximadamente 15 anos após o diagnóstico do diabetes
    - Costuma haver retinopatia diabética concomitante
    - A TFG aumenta inicialmente, retorna ao normal à medida que ocorre mais dano renal e, então, continua a cair
    - Proteinúria superior a 1g/dia, geralmente na faixa nefrótica
    - Rins de tamanho normal ou aumentado na ecografia
    - A biópsia pode mostrar expansão da matriz mesangial, glomerulosclerose difusa e glomerulosclerose intercapilar nodular, essa última sendo patognomônica

- **Diagnóstico diferencial**
    - Síndrome nefrótica por outras causas, especialmente amiloidose
    - Glomerulonefrite com características nefróticas, como aquela vista em LES, glomerulonefrite membranosa ou nefropatia por IgA

- **Tratamento**
    - Os inibidores da ECA e os bloqueadores do receptor de angiotensina II reduzem a hiperfiltração, a proteinúria e a progressão
    - Controle estrito da glicemia e da pressão arterial
    - Tratamento de suporte para a progressão da IRC, incluindo tratamento para anemia, acidose e elevação do fósforo
    - O transplante é uma alternativa para a diálise no estágio final, mas a vasculopatia presente pode ser desanimadora; pode haver benefício significativo na sobrevida com o transplante preemptivo (antes da doença renal terminal)

- **Dica**

É uma das poucas causas na medicina para albuminúria maciça, mesmo com grandes reduções na taxa de filtração glomerular.

Referência

Keane WF, Lyle PA. Recent advances in management of type 2 diabetes and nephropathy: lessons from the RENAAL study. Am J Kidney Dis 2003;41(suppl 1):S22. [PMID: 12612946]

Nefropatia membranosa

- **Princípios básicos do diagnóstico**
    - Comum; pode ser primária (idiopática) ou secundária (doença maligna, geralmente de órgão sólido; doenças autoimunes, como lúpus ou artrite reumatoide; infecções sistêmicas, como hepatites B ou C)
    - Anorexia, dispneia, urina espumosa; anasarca
    - Proteinúria, hipoalbuminemia, hiperlipidemia
    - Hipercoagulabilidade por perda urinária de anticoagulantes; hematúria em metade dos casos
    - Ultrassonografia renal; biópsia renal para estabelecer o diagnóstico
    - Limitar a avaliação de doença maligna a um rastreamento apropriado para a idade ou a uma avaliação de anormalidades de história e exame físico

- **Diagnóstico diferencial**
    - Glomerulosclerose segmentar focal
    - Nefropatia diabética
    - Doença de alterações mínimas
    - Amiloidose
    - Glomerulonefrite membranoproliferativa

- **Tratamento**
    - Medidas gerais semelhantes àquelas para a síndrome nefrótica, com terapias adicionais reservadas apenas para os casos idiopáticos
    - Remissão espontânea ou parcial (proteinúria menor ou igual a 2 g/dia) em 70% dos casos; assim, em casos assintomáticos ou de proteinúria não nefrótica, ou quando os sintomas de edema são facilmente controlados, observar sem tratamento
    - Fatores de risco para doença agressiva: homens com mais de 50 anos, proteinúria superior a 6 g/dia, função renal anormal no início do quadro e doença tubulointersticial na biópsia; terapia ativa com esteroides e agentes citotóxicos (ciclofosfamida e clorambucil)
    - Agentes alternativos em casos selecionados: ciclosporina, micofenolato de mofetila, azatioprina, imunoglobulina intravenosa
    - O prognóstico é bom a longo prazo após remissão espontânea ou induzida pelo tratamento, embora possa haver recaídas em um quarto dos pacientes

- **Dica**

Em algum momento, acreditava-se que a causa mais comum dessa doença era uma manifestação paraneoplásica; embora provavelmente não seja verdade, os clínicos devem ficar vigilantes para tumor se não houver outra explicação.

Referência

Waldman M, Austin HA 3rd. Controversies in the treatment of idiopathic membranous nephropathy. Nat Rev Nephrol 2009;5:469. [PMID: 19581908]

Nefropatia obstrutiva

■ Princípios básicos do diagnóstico

- A maioria dos casos é pós-vesical e geralmente de origem prostática
- Alguns poucos casos resultam de obstrução ureteral bilateral, geralmente por cálculos, que podem se apresentar com dor súbita
- A obstrução pode ser aguda ou crônica, parcial ou completa
- A obstrução pós-vesical se apresenta com noctúria, incontinência, mal-estar, náuseas e com débito urinário normal em 24 horas, mas com variações
- Bexiga palpável, dor suprapúbica
- Pode haver insuficiência renal e hipertensão
- A ultrassonografia renal localiza a obstrução por dilatação do trato proximal e hidronefrose
- O espectro de causas inclui anormalidades anatômicas, estenose, tumor retroperitoneal ou pélvico, hipertrofia prostática, cálculos urinários bilaterais, efeito de fármacos (p. ex., anticolinérgicos, opioides) e distúrbios neuromusculares

■ Diagnóstico diferencial

- Azotemia pré-renal
- Nefrite intersticial
- Doença renal aguda ou crônica por qualquer causa

■ Tratamento

- Cateterismo urinário ou ultrassonografia para descartar obstrução secundária a aumento da próstata
- Drenos de nefrostomia se houver hidronefrose bilateral significativa com obstrução ureteral bilateral
- Tratamento de infecção concomitante, quando houver
- Observar a presença de diurese pós-obstrutiva, que pode ser significativa

■ Dica

Muitos clínicos acreditam que a uropatia obstrutiva está associada a anúria; isso ocorre apenas na obstrução ureteral bilateral, já que a obstrução pós-vesical resulta em transbordamento urinário e o volume de urina de 24 horas costuma ser normal.

Referência

Chevalier RL. Pathogenesis of renal injury in obstructive uropathy. Curr Opin Pediatr 2006;18:153. [PMID: 16601495]

Nefropatia por IgA (Doença de Berger)

- **Princípios básicos do diagnóstico**
  - Forma mais comum de glomerulonefrite aguda e crônica em brancos e asiáticos
  - Glomerulonefrite proliferativa focal de causa desconhecida
  - As causas secundárias incluem cirrose hepática, doença celíaca, doença inflamatória intestinal, dermatite herpetiforme, psoríase, doença de alterações mínimas
  - Primeiro episódio: hematúria macroscópica geralmente associada a uma infecção viral, com ou sem sintomas do trato respiratório superior ("sinfaringítica") e gastrintestinais
  - Pode haver mal-estar, fadiga, mialgias, hipertensão e edema
  - Hematúria recorrente e proteinúria leve ao longo de décadas com os mesmos fatores precipitantes
  - Costuma ser detectada incidentalmente por hematúria microscópica
  - IgA sérica elevada em 30 a 50% dos casos; a biópsia renal revela inflamação e deposição de IgA com ou sem C3 e IgM no mesângio de todos os glomérulos
  - Costuma ser indolente; 20 a 30% dos pacientes progridem para doença renal terminal após 2 ou 3 décadas

- **Diagnóstico diferencial**
  - Nefrite hereditária (síndrome de Alport)
  - Doença da membrana basal fina; púrpura de Henoch-Schönlein
  - Glomerulonefrite aguda pós-estreptocócica
  - Endocardite infecciosa; síndrome de Goodpasture
  - Outras vasculites (p. ex., poliarterite nodosa, granulomatose de Wegener)

- **Tratamento**
  - Tratamento de suporte para pacientes com menos de 1 g/dia de proteinúria com monitoramento anual da função renal
  - Em pacientes com proteinúria acima de 1 g/dia ou hipertensão, tratar com inibidores da ECA
  - O óleo de peixe tem benefício questionável, mas não causa danos
  - Esteroides, agentes citotóxicos e imunossupressores em casos selecionados com TFG preservada

- **Dica**

  A nefropatia por IgA comumente reaparece após infecções do trato respiratório superior – um único paciente pode orientar muitos estudantes sobre o aparecimento de cilindros hemáticos ao longo de décadas de tais eventos.

Referência

Glassock RJ. IgA nephropathy: challenges and opportunities. Cleve Clin J Med 2008;75:569. [PMID: 18756838]

Rim do mieloma

■ Princípios básicos do diagnóstico
- Pode ser a apresentação inicial do mieloma múltiplo
- É a doença sistêmica com mais complicações renais e metabólicas
- Definição clássica: cadeias leves de imunoglobulinas (proteínas de Bence Jones) são diretamente tóxicas aos túbulos ou causam obstrução intratubular por precipitação
- O mieloma também pode estar associado a amiloidose glomerular, hipercalcemia, nefrocalcinose, nefrolitíase, infiltração do parênquima renal por plasmócitos, síndrome de hiperviscosidade comprometendo o fluxo sanguíneo renal, acidose tubular renal proximal (síndrome de Fanconi) ou distal, acidose tubular renal tipo IV e insuficiência renal progressiva
- *Anion gap* sérico reduzido na maioria dos casos devido a paraproteínas com carga positiva
- A eletroforese sérica e urinária revela pico monoclonal em mais de 90% dos pacientes; alguns casos são não secretores e clinicamente muito agressivos

■ Diagnóstico diferencial
- Nefrite intersticial
- Azotemia pré-renal
- Nefropatia obstrutiva
- Síndrome nefrótica por outras causas
- Nefropatia induzida por fármacos

■ Tratamento
- Terapia para o mieloma; o prognóstico para sobrevida renal é melhor se a creatinina sérica for inferior a 2 mg/dL antes do tratamento
- Tratar a hipertensão e a hipercalcemia, quando presentes
- Evitar agentes de contraste e outras nefrotoxinas
- Evitar desidratação e manter um volume intravascular adequado; lembrar que a hipercalcemia causa diabetes insípido nefrogênico e que isso piora a desidratação

■ Dica
Suspeitar dessa doença se um teste com fita reagente for negativo para proteinúria em um caso de relação proteína:creatinina anormal.

Referência
Dimopoulos MA, Kastritis E, Rosinol L, Bladé J, Ludwig H. Pathogenesis and treatment of renal failure in multiple myeloma. Leukemia 2008;22:1485. [PMID: 18528426]

Síndrome nefrótica

■ Princípios básicos do diagnóstico
- Pode ser primária ou secundária a infecções sistêmicas (p. ex., sífilis secundária, endocardite), diabetes, mieloma múltiplo com ou sem amiloidose, metais pesados e doenças autoimunes
- Anorexia, dispneia, anasarca, urina espumosa
- Proteinúria (mais de 3 g/dia), hipoalbuminemia (menos de 3 g/dL), edema, hiperlipidemia em ~50% dos casos na apresentação
- Hipercoagulabilidade com trombose de veia renal periférica, particularmente na nefropatia membranosa
- Lipidúria com corpúsculos de gordura ovais, cruzes de Malta e cilindros gordurosos e céreos no sedimento urinário
- Testes adicionais podem incluir níveis de complemento (CH50, C3, C4), eletroforese sérica e urinária, FAN, sorologias (hepatites B e C, sífilis), ultrassonografia renal e biópsia renal se houver implicações para o tratamento

■ Diagnóstico diferencial
- Insuficiência cardíaca congestiva; cirrose; pericardite constritiva
- Doença de alterações mínimas; amiloidose
- Glomerulosclerose segmentar focal
- Nefropatia diabética; nefropatia membranosa
- Glomerulonefrite membranoproliferativa

■ Tratamento
- Tratamento de suporte com restrição de líquidos e de sódio, diuréticos para controlar o edema, controle da hipertensão (com inibidores da ECA, quando possível), agentes hipolipemiantes, anticoagulação crônica para hipoalbuminemia grave ou eventos trombóticos
- Manutenção de nutrição adequada
- Corticosteroides para doença de alterações mínimas; a nefropatia membranosa idiopática pode ser tratada com corticosteroides e agentes citotóxicos

■ Dica

Dadas as implicações terapêuticas, a biópsia renal deve ser seriamente considerada em todos os pacientes com síndrome nefrótica de início recente.

Referência

Kodner C. Nephrotic syndrome in adults: diagnosis and management. Am Fam Physician 2009;80:1129. [PMID: 19904897]

12
Doenças Neurológicas

Abscesso cerebral

■ Princípios básicos do diagnóstico
- É comum uma história de sinusite, otite, endocardite, infecção pulmonar crônica ou defeito cardíaco congênito
- Pode haver cefaleia, sintomas neurológicos focais e convulsões
- O exame pode mostrar hemiparesia, perda sensitiva, defeito de campo visual, afasia ou ataxia dependendo da localização da lesão
- Os microrganismos mais comuns são estreptococos, estafilococos e anaeróbios; *Toxoplasma* em pacientes com Aids; comumente é polimicrobiano
- A tuberculose também pode causar uma lesão isolada com reforço de contraste em anel
- Lesão com reforço de contraste em anel na TC ou RM; a punção lombar é potencialmente perigosa devido ao efeito de massa e não costuma auxiliar no diagnóstico

■ Diagnóstico diferencial
- Tumor primário ou metastático
- Infarto cerebral
- Contusão
- Hematoma em resolução
- Desmielinização (p. ex., esclerose múltipla)

■ Tratamento
- Os antibióticos intravenosos de amplo espectro (com cobertura de microrganismos anaeróbios) podem obter a cura se o abscesso for menor do que 2 cm de diâmetro
- Aspiração cirúrgica através de orifícios de trepanação se não houver resposta aos antibióticos clinicamente ou pela TC

■ Dica

Um abscesso cerebral pode imitar um glioblastoma na RM; obter uma história cuidadosa sobre condições predisponentes para essa condição curável.

Referência

Carpenter J, Stapleton S, Holliman R. Retrospective analysis of 49 cases of brain abscess and review of the literature. Eur J Clin Microbiol Infect Dis 2007;26:1. [PMID: 17180609]

Aneurismas intracranianos e hemorragia subaracnóidea

- **Princípios básicos do diagnóstico**
  - São sinônimos de aneurismas em amora
  - Assintomáticos até que haja crescimento ou ruptura; algumas vezes, esta é precedida por início abrupto de cefaleia com melhora espontânea (vazamento sentinela)
  - A ruptura se caracteriza por cefaleia súbita intensa ("a pior cefaleia da minha vida"), confusão, fotofobia e vômitos
  - É incomum a ocorrência de sinais neurológicos focais, exceto pela paralisia do terceiro nervo no caso de aneurisma de artéria comunicante posterior
  - A TC tem sensibilidade de 95% para sangue subaracnóideo nas primeiras 24 horas, sendo menos sensível depois disso; o teste definitivo é a punção lombar para pesquisa de sangue; a angiografia cerebral por cateter indica o tamanho, a localização e o número de aneurismas

- **Diagnóstico diferencial**
  - Hemorragia subaracnóidea traumática
  - Malformação arteriovenosa rota
  - Aneurisma micótico roto; tumor cerebral
  - Vasculite; enxaqueca; meningite

- **Tratamento**
  - Terapia definitiva com clipagem cirúrgica ou embolização endovascular com molas do aneurisma para evitar nova ruptura; uma nova ruptura está associada a alta mortalidade
  - A nimodipina (bloqueador dos canais de cálcio) pode melhorar os desfechos
  - Ressuscitação agressiva com fluidos, hipertensão induzida e angioplastia intracraniana podem ser úteis para tratar o vasospasmo após a hemorragia subaracnóidea
  - Um dreno ventricular externo costuma ser necessário para tratamento da hidrocefalia
  - Monitoração cuidadosa do sódio em função da síndrome cerebral perdedora de sal; a restrição de fluidos está contraindicada na hemorragia subaracnóidea, de modo que a hiponatremia é tratada com solução salina hipertônica ou comprimidos de sódio
  - Aneurismas pequenos não rotos podem não necessitar de tratamento

- **Dica**

Quando um paciente se queixa da "pior cefaleia da minha vida", trata-se de um aneurisma cerebral roto... em menos de 50% das vezes.

Referência

Salary M, Quigley MR, Wilberger JE Jr. Relation among aneurysm size, amount of subarachnoid blood, and clinical outcome. J Neurosurg 2007;107:13. [PMID: 17639867]

AVC hemorrágico

■ Princípios básicos do diagnóstico

- Fatores de risco: hipertensão, uso excessivo de álcool, abuso de cocaína e metanfetamina, terapia com antiplaquetários ou anticoagulantes
- Início súbito de déficit neurológico, incluindo, de maneira variável, fraqueza focal, anormalidades sensitivas, defeito de campo visual, afasia ou alteração do estado mental; geralmente com cefaleia
- A TC de crânio mostrará hemorragia intracraniana imediatamente; RM, angiografia por RM ou angiografia por cateter costumam ser necessárias para excluir uma malformação arteriovenosa, aneurismas ou tumor subjacente
- Verificar imediatamente o tempo de protrombina e a contagem de plaquetas

■ Diagnóstico diferencial

- Trauma de crânio
- Hemorragia hipertensiva
- Iatrogênico (terapia anticoagulante) ou tóxico (cocaína, metanfetamina)
- Malformação arteriovenosa
- Angiopatia amiloide cerebral (em idosos e naqueles com síndrome de Down)
- Transformação hemorrágica de AVC isquêmico
- Tumor primário ou metastático
- Embolia séptica
- Aneurisma
- Trombose de seio venoso dural
- Vasculite

■ Tratamento

- Se houver coagulopatia, considerar a reversão com complexo de fator IX ou plasma fresco congelado e vitamina K; pode-se transfundir plaquetas se houver trombocitopenia
- A descompressão neurocirúrgica costuma ser indicada em caso de hemorragia cerebelar
- Pode ser necessária a colocação de um dreno ventricular externo para hidrocefalia ou monitoramento da pressão intracraniana
- A pressão arterial geralmente é reduzida na fase aguda

■ Dica

As localizações mais comuns para a hemorragia hipertensiva são a cápsula interna, os gânglios da base, o tálamo, a ponte e o cerebelo.

Referência

Burns JD, Manno EM. Primary intracerebral hemorrhage: update on epidemiology, pathophysiology, and treatment strategies. Compr Ther 2008;34:183. [PMID: 19137762]

AVC isquêmico e ataque isquêmico transitório

- **Princípios básicos do diagnóstico**
  - Fatores de risco: tabagismo, hipertensão, diabetes, hipercolesterolemia, aterosclerose carotídea, doença cardíaca valvular, fibrilação atrial
  - Início súbito de déficit neurológico, podendo incluir fraqueza focal, defeitos sensitivos, defeitos de campo visual, afasia ou confusão
  - Se os sintomas tipo AVC melhorarem dentro de 24 horas, define-se como um AIT
  - A TC de crânio é necessária para descartar hemorragia; ela pode não mostrar isquemia nas primeiras 24 horas, mas uma hemorragia é visível imediatamente; a RM é uma modalidade de imagem superior, especialmente na fossa posterior
  - A etiologia pode ser cardioembolia, embolia artéria-artéria ou trombose
  - ECG ou telemetria para descartar fibrilação atrial; exames de imagem carotídeos para descartar estenose; ecografia para descartar forame oval patente

- **Diagnóstico diferencial**
  - AVC hemorrágico; hemorragia subaracnóidea
  - Convulsões (e estado pós-ictal); enxaqueca; vasculite
  - Hematoma subdural ou epidural
  - Tumor cerebral primário ou metastático
  - Esclerose múltipla; neurossífilis
  - Qualquer anormalidade metabólica, especialmente hipoglicemia

- **Tratamento**
  - Ativador do plasminogênio tecidual para pacientes selecionados com AVC isquêmico que possam ser tratados dentro de 4,5 horas do início dos sintomas
  - Prevenção secundária com aspirina, clopidogrel ou uma combinação de dipiridamol e aspirina para todos os casos de AVC isquêmico ou AIT que não tenham indicação de anticoagulação
  - Anticoagulação para AVC ou AIT por fibrilação atrial ou válvula cardíaca metálica
  - Controle de fatores de risco, especialmente de hipertensão, hipercolesterolemia e tabagismo
  - Endarterectomia carotídea para pacientes com estenose carotídea

- **Dica**

Um AVC nunca é um AVC até que se tenha administrado 50 mL de SG 50%.

Referência

Biller J. Antiplatelet therapy in ischemic stroke. J Neurol Sci 2009;284:1. [PMID: 19380153]

Compressão de medula espinal

- **Princípios básicos do diagnóstico**
    - Fraqueza nas pernas ou nas pernas e braços, nível sensitivo, hiper-reflexia
    - Geralmente com disfunção precoce de intestino/bexiga
    - Causas comuns: trauma, fragmento de vértebra ou disco, tumor primário ou metastático, abscesso epidural, hematoma epidural
    - Fatores de risco para compressão de medula em pacientes com dor nas costas: dor que piora em repouso, história de doença maligna ou trauma, presença de infecção crônica, idade superior a 50 anos, dor por mais de um mês, uso concomitante de corticosteroides, história de uso de drogas intravenosas, febre/perda ponderal inexplicadas, déficit neurológico rapidamente progressivo
    - A RM de coluna de emergência confirma o diagnóstico
    - O retardo no diagnóstico resulta em comprometimento neurológico mais grave

- **Diagnóstico diferencial**
    - Contusão de medula
    - Infarto de medula espinal
    - Mielite transversa
    - Infecções: HIV, HTLV-1 ou 2, doença de Lyme
    - Deficiência de vitamina B_{12}
    - Malformação vascular
    - Massa intracraniana em linha média anterior
    - Polirradiculopatia

- **Tratamento**
    - Descompressão cirúrgica aguda em casos de deterioração neurológica rápida
    - Corticosteroides intravenosos em alta dose para casos de compressão medular por trauma ou metástases
    - Quimioterapia/radioterapia se for associada a tumor
    - Tratamentos clínicos para manifestações intestinais e vesicais

- **Dica**

Quando causada por um tumor, se o paciente entrar caminhando no hospital, ele pode sair caminhando; se já houver paralisia, é improvável que ela seja revertida, a menos que o tumor seja benigno.

Referência

George R, Jeba J, Ramkumar G, Chacko AG, Leng M, Tharyan P. Interventions for the treatment of metastatic extradural spinal cord compression in adults. Cochrane Database Syst Rev 2008:CD006716. [PMID: 18843728]

Degeneração combinada subaguda (Esclerose posterolateral)

- Princípios básicos do diagnóstico
  - Formigamentos ("alfinetes e agulhas"), dor, fraqueza; sensação de peso em artelhos, pés, dedos e mãos
  - Perda sensitiva com distribuição em meias e luvas em alguns pacientes
  - Resposta plantar extensora e hiper-reflexia são típicas, da mesma forma que a perda da sensação de posição e vibração
  - Pode haver mielopatia em casos graves
  - Nível sérico baixo de vitamina B_{12}; níveis elevados de ácido metilmalônico e homocisteína
  - Pode haver anemia megaloblástica, mas não há paralelismo dela com a disfunção neurológica

- Diagnóstico diferencial
  - Espondilose cervical
  - Tumor ou abscesso epidural
  - Esclerose múltipla
  - Mielite transversa viral ou de outras origens
  - Polineuropatia por toxinas ou anormalidade metabólica
  - *Tabes dorsalis*
  - Abuso de óxido nitroso

- Tratamento
  - Reposição de vitamina B_{12}, geralmente intramuscular

- Dica

Anemia perniciosa não é a mesma coisa que deficiência de vitamina B_{12}; a primeira é um distúrbio autoimune e é apenas uma das muitas causas de deficiência dessa vitamina.

Referência

Vasconcelos OM, Poehm EH, McCarter RJ, Campbell WW, Quezado ZM. Potential outcome factors in subacute combined degeneration: review of obser vational studies. J Gen Intern Med 2006;21:1063. [PMID: 16970556]

Doença de Huntington

- **Princípios básicos do diagnóstico**
    - Costuma haver história familiar (autossômica dominante com antecipação)
    - Início entre 30 e 50 anos, com progressão gradual de coreia e demência; a morte costuma ocorrer dentro de 20 anos do início da doença
    - Causada por uma expansão da repetição de trinucleotídeos CAG em um gene localizado no braço curto do cromossomo 4, o qual codifica a proteína huntingtina
    - As alterações mentais mais precoces costumam ser comportamentais, incluindo depressão, labilidade emocional, delírios e hipersexualidade
    - TC/RM mostram atrofia cerebral, particularmente no lobo caudado

- **Diagnóstico diferencial**
    - Coreia de Sydenham
    - Discinesia tardia
    - Infartos lacunares de núcleos subtalâmicos
    - Doença de Wilson
    - Tireotoxicose
    - Lúpus no sistema nervoso central
    - Síndrome de anticorpos antifosfolipídeos
    - Policitemia *vera*
    - Neuroacantocitose
    - Outras causas de demência

- **Tratamento**
    - Primariamente de suporte
    - Agentes dopaminérgicos (p. ex., haloperidol, olanzapina) ou agentes depletores de monoaminas (p. ex., reserpina, tetrabenazina) podem reduzir a gravidade das anormalidades dos movimentos
    - Aconselhamento genético para os filhos

- **Dica**

Em casos raros, tem sido observado um Münchausen de Huntington em pacientes educados sobre a doença.

Referência

Squitieri F, Ciarmiello A, Di Donato S, Frati L. The search for cerebral biomarkers of Huntington's disease: a review of genetic models of age at onset prediction. Eur J Neurol 2006;13:408, [PMID: 16643321]

Doença de Parkinson

- **Princípios básicos do diagnóstico**
  - Início insidioso em pacientes mais velhos de tremor do tipo "rolar pílulas"* (3 a 5 Hz), rigidez, bradicinesia e instabilidade postural progressiva; o tremor é a característica menos incapacitante
  - Fácies do tipo máscara, rigidez em roda denteada nas extremidades na movimentação passiva; seborreia cutânea característica
  - A ausência de tremor – não incomum – pode retardar o diagnóstico
  - Costuma ser notada uma leve deterioração intelectual, mas uma doença de Alzheimer concomitante pode ser responsável por isso em muitos casos

- **Diagnóstico diferencial**
  - Tremor essencial; hipotireoidismo; depressão
  - Toxicidade por fenotiazinas ou metoclopramida; também com envenenamento por monóxido de carbono ou manganês
  - Atrofia sistêmica múltipla, paralisia supranuclear progressiva
  - Demência por corpúsculos de Lewy; doença isquêmica de pequenos vasos
  - Trauma craniano repetido; hidrocefalia de pressão normal

- **Tratamento**
  - Carbidopa-levodopa, agonistas da dopamina (pramipexol, ropinirol) ou inibidores da MAO-B (selegilina, rasagilina) são todos razoáveis como terapia de primeira linha
  - Nenhum tratamento é necessário na doença inicial se os sintomas não incomodarem nem forem incapacitantes
  - Carbidopa-levodopa é o tratamento mais efetivo para sintomas incapacitantes; agonistas da dopamina e inibidores da MAO-B podem permitir a redução da dose de carbidopa-levodopa; anticolinérgicos e amantadina também são adjuntos úteis
  - Os inibidores da catecol O-metil transferase (entacapone) são úteis para estender a duração do efeito da carbidopa-levodopa
  - Pacientes selecionados com boa função cognitiva e que tenham uma boa resposta à levodopa, mas com efeitos colaterais que limitem a dose usada são candidatos para estimuladores cerebrais profundos (geralmente no núcleo subtalâmico)

- **Dica**

Uma razão importante para testar o primeiro nervo craniano: a anosmia pode ser o primeiro sintoma da doença de Parkinson, aparecendo anos antes do tremor e da rigidez.

Referência

Rodriguez-Oroz MC, et al. Initial clinical manifestations of Parkinson's disease: features and pathophysiological mechanisms. Lancet Neurol 2009;8:1128. [PMID: 19909911]

---

*N. de R.T. Também conhecido como tremor tipo "contar dinheiro".

Enxaqueca

■ **Princípios básicos do diagnóstico**
- Início geralmente na adolescência ou no início da idade adulta
- Pode ser desencadeada por estresse, alimentos (chocolate, vinho tinto), odores (p. ex., perfumes, fumaça de escapamento de veículos), desidratação, falta de sono, menstruação
- Enxaqueca comum: dura entre 4 e 72 horas e é unilateral, pulsátil, de intensidade moderada a grave, agravada pela atividade física de rotina, associada a náuseas, vômitos, fotofobia e fonofobia
- Enxaqueca clássica (apenas cerca de 20% dos casos): mesmos sintomas da enxaqueca comum com um pródromo (aura) que inclui distúrbio visual homônimo, dormência unilateral, parestesias ou fraqueza
- Variante basilar: achados de tronco cerebral e cerebelo seguidos de cefaleia occipital
- Variante oftálmica: perda de visão indolor, escotomas, geralmente unilateral

■ **Diagnóstico diferencial**
- Cefaleia em salvas ou outra cefalgia autonômica do trigêmeo
- Arterite de células gigantes
- Hemorragia subaracnóidea
- Lesão expansiva (p. ex., tumor, abscesso)
- Meningite
- Pressão intracraniana elevada por qualquer causa

■ **Tratamento**
- Evitar os fatores desencadeantes
- Tratamento agudo: triptanos, ergotamina com cafeína, AINEs (preferivelmente no início dos pródromos)
- Deve ser considerada a profilaxia para casos com mais de três enxaquecas por mês, e ela inclui propranolol, amitriptilina, verapamil, ácido valproico e muitos outros

■ **Dica**

Etimologia interessante: hemi (mi) cranium (graine), referindo-se ao termo inglês para enxaqueca (migraine), uma alteração linguística indicando aqui a unilateralidade do processo.

Referência

Bigal ME, Lipton RB. The epidemiology, burden, and comorbidities of migraine. Neurol Clin 2009;27:321. [PMID: 19289218]

Epilepsia idiopática

■ Princípios básicos do diagnóstico
- Epilepsia é a tendência para convulsões recorrentes
- Convulsões são alterações paroxísticas transitórias na função do sistema nervoso central; podem ser generalizadas ou focais e com ou sem alteração do nível de consciência
- Exame de bioquímica para descartar distúrbios de sódio, glicose ou cálcio; triagem toxicológica na urina; níveis de fármacos antiepilépticos podem ser úteis
- TC ou RM são importantes para descartar lesão estrutural; a punção lombar é importante para descartar meningite ou encefalite
- Achados eletrencefalográficos característicos durante as convulsões; muitas vezes anormais durante os períodos entre as crises

■ Diagnóstico diferencial
- Síncope; enxaqueca; narcolepsia; hipoglicemia
- AVC (quando o paciente é visto pela primeira vez após uma crise) ou ataque isquêmico transitório (AIT); anormalidades psiquiátricas (pseudoconvulsão, ataque de pânico)

■ Tratamento
- Para epilepsia com diagnóstico recente há várias opções (p. ex., carbamazepina, fenitoína, lamotrigina para monoterapia inicial)
- Outros anticonvulsivantes mais novos e fenobarbital podem ser úteis em pacientes que não respondem a outras medicações
- O ácido valproico deve ser evitado em mulheres com possibilidade de gestar
- O estado epilético é tratado como emergência médica com diazepam ou lorazepam e fosfenitoína intravenosos

■ Dica

Lembrar que uma convulsão generalizada produz uma acidose láctica temporária; um nível indetectável de bicarbonato pós-ictal pode normalizar completamente dentro de uma hora.

Referência

Ben-Menachem E, Schmitz B, Tomson T, Vajda F. Role of valproate across the ages. Treatment of epilepsy in adults. Acta Neurol Scand Suppl 2006;184:14. [PMID: 16776493]

Esclerose múltipla

■ **Princípios básicos do diagnóstico**
- Pacientes geralmente com menos de 50 anos no início do quadro
- Sintomas episódicos que podem incluir anormalidades sensitivas, visão borrada por neurite óptica, distúrbios do esfíncter urinário e fraqueza do neurônio motor superior; 15% dos casos são continuamente progressivos desde o início (progressiva primária)
- O diagnóstico pode ser feito se houver dois déficits clínicos separados por tempo e espaço com dados de exames de imagem que o sustentem; múltiplos focos na substância branca mais bem demonstrados radiologicamente pela RM
- O achado de bandas oligoclonais ou a elevação no índice de IgG na punção lombar é um marcador inespecífico para inflamação

■ **Diagnóstico diferencial**
- Vasculite ou LES
- Doença isquêmica de pequenos vasos; deficiência de B_{12}
- Neurossífilis, doença de Lyme, doença relacionada ao HIV, vírus T-linfotrópico humano (HTLV)
- Neoplasia primária ou metastática do sistema nervoso central
- Neurite óptica por outras causas
- Compressão medular, radiculopatia por compressão mecânica

■ **Tratamento**
- Interferon-beta e acetato de glatiramer reduzem a taxa de exacerbações
- O natalizumabe também reduz a taxa de exacerbações, mas tem risco de leucoencefalopatia multifocal progressiva
- Outros imunossupressores, incluindo mitoxantrona, podem ser efetivos
- Os esteroides podem acelerar a recuperação das recaídas, mas não alteram a incapacidade a longo prazo
- Tratamento sintomático para espasticidade e disfunção vesical

■ **Dica**

Se o seu primeiro diagnóstico for esclerose múltipla em um paciente cujos sintomas iniciaram depois dos 50 anos, pense em outra coisa.

Referência

Langer-Gould A, et al. Clinical and demographic predictors of long-term disability in patients with relapsing-remitting multiple sclerosis: a systematic review. Arch Neurol 2006;63:1686. [PMID: 17172607]

Hidrocefalia de pressão normal

- **Princípios básicos do diagnóstico**
  - Perda subaguda de funções cognitivas superiores
  - Incontinência urinária
  - Apraxia da marcha
  - Em alguns casos, há história de trauma de crânio ou meningite
  - Pressão de abertura normal na punção lombar
  - Ventrículos aumentados de tamanho e sem atrofia na TC ou RM

- **Diagnóstico diferencial**
  - Hidrocefalia por pressão aumentada
  - Alzheimer e outras demências
  - Doença de Parkinson
  - Degeneração cerebelar alcoólica
  - Síndrome de Wernicke-Korsakoff
  - Meningite crônica

- **Tratamento**
  - A punção lombar fornece alívio temporário dos sintomas
  - Derivação ventriculoperitoneal, sendo mais efetiva quando o evento precipitante é identificado e recente; a marcha é o sintoma com maior probabilidade de melhorar

- **Dica**

É a única causa de marcha magnética; o paciente caminha como se o chão fosse um magneto e seus sapatos fossem de metal, havendo, assim, apraxia de marcha.

Referência

Shprecher D, Schwalb J, Kurlan R. Normal pressure hydrocephalus: diagnosis and treatment. Curr Neurol Neurosci Rep 2008;8:371. [PMID: 18713572]

Malformações arteriovenosas

■ Princípios básicos do diagnóstico

- São malformações vasculares congênitas que consistem em comunicações arteriovenosas sem interposição de capilares
- Os pacientes tipicamente têm menos de 30 anos e são normotensos
- As malformações arteriovenosas (MAVs) não rotas se apresentam de maneira incidental ou com cefaleia ou convulsões; as MAVs rotas se apresentam com cefaleia aguda, convulsões, hemiparesia ou coma
- Elas podem também se apresentar com mielopatia transversa (malformação arteriovenosa na medula espinal)
- A TC de crânio sem contraste mostrará sangue em caso de ruptura; a TC ou a RM com contraste mostrará emaranhados de vasos sanguíneos; a angiografia é caracteristicamente diagnóstica

■ Diagnóstico diferencial

- Fístulas arteriovenosas durais
- Malformação cavernosa
- Hemorragia intracerebral hipertensiva
- Aneurisma intracraniano roto
- Tumor intracraniano
- Abscesso cerebral

■ Tratamento

- As MAVs rotas têm risco elevado de nova ruptura e geralmente são excisadas; o tratamento de pacientes com MAVs não rotas depende dos sintomas e do risco neurológico da cirurgia
- Embolização endovascular em casos selecionados de malformações
- Radiocirurgia para malformações pequenas
- Ensaios clínicos atualmente em andamento estão comparando cirurgia com observação vigilante para MAVs não rotas (o nome do estudo é "ARUBA")

■ Dica

É a causa mais comum de hemorragia intracraniana na faixa etária de 15 a 30 anos.

Referência

Choi JH, Mohr JP. Brain arteriovenous malformations in adults. Lancet Neurol 2005;4:299. [PMID: 15847843]

Miastenia grave

- **Princípios básicos do diagnóstico**
  - Causada por destruição autoimune dos receptores de acetilcolina na junção neuromuscular; geralmente associada a outra condição autoimune, como a doença de Graves
  - Fraqueza fatigável dos músculos mais comumente usados: diplopia, disfagia, ptose, fraqueza facial com a mastigação e a fala; sensibilidade e reflexos preservados
  - A eletromiografia e os estudos de condução nervosa demonstram diminuição da resposta muscular com estimulação repetitiva em 3 Hz
  - A elevação de anticorpos contra o receptor de acetilcolina é confirmatória, mas não é completamente sensível; alguns casos têm anticorpos contra MuSK
  - A TC de tórax é necessária para descartar um timoma
  - Qualquer infecção e algumas medicações podem exacerbar a miastenia e precipitar uma crise miastênica, caracterizada por insuficiência respiratória neuromuscular

- **Diagnóstico diferencial**
  - Botulismo; síndrome de Lambert-Eaton
  - Miastenia induzida por fármacos (penicilamina)
  - Neuropatia motora por outras causas
  - Esclerose lateral amiotrófica
  - Miopatia primária (p. ex., polimiosite)
  - Poliomielite bulbar; tireotoxicose

- **Tratamento**
  - Evitar medicações que possam piorar a miastenia (p. ex., aminoglicosídeos)
  - Fármacos anticolinesterase (p. ex., piridostigmina) fornecem alívio sintomático
  - Considerar timectomia em pacientes com menos de 60 anos saudáveis sob outros aspectos, se a fraqueza não estiver restrita aos músculos extraoculares
  - Corticosteroides e imunossupressores se a resposta às medidas citadas anteriormente não for ideal
  - A plasmaférese ou a terapia com imunoglobulinas intravenosas fornecem benefício a curto prazo em alguns casos; são especialmente úteis na crise miastênica

- **Dica**

Todos os músculos esqueléticos são envolvidos nessa doença; apenas aqueles usados com mais frequência causam sintomas.

Referência

Díaz-Manera J, Rojas-García R, Ilia I. Treatment strategies for myasthenia gravis. Expert Opin Pharmacother 2009;10:1329. [PMID: 19445561]

Neuralgia do trigêmeo (*Tic douloureux*)

- **Princípios básicos do diagnóstico**
  - Caracterizada por episódios momentâneos de dor facial lancinante na distribuição do nervo trigêmeo, geralmente na segunda ou terceira divisão
  - Acomete comumente as mulheres na meia idade ou velhice mais do que os homens
  - É desencadeada por toque, movimentos e ato de comer
  - É ocasionalmente causada por esclerose múltipla ou tumor de tronco cerebral; assim, geralmente é obtida uma RM

- **Diagnóstico diferencial**
  - Cefaleia SUNCT (curta duração, unilateral, neuralgiforme, com hiperemia conjuntival e lacrimejamento) ou SUNA (curta duração, unilateral, neuralgiforme e com sintomas autonômicos)
  - Cefaleia em salvas – neuralgia do trigêmeo
  - Neuralgia glossofaríngea
  - Neuralgia pós-herpética
  - Arterite de células gigantes
  - Esclerose múltipla ou tumor de ângulo cerebelopontino

- **Tratamento**
  - Carbamazepina é o fármaco de escolha; se ela não for efetiva ou não for tolerada, pode-se tentar oxcarbazepina, fenitoína, lamotrigina ou baclofeno
  - A descompressão microvascular cirúrgica do nervo trigêmeo é bem-sucedida em pacientes selecionados; a radiocirurgia também pode ser efetiva

- **Dica**

É praticamente a única causa de uma hemiface não barbeada em homens: mesmo a pressão da lâmina de barbear pode desencadear o ataque.

Referência

Dhople AA, Adams JR, Maggio WW, Naqvi SA, Regine WF, Kwok Y. Long-term outcomes of Gamma Knife radiosurgery for classic trigeminal neuralgia: implications of treatment and critical review of the literature. J Neurosurg 2009;111:351. [PMID: 19326987]

Neuropatia periférica

- **Princípios básicos do diagnóstico**
  - O exame mostra perda sensitiva, fraqueza de neurônio motor inferior, atrofia e tônus normal ou diminuído; reflexos diminuídos dependendo dos nervos envolvidos
  - Polineuropatias: anormalidades distais e simétricas (geralmente subagudas e lentamente progressivas) da sensibilidade, força ou ambas, geralmente secundárias a distúrbios metabólicos, tóxicos ou hereditários
  - Mononeuropatias: disfunção de um único nervo (p. ex., síndrome do túnel do carpo) geralmente secundária a compressão ou estiramento focal do nervo
  - Mononeurite múltipla: múltiplos nervos acometidos individualmente de maneira assimétrica, ao mesmo tempo ou de maneira gradual, geralmente por distúrbios inflamatórios; exige uma avaliação para vasculite
  - A eletromiografia e estudos de condução nervosa podem ser uma extensão útil para o exame neurológico

- **Diagnóstico diferencial**
  - Diabetes melito; doença tireoidiana; HIV
  - Álcool
  - Deficiência de B_{12}; doença hepática; sífilis
  - Disimune (geralmente em gamopatia monoclonal de significado incerto, mas também em mieloma múltiplo, amiloidose e Waldenström)
  - Polineuropatia desmielinizante inflamatória crônica
  - Medicamentos (especialmente quimioterapia)
  - Doença hepática ou renal
  - Doença autoimune (LES, Sjögren, vasculites)
  - Herdadas (Charcot-Marie-Tooth)
  - Metais pesados e outras toxinas

- **Tratamento**
  - Tratar a causa subjacente quando for conhecida (p. ex., parar a ingesta de álcool ou repor vitamina B_{12})
  - Tratar a dor com antidepressivos tricíclicos, gabapentina, duloxetina
  - Também podem ser tentados outros anticonvulsivantes, lidocaína ou capsaicina tópica
  - Uso de órteses e cirurgia para mononeuropatias (p. ex., síndrome do túnel do carpo)

- **Dica**

As neuropatias metabólicas acometem primeiro os nervos mais longos; os pés, as mãos e, depois, o esterno ficam sintomáticos nessa ordem.

Referência

Haanpää ML, Backonja MM, Bennett MI, et al. Assessment of neuropathic pain in primary care. Am J Med 2009;122(suppl):S13. [PMID: 19801048]

Paralisia de Bell (paresia facial idiopática)

■ Princípios básicos do diagnóstico

- É uma paresia facial idiopática
- Início súbito de fraqueza hemifacial incluindo a fronte e dificuldade em fechar os olhos; uma dor na orelha ipsilateral pode anteceder ou acompanhar a fraqueza
- O exame mostra paralisia periférica unilateral do sétimo nervo craniano; pode haver perda do paladar nos dois terços anteriores da língua, irritação ocular por diminuição da produção lacrimal e hiperacusia; ausência de outros sinais neurológicos

■ Diagnóstico diferencial

- AVC em distribuição carotídea
- Lesão expansiva intracraniana
- Meningite basilar, especialmente aquela associada a sarcoidose
- Doença de Lyme
- Primeira de múltiplas neuropatias cranianas
- Síndrome de Guillain-Barré

■ Tratamento

- O tratamento com corticosteroides é benéfico quando iniciado precocemente (48 a 72 horas)
- Agentes antivirais (p. ex., aciclovir, valaciclovir) provavelmente não são úteis
- Medidas de suporte com lubrificação ocular frequente e oclusão do olho à noite
- Apenas 10% dos pacientes ficam insatisfeitos com o desfecho final de sua incapacidade ou aparência

■ Dica

Fenômeno de Bell: o olho do lado acometido se move para cima e para o lado quando o paciente tenta fechar os olhos.

Referência

Hernández RA, Sullivan F, Donnan P, Swan I, Vale L; BELLS Trial Group. Economic evaluation of early administration of prednisolone and/or acyclovir for the treatment of Bell's palsy. Fam Pract 2009;26:137. [PMID: 19244470]

Pseudotumor cerebral (Hipertensão intracraniana benigna)

- Princípios básicos do diagnóstico
  - Cefaleia, diplopia, náuseas, visão borrada ou escurecimento visual transitório
  - Papiledema, paralisia de sexto nervo, aumento da mancha cega e/ou redução da visão periférica
  - A RM de crânio e a venografia por RM são normais, exceto por ventrículos pequenos
  - Punção lombar com pressão elevada, mas com líquido cerebrospinal normal
  - As associações incluem endocrinopatias (hipoparatireoidismo, doença de Addison), hipervitaminose A, fármacos (tetraciclinas, contraceptivos orais, corticosteroides), doença pulmonar crônica, obesidade; geralmente é idiopático
  - O pseudotumor cerebral não tratado pode causar atrofia secundária do nervo óptico e perda visual permanente

- Diagnóstico diferencial
  - Trombose de seio venoso
  - Meningite crônica (p. ex., coccidioidomicose, criptococose)
  - Abscesso cerebral ou meningite basilar
  - Tumor primário ou metastático
  - Neurite óptica ou outras causas de papilite
  - Enxaqueca (não causaria papiledema)

- Tratamento
  - Tratar a causa subjacente, quando houver
  - Acetazolamida ou furosemida para reduzir a formação de líquido cerebrospinal
  - Punções lombares repetidas com remoção de líquido cerebrospinal
  - Perda ponderal em pacientes obesos
  - Monitorar cuidadosamente os campos visuais e a acuidade visual
  - Terapia cirúrgica com colocação de derivação ventriculoperitoneal ou fenestração da bainha do nervo óptico em casos refratários

- Dica

Seja meticuloso na história antes de fazer esse diagnóstico; certifique-se de perguntar sobre ressecções cirúrgicas prévias de sinais cutâneos ou nódulos mamários.

Referência

Ball AK, Clarke CE. Idiopathic intracranial hypertension. Lancet Neurol 2006;5:433. [PMID: 16632314]

Siringomielia

■ **Princípios básicos do diagnóstico**

- Expansão do canal central da medula espinal resultando em destruição ou degeneração da substância cinzenta e branca adjacentes
- Perda inicial das sensações de dor e temperatura com preservação de outras funções sensitivas, geralmente com uma distribuição do tipo "capa" sobre os ombros e porção lateral de braços e mãos; a queimadura ou lesão das mãos, que passa despercebida pelo paciente, é uma apresentação característica
- Fraqueza, hiporreflexia ou arreflexia, atrofia dos músculos no nível do envolvimento da medula espinal (geralmente em membros superiores e mãos); hiper-reflexia e espasticidade abaixo do nível da lesão
- A cifoescoliose torácica é comum; associada à malformação de Arnold-Chiari
- Secundária a trauma em alguns casos, especialmente em lesões com hiperextensão/hiperflexão do pescoço
- A RM da medula espinal cervical confirma o diagnóstico

■ **Diagnóstico diferencial**

- Tumor ou malformação arteriovenosa da medula espinal
- Mielite transversa
- Esclerose múltipla
- Neurossífilis
- Artrite degenerativa da coluna cervical
- Polirradiculopatia

■ **Tratamento**

- Descompressão cirúrgica do forame magno
- Siringotomia em casos selecionados

■ **Dica**

Em casos de abrasão corneana, testar o olho contralateral para o reflexo de piscar; a causa pode ser uma siringomielia bulbar envolvendo o tronco cerebral e causando anestesia na distribuição do nervo trigêmeo.

Referência

Kunert P, Janowski M, Zakrzewska A, Marchel A. Syringoperitoneal shunt in the treatment of syringomyelia. Neurol Neurochir Pol 2009;43:258. [PMID: 19618309]

Síndrome de Guillain-Barré
(Polineuropatia inflamatória aguda)

- **Princípios básicos do diagnóstico**
  - Aproximadamente dois terços dos casos são precedidos por uma infecção do trato respiratório ou gastrintestinal, geralmente uma enterite por *Campylobacter jejuni*
  - Sob o ponto de vista fisiopatológico, acredita-se que seja um mimetismo molecular com os anticorpos gerados contra um microrganismo infeccioso reagindo de forma cruzada com o tecido nervoso
  - Fraqueza simétrica progressiva (geralmente ascendente) com arreflexia e presença variável de parestesias ou disestesias; o envolvimento autonômico (p. ex., irregularidades cardíacas, hipertensão ou hipotensão) pode ser proeminente
  - Costuma ser necessário um exame de imagem da coluna (da coluna cervical e lombar) para descartar mielopatia ou síndrome da cauda equina, especialmente se houver envolvimento do intestino ou da bexiga
  - Eletromiografia consistente com lesão desmielinizante; menos comumente com uma forma axonal que tem pior prognóstico para a recuperação
  - A punção lombar mostra proteínas aumentadas e contagem celular normal

- **Diagnóstico diferencial**
  - Mielopatia ou síndrome da cauda equina de qualquer causa
  - Encefalite de tronco cerebral de Bickerstaff ou síndrome de Miller Fisher
  - Difteria, poliomielite, vírus do Nilo ocidental (onde é endêmico)
  - HIV
  - Porfiria
  - Envenenamento por metais pesados
  - Botulismo
  - Paralisia periódica
  - Paralisia por carrapatos

- **Tratamento**
  - Plasmaférese ou imunoglobulina intravenosa
  - A função pulmonar é monitorada cuidadosamente, com entubação em caso de insuficiência respiratória iminente
  - Higiene respiratória com fisioterapia
  - Até 20% dos pacientes ficam com incapacidade persistente

- **Dica**

  No que parece ser Guillain-Barré de início rápido em um homem de origem asiática, assegurar-se de que o potássio sérico esteja normal antes de iniciar uma terapia muito cara; o paciente pode ter paralisia periódica tireotóxica.

Referência

Gupta D, Nair M, Baheti NN, Sarma PS, Kuruvilla A. Electrodiagnostic and clinical aspects of Guillain-Barre syndrome: an analysis of 142 cases. J Gin Neuromuscul Dis 2008;10:42. [PMID: 19169089]

Síndrome de Tourette

- **Princípios básicos do diagnóstico**
  - Tiques motores e vocais; início na infância ou adolescência e persistência por mais de um ano
  - Expressões vocais compulsivas são típicas
  - Hiperatividade e anormalidades eletrencefalográficas inespecíficas em 50% dos casos
  - Transtorno obsessivo-compulsivo concomitante é comum

- **Diagnóstico diferencial**
  - Transtorno do tique simples
  - Doença de Wilson
  - Convulsões focais

- **Tratamento**
  - Os tiques geralmente não precisam de tratamento
  - Neurolépticos (p. ex., risperidona) e tetrabenazina são benéficos
  - Agonistas α2-adrenérgicos (p. ex., clonidina, guanfacina) e clonazepam também podem ser tentados
  - Inibidores seletivos da recaptação da serotonina para os sintomas obsessivo-compulsivos

- **Dica**

  Quando uma criança não tem sinais neurológicos exceto os tiques e foi excluída a doença de Wilson, pensar em síndrome de Tourette.

Referência

Porta M, Sassi M, Cavallazzi M, Fornari M, Brambilla A, Servello D. Tourette's syndrome and role of tetrabenazine: review and personal experience. Clin Drug Investig 2008;28:443. [PMID: 18544005]

Síndromes de paralisia periódica

■ Princípios básicos do diagnóstico

- Episódios de fraqueza flácida ou paralisia com força normal entre os ataques
- Variedade hipocalêmica: ataques infrequentes, prolongados e graves; geralmente ao acordar, durante o repouso após exercícios ou após refeições de carboidratos; tipicamente autossômica dominante, mas pode estar associada a hipertireoidismo, especialmente em homens de origem asiática
- Variedade hipercalêmica ou normocalêmica: ataques frequentes, de curta duração e menos intensos, geralmente no repouso após exercícios ou durante o jejum; autossômica dominante

■ Diagnóstico diferencial

- Miastenia grave
- Polineuropatias por outras causas, especialmente a síndrome de Guillain-Barré
- Convulsões
- Miopatia, especialmente as miopatias metabólicas

■ Tratamento

- Variante hipocalêmica: reposição de potássio para o episódio agudo; dieta pobre em carboidratos e com pouco sal a longo prazo, acetazolamida de maneira profilática; o tratamento do hipertireoidismo, quando associado, reduz os ataques, bem como a terapia com propranolol
- Variante hipercalêmica ou normocalêmica: cálcio e diuréticos intravenosos são úteis para a terapia aguda; a acetazolamida profilática é benéfica

■ Dica

É a única causa de hipocalemia tão marcada na ausência de vômitos ou diarreia.

Referência

Jurkat-Rott K, Weber MA, Fauler M, et al. K+-dependent paradoxical mem brane depolarization and Na+ overload, major and reversible contributors to weakness by ion channel leaks. Proc Natl Acad Sci U S A 2009;106:4036. [PMID: 19225109]

13
Geriatria

Constipação

- **Princípios básicos do diagnóstico**
    - Evacuações infrequentes (menos de três vezes por semana) e que causam desconforto
    - Esforço evacuatório em mais de 25% das vezes
- **Diagnóstico diferencial**
    - Função intestinal normal que não coincide com as expectativas do paciente
    - Disfunção anorretal
    - Trânsito intestinal lento
    - Fatores dietéticos, incluindo dieta com poucas calorias
    - Obstrução por câncer
    - Distúrbios metabólicos, como a hipercalcemia
    - Medicações (cálcio, bloqueadores dos canais de cálcio, diuréticos, opioides, ferro, outros)
- **Tratamento**
    - Na ausência de patologia, aumentar a ingesta de fibras e líquidos
    - Na presença de constipação por trânsito lento, usar agentes osmóticos, como sorbitol ou lactulose
    - Laxantes à base de docusato podem ajudar em alguns casos, mas geralmente têm eficácia limitada
    - Em casos refratários ou com uso de opioides, podem ser necessários laxantes estimulantes (p. ex., sena)
    - Na presença de disfunção anorretal, costuma ser necessário o uso de supositórios
- **Dica**

A constipação de um paciente é a diarreia de outro, e vice-versa.

Referência

Gallagher P, O'Mahony D. Constipation in old age. Best Pract Res Clin Gastroenterol 2009;23:875. [PMID: 19942165]

Delirium

- **Princípios básicos do diagnóstico**
    - Início agudo de estado confusional, geralmente com duração menor que uma semana
    - Flutuação do estado mental com marcado déficit da memória de curto prazo
    - Incapacidade de concentração, manutenção da atenção ou de comportamento proposital
    - Ansiedade e irritabilidade aumentadas ou retraimento
    - Os fatores de risco incluem demência, lesão cerebral orgânica, dependência de álcool, medicações e vários problemas clínicos
    - O *delirium* leve a moderado à noite ("do entardecer") costuma ser precipitado por hospitalização, fármacos ou privação sensorial

- **Diagnóstico diferencial**
    - Depressão ou outros transtornos psiquiátricos
    - Abstinência de álcool ou benzodiazepínicos
    - Efeito colateral de medicações
    - Estado epilético subclínico
    - Dor

- **Tratamento**
    - Identificar e tratar a causa subjacente
    - Manejar a dor; o tratamento insuficiente ou exagerado da dor pode contribuir para o *delirium*
    - Promover um sono tranquilo; manter o paciente acordado e interativo durante o dia
    - Reorientações frequentes pela equipe, familiares, relógios e calendários
    - Quando houver necessidade de medicação, usar haloperidol ou antipsicóticos atípicos em baixa dose; evitar benzodiazepínicos, exceto em casos de abstinência de álcool ou de benzodiazepínicos
    - Evitar medicações com potencial para piorar o quadro, particularmente as anticolinérgicas e psicoativas
    - Evitar contenções mecânicas, acessos venosos e sondas

- **Dica**

Embora o delirium *hiperativo (agitação e alucinações) seja reconhecido com mais frequência, o* delirium *hipoativo (sonolência e passividade) é o subtipo clínico mais comum.*

Referência

Miller MO. Evaluation and management of delirium in hospitalized older patients. Am Fam Physician 2008;78:1265. [PMID: 19069020]

Demência

■ **Princípios básicos do diagnóstico**
- Incapacidade persistente e progressiva da função intelectual, incluindo perda da memória de curto prazo, dificuldade em encontrar palavras, apraxia (falta de habilidade para executar tarefas previamente aprendidas), agnosia (incapacidade de reconhecer objetos) e problemas visuais-espaciais (perder-se em lugares familiares)
- Funcionamento prejudicado nas atividades da vida diária
- Distúrbios comportamentais ou sintomas psiquiátricos podem ser comuns
- A doença de Alzheimer é responsável por mais da metade dos casos; a segunda causa mais comum é a demência vascular; outras causas incluem as demências dos corpos de Lewy e frontotemporal

■ **Diagnóstico diferencial**
- Alterações cognitivas normais relacionadas à idade ou ao efeito de medicamentos
- Depressão ou outra doença psiquiátrica
- *Delirium*
- Doenças metabólicas (p. ex., hipercalcemia, hiper e hipotireoidismo, ou deficiência de vitamina B_{12})
- Sensório prejudicado
- Doença de Parkinson
- Processo raro do SNC, como hematoma subdural crônico, meningiomas, metástases; ou processos neurológicos, como a epilepsia do lobo temporal

■ **Tratamento**
- Corrigir os déficits sensoriais, tratar a doença subjacente, remover medicações culpadas e tratar a depressão, quando presente
- Educação do cuidador, encaminhamento a associações para cuidados de doentes com Alzheimer, planejamento antecipado para cuidados avançados
- Considerar os inibidores da anticolinesterase (p. ex., donepezila) na demência tipo Alzheimer, na demência vascular ou na demência dos corpos de Lewy
- Considerar a memantina na demência tipo Alzheimer mais avançada
- Tratar os problemas comportamentais (p. ex., agitaçãoo) com intervenções ambientais e de comportamento; usar medicamentos direcionados aos sintomas que estão incomodando o paciente ou colocando a ele ou a terceiros em perigo
- A demência avançada pode se beneficiar de uma abordagem paliativa

■ **Dica**

No paciente demenciado, investigar causas reversíveis e iniciar um planejamento de cuidados a longo prazo precocemente.

Referência

Kester MI, Scheltens P. Dementia: the bare essentials. Pract Neurol 2009;9:241. [PMID: 19608778]

Diminuição da audição

- **Princípios básicos do diagnóstico**
  - Dificuldade em entender a fala, dificuldade em ouvir a televisão ou falar ao telefone, zumbido, perda auditiva que limita a vida pessoal e social
  - "Teste do sussurro": o paciente é incapaz de repetir números sussurrados com uma orelha coberta
  - Encaminhar o paciente para avaliação audiológica formal; a perda auditiva de mais de 40 dB causará dificuldade em compreender a fala normal
  - A deficiência auditiva reflete o impacto da perda da audição na realização das atividades da vida diária

- **Diagnóstico diferencial**
  - Perda auditiva neurossensorial (presbiacusia, ototoxicidade por medicações, tumores ou infecções do VIII nervo craniano, lesão por eventos vasculares)
  - Perda auditiva condutiva (impactação de cerume, otosclerose, otite média crônica, doença de Ménière, trauma, tumores)

- **Tratamento**
  - Remoção de cerume se houver impactação (gotas de peróxido de carbamida, irrigação delicada com água morna)
  - Considerar o uso de dispositivos de assistência à audição (amplificadores, telefone amplificado, campainhas de baixa frequência, decodificadores de televisão do tipo *closed-caption* ou legenda oculta) e aparelhos auditivos
  - Encaminhar o paciente com perda auditiva súbita ou assimétrica para um especialista para avaliação adicional
  - Orientar a família a falar lentamente e encarar o paciente diretamente ao falar

- **Dica**

A perda da audição e da visão no paciente idoso restringem o ambiente e podem levar a um diagnóstico errado de demência.

Referência

Bagai A, Thavendiranathan P, Detsky AS. Does this patient have hearing impairment? JAMA 2006;295:416. [PMID: 16434632]

Insônia

- **Princípios básicos do diagnóstico**
  - Dificuldade para iniciar ou manter o sono ou sono não restaurador por pelo menos um mês e que causa prejuízo do funcionamento social ou ocupacional
  - Para insônia aguda (menos de 3 semanas), presença de estresse recente, sintomas novos (como tosse, dor, refluxo ácido) ou novas medicações
  - Relacionada a transtorno psiquiátrico, como depressão maior ou transtorno de estresse pós-traumático

- **Diagnóstico diferencial**
  - Transtornos primários do sono (apneia do sono, pernas inquietas)
  - Doença psiquiátrica (depressão, ansiedade, mania, psicose, estresse, ataques de pânico, transtorno de estresse pós-traumático)
  - Comorbidade causando dor crônica, dispneia, frequência urinária, esofagite de refluxo ou *delirium*
  - Efeito de fármacos (betabloqueadores, broncodilatadores, cafeína, corticosteroides, teofilina, inibidores seletivos da recaptação da serotonina, diuréticos, outros); abstinência de medicações sedativo-hipnóticas ou de álcool
  - Ambiente barulhento, períodos de sono excessivos durante o dia
  - Perturbação do ritmo circadiano (*jet lag*, mudança de turno de trabalho, demência)

- **Tratamento**
  - Tratar a causa subjacente da insônia, removendo ou modificando fatores atenuantes
  - Manter uma boa higiene do sono (evitar estimulantes, minimizar ruídos, manter um horário de sono regular, evitar períodos diurnos de sono, realizar exercícios regularmente)
  - Encaminhar para terapia cognitivo-comportamental para insônia
  - Encaminhar para polissonografia se houver suspeita de um transtorno primário do sono, como apneia do sono
  - Considerar o uso intermitente a curto prazo (menos de 4 semanas) de ramelteon (agonista do receptor de melatonina), zolpidem ou eszopiclona (não benzodiazepínicos)
  - Evitar a difenidramina em função dos efeitos anticolinérgicos

- **Dica**

É comum que as horas necessárias de sono para um determinado indivíduo diminuam com a idade; é mais útil perguntar para alguém se ele fica adequadamente acordado para as suas atividades durante o dia do que questionar sobre o número de horas de sono.

Referência

Bloom HG, Ahmed I, Alessi CA, et al. Evidence-based recommendations for the assessment and management of sleep disorders in older persons. J Am Geriatr Soc 2009;57:761. [PMID: 19484833]

Perda ponderal (involuntária)

- **Princípios básicos do diagnóstico**
  - Perda ponderal maior do que 5% em um mês ou 10% em 6 meses
  - O peso deve ser medido regularmente
  - A causa da perda ponderal costuma ser diagnosticada pela história e pelo exame físico
  - Testes mais úteis para avaliação adicional: radiografia de tórax, hemograma completo, bioquímica abrangente (incluindo glicose e cálcio), hormônio estimulante da tireoide, exame comum de urina e pesquisa de sangue oculto nas fezes

- **Diagnóstico diferencial**
  - Alterações fisiológicas da idade (redução do olfato, paladar e eficiência da mastigação; demora no esvaziamento gástrico; capacidade reduzida para recuperação de desnutrição aguda)
  - Distúrbios clínicos (insuficiência cardíaca congestiva, doença pulmonar crônica, insuficiência renal crônica, úlcera péptica, demência, disfagia, doença maligna, diabetes, hipertireoidismo, má absorção, infecções sistêmicas, hospitalização)
  - Problemas sociais (pobreza, isolamento, incapacidade de obter alimento, alcoolismo, abuso e negligência, restrições dietéticas)
  - Transtornos psiquiátricos (depressão, esquizofrenia, luto, anorexia nervosa, bulimia)
  - Efeitos de fármacos (inibidores seletivos da recaptação da serotonina, AINEs, digoxina, antibióticos, inibidores da acetilcolinesterase)

- **Tratamento**
  - Direcionado à etiologia subjacente – geralmente multifatorial
  - Refeições frequentes, suplementos proteico-calóricos, polivitamínicos, realce do sabor dos alimentos
  - Refeições em estilo familiar (em vez de isoladamente), auxílio manual para a alimentação e terapia ocupacional e de deglutição para modificar utensílios e ensinar técnicas de deglutição
  - Encaminhar para centros de idosos e programas de refeições, conforme a indicação
  - Prescrição de exercícios para ajudar a restaurar e preservar a musculatura
  - "Observação vigilante" quando a causa não for descoberta após uma avaliação básica (25% dos casos)
  - Considerar a alimentação por sonda enteral caso essa medida melhore a qualidade de vida e esteja de acordo com os objetivos do tratamento

- **Dica**

A perda de peso gradual em função da diminuição da massa muscular é típica do envelhecimento; avaliações muito detalhadas podem ser desnecessárias e até prejudiciais.

Referência

Visvanathan R, McPhee Chapman I. Undernutrition and anorexia in the older person. Gastroenterol Clin N Am 2009;38:393. [PMID: 19699404]

Prescrição inapropriada e polifarmácia

- **Princípios básicos do diagnóstico**
    - Fatores de risco: idade avançada, prejuízo cognitivo, uso de cinco ou mais medicações, prescrição por múltiplos médicos e alta hospitalar recente
    - Um regime de tratamento que inclua medicações desnecessárias ou inadequadas, de modo que a possibilidade de efeitos adversos (pelo número ou tipo de medicações) exceda a possibilidade de benefícios
    - Medicações usadas para prevenir doenças sem melhorar sintomas têm perfis de risco-benefício cada vez mais marginais em pacientes com expectativa de vida limitada
    - Fármacos e suplementos disponíveis sem receita médica geralmente adicionados pelo paciente sem o conhecimento do médico

- **Diagnóstico diferencial**
    - Uso adequado de múltiplas medicações para tratar idosos com várias comorbidades
    - A subutilização de medicações potencialmente úteis também é comum entre pacientes idosos

- **Tratamento**
    - Revisão regular de todas as medicações, instruções e indicações (incluindo prescrições de outros médicos)
    - Envolver um farmacêutico na revisão da medicação, especialmente para a conciliação de medicamentos durante transição de cuidados
    - Manter o regime de dose o mais simples possível
    - Evitar o manejo de uma reação medicamentosa adversa com outro fármaco
    - Selecionar medicações que possam tratar mais de um problema
    - Considerar se os benefícios de adicionar uma medicação justificam o aumento na complexidade do regime e no risco de paraefeitos

- **Dica**

Para qualquer novo sintoma ou anormalidade laboratorial em um paciente idoso, a causa mais simples – e mais frequentemente esquecida – é um efeito colateral de uma medicação ou uma interação medicamentosa.

Referência

Kaur S, Mitchell G, Vitetta L, Roberts MS. Interventions that can reduce inappropriate prescribing in the elderly. Drugs Aging 2009;26:1013. [PMID: 19929029]

Quedas no idoso

- **Princípios básicos do diagnóstico**
  - Frequentemente não são relatadas ao médico
  - Evidência de trauma ou fraturas, que podem ser sutis, especialmente no quadril
  - Atividade diminuída, isolamento social
  - Medo de sofrer quedas
  - Declínio funcional

- **Diagnóstico diferencial**
  - Dificuldade visual
  - Dificuldade de equilíbrio devido a fraqueza muscular, doença dos pés ou disfunçãoo neurológica
  - Fatores prejudiciais ambientais, como iluminação ruim, escadarias, tapetes, desníveis no chão
  - Polifarmácia (especialmente o uso de sedativos hipnóticos)
  - Hipotensão postural, particularmente hipotensão pós prandial
  - Pré-síncope, vertigem, desequilíbrio e síncope

- **Tratamento**
  - Prescrever um programa de exercícios e o uso de dispositivos de auxílio apropriados; encaminhar, na medida do necessário, à fisioterapia
  - Avaliar e tratar osteoporose
  - Avaliar a visão
  - Rever as medicações
  - Avaliar a segurança domiciliar e ambiental; prescrever modificações conforme o necessário

- **Dica**

Questione regularmente os idosos e cuidadores sobre quedas; e considere a possibilidade de quedas com ferimentos ocultos nos pacientes idosos que subitamente "ficam de cama" ou desenvolvem alterações cognitivas.

Referência

Ganz DA, Bao Y, Shekelle PG, Rubenstein LZ. Will my patient fall? JAMA 2007;297:77-86 [PMID: 17200478]

Úlceras de pressão

- **Princípios básicos do diagnóstico**
  - Úlceras sobre proeminências ósseas ou cartilaginosas (sacro, quadris, calcanhares)
  - Estágio I (eritema sem branqueamento ao toque em pele intacta); estágio II (perda de espessura parcial da pele envolvendo a epiderme e a derme); estágio III (perda de espessura completa da pele, que se estende até a fáscia profunda); estágio IV (perda de espessura completa da pele envolvendo músculo ou osso)
  - Fatores de risco: imobilidade, incontinência, má nutrição, disfunção cognitiva, idade avançada, prejuízo da percepção sensitiva

- **Diagnóstico diferencial**
  - Úlceras por vírus *Herpes simplex*
  - Úlceras por insuficiência venosa
  - Osteomielite subjacente
  - Câncer de pele ulcerado
  - Pioderma gangrenoso

- **Tratamento**
  - Reduzir a pressão (reposicionar o paciente a cada 2 horas, usar colchões com apoios especiais)
  - Tratar condições subjacentes que possam evitar a cicatrização da ferida (infecção, desnutrição, estado funcional ruim, incontinência, comorbidades)
  - Controlar a dor
  - Selecionar o curativo para manter a ferida úmida e o tecido circundante intacto (hidrocoloides, sulfadiazina de prata ou, se houver muito exsudato, espumas ou alginato de cálcio)
  - Desbridamento, se houver tecido necrótico (desbridamento com bisturi, desbridamento enzimático com colagenase, biodesbridamento por terapia larval ou desbridamento autolítico com curativo compressivo)
  - Podem ser necessários procedimentos cirúrgicos para tratamento de úlceras de pressão extensas

- **Dica**

Não existe úlcera de pressão "inicial"; a patogênese inicia de dentro para fora, e a ruptura da pele é a última parte do processo.

Referência

Reddy M, Gill SS, Kalkar SR, et al. Treatment of pressure ulcers: a systematic review. JAMA 2008;300:2647. [PMID: 19066385]

14
Transtornos Psiquiátricos

Abstinência de álcool

- **Princípios básicos do diagnóstico**
  - Os sintomas ocorrem quando um paciente com dependência interrompe abruptamente a ingesta
  - Tremor, insônia, agitação psicomotora, ansiedade, convulsões, alucinações ou ilusões
  - Abstinência grave: desorientação, alucinações visuais assustadoras, marcada atividade autonômica (*delirium tremens*)

- **Diagnóstico diferencial**
  - *Delirium* secundário a outras doenças clínicas (p. ex., infecção, hipoglicemia, doença hepática)
  - Abstinência de outros sedativo-hipnóticos (p. ex., benzodiazepínicos) ou opioides
  - Intoxicação por substâncias (p. ex., cocaína, anfetamina)
  - Transtornos de ansiedade
  - Episódio maníaco
  - Transtornos psicóticos
  - Distúrbio convulsivo

- **Tratamento**
  - Benzodiazepínicos com o objetivo de manter os sinais vitais normais
  - Haloperidol se houver alucinações ou ilusões
  - Ácido fólico, polivitamínicos e tiamina parenteral
  - Encorajar a hidratação

- **Dica**

Quanto maior o período entre a interrupção da ingesta e o aparecimento dos sintomas, mais grave será o quadro, especialmente para o delirium tremens.

Referência

Walker L, Brown P, Beeching NJ, Beadsworth MB. Managing alcohol with drawal syndromes: the place of guidelines. Br J Hosp Med (Lond) 2009;70:444. [PMID: 19684533]

Dependência de álcool

■ Princípios básicos do diagnóstico

- Intoxicação: labilidade de humor, juízo prejudicado, sonolência, fala arrastada, ataxia, déficits de atenção ou memória, coma
- Sintomas de abstinência quando a ingesta é interrompida
- Tolerância aos efeitos do álcool
- Presença de doenças clínicas associadas ao álcool (p. ex., doença hepática, neuropatia, ataxia cerebelar, pancreatite)
- Uso recorrente resultando em vários problemas legais, situações perigosas ou falha em executar suas obrigações
- Continuação da ingesta de álcool apesar de fortes contraindicações clínicas e sociais e de rompimentos na vida
- Alta comorbidade com depressão

■ Diagnóstico diferencial

- Uso de álcool secundário a doenças psiquiátricas
- Outra dependência ou intoxicação de sedativo-hipnóticos
- Abstinência de outras substâncias (p. ex., cocaína, anfetamina)
- Distúrbios fisiopatológicos, como hipoxia, hipoglicemia, AVC, infecção ou neoplasia do sistema nervoso central ou hematoma subdural

■ Tratamento

- A abstinência total é o curso mais seguro
- Aconselhamento e grupos de abuso de substâncias (p. ex., Alcoólicos Anônimos)
- Naltrexona se o paciente não estiver usando opioides; dissulfiram em casos selecionados
- Tratar a depressão subjacente, quando houver

■ Dica

Fraturas costais cicatrizadas em uma radiografia de tórax sem história de trauma sugerem uma lesão esquecida devido à intoxicação.

Referência

Coder B, Freyer-Adam J, Rumpf HJ, John U, Hapke U. At-risk and heavy episodic drinking, motivation to change, and the development of alcohol dependence among men. J Stud Alcohol Drugs 2009;70:937. [PMID: 19895771]

Dependência e abstinência de nicotina

- Princípios básicos do diagnóstico
    - Sintomas de abstinência quando a ingesta é interrompida
    - Tolerância aos efeitos da nicotina
    - Desejo persistente ou esforços malsucedidos para diminuir o uso
    - Uso continuado, apesar de doenças clínicas relacionadas à nicotina (pulmonar, cardiovascular)
    - Abstinência: humor disfórico, ansiedade, insônia, irritabilidade, dificuldade de concentração, diminuição da frequência cardíaca, aumento do apetite

- Diagnóstico diferencial
    - Dependência, intoxicação ou abstinência de outras substâncias
    - Para abstinência: transtorno de ansiedade ou de humor

- Tratamento
    - Terapia cognitivo-comportamental, grupos, aconselhamento clínico breve
    - Reposição de nicotina (adesivos, pastilhas, gomas de mascar, inalatória, *spray* nasal)
    - Vareniciclina ou bupropiona de liberação lenta

- Dica

Escolher uma data para parar e participar de atividades sociais de apoio para cessar o tabagismo pode ajudar o paciente a obter sucesso.

Referência

Zhou X, Nonnemaker J, Sherrill B, Gilsenan AW, Coste F, West R. Attempts to quit smoking and relapse: factors associated with success or failure from the ATTEMPT cohort study. Addict Behav 2009;34:365. [PMID: 19097706]

Dependência e abstinência de opioides

- **Princípios básicos do diagnóstico**
  - Intoxicação: labilidade de humor, julgamento prejudicado, distúrbios psicomotores, déficits de atenção e memória, sonolência, fala arrastada, pupilas mióticas, alucinações, depressão respiratória, coma
  - Dependência física com tolerância
  - Uso continuado apesar de rompimentos no funcionamento social e ocupacional
  - Abstinência: náuseas, vômitos, cólicas abdominais, diarreia, lacrimejamento, rinorreia, pupilas dilatadas, disforia, irritabilidade, diaforese, insônia, taquicardia, febre
  - Abstinência desconfortável, mas sem ameaça à vida

- **Diagnóstico diferencial**
  - Intoxicação, dependência ou abstinência por álcool ou outra substância sedativo-hipnótica
  - Intoxicação ou abstinência por outras substâncias ou medicamentos
  - Para intoxicação: anormalidades clínicas (p. ex., hipoxia, hipoglicemia, AVC, infecção ou hemorragia do sistema nervoso central); para abstinência: doença gastrintestinal ou infecciosa

- **Tratamento**
  - Naloxona para suspeita de superdosagem com observação clínica cuidadosa
  - Manutenção de metadona após a abstinência em pacientes selecionados
  - A buprenorfina também pode ser usada para tratamento de manutenção
  - A clonidina pode ser útil para alívio dos sintomas autonômicos de abstinência
  - AINEs, antidiarreicos, antieméticos e medicações para dormir que tenham baixo potencial para abuso podem aliviar outros sintomas de abstinência
  - A metadona pode ser usada para tratar a abstinência aguda, mas apenas sob orientação de diretrizes clínicas federais específicas
  - Aconselhamento e grupos de abuso de substâncias (Narcóticos Anônimos)

- **Dica**

Muitos opioides são prescritos em combinações de dose fixa com o acetaminofeno; deve ser obtida uma dosagem sanguínea desse último em qualquer superdosagem, pois o tratamento só é efetivo antes que os exames de função hepática se tornem anormais.

Referência

Madlung-Kratzer E, Spitzer B, Brosch R, Dunkel D, Haring C. A double-blind, randomized, parallel group study to compare the efficacy, safety and tolera-bility of slow-release oral morphine versus methadone in opioid-dependent in-patients willing to undergo detoxification. Addiction 2009;104:1549. [PMID: 19686525]

Disfunção sexual

- **Princípios básicos do diagnóstico**
  - Inclui transtorno de desejo sexual hipoativo, transtorno de aversão sexual, transtorno de excitação sexual feminina, disfunção erétil masculina, transtorno orgásmico, ejaculação precoce
  - Distúrbio persistente nas fases do ciclo de resposta sexual (p. ex., ausência de desejo, excitação ou orgasmo)
  - Causa perturbação significativa ou dificuldades interpessoais
  - O condicionamento pode causar ou exacerbar a disfunção

- **Diagnóstico diferencial**
  - Condição clínica subjacente (doença crônica, várias deficiências hormonais, diabetes melito, hipertensão, doença vascular periférica, patologia pélvica)
  - Uso de medicamentos (inibidores seletivos da recaptação da serotonina, vários anti-hipertensivos) ou substâncias (como o álcool)
  - Depressão

- **Tratamento**
  - Encorajar o aumento da comunicação com o parceiro sexual
  - Diminuir a ansiedade da performance através de técnicas de *sensate focus* e exercícios de relaxamento
  - Terapia sexual ou para casais, especialmente se houver fatores de estresse na vida diária ou na relação
  - Reposição hormonal se os níveis estiverem baixos
  - Disfunção erétil em homens: considerar medicação oral (sildenafil, vardenafil, tadalafil), alprostadil em grânulos ou injeção, dispositivo de vácuo ou implante peniano
  - Ejaculação precoce: os inibidores seletivos da recaptação da serotonina podem ser úteis

- **Dica**

Como essa condição costuma ser subdiagnosticada em mulheres, deve ser feito um questionamento delicado quando houver sintomas somáticos mal definidos.

Referência

DeLamater J, Karraker A. Sexual functioning in older adults. Curr Psychiatry Rep 2009;11:6. [PMID: 19187702]

Transtorno bipolar

■ Princípios básicos do diagnóstico

- História de episódio maníaco: grandiosidade, necessidade diminuída de sono, fala pressionada, pensamentos corridos, distraibilidade, atividade aumentada, gastos excessivos ou hipersexualidade
- Um único episódio maníaco estabelece o diagnóstico
- Pode haver alternância de episódios depressivos com períodos de mania
- O episódio maníaco pode ter componente psicótico

■ Diagnóstico diferencial

- Intoxicação e/ou abstinência de substâncias (p. ex., cocaína, anfetamina, álcool)
- Uso de medicações (esteroides, tiroxina, metilfenidato)
- Doença infecciosa (neurossífilis, complicações da infecção por HIV)
- Endocrinopatias (hipertireoidismo, síndrome de Cushing)
- Neoplasia do sistema nervoso central
- Convulsões parciais complexas
- Transtorno de personalidade (*borderline*, narcisística)

■ Tratamento

- Estabilizador do humor: lítio, ácido valproico, carbamazepina
- Medicação antipsicótica (p. ex., olanzapina, quetiapina) para mania aguda ou componente psicótico
- A lamotrigina é útil para a depressão bipolar
- A psicoterapia pode ser útil quando a mania estiver controlada

■ Dica

Considerar esse diagnóstico em pacientes superficialmente semelhantes a quadro de hipertireoidismo marcado, mas com TSH e T4 normais.

Referência

Hirschfeld RM. Screening for bipolar disorder. Am J Manag Care 2007; 13(suppl):S164. [PMID: 18041877]

Transtorno de ansiedade generalizada

- **Princípios básicos do diagnóstico**
  - Preocupação excessiva e persistente sobre várias coisas
  - A preocupação é difícil de controlar
  - Sintomas fisiológicos de inquietação, fadiga, irritabilidade, tensão muscular, distúrbio do sono

- **Diagnóstico diferencial**
  - Endocrinopatias (p. ex., hipertireoidismo)
  - Feocromocitoma
  - Uso de medicamentos ou substâncias (cafeína, nicotina, anfetamina, pseudoefedrina)
  - Abstinência de medicamentos ou substâncias, como álcool, benzodiazepínicos
  - Transtorno depressivo maior
  - Transtorno de ajustamento
  - Outros transtornos de ansiedade (p. ex., transtorno obsessivo-compulsivo)
  - Transtornos somatoformes
  - Transtornos de personalidade tais como de evitação, dependente, obsessivo-compulsivo

- **Tratamento**
  - Psicoterapia, especialmente cognitivo-comportamental
  - Técnicas de relaxamento (*biofeedback*)
  - Buspirona, paroxetina, venlafaxina de liberação lenta, duloxetina, benzodiazepínicos

- **Dica**

Em pacientes com ansiedade e depressão, tratar primeiramente a ansiedade pode exagerar demasiadamente a depressão; tratar primeiro a depressão.

Referência

Weisberg RB. Overview of generalized anxiety disorder: epidemiology, presentation, and course. J Clin Psychiatry 2009;70(suppl 2):4. [PMID: 19371500]

Transtorno de déficit de atenção/hiperatividade

- **Princípios básicos do diagnóstico**
  - Falta de atenção na escola, em casa ou nas obrigações do trabalho
  - Dificuldade em organizar as tarefas e atividades
  - Distração ou esquecimento fácil nas tarefas diárias
  - Hiperatividade: inquietação, hábito inadequado de andar de um lado para o outro, fala excessiva, sensação subjetiva de inquietação
  - Impulsividade, interrupção de outras pessoas
  - Início dos sintomas antes dos 7 anos
  - As alterações estão presentes em dois ou mais cenários (p. ex., escola, casa, trabalho)

- **Diagnóstico diferencial**
  - Transtorno depressivo maior
  - Transtorno de ansiedade
  - Transtorno bipolar
  - Outros transtornos mentais de infância (p. ex., autismo, de aprendizado, de conduta, transtorno de oposição-desafio)
  - Demência em adultos
  - Doença clínica (p. ex., hipertireoidismo, convulsões, neoplasia do sistema nervoso central, AVC)

- **Tratamento**
  - Estimulantes (p. ex., metilfenidato, dextroanfetamina)
  - Atomoxetina e guanfacina não têm potencial de abuso
  - Bupropiona ou antidepressivos tricíclicos podem fornecer benefício adicional
  - Terapia cognitivo-comportamental

- **Dica**

O transtorno de déficit de atenção/hiperatividade pode ser diagnosticado em adultos, mas o início dos sintomas ocorre na infância se for obtida uma história cuidadosa.

Referência

Goodman DW, Thase ME. Recognizing ADHD in adults with comorbid mood disorders: implications for identification and management. Postgrad Med 2009;121:20. [PMID: 19820271]

Transtorno de estresse

- **Princípios básicos do diagnóstico**
    - Inclui transtorno de estresse agudo e transtorno de estresse pós-traumático
    - Exposição a um evento traumático
    - Pensamentos intrusivos, pesadelos, *flashbacks*
    - Sofrimento mental ou sinais ou sintomas fisiológicos (p. ex., taquicardia, diaforese) quando há exposição a estímulos que lembram o trauma
    - Evitação de pensamentos, sentimentos ou situações associadas ao trauma
    - Isolamento, desinteresse pelos outros, torpor emocional
    - Distúrbio do sono, irritabilidade, hipervigilância, resposta de alarme, concentração ruim
    - Comumente acompanhado de abuso de substâncias e depressão

- **Diagnóstico diferencial**
    - Outros transtornos de ansiedade (transtorno de pânico, transtorno de ansiedade generalizada)
    - Transtorno depressivo maior
    - Transtorno de ajustamento
    - Transtornos psicóticos
    - Uso ou abstinência de substâncias
    - Transtornos dissociativos
    - Síndrome neurológica secundária a trauma craniano

- **Tratamento**
    - Psicoterapia individual e de grupo
    - Terapia cognitivo-comportamental
    - Medicação antidepressiva (inibidores seletivos da recaptação da serotonina, antidepressivos tricíclicos, fenelzina)
    - O uso de prazosina pode estar associado a menos pesadelos e a menor perturbação do sono

- **Dica**

Embora o transtorno de estresse pós-traumático tenha sido reconhecido apenas recentemente como consequência da guerra, ele esteve claramente presente em todos os conflitos armados na história, talvez sob diferentes nomes.

Referência

Smid GE, Mooren TT, van der Mast RC, Gersons BP, Kleber RJ. Delayed post-traumatic stress disorder: systematic review, meta-analysis, and meta-regression analysis of prospective studies. J Clin Psychiatry 2009;70:1572. [PMID: 19607763]

Transtorno depressivo maior

- **Princípios básicos do diagnóstico**
  - Humor depressivo ou anedonia (perda de interesse ou prazer em atividades habituais), com desesperança e sensação intensa de tristeza
  - Concentração ruim, pensamentos suicidas, desvalorização, culpa
  - Distúrbio do sono ou apetite (aumento ou diminuição), mal-estar, agitação ou retardo psicomotor
  - Aumento de isolamento e retração social, diminuição de libido
  - Pode haver componente psicótico (p. ex., alucinações auditivas autodepreciativas) ou múltiplas queixas somáticas
  - Os sintomas duram mais de duas semanas e prejudicam as atividades normais

- **Diagnóstico diferencial**
  - Transtorno bipolar
  - Transtorno de ajustamento, luto ou transtorno distímico
  - Abuso ou abstinência de substâncias
  - Uso de medicamentos, como esteroides, interferon
  - Doença clínica (p. ex., hipotireoidismo, AVC, doença de Parkinson, neoplasia, polimialgia reumática)
  - *Delirium* ou demência
  - Transtornos de ansiedade, psicótico ou de personalidade

- **Tratamento**
  - Avaliar o risco de suicídio; planos específicos indicam uma probabilidade maior
  - Medicações antidepressivas: inibidores seletivos da recaptação da serotonina, antidepressivos tricíclicos, venlafaxina, nefazodona, bupropiona, mirtazapina, duloxetina, inibidores da monoaminoxidase
  - Psicoterapia (p. ex., cognitivo-comportamental, interpessoal)
  - Intervenções para ajudar na ressocialização (grupos de apoio, programas de tratamento-dia)
  - Educação de pacientes e familiares sobre a depressão
  - Eletroconvulsoterapia para casos refratários
  - Medicação antipsicótica se houver componente psicótico

- **Dica**

O paciente maníaco pode parecer muito produtivo e pessoalmente sedutor; isso pode ser erroneamente atribuído à personalidade basal do paciente.

Referência

Fournier JC, DeRubeis RJ, Hollon SD, Dimidjian S, Amsterdam JD, Shelton RC, Fawcett J. Antidepressant drug effects and depression severity: a patient-level meta-analysis. JAMA 2010;303:47, [PMID: 20051569]

Transtorno de pânico

- **Princípios básicos do diagnóstico**
  - Ataques de pânico súbitos, recorrentes e inesperados
  - Caracterizados por palpitações, taquicardia, sensação de dispneia ou engasgamento, dor ou desconforto torácico, náuseas, tonturas, diaforese, formigamentos, despersonalização
  - Sensação de desmaio iminente; medo de perder o controle ou morrer
  - Preocupação persistente sobre ataques futuros
  - Alteração comportamental em função de ansiedade por estar em lugares onde os ataques podem ocorrer (agorafobia)

- **Diagnóstico diferencial**
  - Endocrinopatias (p. ex., hipertireoidismo)
  - Taquicardia supraventricular
  - Exacerbação de asma ou doença pulmonar obstrutiva crônica
  - Feocromocitoma
  - Uso ou abstinência de medicamentos ou substâncias
  - Outros transtornos de ansiedade (transtorno de ansiedade generalizada, transtorno de estresse pós-traumático)
  - Transtorno bipolar ou depressivo maior
  - Transtornos somatoformes

- **Tratamento**
  - Terapia cognitivo-comportamental
  - Medicação antidepressiva (inibidores seletivos da recaptação da serotonina, antidepressivos tricíclicos, inibidores da monoaminoxidase)
  - Benzodiazepínicos como tratamento adjunto
  - Pode haver apenas um único ataque; assim, a tranquilização e a orientação são importantes desde o início

- **Dica**

Em pacientes mais jovens com várias consultas médicas e avaliações negativas para sintomas inespecíficos, os ataques de pânico estão no topo da lista de diagnósticos.

Referência

Katon WJ. Clinical practice. Panic disorder. N Engl J Med 2006;354:2360. [PMID: 16738272]

Transtorno factício

■ Princípios básicos do diagnóstico

- Também conhecido como síndrome de Munchausen
- Simulação ou produção intencional dos sintomas
- A motivação para os sintomas é inconsciente para assumir o papel de doente
- Não há incentivos externos para a produção dos sintomas
- O paciente pode produzir os sintomas em outra pessoa para assumir indiretamente o papel de doente (Munchausen por procuração)
- Alta correlação com transtornos de personalidade

■ Diagnóstico diferencial

- Transtornos somatoformes
- Fingimento
- Doença orgânica produzindo sintomas

■ Tratamento

- Confrontação delicada a respeito do diagnóstico
- Ênfase nos esforços do paciente
- Empatia com a longa história de sofrimento do paciente
- Atenção para a construção de uma relação terapêutica entre o paciente e um único provedor primário
- Psicoterapia; raramente decisiva
- Muitos pacientes com formas menos graves terminam interrompendo ou diminuindo os comportamentos autodestrutivos após a confrontação

■ Dica

Quando um conjunto de sintomas frustra o diagnóstico em um paciente com treinamento recente em outra área da saúde, uma causa factícia lidera a lista de possibilidades.

Referência

Velazquez MD, Bolton J. Factitious disorder. Br J Hosp Med (Lond) 2006;67:548. [PMID: 17069136]

Transtorno obsessivo-compulsivo

- **Princípios básicos do diagnóstico**
  - Obsessões: pensamentos recorrentes, perturbadores e intrusivos
  - Compulsões: comportamentos repetitivos (p. ex., lavar as mãos, verificações) que o paciente não consegue deixar de realizar
  - O paciente reconhece as obsessões e compulsões como excessivas
  - As obsessões e compulsões causam perturbações e interferem no funcionamento social e ocupacional

- **Diagnóstico diferencial**
  - Transtornos psicóticos
  - Outros transtornos de ansiedade (p. ex., transtorno de ansiedade generalizada, fobias)
  - Transtorno depressivo maior
  - Transtornos somatoformes
  - Transtorno de personalidade obsessivo-compulsivo: padrão de preocupação com ordem e perfeccionismo, mas sem a presença de verdadeiras obsessões e compulsões e que duram a vida inteira
  - Intoxicação por substâncias
  - Transtorno de tiques (p. ex., a síndrome de Tourette)

- **Tratamento**
  - Terapia comportamental (exposição, prevenção de resposta)
  - Inibidores da recaptação da serotonina e clomipramina

- **Dica**

A presença de insights *é típica; a sua ausência aumenta a probabilidade de transtornos psiquiátricos.*

Referência

Storch EA, Mariaskin A, Murphy TK. Psychotherapy for obsessive-compulsive disorder. Curr Psychiatry Rep 2009; 11:296. [PMID: 19635238]

Transtornos alimentares

- **Princípios básicos do diagnóstico**
  - Anormalidades graves no comportamento alimentar
  - Inclui a anorexia nervosa e a bulimia nervosa
  - Distúrbio na percepção da forma do corpo ou do peso
  - Anorexia: recusa em manter um peso corporal minimamente normal
  - Bulimia: episódios repetidos de alimentação compulsiva seguidos de comportamento compensatório para evitar ganho de peso (tais como vômitos, uso de laxativos, exercícios excessivos, jejum)
  - As sequelas clínicas incluem distúrbios gastrintestinais, desequilíbrios eletrolíticos, anormalidades cardiovasculares, amenorreia ou oligomenorreia, cáries dentárias ou periodontite

- **Diagnóstico diferencial**
  - Transtorno depressivo maior
  - Transtorno dismórfico corporal: preocupação excessiva com um defeito imaginado na aparência
  - Transtorno obsessivo-compulsivo
  - Perda ponderal secundária a doenças clínicas (neoplasia, doença gastrintestinal, hipertireoidismo, diabetes)

- **Tratamento**
  - Psicoterapia (p. ex., cognitivo-comportamental, interpessoal)
  - Terapia familiar, particularmente para pacientes adolescentes
  - Os inibidores seletivos da recaptação da serotonina (p. ex., fluoxetina) podem ser benéficos, particularmente para pacientes com bulimia
  - Manejo clínico para as sequelas físicas associadas
  - Considerar a hospitalização em tempo total ou parcial para casos graves

- **Dica**

Considerar a bulimia em pacientes mais jovens com descoloração dentária e dermatite perioral.

Referência

Waxman SE. A systematic review of impulsivity in eating disorders. Eur Eat Disord Rev 2009; 17:408. [PMID: 19548249]

Transtornos de personalidade

- **Três tipos**
  - Estranha, excêntrica ("esquisito"): paranoide, esquizoide, esquizotípica
  - Dramática ("selvagem"): *borderline*, histriônica, narcisística, antissocial
  - Ansiosa, medrosa ("preocupada"): esquiva, dependente, obsessivo-compulsiva

- **Princípios básicos do diagnóstico**
  - História de comportamento inapropriado recorrente desde a infância ou adolescência
  - Mínima capacidade introspectiva
  - Grandes dificuldades recorrentes nas relações interpessoais
  - Padrão de comportamento duradouro estável ao longo do tempo, desviando marcadamente das expectativas culturais
  - Risco aumentado de abuso de substâncias

- **Diagnóstico diferencial**
  - Transtornos de ansiedade, depressivo maior, bipolar ou psicótico
  - Transtornos dissociativos
  - Uso ou abstinência de substâncias
  - Alteração de personalidade por doença clínica (p. ex., neoplasia do sistema nervoso central, AVC)

- **Tratamento**
  - Manutenção de um ambiente altamente estruturado e interações claras e consistentes com o paciente
  - Terapia individual ou em grupo (cognitivo-comportamental, interpessoal)
  - Medicações antipsicóticas podem ser necessárias temporariamente em momentos de estresse ou descompensação
  - Medicações serotonérgicas, se houver depressão ou ansiedade proeminentes
  - Medicações serotonérgicas ou estabilizadores do humor se a labilidade emocional for proeminente

- **Dica**

Assim como nenhuma dica captura a essência desse problema, nenhum tratamento é consistentemente valioso ou efetivo.

Referência

Tackett JL, Balsis S, Oltmanns TF, Krueger RF. A unifying perspective on personality pathology across the life span: developmental considerations for the fifth edition of the Diagnostic and Statistical Manual of Mental Disorders. Dev Psychopathol 2009;21:687. [PMID: 19583880]

Transtornos fóbicos

■ Princípios básicos do diagnóstico

- Inclui fobias específicas e sociais
- Medo irracional persistente pela presença ou antecipação de um objeto ou situação
- A exposição ao objeto ou à situação fóbica resulta em ansiedade excessiva
- Evitação do objeto ou da situação fóbica
- Fobia social (transtorno de ansiedade social): medo de humilhação ou constrangimento em uma performance ou situação social (p. ex., falar ou comer em público)

■ Diagnóstico diferencial

- Outros transtornos de ansiedade (transtorno de ansiedade generalizada, transtorno de pânico, transtorno de estresse pós-traumático)
- Transtornos psicóticos
- Transtornos de personalidade (p. ex., esquiva)

■ Tratamento

- Terapia comportamental (exposição)
- Hipnose
- Benzodiazepínicos, conforme a necessidade para situações previstas e que não podem ser evitadas, tais como voo
- Betabloqueadores para fobia social circunscrita antecipada (ansiedade pela performance)
- Paroxetina, sertralina, venlafaxina de liberação lenta para fobia social

■ Dica

A fobia mais comum na clínica médica é o medo de falar em público; isso é até o conteúdo de sonhos em alguns pacientes acometidos.

Referência

Choy Y, Fyer AJ, Lipsitz JD. Treatment of specific phobia in adults. Clin Psychol Rev 2007;27:266. [PMID: 17112646]

Transtornos psicóticos

- **Princípios básicos do diagnóstico**
    - Inclui esquizofrenia, transtornos esquizoafetivos e esquizofreniformes, transtorno delirante, transtorno psicótico breve e transtorno psicótico compartilhado
    - Perda das barreiras do ego, comprometimento grosseiro na testagem da realidade
    - Delírios ou alucinações proeminentes
    - Pode haver afeto embotado ou inadequado e desorganização de fala, processos de pensamento ou comportamento
    - Transtorno psicótico breve: os sintomas duram menos de um mês e melhoram completamente

- **Diagnóstico diferencial**
    - Episódio maníaco ou depressivo maior com características psicóticas
    - Uso de medicamentos ou substâncias (esteroides, levodopa, cocaína, anfetaminas)
    - Abstinência de medicamentos ou substâncias (p. ex., álcool)
    - Toxicidade por metais pesados
    - Sintomas psicóticos associados a demência
    - *Delirium*
    - Convulsões parciais complexas ou neoplasia do sistema nervoso central
    - Esclerose múltipla
    - LES
    - Endocrinopatias (hipercalcemia, síndrome de Cushing)
    - Doenças infecciosas (p. ex., neurossífilis)
    - Porfiria intermitente aguda
    - Transtornos de personalidade (paranoide, esquizoide, esquizotípica)

- **Tratamento**
    - Medicações antipsicóticas: agentes mais novos (risperidona, olanzapina, quetiapina, clozapina, ziprasidona, aripiprazol) têm menor probabilidade de causar sintomas extrapiramidais
    - Tentar manter um ambiente estruturado
    - Terapia comportamental (p. ex., treinamento de habilidades)

- **Dica**

Alucinações ou delírios diagnosticam a psicose de maneira genérica; sua causa orgânica ou funcional deve, então, ser determinada.

Referência

Thomas P, Alptekin K, Gheorghe M, Mauri M, Olivares JM, Riedel M. Management of patients presenting with acute psychotic episodes of schizophrenia. CNS Drugs 2009;23:193. [PMID: 19320529]

Transtornos somatoformes (psicossomáticos)

- **Princípios básicos do diagnóstico**
  - Inclui conversão, somatização, transtorno de dor com fatores psicológicos, hipocondria e transtorno dismórfico corporal
  - Os sintomas podem envolver um ou mais sistemas orgânicos e não são intencionais
  - As queixas subjetivas excedem os achados objetivos
  - O desenvolvimento dos sintomas pode se correlacionar com estresse psicológico, e os sintomas são reais para o paciente

- **Diagnóstico diferencial**
  - Transtorno depressivo maior
  - Transtornos de ansiedade (p. ex., transtorno de ansiedade generalizada)
  - Transtornos psicóticos
  - Transtorno factício ou fingimento (veja a Tabela 14.1)
  - Doença orgânica produzindo sintomas

- **Tratamento**
  - Atenção para construir uma relação terapêutica entre o paciente e um único profissional
  - Reconhecer que o sofrimento do paciente é real
  - Evitar a confrontação a respeito da realidade dos sintomas
  - Visitas de acompanhamento em intervalos regulares
  - Focar no nível de funcionamento do paciente
  - Empatia com as dificuldades psicossociais do paciente
  - Vigilância continuada com relação a doenças orgânicas
  - Psicoterapia, especialmente a terapia cognitivo-comportamental em grupo
  - *Biofeedback*; hipnose

- **Dica**

É essencial a vigilância com relação a doenças anatômicas; esse transtorno comumente resulta em um rótulo psiquiátrico e, dessa forma, pode-se deixar de diagnosticar uma doença orgânica.

Tabela 14.1 Transtornos somatoformes

		Produção de sintomas	
		Inconsciente	Consciente
Motivação	Inconsciente	Transtornos somatoformes	Transtorno factício
	Consciente	Não aplicável	Fingimento

Referência

Lieb R, Meinlschmidt G, Araya R. Epidemiology of the association between somatoform disorders and anxiety and depressive disorders: an update. Psychosom Med 2007;69:860. [PMID: 18040095]

15
Distúrbios Dermatológicos

Acantose nigricante

- **Princípios básicos do diagnóstico**
    - Placas hiperpigmentadas aveludadas e simétricas em axilas, virilhas e pescoço; a face, o umbigo, a parte interna das coxas, o ânus, as superfícies flexoras de cotovelos e joelhos e as superfícies mucosas também podem estar afetadas
    - Costuma ser um marcador cutâneo de estados de resistência à insulina (obesidade, diabetes tipo 2, síndrome dos ovários policísticos, síndrome metabólica)
    - Também associada a diversas síndromes menos comuns de resistência à insulina, como a tipo A (hiperandrogenismo) e a tipo B (doença autoimune) e com mutações do receptor do fator de crescimento de fibroblastos
    - Associada a alguns fármacos (testosterona, ácido nicotínico, contraceptivos orais, corticosteroides, inibidores da protease)
    - Lesões disseminadas, envolvimento palmar ou doença que ocorre em paciente não obeso levanta a suspeita de acantose nigricante maligna associada a adenocarcinomas de estômago, pulmões e mamas
    - A avaliação básica pode incluir glicose e insulina em jejum, pressão arterial, perfil lipídico e níveis de andrógenos, dependendo da apresentação clínica

- **Diagnóstico diferencial**
    - Papilomatose confluente e reticulada (síndrome de Gougerot-Carteaud)
    - Nevos epidérmicos
    - Doença de Dowling-Degos

- **Tratamento**
    - Perda ponderal para pacientes obesos
    - A forma maligna costuma responder ao tratamento do tumor causador
    - Metformina, retinoides e tratamentos com *laser* são, algumas vezes, úteis

- **Dica**

É um marcador de diabetes iminente antes da elevação dos níveis de glicemia de jejum; mas, algumas vezes, é uma manifestação paraneoplásica de diversos tipos de tumor.

Referência

Higgins SP, Freemark M, Prose NS. Acanthosis nigricans: a practical approach to evaluation and management. Dermatol Online J 2008; 14:2. [PMID: 19061584]

Acne vulgar

■ **Princípios básicos do diagnóstico**
- Costuma ocorrer na puberdade, embora o início possa ser retardado até a terceira ou quarta décadas de vida
- Comedões abertos e fechados são a característica da doença
- A gravidade varia desde comedões e acne inflamatória papular ou pustular até cistos ou nódulos
- Pode acometer face, pescoço, tórax superior e dorso
- Podem ocorrer alterações pigmentares e formação de cicatrizes extensas

■ **Diagnóstico diferencial**
- Acne rosácea, dermatite perioral, foliculite por Gram-negativos, tínea da face e pseudofoliculite
- As lesões no tronco podem ser confundidas com foliculite estafilocócica, miliária ou foliculite eosinofílica
- Pode ser induzida por esteroides tópicos, inalatórios ou sistêmicos, produtos oleosos tópicos e esteroides anabólicos
- Alimentos não causam nem exacerbam a acne (com a possível exceção do leite de vaca)
- Em mulheres com acne resistente, deve-se considerar o hiperandrogenismo; ele pode ser acompanhado de hirsutismo e irregularidade menstrual

■ **Tratamento**
- A melhora costuma exigir entre 4 e 6 semanas
- As opções de tratamento tópico incluem peróxido de benzoíla, retinoides, dapsona e antibióticos (principalmente a clindamicina)
- Antibióticos orais (tetraciclina, doxiciclina, minociclina) para acne inflamatória moderada; a eritromicina é uma alternativa quando as tetraciclinas estão contraindicadas
- Contraceptivos orais de baixa dosagem contendo um progestágeno não androgênico podem ser efetivos em mulheres. Pode-se adicionar a espironolactona oral
- Os corticosteroides intralesionais diluídos são efetivos na redução de pápulas e cistos altamente inflamatórios
- A isotretinoína oral é útil em alguns casos que não melhoram com a terapia antibiótica; é essencial o monitoramento e a prevenção da gestação
- Estão disponíveis técnicas cirúrgicas e com *laser* para o tratamento de cicatrizes

■ **Dica**

Não perca tempo continuando com terapias sem resultado em acne fibrótica – trate agressivamente para evitar novas cicatrizes.

Referência

Haider A, Shaw JC. Treatment of acne vulgaris. JAMA 2004;292:726. [PMID: 15304471]

Alopecia androgênica (Padrão comum de alopecia)

- **Princípios básicos do diagnóstico**
  - Predisposição genética associada à provável resposta excessiva do receptor de andrógenos
  - Homens na terceira e quarta décadas: perda gradual de cabelos, principalmente do vértice e das regiões temporais; a taxa é variável
  - Mulheres: perda difusa de cabelos ao longo da porção média do couro cabeludo, poupando a linha de cabelos frontal
  - Avaliação laboratorial adequada para mulheres com sinais de hiperandrogenismo (hirsutismo, acne, irregularidade menstrual)
  - O teste da tração de cabelos pode mostrar um número normal ou aumentado de cabelos telógenos; as hastes dos cabelos são estreitas, mas não são frágeis

- **Diagnóstico diferencial**
  - Eflúvio telógeno
  - Alopecia induzida por hipotireoidismo
  - Alopecia induzida por deficiência de ferro
  - Sífilis secundária
  - Tricotilomania
  - Tínea do cabelo
  - Alopecia *areata* em evolução
  - Eflúvio anágeno por quimioterapia ou outros fármacos

- **Tratamento**
  - O uso precoce de minoxidil tópico é efetivo na maioria dos casos de doença limitada
  - A finasterida oral evita a perda adicional e aumenta a contagem de cabelos (exceto nas têmporas); está contraindicada em mulheres em idade fértil; perde sua eficácia em mulheres na pós-menopausa
  - Perucas ou cabelos entrelaçados para fins cosméticos
  - Transplante de cabelos com minienxertos
  - As mulheres com hiperandrogenismo podem responder a terapias antiandrógenas

- **Dica**

Pacientes ansiosos com essa condição clínica sustentam um enorme mercado de produtos não investigados e inefetivos.

Referência

Rogers NE, Avram MR. Medical treatments for male and female pattern hair loss. J Am Acad Dermatol 2008;59:547. [PMID: 18793935]

Alopecia *areata*

■ Princípios básicos do diagnóstico

- Geralmente ocorre sem doença associada, mas os pacientes com alopecia *areata* têm incidência aumentada de dermatite atópica, síndrome de Down, líquen plano, vitiligo, tireoidite autoimune e LES
- Perda de cabelos rápida e completa em uma ou várias placas redondas ou ovais
- Ocorre no couro cabeludo ou na barba, sobrancelhas ou cílios; outras regiões de pelos são menos frequentemente envolvidas
- Pelos curtos e quebradiços na periferia da placa
- Durante a doença ativa, os pelos telógenos perto das placas são facilmente arrancados
- As placas mostram preservação de folículos e couro cabeludo normal
- Alguns pacientes têm depressões puntiformes nas unhas
- Alguns progridem para perda total de cabelos no couro cabeludo (alopecia *totalis*); alguns poucos pacientes perdem todos os pelos do corpo (alopecia *universalis*)
- Biópsia com secção horizontal se houver dúvidas quanto ao diagnóstico

■ Diagnóstico diferencial

- Tínea da cabeça
- Lesões iniciais de lúpus eritematoso discoide
- Lesões iniciais de líquen planopilar
- Sífilis secundária
- Tricotilomania
- Doença maligna metastática ou cutânea
- Síndrome dos cabelos anágenos soltos
- Alopecia androgênica

■ Tratamento

- O curso é variável: algumas placas melhoram espontaneamente e outras resistem à terapia
- Injeções intralesionais de esteroides (mensais) são o tratamento primário
- Uso tópico de antralina, corticosteroides ou minoxidil, sensibilização de contato com ácido esquárico e psoraleno mais UVA
- O estresse psicológico pode ser devastador; é fundamental um suporte emocional e a orientação do paciente

■ Dica

Como a doença acomete pelos escuros e frequentemente poupa pelos brancos, alguns pacientes com cabelo em "sal e pimenta" se queixarão de "embranquecimento súbito" do cabelo.

Referência

Norris D. Alopecia areata: current state of knowledge. J Am Acad Dermatol 2004;51(suppl):S16. [PMID: 15243493]

Candidíase cutânea

- **Princípios básicos do diagnóstico**
  - O intertrigo por *Candida* causa placas desnudadas superficiais rosadas ou de cor vermelho vivo, que podem ser circundadas por pequenas pústulas-satélite em área genitocrural, subaxilar, glútea, interdigital e submamária
  - A candidíase oral mostra placas branco-acinzentadas que saem para revelar uma base eritematosa
  - A candidíase oral é mais comum em pacientes idosos, debilitados, desnutridos, diabéticos ou com HIV, bem como naqueles que usam antibióticos, esteroides sistêmicos ou quimioterapia
  - A queilite angular (*perlèche*) algumas vezes é causada por *Candida*
  - A candidíase perianal pode causar prurido
  - A paroníquia por *Candida* causa espessamento e eritema da prega ungueal e secreção ocasional de pus fino

- **Diagnóstico diferencial**
  - Intertrigo por *Candida*: dermatofitose, infecções bacterianas da pele, dermatite seborreica, dermatite de contato, infecções fúngicas profundas, psoríase inversa, eritrasma, eczema
  - Candidíase oral: líquen plano, leucoplasia, língua geográfica, infecção por *Herpes simplex*, eritema multiforme, pênfigo
  - Paroníquia por *Candida*: paroníquia bacteriana aguda, paroníquia associada a hipoparatireoidismo, doença celíaca, acrodermatite enteropática ou artrite reativa
  - Candidíase mucocutânea crônica

- **Tratamento**
  - Controlar os fatores de exacerbação (p. ex., hiperglicemia em diabéticos, uso crônico de antibióticos, contraceptivos orais com predomínio de estrógenos, esteroides sistêmicos, próteses dentárias mal-adaptadas, desnutrição)
  - Tratar a doença cutânea localizada com azóis ou polienos tópicos
  - Xampus com soluções de acetato e alumínio para lesões desnudadas
  - Fluconazol ou itraconazol para terapia sistêmica
  - Suspensão de nistatina ou bochechos de clotrimazol para a doença oral
  - Tratar a paroníquia crônica com imidazóis tópicos ou com timol a 4% em clorofórmio
  - Evitar a exposição crônica à água

- **Dica**

Observar a presença de pústulas adjacentes e a ausência de muitas escamas; isso ajuda a diferenciar o intertrigo por Candida *da tínea crural.*

Referência

Huang DB, Ostrosky-Zeichner L, Wu JJ, Pang KR, Tyring SK. Therapy of common superficial fungal infections. Dermatol Ther 2004;17:517. [PMID: 15571501]

Carcinoma basocelular

- **Princípios básicos do diagnóstico**
  - Pápula rosada ou semitranslucente em forma de domo com telangiectasias sobrejacentes ou uma placa de tais nódulos com uma borda enrolada* ao redor de uma depressão central; pode haver crostas ou ulceração
  - A maioria ocorre na cabeça e no pescoço, mas o tronco e as extremidades também são afetadas
  - Mais comum em idosos e indivíduos de pele clara, mas ocorre em pessoas de todas as idades e etnias
  - Muitas variantes (nodular, superficial, micronodular, infiltrativo, esclerosante, pigmentado, etc.)
  - As medicações imunossupressoras aumentam a frequência e a agressividade; também há risco aumentado em pacientes com albinismo ou xeroderma pigmentoso, naqueles expostos à radioterapia ou ao arsênico
  - Tipicamente, há disseminação local crônica; raramente há metástases
  - A biópsia é fundamental para o diagnóstico

- **Diagnóstico diferencial**
  - Carcinoma epidermoide
  - Ceratose actínica
  - Ceratose seborreica
  - Doença de Paget
  - Melanoma
  - Nevos
  - Psoríase
  - Síndrome do carcinoma basocelular nevoide

- **Tratamento**
  - Cirurgia excisional com exame histológico das margens
  - Curetagem com eletrodissecação em lesões superficiais do tronco ou em pequenos tumores nodulares em locais selecionados
  - Cirurgia micrográfica de Mohs para lesões com histologia agressiva, recorrentes ou em áreas onde é importante a conservação de tecido
  - Creme de imiquimod em lesões superficiais selecionadas com acompanhamento cuidadoso
  - A radiação ionizante é uma alternativa
  - Proteção solar, uso regular de filtros solares, triagem regular da pele

- **Dica**

  Uma doença maligna extremamente comum, com milhões de casos anualmente no mundo todo.

Referência

Rubin AI, Chen EH, Ratner D. Basal cell carcinoma. N Engl J Med 2005;353:2262. [PMID: 16306523]

---

*N. de R.T. Também descrita como borda "perolada".

Carcinoma epidermoide

- Princípios básicos do diagnóstico
    - A exposição cumulativa à radiação UV é o maior fator de risco
    - Certas infecções por HPV, radiação, cicatrizes ou feridas de longa data, infecção por HIV e imunossupressão crônica também são fatores predisponentes (os pacientes transplantados têm risco 250 vezes maior)
    - Os pacientes com albinismo, xeroderma pigmentoso e epidermodisplasia verruciforme têm risco aumentado
    - Pápula, placa ou nódulo hiperceratótico, firme, indurado, vermelho ou da cor da pele, mais comumente em áreas de dano solar
    - Pode ulcerar e formar crostas
    - As lesões restritas à epiderme são carcinoma epidermoide *in situ* ou doença de Bowen; todas as outras são consideradas invasivas
    - As metástases são infrequentes, mas são devastadoras; as lesões em lábios ou cicatrizes e aquelas com envolvimento subcutâneo ou perineural têm risco maior
    - Os linfáticos regionais são a rota primária de disseminação
    - As biópsias de pele costumam ser diagnósticas

- Diagnóstico diferencial
    - Ceratoacantoma (variante de crescimento rápido e algumas vezes autoinvolutiva do carcinoma epidermoide)
    - Ceratose actínica da forma hipertrófica
    - Carcinoma basocelular
    - Verruga vulgar
    - Úlceras crônicas não cicatrizantes de outras causas (estase venosa, infecção, etc.)

- Tratamento
    - Cirurgia excisional com exame histológico das margens
    - Microcirurgia de Mohs com mapeamento imediato das margens para lesões de alto risco ou em áreas em que a preservação de tecido é importante
    - Curetagem e eletrodissecação em lesões pequenas *in situ*
    - Radioterapia como tratamento alternativo
    - Avaliar os pacientes com lesões agressivas ou envolvimento perineural no exame histológico para doença metastática
    - Radioterapia profilática em lesões de alto risco
    - Exames regulares de rastreamento e proteção solar

- Dica

Essa lesão é a principal razão para tratar todas as ceratoses actínicas; em dois terços dos pacientes com esse carcinoma a lesão surge em local de ceratose actínica prévia.

Referência

Garcia-Zuazaga J, Olbricht SM. Cutaneous squamous cell carcinoma. Adv Dermatol 2008;24:33. [PMID: 19256304]

Ceratose actínica (Ceratose solar)

■ Princípios básicos do diagnóstico
- Mais comum em idosos e indivíduos de pele clara; também são mais comuns em receptores de transplantes de órgãos e outros pacientes imunossuprimidos
- Discretas placas ceratóticas escamosas; avermelhadas, pigmentadas ou da cor da pele
- Encontradas primariamente na face, nas orelhas, no couro cabeludo, na região dorsal das mãos e nos antebraços
- Induzidas pela exposição crônica ao sol
- As lesões podem tornar-se hipertróficas ou desenvolver um corno cutâneo
- A ceratose actínica do lábio inferior (queilite actínica) se apresenta como descamação discreta e difusa de todo o lábio
- As ceratoses actínicas são lesões pré-malignas, pois algumas se transformam em carcinoma epidermoide ou basocelular

■ Diagnóstico diferencial
- Carcinoma epidermoide
- Doença de Bowen (carcinoma epidermoide *in situ*)
- Ceratose seborreica
- Lúpus eritematoso discoide
- Pênfigo foliáceo

■ Tratamento
- Crioterapia quando há um número limitado de lesões
- O uso tópico de fluorouracil ou imiquimod é efetivo na doença extensa; isso geralmente causa uma reação inflamatória intensa; a terapia fotodinâmica está surgindo como opção adicional de tratamento
- Terapia com *laser* para queilite actínica grave
- Manter um limiar baixo para a realização de biópsia em lesões atípicas ou naquelas que não melhoram com o tratamento
- Proteção solar e uso de filtros solares

■ Dica
Embora o uso tópico de fluorouracil ou imiquimod possa ser muito efetivo em pacientes com doença extensa, a orientação e a seleção do paciente são fundamentais – alguns indivíduos têm maior propensão para desenvolver algumas semanas de inflamação extensa induzida por esses agentes.

Referência
Criscione VD, Weinstock MA, Naylor MF, Luque C, Eide MJ, Bingham SF. Actinic keratoses: natural history and risk of malignant transformation in the Veterans Affairs Topical Tretinoin Chemoprevention Trial. Cancer 2009;115:2523. [PMID: 19382202]

Ceratose seborreica

- **Princípios básicos do diagnóstico**
  - Pápulas ou placas ovais, de cor marrom ou preta, verrucosas, de aspecto "grudado" e bem demarcadas; pode haver escamas hiperceratóticas oleosas
  - São geralmente múltiplas; alguns pacientes têm centenas delas
  - Os locais mais frequentes são o tórax e o dorso; couro cabeludo, face, pescoço e extremidades também são envolvidos
  - Costuma iniciar na quarta ou quinta décadas de vida
  - Predisposição familiar com provável herança autossômica dominante
  - A rápida erupção de lesões numerosas (sinal de Leser-Trélat) pode significar doença maligna interna

- **Diagnóstico diferencial**
  - Melanoma
  - Ceratose actínica
  - Nevos
  - Verruga vulgar
  - Lentigo solar
  - Carcinoma basocelular do tipo pigmentado
  - Carcinoma epidermoide
  - Dermatose papulosa *nigra* em pacientes de pele escura; várias pápulas pequenas em face, pescoço e porção superior do tórax
  - A estucoceratose mostra pápulas exofíticas hiperceratóticas, verrucosas e de cor cinza nas extremidades e que podem ser facilmente raspadas

- **Tratamento**
  - A ceratose seborreica não necessita de tratamento
  - Crioterapia e curetagem são efetivas para a remoção, podendo deixar uma área despigmentada
  - Terapia com eletrodissecação e *laser*

- **Dica**

Não é uma ameaça à saúde pública, mas olhe cuidadosamente todas essas lesões para excluir doença maligna da pele.

Referência

Noiles K, Vender R. Are all seborrheic keratoses benign? Review of the typical lesion and its variants. J Cutan Med Surg 2008;12:203. [PMID: 18845088]

Dermatite atópica (Eczema atópico)

- **Princípios básicos do diagnóstico**
  - Erupção pruriginosa, exsudativa ou liquenificada na face, pescoço, tronco superior, punhos, mãos, pregas antecubital e poplítea
  - Mais tipicamente há envolvimento de face e superfícies extensoras em lactentes
  - História pessoal ou familiar de alergias ou asma
  - Recorrente; é possível a remissão na adolescência
  - Eosinofilia periférica, elevação de IgE sérica – não necessárias para o diagnóstico

- **Diagnóstico diferencial**
  - Dermatite seborreica
  - Dermatite de contato
  - Escabiose
  - Impetigo
  - Eczema herpético pode sobrepor-se à dermatite atópica
  - Dermatite eczematosa pode ser a característica de apresentação de síndromes de imunodeficiência em lactentes

- **Tratamento**
  - Evitar qualquer coisa que resseque ou irrite a pele
  - Uso frequente de emolientes
  - Os corticosteroides tópicos são terapia de primeira linha
  - O uso tópico de tacrolimus e pimecrolimus é efetivo, mas é dispendioso como alternativa aos esteroides
  - A fototerapia algumas vezes é útil
  - Os anti-histamínicos sedativos aliviam o prurido, especialmente quando o sono é perturbado
  - Os pacientes atópicos frequentemente estão colonizados com estafilococos; antibióticos sistêmicos e banhos de alvejante (*bleach baths*) são úteis nas agudizações
  - Esteroides sistêmicos, ciclosporina ou outros imunossupressores em casos altamente selecionados
  - As restrições dietéticas podem ser benéficas nos poucos casos limitados em que alergias alimentares estão implicadas

- **Dica**

Um pequeno grupo de dermatite atópica pediátrica pode estar associado a alergia alimentar, mas as restrições dietéticas são de difícil realização.

Referência

Krakowski AC, Eichenfield LF, Dohil MA. Management of atopic dermatitis in the pediatric population. Pediatrics 2008;122:812. [PMID: 18829806]

Dermatite de contato alérgica

- Princípios básicos do diagnóstico
  - Eritema, edema e vesículas em áreas de contato com o agente suspeito
  - Pode haver exsudação, formação de crostas ou infecção secundária
  - Prurido intenso
  - O padrão da erupção pode ser diagnóstico (p. ex., vesículas em padrão de estrias lineares em doença por carvalho venenoso [*poison oak*] ou hera venenosa [*poison ivy*])
  - História de reação prévia ao agente de contato suspeito, embora os pacientes possam ser expostos durante anos aos alérgenos antes de desenvolverem hipersensibilidade
  - Considerar o teste cutâneo de contato para a doença crônica ou recorrente
  - Alérgenos comuns incluem níquel, plantas, neomicina, bacitracina, anestésicos tópicos, fragrâncias, conservantes, tinturas de cabelos, tinturas de tecidos, produtos de cuidados com as unhas, adesivos, ouro, cobalto, cromo e constituintes de produtos de borracha e látex

- Diagnóstico diferencial
  - Dermatite de contato não alérgica (irritativa)
  - Escabiose
  - Impetigo
  - Reação por dermatófitos
  - Dermatite atópica
  - Dermatite seborreica

- Tratamento
  - Identificar e evitar o agente de contato
  - Corticosteroides tópicos para envolvimento localizado
  - Compressas úmidas com solução de acetato de alumínio para umedecer as lesões
  - Corticosteroides sistêmicos para casos agudos e graves; a redução pode exigir 2 a 3 semanas para evitar o rebote
  - Pomadas de anti-histamínicos devem ser evitadas devido ao seu potencial de sensibilização

- Dica

Se o agente puder ser aerossolizado, como no caso de plantas do gênero Rhus *(galhos de hera ou carvalho venenoso em uma fogueira de acampamento), pode haver edema pulmonar não cardiogênico.*

Referência

Zug KA, Warshaw EM, Fowler JF Jr, et al. Patch-test results of the North American Contact Dermatitis Group 2005-2006. Dermatitis 2009;20:149. [PMID: 19470301]

Dermatite esfoliativa (Eritrodermia)

- **Princípios básicos do diagnóstico**
    - Eritema e descamação sobre a maior parte do corpo
    - É comum haver prurido
    - As manifestações sistêmicas podem incluir mal-estar, febre, calafrios, linfadenopatia e perda ponderal
    - Dermatoses preexistentes causam mais da metade dos casos
    - Biópsia de pele para identificar a causa
    - Estudos de rearranjo de genes leucocitários se houver suspeita de síndrome de Sézary e a biópsia não for diagnóstica
    - Não é uma doença única – a eritrodermia é a apresentação clínica de uma das condições descritas adiante

- **Diagnóstico diferencial**
    - Psoríase eritrodérmica
    - Pitiríase rubra pilar
    - Erupção por fármacos (incluindo a síndrome DRESS [erupção por fármacos com eosinofilia e sintomas sistêmicos])
    - Dermatite atópica
    - Dermatite de contato
    - Dermatite seborreica grave
    - Síndrome de Sézary de LCCT
    - Doença de Hodgkin

- **Tratamento**
    - Hidratantes e emolientes
    - Esteroides tópicos de média potência, possivelmente em conjunto com oclusão
    - Pode ser necessária a hospitalização para manejo de fluidos, eletrólitos e nutrição
    - Terapias sistêmicas específicas dependendo da causa
    - Suspender o uso do agente causador em casos induzidos por fármacos
    - Antibióticos para infecções bacterianas secundárias

- **Dica**

Eritrodermia inexplicada em um paciente de meia-idade ou idoso levanta a suspeita de uma doença maligna visceral.

Referência

Sehgal VN, Srivastava G, Sardana K. Erythroderma/exfoliative dermatitis: a synopsis. Int J Dermatol 2004;43:39. [PMID: 14693020]

Dermatite seborreica e caspa

- Princípios básicos do diagnóstico
    - Escamas soltas, secas, úmidas ou oleosas com ou sem placas subjacentes de cor rosa ou amarelo-marrom e com crostas
    - Predileção pelo couro cabeludo, sobrancelhas, pálpebras, pregas nasolabiais, orelhas e área pré-esternal; também podem ocorrer em axilas, umbigo, virilhas e prega glútea
    - Podem estar acompanhadas de prurido, especialmente no couro cabeludo
    - A evolução tipicamente é crônica e recorrente
    - A forma infantil no couro cabeludo é conhecida como crosta láctea

- Diagnóstico diferencial
    - Psoríase
    - Impetigo
    - Dermatite atópica
    - Dermatite de contato
    - Rosácea
    - Lúpus eritematoso
    - Tínea versicolor
    - Pediculose da cabeça (piolhos da cabeça)

- Tratamento
    - Xampus de sulfato de selênio, alcatrão, zinco ou cetoconazol
    - Uso tópico de corticosteroides ou inibidores da calcineurina
    - Creme de cetoconazol tópico
    - Corticosteroides e antibióticos sistêmicos em casos graves ou generalizados selecionados
    - O paciente deve saber que é necessário um tratamento crônico; pode-se diminuir a frequência do tratamento tópico até o mínimo necessário para a supressão dos sintomas

- Dica

Uma dermatite seborreica incomumente grave pode ser um marcador de doença de Parkinson ou de infecção avançada por HIV.

Referência

Naldi L, Rebora A. Clinical practice. Seborrheic dermatitis. N Engl J Med 2009;360:387. [PMID: 19164189]

Eczema numular

- **Princípios básicos do diagnóstico**
  - Homens de meia-idade e idosos são mais acometidos
  - Discretas placas em forma de moeda, eritematosas e com crostas, de 1 a 5 cm e que podem conter vesículas
  - Geralmente inicia na parte inferior das pernas, dorso das mãos ou superfícies extensoras dos braços, mas podem se espalhar e envolver todas as extremidades e o tronco ao longo de vários meses
  - O prurido costuma ser intenso

- **Diagnóstico diferencial**
  - Tínea do corpo
  - Psoríase
  - Dermatite xerótica
  - Impetigo
  - Dermatite de contato

- **Tratamento**
  - Evitar os agentes capazes de ressecar ou irritar a pele (banhos quentes ou frequentes, uso extenso de sabões, etc.)
  - Uso frequente de emolientes
  - Corticosteroides tópicos (com potência adequada à localização e à gravidade) aplicados duas vezes ao dia e reduzidos conforme a tolerância; são preferidas as formulações em unguento
  - O uso tópico de tacrolimus ou pimecrolimus é efetivo, mas são alternativas de custo mais alto em relação aos corticosteroides
  - Preparações tópicas de alcatrão
  - A fototerapia pode ser útil em casos graves
  - Anti-histamínicos sedativos para aliviar o prurido, usados ao deitar
  - Antibióticos quando há sinais de impetiginização (fissuras, crostas, erosões ou pústulas)
  - Esteroides sistêmicos apenas em casos refratários e altamente selecionados

- **Dica**

Se forma escamas, raspe-o; deve-se sempre examinar a preparação com KOH (hidróxido de potássio) para descartar tínea do corpo.

Referência

Gutman AB, Kligman AM, Sciacca J, James WD. Nummular eczema: soak and smear: a standard technique revisited. Arch Dermatol 2005; 141:1556. [PMID: 16365257]

Erisipela e celulite

- **Princípios básicos do diagnóstico**
  - Celulite: uma infecção aguda do tecido subcutâneo, causada mais frequentemente por *Streptococcus pyogenes* ou *Staphylococcus aureus*
  - Eritema, edema e dor são as características principais da celulite; pode progredir com vesículas, exsudação, púrpura e necrose
  - Podem ser vistas estrias linfangíticas
  - A demarcação com a pele não envolvida não é clara
  - Erisipela: envolve os linfáticos superficiais da derme
  - Erisipelas se caracterizam por placas edematosas quentes, vermelhas e dolorosas com borda indurada, elevada e bem demarcada; ocorre classicamente na face
  - Tanto a erisipela quanto a celulite necessitam de uma porta de entrada
  - Casos recorrentes são vistos com dano linfático ou insuficiência venosa
  - Um pródromo de mal-estar, febre e calafrios pode acompanhar ambas as doenças
  - Apresentações atípicas ou falha em responder ao tratamento exigem a expansão do diagnóstico diferencial e, possivelmente, exames laboratoriais (hemograma, função hepática, hemoculturas, biópsias de pele, culturas de tecidos ou exames de imagem)

- **Diagnóstico diferencial**
  - Fase inicial de fasciite necrotizante ou gangrena por *Clostridium*
  - Osteomielite subjacente
  - Infecções micobacterianas ou fúngicas profundas, especialmente em pacientes imunocomprometidos
  - Dermatose neutrofílica febril aguda (síndrome de Sweet)
  - Eritema migratório
  - Eritema nodoso
  - Trombose venosa
  - Insuficiência venosa crônica e dermatite de estase (muitos desses pacientes são diagnosticados erroneamente como tendo celulite da perna e tratados desnecessariamente com vários cursos de antibióticos)
  - Dermatite de contato, zóster em evolução e doenças do tecido conjuntivo podem imitar erisipelas

- **Tratamento**
  - Antibióticos sistêmicos adequados (os *S. aureus* isolados são cada vez mais resistentes à meticilina)
  - Cuidados locais com a pele e elevação da área acometida

- **Dica**

Procurar tinea pedis *como porta de entrada em pacientes com celulite de perna.*

Referência

Kroshinsky D, Grossman ME, Fox LP. Approach to the patient with presumed cellulitis. Semin Cutan Med Surg 2007;26:168. [PMID: 18070684]

Eritema multiforme menor

- **Princípios básicos do diagnóstico**
  - Geralmente associado a infecções por *Herpes simplex* (orolabiais mais do que genitais)
  - Os episódios ocorrem entre 1 e 3 semanas após o herpes orolabial e podem recorrer com os surtos posteriores
  - Inicialmente, com pápulas eritematosas bem demarcadas que se tornam edematosas
  - Mais tarde, aparecem lesões em "alvo" com três zonas: área escura central, que pode formar vesículas; anel pálido edematoso e eritema circundante
  - A região dorsal de mãos e pés, palmas, solas e superfícies extensoras são mais frequentemente acometidas, com número de lesões variando de poucas até centenas
  - Envolvimento de mucosa (geralmente oral) em 25% dos casos
  - As biópsias costumam fazer o diagnóstico, mas geralmente não são necessárias

- **Diagnóstico diferencial**
  - Stevens-Johnson em evolução
  - Pênfigo vulgar
  - Penfigoide bolhoso
  - Urticária
  - Dermatose neutrofílica febril aguda (síndrome de Sweet)
  - Lúpus cutâneo subagudo
  - Granuloma anular
  - Erupção medicamentosa fixa

- **Tratamento**
  - A terapia anti-herpética supressiva crônica evita 90% das recorrências (o tratamento dos episódios começado após o início dos sintomas não é efetivo)
  - Filtros solares faciais e labiais também podem diminuir as recorrências por limitar os surtos de herpes
  - Os episódios costumam ser autolimitados (melhorando em 1 a 4 semanas) e não exigem terapia
  - O uso de corticosteroides sistêmicos é desencorajado

- **Dica**

Mesmo quando uma história clínica de herpes não pode ser obtida, o uso empírico de antivirais pode evitar a recorrência das lesões em alvo.

Referência

Nikkels AF, Pierard GE. Treatment of mucocutaneous presentations of herpes simplex virus infections. Am J Clin Dermatol 2002;3:475. [PMID: 12180895]

Eritema nodoso

- **Princípios básicos do diagnóstico**
    - É uma inflamação reativa do tecido subcutâneo em associação com infecções (estreptococos, *Mycoplasma*, tuberculose, *Yersinia*, coccidioidomicose), fármacos (contraceptivos orais, sulfonamidas, brometos), sarcoidose e doença inflamatória intestinal
    - Placas ou nódulos eritematosos, dolorosos e simétricos de 1 a 10 cm de diâmetro na região pré-tibial
    - As lesões também são ocasionalmente vistas na parte superior das pernas, pescoço e braços
    - O início pode ser acompanhado por mal-estar, edema das pernas e artralgias
    - As lesões ficam planas depois de alguns dias, deixando uma placa violácea e, então, cicatrizam sem atrofia ou cicatrizes
    - Todas as lesões costumam melhorar dentro de 6 semanas, mas é comum haver recorrências
    - A forma crônica de curso prolongado não está associada a doenças subjacentes
    - Biópsia profunda de pele para o diagnóstico
    - Muitos casos são idiopáticos

- **Diagnóstico diferencial**
    - Eritema indurado ou vasculite nodular (secundariamente à tuberculose)
    - Paniculite pós-esteroides
    - Paniculite lúpica
    - Eritema multiforme
    - Sífilis
    - Doença de Behçet
    - Necrose de gordura subcutânea em associação com pancreatite

- **Tratamento**
    - Tratar as causas subjacentes
    - Repouso no leito, meias de compressão suave; evitar exercícios vigorosos
    - AINEs
    - Iodeto de potássio
    - Esteroides intralesionais em casos persistentes
    - Esteroides sistêmicos em casos graves; contraindicados quando a causa subjacente é infecciosa

- **Dica**

Lesões persistentes devem levar à consideração de uma causa pulmonar, como a tuberculose subclínica.

Referência

Requena L, Sánchez Yus E. Erythema nodosum. Semin Cutan Med Surg 2007;26:114. [PMID: 17544964]

Erupção medicamentosa fixa

■ Princípios básicos do diagnóstico

- As lesões recorrem no mesmo local a cada nova exposição à medicação causadora
- Ocorrem de 1 a 6 lesões
- Lesões orais, genitais, faciais e acrais são as mais comuns
- As lesões iniciam como placas eritematosas, edematosas, arredondadas e bem demarcadas
- Podem evoluir para lesões do tipo "alvo", bolhosas ou erosivas
- É comum haver hiperpigmentação pós-inflamatória
- Agentes causadores: AINEs, sulfonamidas, barbituratos, tetraciclinas, eritromicina, metronidazol, antifúngicos, pseudoefedrina, carbamazepina e laxativos com fenolftaleína

■ Diagnóstico diferencial

- Penfigoide bolhoso
- Eritema multiforme
- Síndrome de Sweet (dermatose neutrofílica febril aguda)
- A hiperpigmentação residual pode parecer semelhante à pigmentação deixada por vários outros distúrbios inflamatórios
- O diagnóstico diferencial de lesões genitais inclui psoríase, líquen plano e sífilis

■ Tratamento

- Evitar o agente causador
- Cuidado sintomático das lesões

■ Dica

É uma causa comumente esquecida de erosões penianas.

Referência

Sehgal VN, Srivastava G. Fixed drug eruption (FDE): changing scenario of incriminating drugs. Int J Dermatol 2006;45:897. [PMID: 16911371]

Erupção medicamentosa fotossensível

- **Princípios básicos do diagnóstico**
  - Morfologia variável; a fotodistribuição é fundamental para o diagnóstico
  - As reações fototóxicas lembram queimaduras solares; relacionam-se com a dose da medicação e da radiação UV; doxiciclina, amiodarona, fluoroquinolonas e AINEs são causas comuns
  - As reações fotoalérgicas são tipicamente vermelhas, escamosas, pruriginosas; são relacionadas ao sistema imune; costumam evoluir e melhorar lentamente; tiazídicos, sulfonamidas, sulfonilureias e fenotiazinas são causas comuns
  - A pseudoporfiria com formação de bolhas é causada por naproxeno, tetraciclinas, furosemida, dapsona, contraceptivos e outras medicações
  - As reações liquenoides com fotodistribuição devem-se mais frequentemente a tiazídicos, quinidina, AINEs e captopril

- **Diagnóstico diferencial**
  - Porfiria cutânea tardia ou outras porfirias
  - Lúpus eritematoso ou dermatomiosite
  - Dermatite de contato fotoalérgica ou fototóxica por fragrâncias, filtros solares ou furocumarinas em diversas plantas
  - Fotossensibilidade associada ao HIV
  - Erupção polimorfa à luz ou outro distúrbio idiopático de fotossensibilidade
  - Pelagra
  - Xeroderma pigmentoso ou outros distúrbios genéticos de fotossensibilidade

- **Tratamento**
  - Evitar o agente causador
  - Evitar a exposição ao sol, proteção com filtros solares de amplo espectro contendo bloqueadores físicos
  - Medidas locais de alívio ou corticosteroides tópicos

- **Dica**

A radiação UVA é o desencadeante mais comum; tenha certeza de recomendar filtros solares com boa cobertura UVA.

Referência

Stein KR, Scheinfeld NS. Drug-induced photoallergic and phototoxic reactions. Expert Opin Drug Saf 2007;6:431. [PMID: 17688387]

Erupção medicamentosa morbiliforme (Exantematosa)

- **Princípios básicos do diagnóstico**
    - Inicia com pequenas máculas eritematosas ou discretas pápulas que mais tarde se tornam confluentes
    - Erupção simétrica iniciando no tronco e, depois, ficando generalizada
    - Geralmente ocorre dentro das primeiras 2 semanas do tratamento medicamentoso, mas pode aparecer mais tarde
    - Costuma haver prurido proeminente
    - As causas mais comuns são ampicilina, amoxicilina, alopurinol, sulfonamidas e cefalosporinas
    - As erupções por amoxicilina são mais frequentes em pacientes com mononucleose infecciosa; as erupções por sulfonamidas são comuns em pacientes infectados por HIV

- **Diagnóstico diferencial**
    - Exantemas virais costumam ser indistinguíveis
    - Estágios iniciais de eritema multiforme maior ou síndrome de hipersensibilidade a fármacos
    - Febre escarlatina
    - Síndrome do choque tóxico
    - Doença de Kawasaki
    - Doença aguda do enxerto *versus* hospedeiro

- **Tratamento**
    - Suspender o agente causador, a menos que isso represente um risco maior para o paciente do que a erupção
    - Corticosteroides tópicos e anti-histamínicos orais
    - Evitar novos desafios com a medicação em casos de exantemas complexos e com certas medicações antirretrovirais

- **Dica**

Febre, linfadenopatia e eosinofilia devem levar imediatamente à avaliação para hepatite e pneumonite, sinais da síndrome DRESS; envolvimento de mucosas ou pele escurecida e dolorosa podem ser sinais da síndrome de Stevens-Johnson.

Referência

Cotliar J. Approach to the patient with a suspected drug eruption. Semin Cutan Med Surg 2007;26:147. [PMID: 18070681]

Escabiose

- **Princípios básicos do diagnóstico**
  - É causada pelo ácaro *Sarcoptes scabiei*
  - Erupção papular pruriginosa com predileção por espaços interdigitais, punhos, fossa antecubital, axilas, porção inferior do abdome, genitais, nádegas e mamilos
  - O prurido costuma piorar à noite
  - A face e o couro cabeludo são poupados (exceto em crianças e em imunossuprimidos)
  - Os túneis aparecem como linhas onduladas curtas e discretamente elevadas na pele, algumas vezes com vesículas
  - Na infestação de longa duração, pode haver eczematização secundária, impetigo e liquenificação
  - Nódulos vermelhos no pênis e no escroto
  - A forma crostosa em pessoas institucionalizadas, infectadas pelo HIV ou desnutridas tem alta carga de ácaros
  - O raspado dos túneis permite a confirmação microscópica de ácaros, ovos ou fezes; muitos casos são diagnosticados clinicamente

- **Diagnóstico diferencial**
  - Dermatite atópica
  - Urticária papular
  - Picadas de insetos
  - Dermatite herpetiforme

- **Tratamento**
  - Creme de permetrina a 5% aplicado do pescoço para baixo por 8 horas; lavagem abrangente de roupas e cobertas de cama; repetir a terapia em uma semana
  - O lindane é usado com pouca frequência em função de sua potencial toxicidade ao SNC
  - Ivermectina oral em casos refratários, epidemias institucionais ou pacientes imunossuprimidos
  - Tratar todos os contatos domiciliares e sexuais (alguns podem ser portadores assintomáticos)
  - Pápulas pruriginosas persistentes pós-escabiose comumente duram um mês; podem exigir o uso de corticosteroides tópicos

- **Dica**

É comum o prurido persistente por semanas após o tratamento; isso não significa invariavelmente a falha do tratamento.

Referência

Hicks MI, Elston DM. Scabies. Dermatol Ther 2009;22:279. [PMID: 19580575]

Foliculites, furúnculos e carbúnculos

■ Princípios básicos do diagnóstico
- Foliculites: pústulas de parede fina nos orifícios foliculares, particularmente em extremidades, couro cabeludo, face e nádegas; desenvolvem-se em agrupamentos e cicatrizam em poucos dias
- Furúnculos: abscesso perifolicular agudo, arredondado, doloroso e circunscrito; a maioria sofre necrose central e ruptura com liberação de secreção purulenta
- Carbúnculos: dois ou mais furúnculos confluentes
- A foliculite clássica é causada por *Staphylococcus aureus*

■ Diagnóstico diferencial
- Pseudofoliculite da barba
- Acne vulgar com erupções medicamentosas acneiformes
- Miliária pustular (erupção por calor)
- Foliculite fúngica
- Foliculite por *Herpes*
- Foliculite de banheiras quentes por *Pseudomonas*
- Foliculite por Gram-negativos (em pacientes com acne em terapia com antibióticos a longo prazo)
- Foliculite eosinofílica (pacientes infectados por HIV)
- Foliculite não bacteriana (por oclusão ou induzida por óleos)
- Hidradenite supurativa de axilas e virilhas
- Celulite dissecante do couro cabeludo

■ Tratamento
- Limpeza abrangente com sabões antibacterianos
- Pomada de mupirocina na doença limitada
- Antibióticos orais (dicloxacilina ou cefalexina) para envolvimento mais extenso
- Compressas quentes e antibióticos sistêmicos para furúnculos e carbúnculos
- Cultura para cepas resistentes à meticilina em lesões que não melhoram
- Lesões flutuantes maiores e selecionadas podem exigir incisão e drenagem

■ Dica

Fazer exame de cultura da porção anterior das narinas em casos recorrentes, para descartar estado de portador de S. aureus; *se for positivo, considerar a aplicação de mupirocina nas narinas e a adição de rifampicina oral como agente sistêmico secundário.*

Referência

Elston DM. Community-acquired methicillin-resistant Staphylococcus aureus. J Am Acad Dermatol 2007;56:l. [PMID: 17190619]

Granuloma anular

- Princípios básicos do diagnóstico
  - Pápulas assintomáticas da cor da pele ou vermelhas e planas que se espalham com resolução central formando placas anulares; a causa é desconhecida
  - Podem coalescer e, depois, melhorar espontaneamente
  - Predileção pelo dorso dos dedos, mãos e pés; cotovelos e tornozelos também são locais comuns
  - Mais comum em mulheres jovens (menos de 30 anos)
  - A forma generalizada é algumas vezes associada ao diabetes; a forma subcutânea é mais comum em crianças
  - Apresentações atípicas têm sido associadas a linfomas e infecção por HIV
  - A biópsia cutânea confirma o diagnóstico

- Diagnóstico diferencial
  - Necrobiose lipóidica
  - Tínea do corpo
  - Eritema migratório (doença de Lyme)
  - Sarcoidose
  - Sífilis secundária
  - Eritema multiforme
  - Lúpus eritematoso cutâneo subagudo
  - Líquen plano anular
  - Hanseníase
  - Nódulos reumatoides (forma subcutânea)

- Tratamento
  - Nenhum tratamento é necessário em casos leves; 75% dos pacientes com doença localizada melhoram em 2 anos (embora a recorrência seja comum)
  - Corticosteroides tópicos potentes ou intralesionais são efetivos para a doença limitada
  - A prednisona está contraindicada em função da recaída após a retirada
  - Há relatos de sucesso com dapsona, nicotinamida, iodeto de potássio, retinoides sistêmicos, antimaláricos e psoraleno mais UVA (PUVA)

- Dica

Muitos pacientes são erroneamente diagnosticados como infecção por tínea, pois as lesões do granuloma anular podem ser muito anulares.

Referência

Dahl MV. Granuloma annulate: long-term follow-up. Arch Dermatol 2007;143:946. [PMID: 17638746]

Herpes simples

■ **Princípios básicos do diagnóstico**
- Herpes orolabial: a infecção inicial varia de assintomática a gengivoestomatite grave
- Episódios recorrentes de bolhas agrupadas em base eritematosa; os lábios são mais frequentemente envolvidos
- A exposição UV é um fator desencadeante comum
- Herpes genital: a infecção primária se apresenta como doença sistêmica com grupamentos de bolhas e erosões no pênis, reto ou vagina
- As recorrências são comuns; apresentam-se como vesículas agrupadas e dolorosas
- A infecção assintomática (e a disseminação assintomática da infecção) é comum
- Há pródromos de fisgadas, prurido ou queimação
- Ocorre de maneira mais grave e persistente em pacientes imunocomprometidos
- O eczema herpético é difuso e superposto a uma dermatose inflamatória preexistente
- Panarício herpético; infecção de dedos ou das mãos
- Esfregaços de Tzanck, testes de anticorpos fluorescentes, culturas virais e biópsia de pele são diagnósticos

■ **Diagnóstico diferencial**
- Impetigo
- Zóster
- Sífilis, cancroide, linfogranuloma venéreo ou granuloma inguinal
- Aftas orais, infecção por Coxsackie vírus (herpangina), eritema multiforme, pênfigo ou infecção primária por HIV

■ **Tratamento**
- Filtros solares para evitar recorrências orolabiais
- Terapia intermitente aguda precoce com uso oral de aciclovir, fanciclovir ou valaciclovir
- Terapia supressiva profilática para pacientes com recorrências frequentes ou imunodeprimidos
- Profilaxia a curto prazo antes de exposição solar intensa, procedimentos dentários e *resurfacing* a *laser* para pacientes com doença orolabial recorrente
- Foscarnet IV para doença resistente em pacientes gravemente imunodeprimidos

■ **Dica**

Nos parceiros sexuais não infectados, a terapia supressiva crônica tem o potencial de reduzir o risco de transmissão.

Referência
Fatahzadeh M, Schwartz RA. Human herpes simplex virus infections: epidemiology, pathogenesis, symptomatology, diagnosis, and management. J Am Acad Dermatol 2007;57:737. [PMID: 17939933]

Linfoma cutâneo de células T (Micose fungoide)

- **Princípios básicos do diagnóstico**
  - Estágio inicial: placas eritematosas de 1 a 5 cm, algumas vezes pruriginosas, no abdome inferior, nádegas, parte superior das coxas e, em mulheres, nas mamas
  - Estágios intermediários: placas infiltradas, eritematosas e escamosas
  - Estágios avançados: tumores cutâneos, eritrodermia, linfadenopatia ou envolvimento visceral
  - A biópsia de pele com estudo imuno-histoquímico é fundamental; podem ser necessárias várias biópsias ao longo de meses ou anos para confirmar o diagnóstico
  - Relação CD4:CD8, testes para detectar rearranjo clonal do gene do receptor de células T
  - A micose fungoide é o tipo clássico e mais comum, mas há várias outras formas de LCCT

- **Diagnóstico diferencial**
  - Psoríase
  - Erupção cutânea
  - Dermatoses eczematosas
  - Hanseníase
  - Tínea do corpo
  - Outras doenças malignas linforreticulares

- **Tratamento**
  - O tratamento depende do estágio da doença
  - A terapia precoce e agressiva pode controlar as lesões cutâneas – não mostrou evitar a progressão
  - Corticosteroides de alta potência, mecloretamina ou carmustina (BCNU) topicamente
  - Fototerapia nos estágios iniciais
  - As opções para a doença avançada incluem irradiação cutânea total com feixe de elétrons, fotoforese extracorpórea, quimioterapia sistêmica, retinoides, interferon-alfa, inibidores da deacetilase de histona e denileucina diftitox (toxina diftérica fundida com IL-2 recombinante)

- **Dica**

Tomar cuidado com a psoríase em adultos que não responde à terapia ou com placas hipopigmentadas em pacientes jovens; esse pode ser o diagnóstico.

Referência

Girardi M, Heald PW, Wilson LD. The pathogenesis of mycosis fungoides. N Engl J Med 2004;350:1978. [PMID: 15128898]

Líquen plano

- **Princípios básicos do diagnóstico**
    - Pequenas pápulas pruriginosas, violáceas, poligonais e planas; pode haver estrias brancas (estrias de Wickham) na superfície
    - Locais comuns: superfície flexora dos punhos, dorso das mãos, antebraços, canelas, tornozelos
    - A mucosa oral é acometida por úlceras ou placas brancas reticuladas em metade dos pacientes
    - As lesões vulvovaginais e perianais mostram leucoplasia ou erosões
    - As lesões na glande podem ser anulares
    - O envolvimento do couro cabeludo (líquen planopilar) causa alopecia cicatricial
    - As alterações ungueais são infrequentes (10%), mas podem incluir o pterígio
    - O trauma pode causar lesões adicionais (fenômeno de Koebner)
    - Variantes linear, anular, actínico, atrófico e hipertrófico
    - Biópsia de pele quando o diagnóstico não está claro

- **Diagnóstico diferencial**
    - Erupção liquenoide por fármacos (betabloqueadores, antimaláricos, tiazídicos, furosemida e outros)
    - Pitiríase rósea
    - Psoríase
    - Sífilis secundária
    - Lesões mucosas: líquen escleroso, candidíase, eritema multiforme, leucoplasia, pênfigo vulgar, penfigoide bolhoso
    - LED

- **Tratamento**
    - Esteroides tópicos ou intralesionais ou inibidores da calcineurina tópicos para lesões mucosas ou cutâneas limitadas
    - Corticosteroides sistêmicos, psoraleno mais UVA, isotretinoína ou acitretina orais, antimaláricos para doença generalizada
    - Ciclosporina para casos graves
    - Monitorar quanto à transformação maligna em carcinoma epidermoide em caso de doença mucosa erosiva
    - Manejo agressivo para evitar cicatrizes debilitantes no líquen plano vulvar

- **Dica**

    A infecção por hepatite C parece estar associada ao líquen plano – considerar a realização do teste em pacientes com esse problema.

Referência

Shengyuan L, Songpo Y, Wen W, Wenjing T, Haitao Z, Binyou W. Hepatitis C virus and lichen planus: a reciprocal association determined by a meta-analysis. Arch Dermatol 2009;145:1040. [PMID: 19770446]

Líquen simples crônico e prurigo nodular

- **Princípios básicos do diagnóstico**
  - Prurido localizado grave crônico; as lesões resultam do hábito de coçar, esfregar ou puxar
  - Líquen simples crônico: placas eritematosas e hiperpigmentadas bem circunscritas com marcas cutâneas acentuadas, geralmente em extremidades e região cervical posterior
  - Prurigo nodular: múltiplos nódulos escoriados eritematosos ou amarronzados, com formato de domo, firmes e do tamanho de uma ervilha, tipicamente nas extremidades

- **Diagnóstico diferencial**
  - Líquen simples crônico: fenômeno secundário na dermatite atópica, dermatite de estase, reação a picada de insetos, dermatite de contato ou prurido de outra causa
  - Lesões de psoríase, linfoma cutâneo, líquen plano e tínea do corpo podem ser parecidas com o líquen crônico simples
  - Prurigo nodular: associado a infecção por HIV, hipertireoidismo, disfunção renal, doença hepática, dermatite atópica, linfoma, anemia, estresse emocional, gestação e enteropatia por glúten
  - Lesões de líquen plano hipertrófico, distúrbios perfurantes, ceratoacantomas e nódulos de escabiose podem ser parecidas com o prurigo nodular

- **Tratamento**
  - Evitar a coçadura das áreas envolvidas – a oclusão com fita esteroide, curativos semipermeáveis ou mesmo com bota de Unna pode ser útil
  - Esteroides intralesionais ou esteroides superpotentes tópicos são úteis no tratamento de lesões individuais
  - Os anti-histamínicos orais têm benefício limitado
  - Fototerapia, isotretinoína, calcipotrieno tópico e ciclosporina oral são alternativas
  - Talidomida no prurigo nodular grave recalcitrante; a prevenção de gestação e o monitoramento de efeitos colaterais são fundamentais

- **Dica**

Essas lesões são uma resposta ao hábito crônico de esfregar ou puxar a pele; apenas raramente uma causa específica é sugerida pela morfologia das lesões isoladamente.

Referência

Lee MR, Shumack S. Prurigo nodularis: a review. Australas J Dermatol 2005;46:211. [PMID: 16197418]

Lúpus eritematoso discoide (Cutâneo crônico)

- **Princípios básicos do diagnóstico**
  - Máculas ou pápulas vermelhas que evoluem para placas hiperceratóticas bem demarcadas com plugues foliculares
  - As lesões cicatrizam a partir do centro com atrofia, despigmentação e telangiectasias
  - Lesões localizadas mais comumente em couro cabeludo, nariz, bochechas, orelhas, lábio inferior e pescoço
  - As lesões no couro cabeludo causam alopecia cicatricial
  - A doença generalizada envolve o tronco e as extremidades superiores
  - Sorologias anormais, leucopenia e albuminúria identificam os pacientes com LED com probabilidade de progressão; as crianças com LED têm maior chance de progressão
  - Biópsia de pele para o diagnóstico; imunofluorescência direta

- **Diagnóstico diferencial**
  - Dermatite seborreica
  - Rosácea
  - *Lupus vulgaris* (tuberculose cutânea)
  - Sarcoidose
  - Doença de Bowen (carcinoma epidermoide *in situ*)
  - Erupção polimorfa à luz
  - Sífilis terciária
  - Líquen planopilar do couro cabeludo

- **Tratamento**
  - Rastreamento para doença sistêmica com história, exame físico e exames laboratoriais
  - Proteção solar agressiva, incluindo filtro solar com alto FPS
  - Corticosteroides tópicos potentes ou esteroides intralesionais para lesões localizadas
  - A terapia sistêmica com antimaláricos é a terapia-padrão; monitorar os exames laboratoriais; consulta oftalmológica a cada 6 meses; o tabagismo diminui a eficácia
  - Imunossupressivos em casos resistentes (metotrexato, azatioprina ou micofenolato de mofetila)
  - Talidomida em casos graves; a prevenção de gestação e o monitoramento de efeitos colaterais são fundamentais

- **Dica**

Menos de 10% dos pacientes com LED progridem para LES – focar na tranquilização e no tratamento adequado para limitar a formação de cicatrizes desfigurantes.

Referência

Walling HW, Sontheimer RD. Cutaneous lupus erythematosus: issues in diagnosis and treatment. Am J Clin Dermatol 2009;10:365. [PMID: 19824738]

Melanoma maligno

- **Princípios básicos do diagnóstico**
  - Incidência maior naqueles de pele clara, olhos azuis, cabelos loiros ou ruivos, queimaduras solares com bolhas, exposição crônica ao sol, história familiar, imunodeficiências, muitos nevos, nevos displásicos, nevos congênitos gigantes e certas doenças genéticas, como o xeroderma pigmentoso
  - ABCD dos sinais de alarme: **a**ssimetria, **b**ordas irregulares, **c**oloração variada e **d**iâmetro maior que 6 mm
  - As características clínicas variam dependendo do subtipo e da localização
  - A detecção precoce é fundamental; a doença em estágio avançado tem alta mortalidade
  - A microscopia com epiluminescência pode ajudar a identificar lesões de alto risco
  - As biópsias para o diagnóstico devem ser suficientemente profundas para permitir a medida da espessura; devem ser evitadas as biópsias parciais

- **Diagnóstico diferencial**
  - Ceratose seborreica
  - Carcinoma basocelular do tipo pigmentado
  - Nevos benignos ou displásicos (de Clark)
  - Lentigo solar
  - Granuloma piogênico
  - Sarcoma de Kaposi
  - Dermatofibroma
  - Espessamento de nevos associado à gestação

- **Tratamento**
  - Na doença localizada, o prognóstico é determinado pelas características histológicas (microestadiamento)
  - Estadiamento adequado incluindo história e exame físico; considerar exames laboratoriais, radiológicos e biópsia de linfonodo sentinela para avaliar a disseminação metastática (não indicada para os estádios 0 ou IA)
  - A reexcisão com margens apropriadas é determinada pelas características histológicas do tumor
  - Terapia adjuvante para lesões de alto risco
  - Acompanhamento cuidadoso
  - Considerar avaliação e aconselhamento genético no melanoma familiar

- **Dica**

Quando um sinal é suspeito ou está mudando, deve ir para a formalina.

Referência

Balch CM, Gershenwald JE, Soong SJ, et al. Final version of 2009 AJCC Melanoma Staging and Classification. J Clin Oncol 2009;27:6199. [PMID: 19917835]

Melasma (Cloasma facial)

- **Princípios básicos do diagnóstico**
  - É visto com maior frequência em mulheres gestantes, que usam contraceptivos ou que fazem terapia de reposição hormonal
  - Placas amarronzadas simétricas e bem demarcadas com bordas irregulares
  - Tipicamente nas bochechas e fronte, mas também podem envolver mamilos, genitais ou antebraços
  - Exacerbado pela exposição solar
  - Mais comum em pacientes de origem asiática ou hispânica

- **Diagnóstico diferencial**
  - Hiperpigmentação pós-inflamatória
  - Fotodermatite de contato por perfumes
  - Ocronose exógena (por hidroquinona, fenol ou resorcinol)
  - Hiperpigmentação induzida por fármacos (minociclina, ouro, fenitoína, etc.)

- **Tratamento**
  - Proteção solar, incluindo filtros solares de amplo espectro com cobertura UVA
  - Cremes clareadores com hidroquinona a 4% são moderadamente efetivos, algumas vezes em combinação com retinoides tópicos e esteroides tópicos leves (contraindicados durante a gestação e lactação)

- **Dica**

O melasma induzido pela gestação melhora em alguns meses; a doença induzida por fármacos e não tratada pode persistir por anos, mesmo após a suspensão da medicação.

Referência

Balch CM, Gupta AK, Cover MD, Nouri K, Taylor S. The treatment of melasma: a review of clinical trials. J Am Acad Dermatol 2006;55:1048. [PMID: 17097400]

Molusco contagioso

■ Princípios básicos do diagnóstico
- Pápulas peroladas, lisas, firmes e com formato de domo; umbilicação central característica e núcleo branco
- Doença sexualmente transmitida em adultos imunocompetentes; geralmente com menos de 20 lesões; na parte inferior do abdome, parte superior das coxas e haste peniana
- Frequentemente com lesões generalizadas em crianças pequenas
- Os pacientes imunossuprimidos, especialmente com Aids e contagem de CD4 menor do que 100/μL, têm maior risco; lesões grandes e desfigurantes na face e genitália
- Também estão predispostos os pacientes com doenças malignas, sarcoidose, dermatite atópica extensa ou com história de uso difuso de esteroides tópicos

■ Diagnóstico diferencial
- Verrugas
- Varicela
- Infecção bacteriana
- Carcinoma basocelular
- Líquen plano

■ Tratamento
- Evitar tratamentos agressivos em crianças pequenas; as terapias possíveis para crianças incluem o uso tópico de tretinoína ou cantaridina, ou a aplicação contínua de fita oclusiva
- Crioterapia ou curetagem para adultos com doença genital
- Nos pacientes com HIV, as terapias antirretrovirais que resultam em aumento das contagens de CD4 são o tratamento mais efetivo para essa efermidade, embora as respostas possam demorar 6 meses ou mais

■ Dica

A infecção criptocócica disseminada pode imitar as lesões de molusco contagioso em pacientes com HIV/Aids.

Referência

Hanna D, Hatami A, Powell J, et al. A prospective randomized trial comparing the efficacy and adverse effects of four recognized treatments of molluscum contagiosum in children. Pediatr Dermatol 2006;23:574. [PMID: 17156002]

Nevos (Nevos congênitos, nevos adquiridos)

■ **Princípios básicos do diagnóstico**
- Os nevos adquiridos comuns têm superfície e padrão de cor homogêneos, bordas lisas e delimitadas e são arredondados ou ovais
- A cor pode variar de cor de carne a marrom
- São planos ou elevados, dependendo do subtipo ou do estágio de evolução
- Biópsia excisional para descartar melanoma em nevos com alteração de aparência ou naqueles com características suspeitas (veja Melanoma maligno)
- Nevos congênitos têm pigmentação escura, algumas vezes com pápulas ou placas pilosas que podem estar presentes ao nascimento
- Grandes nevos congênitos (aqueles cujo maior diâmetro será maior do que 20 cm na vida adulta) têm risco aumentado de melanoma; quando são encontrados na cabeça, no pescoço ou na linha média posterior, estão associados a melanocitose leptomeníngea subjacente

■ **Diagnóstico diferencial**
- Nevo displásico (de Clark)
- Melanoma
- Lentigo simples
- Lentigo solar
- Dermatofibroma
- Carcinoma basocelular
- Molusco contagioso
- Nevo azul
- Mancha café com leite
- Nevo epidérmico
- Nevo de Becker

■ **Tratamento**
- Excisão de nevos que causam preocupação e daqueles com risco maior de desenvolver melanoma
- Biópsia de lesões suspeitas
- TC de crânio e medula espinal em crianças com grandes nevos congênitos em cabeça, pescoço ou linha média posterior

■ **Dica**

As biópsias parciais de lesões suspeitas podem tornar difícil o diagnóstico histológico; evitá-las em favor das biópsias excisionais.

Referência

Marghoob AA, Borrego JP, Halpern AC. Congenital melanocytic nevi: treatment modalities and management options. Semin Cutan Med Surg 2007;26:231. [PMID: 18395671]

Onicomicose (tínea da unha)

- **Princípios básicos do diagnóstico**
  - Descoloração amarelada, acúmulo de queratina subungueal, friabilidade e separação da lâmina ungueal
  - Pode haver apenas uma descamação branca sobrejacente se for superficial
  - Raspados de unha para exame microscópico imediato, cultura ou exame histológico com coloração de ácido periódico de Schiff para estabelecer o diagnóstico; podem ser necessárias amostras repetidas

- **Diagnóstico diferencial**
  - Onicomicose ou paroníquia por *Candida*
  - Psoríase
  - Líquen plano
  - Dermatite de contato alérgica por esmaltes
  - Urticária de contato por alimentos ou outros sensibilizantes
  - Alterações ungueais relacionadas a artrite reativa (Reiter), doença de Darier, escabiose crostosa

- **Tratamento**
  - Confirmar o diagnóstico antes de iniciar a terapia
  - Cremes antifúngicos não são efetivos; o esmalte de ciclopirox tópico está aprovado, mas tem baixa eficácia
  - O uso oral de terbinafina ou itraconazol é efetivo, embora seja comum a reinfecção
  - Antifúngicos tópicos profiláticos semanais para suprimir a tínea do pé podem limitar a recorrência após o tratamento oral
  - O consentimento informado adequado é fundamental; os pacientes devem decidir se os benefícios da terapia oral superam os riscos (incluindo o risco de falência hepática)

- **Dica**

Dados os riscos da terapia sistêmica e o número de doenças que imitam esse distúrbio, é essencial um diagnóstico acurado antes do tratamento.

Referência

Finch JJ, Warshaw EM. Toenail onychomycosis: current and future treatment options. Dermatol Ther 2007;20:31. [PMID: 17403258]

Pediculose (Piolhos)

- **Princípios básicos do diagnóstico**
  - Há três tipos de piolhos (*Pediculus humanus*), cada um com uma predileção por determinada parte do corpo
  - Dermatite causada pela resposta inflamatória à saliva do piolho
  - Pediculose da cabeça (piolho da cabeça): prurido intenso no couro cabeludo, presença de lêndeas, possível impetigo secundário e linfadenopatia cervical; mais comum em crianças e rara em negros
  - Pediculose do corpo (piolho do corpo): raramente encontrada na pele, causa prurido generalizado, máculas eritematosas ou vergões urticariformes, escoriações e liquenificação; os moradores de rua e pessoas que vivem em condições de aglomeração são mais frequentemente acometidas
  - Pediculose púbica (chato): costuma ser transmitida sexualmente; geralmente limitada à área púbica, axilas e cílios; os piolhos podem ser observados na pele, e as lêndeas, nos pelos; podem ser vistas máculas cerúleas (máculas azuis)
  - Os piolhos do corpo podem causar febre das trincheiras, febre recorrente e tifo epidêmico

- **Diagnóstico diferencial**
  - Piolhos da cabeça: impetigo, cabelos com casca (*hair casts*), dermatite seborreica
  - Piolhos do corpo: escabiose, urticária, impetigo, dermatite herpetiforme
  - Piolhos púbicos: escabiose, prurido anogenital, eczema

- **Tratamento**
  - Piolhos da cabeça: permetrinas tópicas com remoção de lêndeas no intervalo e retratamento em uma semana; a loção de malathion* também é efetiva
  - As piretrinas estão disponíveis sem receita médica; é comum haver resistência
  - Tratar os contatos domiciliares
  - Piolhos do corpo: lavar todas as roupas e lençóis (pelo menos 30 minutos a 65°C em secador ou pressão com ferro de roupas de lã); o paciente deve, então, banhar-se; não são necessários pesticidas
  - Piolhos púbicos: o tratamento é o mesmo que para os piolhos da cabeça; as lesões em cílios são tratadas com cobertura espessa de vaselina mantida por uma semana; a recorrência é mais comum em pacientes com HIV

- **Dica**

A infestação intensa por piolhos do corpo pode causar deficiência de ferro; procurá-los se outras fontes de perda sanguínea forem excluídas.

Referência

Ko CJ, Elston DM. Pediculosis. J Am Acad Dermatol 2004;50:1. [PMID: 14699358]

---

*N. de R.T. Organofosfato, não disponível para uso médico no Brasil.

Penfigoide bolhoso

- **Princípios básicos do diagnóstico**
  - Inicia na sétima ou oitava décadas de vida, embora também ocorra em crianças
  - Causado por autoanticorpos contra dois componentes específicos do hemidesmossomo
  - Ocasionalmente é induzido por fármacos (penicilamina, furosemida, captopril, enalapril, penicilina, sulfassalazina, ácido nalidíxico)
  - Bolhas grandes e tensas que se rompem deixando áreas desnudas que reepitelizam sem formação de cicatrizes
  - Placas eritematosas ou placas urticariformes podem ser precursoras ou ocorrer sem bolhas
  - Predileção por virilhas, axilas, áreas flexoras em antebraços, coxas e canelas; pode ocorrer em qualquer lugar; alguns casos envolvem a cavidade oral
  - Frequentemente há prurido
  - Diagnóstico feito pela biópsia da lesão, imunofluorescência perilesional e imunofluorescência indireta

- **Diagnóstico diferencial**
  - Epidermólise bolhosa adquirida
  - Penfigoide cicatricial
  - Herpes gestacional
  - Dermatose por IgA linear
  - Dermatite herpetiforme
  - A doença inicial pode imitar reações medicamentosas, urticária, dermatite de contato ou escabiose

- **Tratamento**
  - Prednisona inicialmente
  - Nicotinamida mais tetraciclina para poupar os esteroides
  - Alguns pacientes exigem outros imunossupressores para permitir a redução dos corticosteroides (azatioprina, metotrexato em dose baixa ou micofenolato de mofetila); monitorar os pacientes quanto a efeitos colaterais e infecções
  - Esteroides tópicos para doença leve localizada que escapa ao tratamento clínico
  - O penfigoide costuma ser autolimitado, durando de meses a anos

- **Dica**

Muitos pacientes se apresentam nos estágios iniciais apenas com prurido intratável; as vesículas e bolhas ocorrem mais tarde.

Referência

Olasz EB, Yancey KB. Bullous pemphigoid and related subepidermal autoimmune blistering diseases. Curr Dir Autoimmun 2008;10:141. [PMID: 18460884]

Pioderma gangrenoso

■ Princípios básicos do diagnóstico

- As lesões iniciam como pústulas inflamatórias, algumas vezes em local de trauma
- O halo eritematoso aumenta de tamanho e, então, necrosa e ulcera
- Úlceras dolorosas com bordas violáceas irregulares e desnudas; a base parece purulenta
- As úlceras cicatrizam lentamente, formando cicatrizes atróficas
- Costuma ser crônico e recorrente; pode estar acompanhado de artrite poliarticular
- Associado a doença inflamatória intestinal (DII), distúrbios linfoproliferativos e artrite; também é visto com hepatites B ou C, infecção por HIV, lúpus, gestação, síndrome PAPA (pioderma, artrite piogênica e acne) e outros
- Até metade dos casos é idiopática
- É um diagnóstico de exclusão; biópsias com colorações e culturas especiais para descartar infecções (bacterianas, micobacterianas, fúngicas, sífilis terciária, amebíase)

■ Diagnóstico diferencial

- Foliculite, picadas de aranha ou síndrome de Sweet (dermatose neutrofílica febril aguda)
- Úlceras secundárias a infecções subjacentes
- Úlceras secundárias a neoplasias subjacentes
- Ulcerações factícias por substâncias injetadas
- Vasculite (especialmente granulomatose de Wegener)
- Necrose por cumarínicos

■ Tratamento

- Tratar a DII, quando houver
- Compressas locais, curativos oclusivos, esteroides tópicos potentes, esteroides intralesionais ou tacrolimus tópico
- Esteroides sistêmicos em alta dose na doença disseminada; se não for estabelecido o controle ou se não houver sucesso na retirada do esteroide, adiciona-se um agente poupador de esteroides (ciclosporina, micofenolato de mofetila, infliximabe, etc.)
- Dapsona, sulfassalazina e clofazimina também são poupadores de esteroides

■ Dica

O seu reaparecimento na DII pode indicar uma recaída entérica iminente.

Referência

Ruocco E, Sangiuliano S, Gravina AG, Miranda A, Nicoletti G. Pyoderma gangrenosum: an updated review. J Eur Acad Dermatol Venereol 2009;23:1008. [PMID: 19470075]

Pitiríase rósea

- **Princípios básicos do diagnóstico**
  - Pápulas ovais simétricas de cor salmão com o eixo longo acompanhando as linhas de clivagem
  - As lesões demonstram "colar de escamas" na periferia
  - O tronco é envolvido com maior frequência; as áreas expostas ao sol costumam ser poupadas
  - Uma placa "precursora" costuma preceder a erupção em 1 ou 2 semanas; alguns pacientes relatam um pródromo de sintomas constitucionais
  - Dura tipicamente entre 6 e 10 semanas
  - O prurido é comum, mas costuma ser leve
  - É mais comum entre as idades de 10 e 35 anos
  - São comuns as variações no modo de início, na morfologia, na distribuição e na evolução. As formas atípicas incluem as variantes de distribuição inversa, mucosa, urticária, vesicular, pustular e purpúrica
  - As tentativas de isolar um agente infeccioso têm sido desapontadoras

- **Diagnóstico diferencial**
  - Sífilis secundária
  - Tínea do corpo
  - Dermatite seborreica
  - Tínea versicolor
  - Exantema viral
  - Erupção medicamentosa
  - Psoríase (forma *gutata*)

- **Tratamento**
  - Não costuma ser necessário; a maioria dos casos melhora espontaneamente
  - Esteroides tópicos ou anti-histamínicos orais para o prurido
  - A fototerapia com UVB pode acelerar a involução das lesões
  - Cursos breves de corticosteroides sistêmicos em casos graves selecionados
  - Um estudo demonstrou que a eritromicina oral acelera a melhora das lesões, mas isso não foi replicado em um ensaio subsequente

- **Dica**

Pedir um teste de reagina plasmática rápida em pacientes sexualmente ativos.

Referência

Drago F, Broccolo F, Rebora A. Pityriasis rosea: an update with a critical appraisal of its possible herpes viral etiology. J Am Acad Dermatol 2009;61:303. [PMID: 19615540]

Prurido difuso

- **Princípios básicos do diagnóstico**
  - As escoriações são um sinal objetivo de prurido, mas não estão sempre presentes
  - Pode ser sistêmico (metabólico, endócrino, induzido por fármacos, paraneoplásico, etc.), dermatológico (em pele doente ou inflamada), neuropático (em queimação, em agulhadas, disestésico) ou psicogênico

- **Diagnóstico diferencial**
  - Doença hepática, especialmente colestática
  - Hepatite C com ou sem disfunção hepática
  - Insuficiência ou falência renal crônica
  - Hipotireoidismo ou hipertireoidismo
  - Parasitose intestinal
  - Policitemia rubra *vera*
  - Linfomas, leucemias, mieloma, outras doenças malignas
  - Doenças neuropsiquiátricas (anorexia nervosa, delírios de parasitoses)
  - Escabiose ou outras infestações

- **Tratamento**
  - Para prurido associado a doença de pele, tratar a condição primária
  - Anti-histamínicos sedativos para alívio sintomático, especialmente à noite
  - Loções de mentol tópicas, capsaicina tópica
  - Os antagonistas opioides (naltrexona) podem ajudar em caso de prurido colestático, urêmico ou outros
  - Antidepressivos (inibidores seletivos da recaptação da serotonina ou mirtazapina)
  - Anticonvulsivantes (gabapentina, carbamazepina)
  - Otimização da diálise, eritropoietina (epoetina alfa), emolientes, colestiramina, quelantes de fosfato e fototerapia são úteis em alguns casos de prurido urêmico
  - Aspirina para o prurido da policitemia *vera*

- **Dica**

As escoriações poupam as áreas fora do alcance do paciente, tais como a "zona da borboleta" nas costas, e mostram que o prurido é primário.

Referência

Ikoma A, Steinhoff M, Ständer S, Yosipovitch G, Schmelz M. The neurobiology of itch. Nat Rev Neurosci 2006;7:535. [PMID: 16791143]

Psoríase

- **Princípios básicos do diagnóstico**
  - Escamas prateadas em placas de cor vermelho vivo bem demarcadas que ocorrem mais comumente em joelhos, cotovelos e couro cabeludo
  - Unhas com depressões puntiformes ou onicodistrofia
  - Descoloração rósea da prega interglútea
  - As lesões podem ser induzidas em locais de trauma (fenômeno de Koebner)
  - Prurido leve ou ausente
  - Associada a artrite psoriática em até 25% dos casos
  - Risco aumentado de doença cardiovascular na psoríase grave
  - Muitas variantes (em placas, inversa, *gutata*, palmoplantar, pustular, eritrodérmica e outras)

- **Diagnóstico diferencial**
  - Candidíase cutânea
  - Tínea do corpo
  - Eczema numular
  - Dermatite seborreica
  - Pitiríase rósea
  - Sífilis secundária
  - Pitiríase rubra pilar
  - Carcinoma epidermoide *in situ* (doença de Bowen)
  - Os achados ungueais podem imitar a onicomicose
  - Características cutâneas de artrite reativa (síndrome de Reiter)
  - Estágio em placas do LCCT

- **Tratamento**
  - Uso tópico de esteroides, calcipotrieno, preparações de alcatrão, antralina, inibidores da calcineurina ou tazaroteno
  - Xampus de alcatrão, esteroides tópicos, calcipotrieno, agentes ceratolíticos ou esteroides intralesionais para lesões em couro cabeludo
  - Fototerapia (UVB, psoraleno mais UVA, *laser excimer* ou regime Goeckerman) para doença disseminada
  - Em casos graves selecionados, uso sistêmico de metotrexato, ciclosporina, acitretina, etanercept, infliximabe, adalimumabe, alefacept, golimumabe e ustekinumabe

- **Dica**

Ter cuidado com os esteroides sistêmicos na psoríase; pode ocorrer rebote ou indução de psoríase pustular.

Referência

Nestle FO, Kaplan DH, Barker J. Psoriasis. N Engl J Med 2009;361:496. [PMID: 19641206]

Pênfigo vulgar

■ **Princípios básicos do diagnóstico**
- Apresenta-se tipicamente na quinta ou sexta década de vida
- É causado por autoanticorpos contra desmogleínas; ocasionalmente, é induzido por fármacos (penicilamina, captopril)
- Bolhas de parede fina e frágeis; elas se rompem e formam erosões dolorosas que evoluem para crostas e reepitelizam lentamente sem deixar cicatrizes
- Costumam se apresentar inicialmente com envolvimento oral
- Couro cabeludo, face, pescoço, axilas e virilhas são locais comuns; esôfago, traqueia, conjuntiva e outras superfícies mucosas também podem ser envolvidos
- Uma pressão lateral aplicada na pele perilesional induz a formação de mais bolhas (sinal de Nikolsky)
- Diagnóstico por biópsia de bolhas intactas, imunofluorescência direta perilesional, imunofluorescência indireta

■ **Diagnóstico diferencial**
- Pênfigo paraneoplásico (linfomas/leucemias)
- Pênfigo foliáceo
- Fogo selvagem (pênfigo brasileiro endêmico)
- Penfigoide bolhoso
- Eritema multiforme, síndrome de Stevens-Johnson, necrólise epidérmica tóxica
- Dermatose por IgA linear
- Epidermólise bolhosa adquirida
- Os pacientes que se apresentam apenas com lesões orais podem ser diagnosticados erroneamente como tendo estomatite aftosa, eritema multiforme, herpes simples, líquen plano ou penfigoide cicatricial

■ **Tratamento**
- Lidocaína viscosa e bochechos com antibióticos para erosões orais
- A terapia sistêmica precoce e agressiva é necessária; a mortalidade é alta em pacientes não tratados
- Altas doses de prednisona oral em combinação com outro imunossupressor (azatioprina ou micofenolato de mofetila)
- Monitorar efeitos colaterais e infecções
- Plasmaférese, imunoglobulina intravenosa, rituximabe e inibidores do fator de necrose tumoral alfa são alternativas

■ **Dica**

Não esquecer a apresentação oral; ela pode, algumas vezes, parecer uma doença menos grave.

Referência

Prajapati V, Mydlarski PR. Advances in pemphigus therapy. Skin Therapy Lett 2008;13:4. [PMID: 18506357]

Reações medicamentosas bolhosas (Eritema multiforme maior, síndrome de Stevens-Johnson e necrólise epidérmica tóxica)

- **Princípios básicos do diagnóstico**
  - Sintomas tipo influenza frequentemente precedem a erupção
  - Lesões iniciais maculares e eritematosas ou escurecidas; podem tomar forma de alvo, bolhas ou descamarem
  - Duas ou mais superfícies mucosas (oral, conjuntival, anogenital) costumam ser acometidas; em casos graves, pode haver pneumonite, artrite, hepatite, nefrite ou sangramento gastrintestinal (GI)
  - Biópsias de pele confirmam o diagnóstico
  - Síndrome de Stevens-Johnson: envolvimento de menos de 10% da superfície corporal; necrólise epidérmica tóxica: envolvimento de mais de 30% da superfície corporal
  - Frequentemente causadas por sulfonamidas, fenitoína, carbamazepina, fenobarbital, penicilinas, alopurinol, AINEs, bupropiona, terbinafina, tetraciclinas e nevirapina

- **Diagnóstico diferencial**
  - Síndrome da pele escaldada estafilocócica
  - Eritema multiforme maior induzido por infecções (mais frequentemente associado a infecção por *Mycoplasma pneumoniae*)
  - A doença inicial pode ser confundida com erupções medicamentosas morbiliformes ou eritema multiforme menor
  - Penfigoide bolhoso e pênfigo vulgar
  - Doença do enxerto *versus* hospedeiro

- **Tratamento**
  - Suspensão do agente causador
  - O envolvimento extenso pode exigir a transferência para uma unidade de queimados para manejo de fluidos, eletrólitos e nutrição
  - O uso de corticosteroides sistêmicos é controverso
  - Curativos úmidos, cuidados com boca e olhos, alívio da dor
  - Deve-se administrar imunoglobulina intravenosa precocemente em casos graves

- **Dica**

Deve-se ter cuidado com o uso de fenitoína, carbamazepina ou fenobarbital em qualquer paciente com hipersensibilidade a anticonvulsivantes devido à reatividade cruzada; o ácido valproico é, algumas vezes, uma alternativa mais segura.

Referência

Borchers AT, Lee JL, Naguwa SM, Cheema GS, Gershwin ME. Stevens-Johnson syndrome and toxic epidermal necrolysis. Autoimmun Rev 2008;7:598. [PMID: 18603022]

Rosácea

■ **Princípios básicos do diagnóstico**
- Distúrbio crônico que acomete a porção média da face em pessoas de meia-idade e em idosos
- História de rubor causado por bebidas quentes, álcool, alimentos temperados ou exposição ao calor; algumas vezes acompanhado de queimação ou fisgadas
- Eritema, algumas vezes persistindo por horas ou dias após os episódios de rubor
- As telangiectasias ficam mais proeminentes com o tempo
- Alguns pacientes têm pápulas e pústulas acneiformes
- Alguns casos avançados apresentam grandes nódulos inflamatórios e hipertrofia sebácea nasal (rinofima)

■ **Diagnóstico diferencial**
- Acne vulgar
- Dermatite seborreica
- Lúpus eritematoso ou dermatomiosite
- Síndrome carcinoide, mastocitose ou policitemia *vera*
- Rosácea induzida por esteroides tópicos
- Foliculite por *Demodex* (ácaros) em pacientes infectados pelo HIV
- Dermatite perioral

■ **Tratamento**
- O tratamento é supressivo e crônico
- Metronidazol ou sulfacetamida sódica orais e tetraciclinas orais são efetivos contra a doença papulopustular
- O uso diário de filtros solares e a evitação de desencadeantes do rubor podem diminuir a progressão
- A isotretinoína oral pode produzir uma melhora dramática nos casos resistentes, mas as recaídas são comuns
- A terapia com *laser* pode obliterar as telangiectasias ou o eritema
- Cirurgia em rinofima grave

■ **Dica**

Procurar sintomas oculares – pode haver blefarite, conjuntivite ou mesmo ceratite em muitos pacientes com rosácea.

Referência

van Zuuren EJ, Gupta AK, Gover MD, Graber M, Hollis S. Systematic review of rosacea treatments. J Am Acad Dermatol 2007;56:107. [PMID: 17190628]

Sarcoma de Kaposi cutâneo

- **Princípios básicos do diagnóstico**
  - Neoplasia vascular que se apresenta com uma ou muitas máculas de cor vermelha ou púrpura e que progridem para pápulas ou nódulos
  - A forma clássica ocorre nas pernas em homens idosos de origem mediterrânea, judaica ou da Europa oriental
  - As formas endêmicas na África são a forma cutânea e localmente agressiva em adultos jovens e a forma linfadenopática e fatal em crianças
  - A forma associada à Aids mostra lesões cutâneas na cabeça, pescoço, tronco e membranas mucosas; ela pode progredir com envolvimento linfonodal, pulmonar e gastrintestinal
  - A forma associada à imunossupressão iatrogênica pode imitar o tipo clássico ou aquele associado à Aids
  - O herpes-vírus humano 8 é o agente causador em todos os tipos
  - Biópsia de pele para o diagnóstico

- **Diagnóstico diferencial**
  - Dermatofibroma
  - Angiomatose bacilar
  - Granuloma piogênico
  - Prurigo nodular
  - Nevo azul
  - Melanoma
  - Linfoma cutâneo

- **Tratamento**
  - Em casos associados à Aids, a terapia antirretroviral combinada – aumentando as contagens de CD4 – é o tratamento de escolha
  - Vimblastina ou interferon intralesional, radioterapia, crioterapia, gel de alitretinoína, ablação a *laser* ou excisão
  - Terapia sistêmica com doxorrubicina lipossomal, vimblastina, vincristina, bleomicina, etoposide ou outros fármacos citotóxicos em certos casos com progressão rápida ou envolvimento visceral; vários agentes direcionados estão sendo investigados

- **Dica**

O primeiro alerta para a epidemia de HIV foi o relato feito ao Centers for Disease Control and Prevention por um dermatologista de New York sobre dois casos de sarcoma de Kaposi atípicos; um único médico pensando sobre o problema de um paciente ainda pode fazer a diferença.

Referência

Schwartz RA, Micali G, Nasca MR, Scuderi L. Kaposi sarcoma: a continuing conundrum. J Am Acad Dermatol 2008;59:179. [PMID: 18638627]

Tínea do corpo (Dermatofitose)

- **Princípios básicos do diagnóstico**
  - Placas únicas ou múltiplas circulares, bem circunscritas, eritematosas e escamosas com bordas elevadas e clareamento central
  - Frequentemente envolve pescoço, extremidades ou tronco
  - Pode ocorrer uma forma papulopustular profunda acometendo os folículos (granuloma de Majocchi)
  - Outros tipos acometem a face (tínea da face), mãos (tínea da mão), pés (tínea dos pés), virilhas (tínea crural) e couro cabeludo (tínea da cabeça)
  - Raspados de pele para exame microscópico ou cultura estabelecem o diagnóstico
  - Pode ser adquirida por contato com humanos, solo, gatos, cachorros, roedores ou roupas contaminadas
  - A tínea disseminada pode ser um sinal de apresentação da infecção por HIV

- **Diagnóstico diferencial**
  - Pitiríase rósea
  - Impetigo
  - Dermatite numular
  - Dermatite seborreica
  - Psoríase
  - Granuloma anular
  - Sífilis secundária
  - Lúpus eritematoso cutâneo subagudo

- **Tratamento**
  - Uma ou duas lesões não complicadas geralmente respondem a antifúngicos tópicos (alilaminas ou azóis)
  - Um creme esteroide de baixa potência durante os primeiros dias de tratamento pode diminuir a inflamação
  - O uso oral de griseofulvina, itraconazol ou terbinafina é efetivo na doença extensa, com envolvimento folicular ou em hospedeiro imunocomprometido
  - Os animais de estimação (especialmente gatos e cachorros) infectados podem transmitir e devem ser tratados

- **Dica**

Tenha cuidado com os produtos que combinam antifúngicos e esteroides potentes; pode haver atrofia cutânea e perda da eficácia.

Referência

Gupta AK, Chaudhry M, Elewski B. Tinea corporis, tinea cruris, tinea nigra, and piedra. Dermatol Clin 2003;21:395, v. [PMID: 12956194]

Tínea versicolor (Pitiríase versicolor)

- **Princípios básicos do diagnóstico**
    - Placas com escamas finas na parte superior do tronco e dos braços, geralmente assintomáticas
    - Lesões amareladas ou amarronzadas na pele clara ou hipopigmentadas na pele escura
    - Causada por leveduras do gênero *Malassezia*
    - Hifas curtas e espessas e grande número de esporos no exame microscópico com KOH
    - A lâmpada de Wood é útil para definir a extensão das lesões

- **Diagnóstico diferencial**
    - Dermatite seborreica
    - Pitiríase rósea
    - Pitiríase alba
    - Hanseníase
    - Sífilis secundária (sifílide macular)
    - Vitiligo
    - Alteração pigmentar pós-inflamatória por outra dermatose inflamatória

- **Tratamento**
    - Agentes tópicos na doença limitada (xampus ou loções de sulfeto de selênio, xampus de zinco piritiona, xampus de imidazóis, alilaminas tópicas)
    - Agentes orais em caso de envolvimento mais difuso (cetoconazol em dose única repetida após uma semana ou 5 a 7 dias de itraconazol)
    - A terbinafina oral não é efetiva
    - A despigmentação pode persistir por meses após o tratamento efetivo
    - É provável que haja recaídas se não forem tomadas medidas profiláticas; uma única aplicação mensal de agente tópico pode ser efetiva

- **Dica**

O cetoconazol oral funciona melhor se o paciente se exercitar 1 hora após tomar o medicamento e evitar tomar banho por algumas horas; o suor ajuda!

Referência

Gupta AK, Batra R, Bluhm R, Boekhout T, Dawson TL Jr. Skin diseases associated with Malassezia species. J Am Acad Dermatol 2004;51:785. [PMID: 15523360]

Úlceras de perna por insuficiência venosa

- **Princípios básicos do diagnóstico**
  - Ocorrem em pacientes com sinais de insuficiência venosa
  - Ulcerações irregulares, geralmente sobre o aspecto medial da porção inferior das pernas; escara de fibrina na base
  - Reografia com reflexão de luz para avaliar a insuficiência venosa
  - Medir o índice tornozelo-braquial para excluir doença arterial
  - Biópsia para úlceras atípicas ou persistentes para descartar outras causas

- **Diagnóstico diferencial**
  - Insuficiência arterial
  - Pioderma gangrenoso
  - Neuropatia diabética e microangiopatia
  - Vasculite ou vasculopatia (estado hipercoagulável)
  - Criofibrinogenemia
  - Infecção (micobactérias, fungos)
  - Estados hipercoaguláveis
  - Neoplasias (p. ex., basocelular, epidermoide, melanoma, linfoma)

- **Tratamento**
  - Curativo biossintético semipermeável oclusivo (como o hidrocoloide) para criar um ambiente úmido
  - Bandagem compressiva elástica ou bota de Unna são essenciais
  - Desbridamento mecânico apenas se houver escara
  - O metronidazol tópico reduz o odor; esteroides tópicos quando houver inflamação; o uso tópico de mel está se tornando popular, mas as evidências não são convincentes para úlceras venosas; uso tópico de becaplermina em úlceras diabéticas refratárias
  - A pentoxifilina oral pode ser um adjunto útil
  - Úlceras não complicadas não se beneficiam de antibióticos orais
  - Enxertos de células epidérmicas cultivadas ou substitutos cutâneos em bicamadas para úlceras altamente refratárias
  - Meias de compressão para uso continuado para evitar recorrências

- **Dica**

A dermatite de contato alérgica superposta (causada por neomicina, bacitracina ou lanolina) pode impedir a cicatrização.

Referência

O'Meara S, Cullum NA, Nelson EA. Compression for venous leg ulcers. Cochrane Database Syst Rev 2009:CD000265. [PMID: 19160178]

Urticária e angioedema

- **Princípios básicos do diagnóstico**
  - Pápulas ou placas pálidas ou vermelhas, evanescentes e edematosas circundadas por halo vermelho com prurido ou ardência intensos; as lesões aparecem subitamente e melhoram após horas
  - Aguda (remissão completa dentro de 6 semanas) ou crônica
  - O edema subcutâneo (angioedema) ocorre isoladamente ou com a urticária; as pálpebras e os lábios costumam ser acometidos; o envolvimento respiratório pode produzir obstrução da via aérea e o envolvimento gastrintestinal pode causar dor abdominal; é possível haver anafilaxia
  - Podem ser induzidos por fármacos (penicilinas, aspirina, AINEs, opioides, contrastes radiológicos, inibidores da ECA)
  - Alimentos podem causar urticária aguda (mas raramente crônica)
  - As infecções também são uma causa possível (infecções estreptocócicas do trato respiratório superior, hepatite viral, infecções por helmintos ou infecções de tonsilas, dentes, seios paranasais, vesícula biliar ou próstata)
  - Também há associação com outras doenças autoimunes, especialmente da tireoide

- **Diagnóstico diferencial**
  - Angioedema mediado pelo complemento hereditário ou adquirido
  - Urticárias físicas (pressão, frio, calor, sol, vibração, colinérgica, aquagênica)
  - Reações de hipersensibilidade urticariformes por picadas de insetos
  - Vasculite urticariforme
  - Penfigoide bolhoso (fase urticariforme)
  - Mastocitose cutânea
  - Eritema multiforme
  - Síndromes periódicas associadas à criopirina

- **Tratamento**
  - Tratar a urticária aguda com anti-histamínicos e evitar desencadeantes identificados; cursos breves de prednisona em casos selecionados
  - Tratar a urticária crônica com dose alta de anti-histamínicos (sedativos à noite e não sedativos durante o dia) em intervalos regulares em vez de usar conforme a necessidade; é desencorajado o uso crônico de prednisona
  - Avaliação direcionada aos sintomas para descartar fatores desencadeantes

- **Dica**

O angioedema induzido por inibidores da enzima conversora da angiotensina pode ocorrer a qualquer momento – mesmo anos – após o início da medicação.

Referência

Kaplan AP, Greaves MW. Angioedema. J Am Acad Dermatol. 2005;53:373. [PMID: 16112343]

Verrugas comuns (Verrugas vulgares)

- **Princípios básicos do diagnóstico**
    - Pápulas ou placas escamosas, ásperas e espinhosas
    - São mais frequentemente vistas nas mãos, mas podem ocorrer em qualquer lugar da pele
    - Causadas pelo HPV

- **Diagnóstico diferencial**
    - Ceratose actínica
    - Carcinoma epidermoide
    - Ceratose seborreica
    - Acrocórdons (apêndices cutâneos)
    - Nevos
    - Molusco contagioso
    - Melanoma amelanótico
    - Zóster verrucoso em pacientes infectados com HIV
    - Verrugas extensas podem sugerir epidermodisplasia verruciforme, infecção por HIV ou doenças linfoproliferativas

- **Tratamento**
    - Crioterapia
    - Produtos à base de ácido salicílico aplicados pelo paciente
    - Cantaridina aplicada em consultório
    - Curetagem e eletrodissecação
    - Terapia com *laser* de corante pulsado
    - Sensibilização com ácido esquárico tópico ou *Candida* intralesional em casos resistentes
    - Bleomicina intralesional
    - A cimetidina oral tem baixa eficácia, mas pode ser um adjunto útil
    - O imiquimod tópico é muito menos efetivo em verrugas comuns do que em verrugas genitais

- **Dica**

Evitar tratamentos destrutivos agressivos em crianças pequenas quando possível – a resolução espontânea é comum, e os pais costumam estar mais incomodados do que os pacientes.

Referência

Gibbs S, Harvey I, Sterling J, Stark R. Local treatments for cutaneous warts: systematic review. BMJ 2002;325:461. [PMID: 12202325]

Verrugas genitais (Condiloma acuminado)

■ Princípios básicos do diagnóstico

- Pápulas ou placas confluentes de base ampla exofíticas de cor cinza, amarelo ou rosa
- Ocorrem no pênis, vulva, cérvice, períneo, pregas crurais ou área perianal; também podem ser intrauterinas ou intra-anais
- Causadas pelo HPV; sexualmente transmitidas
- Risco aumentado de progressão para câncer de colo uterino, câncer anal ou papulose bowenoide com certos subtipos de HPV (principalmente 16, 18 e 31)
- As crianças com verrugas genitais devem ser avaliadas para abuso sexual, mas a infecção na infância também pode ser adquirida por transmissão vertical perinatal ou por autoinoculação digital

■ Diagnóstico diferencial

- Molusco contagioso
- Papulose bowenoide e carcinoma epidermoide
- Ceratose seborreica
- Pápulas penianas peroladas (circunferenciais ao redor da base da glande)
- Acrocórdones (apêndice cutâneo)
- Sífilis secundária (*condyloma latum*)

■ Tratamento

- O tratamento pode remover as lesões, mas não foi demonstrado que ele reduza a transmissão ou evite a progressão para câncer
- Crioterapia, podofilina tópica, ácido tricloroacético tópico, eletrofulguração e *laser* de dióxido de carbono; a fumaça gerada pelo *laser* ou eletrofulguração é potencialmente infecciosa para os profissionais que tratam o paciente
- Imiquimod tópico; as mulheres têm taxas de resposta mais altas do que os homens
- Ênfase no exame preventivo do colo uterino para mulheres com verrugas genitais e parceiras sexuais de homens com verrugas genitais
- Biópsia de lesões suspeitas; pacientes infectados por HIV com verrugas genitais têm risco aumentado de carcinomas induzidos pelo HPV

■ Dica

As pápulas penianas peroladas são estruturas anatômicas normais que consistem em grupos de pequenas pápulas ao redor da margem proximal da glande – elas costumam ser confundidas com verrugas e tratadas sem necessidade.

Referência

Brodell LA, Mercurio MG, Brodell RT. The diagnosis and treatment of human papillomavirus-mediated genital lesions. Cutis 2007;79(suppl):5. [PMID: 17508490]

Vitiligo

■ Princípios básicos do diagnóstico

- Placas brancas despigmentadas circundadas por uma borda normal, hiperpigmentada ou, ocasionalmente, inflamada
- Os cabelos costumam ficar brancos nas áreas acometidas
- A forma localizada pode ser focal, segmentar ou mucosa
- A forma generalizada é mais comum; o subtipo vulgar tem placas espalhadas; o subtipo acrofacial acomete a porção distal dos dedos e os orifícios faciais
- A forma universal causa despigmentação de toda a superfície corporal
- Pode haver anormalidades oculares (irite, uveíte e anormalidades de pigmentação na retina)
- Associado a tireoidite autoimune; possivelmente a outras doenças autoimunes

■ Diagnóstico diferencial

- Leucodermia associada a melanoma metastático
- Vitiligo ocupacional por fenóis ou outros agentes químicos
- Líquen escleroso
- Tínea versicolor
- Pitiríase alba
- Hipopigmentação pós-inflamatória
- Hanseníase
- LCCT
- Piebaldismo
- Esclerose tuberosa

■ Tratamento

- A repigmentação espontânea ocorre de maneira infrequente
- Camuflagem cosmética para casos resistentes ao tratamento
- Filtros solares para evitar queimaduras na pele envolvida
- Esteroides tópicos potentes podem ajudar na repigmentação de lesões focais; o uso tópico de tacrolimus ou pimecrolimus algumas vezes é efetivo na face e na genitália
- Fototerapia com psoraleno mais UVA ou com UVB de faixa estreita
- A despigmentação permanente total com monobenzona é uma opção na doença extensa em pacientes altamente selecionados

■ Dica

Parte subestimada das imunopatias endócrinas; considerar doenças tireoidianas ou outros problemas autoimunes em pacientes sintomáticos.

Referência

Whitton ME, Ashcroft DM, González U. Therapeutic interventions for vitiligo. J Am Acad Dermatol 2008;59:713. [PMID: 18793940]

Zóster (Herpes-zóster, cobreiro)

■ Princípios básicos do diagnóstico

- Ocorre de maneira unilateral na distribuição de um nervo sensitivo com algum acometimento de dermátomos vizinhos
- Pródromo de dor e parestesias seguido de pápulas e placas de eritema que rapidamente evoluem para vesículas
- As vesículas se tornam pústulas, formam crostas e cicatrizam
- Pode haver disseminação (20 lesões ou mais fora do dermátomo primário) em idosos, debilitados ou imunossuprimidos; pode haver envolvimento visceral (pulmões, fígado ou cérebro)
- O envolvimento da ponta do nariz (sinal de Hutchinson) é um precursor do zóster oftálmico
- Síndrome de Ramsay-Hunt (paralisia facial ipsilateral, zóster na orelha e sintomas auditivos) por envolvimento de nervo facial e auditivo
- A neuralgia pós-herpética é mais comum em pacientes idosos
- O teste de anticorpo fluorescente direto é rápido e específico

■ Diagnóstico diferencial

- Infecção por *Herpes simplex*
- A dor do pródromo pode imitar a dor de angina, úlcera duodenal, apendicite e cólica biliar ou renal
- O zóster é 30 vezes mais comum em pacientes infectados por HIV; verificar a presença de fatores de risco para HIV

■ Tratamento

- Uso oral de aciclovir, fanciclovir ou valaciclovir
- Aciclovir intravenoso para zóster disseminado ou ocular*
- Repouso no leito para reduzir o risco de neuralgia em idosos
- A prednisona não evita a neuralgia
- Capsaicina tópica, anestésicos locais, bloqueio de nervos, analgésicos, antidepressivos tricíclicos ou gabapentina para neuralgia pós-herpética
- Os pacientes com lesões ativas devem evitar contato com neonatos e indivíduos imunossuprimidos

■ Dica

O termo em inglês para cobreiro – "shingles" – é uma deturpação linguística do latim "cingulum" (cintura), refletindo a apresentação torácica comum desse distúrbio.

Referência

Tyring SK. Management of herpes zoster and postherpetic neuralgia. J Am Acad Dermatol 2007;57(suppl):S136. [PMID: 18021865]

---

*N. de R.T. Ensaios clínicos publicados na década de 2000 demonstraram eficácia de aciclovir, valaciclovir e fanciclovir administrados por via oral para herpes-zóster oftálmico.

16
Distúrbios Ginecológicos, Obstétricos e das Mamas

Abortamento espontâneo

- **Princípios básicos do diagnóstico**
  - Sangramento vaginal, dor pélvica e cólicas antes da vigésima semana de gestação e que ocorre em até 20% das gestações
  - Ameaça de abortamento: a gestação pode continuar ou pode haver abortamento; cérvice fechada, sangramento e cólicas leves, gestação intrauterina confirmada
  - Abortamento inevitável ou incompleto: cérvice dilatada e produtos da concepção que podem ser parcialmente expelidos ou não; sangramento vivo
  - Abortamento completo: produtos da concepção completamente expelidos; cérvice fechada, diminuição das cólicas e sangramento
  - Falha precoce da gestação (morte embrionária, abortamento perdido): falha gestacional detectada por ultrassonografia; cérvice fechada, sangramento e cólicas mínimas ou ausentes
  - A β-HCG sérica não sobe adequadamente (exceto na ameaça de abortamento)
  - A ultrassonografia pélvica está contraindicada quando há sangramento intenso ou quando a cérvice está aberta, pois ela retarda o tratamento

- **Diagnóstico diferencial**
  - Gestação ectópica
  - Neoplasia trofoblástica gestacional
  - Neoplasia, lesão ou trauma cervical

- **Tratamento**
  - Acompanhar cuidadosamente o hematócrito e a quantidade de sangramento, pois mulheres com abortamento espontâneo podem ter perda sanguínea rápida
  - Confirmar a gestação intrauterina com ultrassonografia; se não for possível confirmar a localização intrauterina, acompanhar cuidadosamente até descartar gestação ectópica
  - Ameaça de abortamento: β-HCG em 2 a 3 dias; revisão imediata se houver sangramento vivo. A limitação das atividades não é efetiva
  - Abortamento inevitável ou incompleto: curetagem com sucção para interromper imediatamente o sangramento
  - Abortamento perdido: curetagem com sucção, metotrexato ou aguardar o abortamento espontâneo
  - Imunoglobulina Rh_o para mães Rh-negativo
  - Acompanhamento para assegurar que a paciente não está mais grávida

- **Dica**

Os testes de gravidez disponíveis sem prescrição médica para mães em potencial indicam que essa condição clínica é muito mais comum do que se suspeitava.

Referência

El-Sayed MM, Mohamed SA, Jones MH. Expectant management of first trimester miscarriage. J Obstet Gynaecol 2009;29:681. [PMID: 19821656]

Amenorreia

- **Princípios básicos do diagnóstico**
  - Ausência de menstruações por mais de três ciclos em mulheres com menstruações prévias (secundária); ausência de menarca até os 16 anos (primária)
  - Pode ser anatômica, ovariana ou hipotalâmica-pituitária-ovariana
  - Causas anatômicas: anomalias congênitas do útero, hímen imperfurado, estenose cervical, síndrome de Asherman
  - Insuficiência ovariana: doenças autoimunes, síndrome de Turner, disgenesia ovariana, insuficiência ovariana prematura, radiação, quimioterapia
  - Hipotalâmica-pituitária-ovariana: distúrbios hiperandrogênicos, anorexia, hiperprolactinemia, hipotireoidismo, lesões hipotalâmicas ou pituitárias
  - Excluir gestação; medir hormônio estimulante da tireoide e prolactina
  - Sangramento de retirada: administrar 10 mg de acetato de medroxiprogesterona por 10 dias. O sangramento indica que os ovários estão produzindo estrogênio e que o útero e a via de saída estão intactos. A ausência de sangramento sugere uma causa hipotalâmico-pituitária, insuficiência ovariana primária, síndrome de Asherman
  - FSH e LH para avaliar insuficiência ovariana prematura
  - A síndrome dos ovários policísticos é um diagnóstico de exclusão; menstruações irregulares, hirsutismo, acne, resistência à insulina. Verificar os níveis de andrógenos apenas em mulheres com clitoromegalia ou outros sinais de virilização

- **Diagnóstico diferencial**
  - Gestação
  - Fisiológica (adolescência, perimenopausa)
  - Causas descritas anteriormente

- **Tratamento**
  - Síndrome dos ovários policísticos: contraceptivos orais ou sistema intrauterino (SIU) de levonorgestrel para regularização do ciclo e para diminuir o risco de câncer de endométrio; perda ponderal para indução da ovulação espontânea
  - Causas hipoestrogênicas: tratar o distúrbio subjacente (p. ex., anorexia); tratamento com estrógenos para prevenção de osteoporose
  - Hiperprolactinemia: cirurgia para macroadenoma; caso contrário, tratar com bromocriptina ou manejo expectante

- **Dica**

Apesar de um diagnóstico diferencial extenso, três ocorrências estão no topo da lista: gestação, gestação e gestação.

Referência

Rothman MS, Wierman ME. Female hypogonadism: evaluation of the hypothalamic-pituitary-ovarian axis. Pituitary 2008;11:163. [PMID: 18404388]

Cervicite mucopurulenta

- **Princípios básicos do diagnóstico**
  - Infecção sexualmente transmitida comumente causada por *Neisseria gonorrhoeae* ou *Chlamydia*
  - A inflamação cervical também pode resultar de herpes-vírus ou vaginite por *Trichomonas* ou *Candida*
  - Geralmente assintomática, mas pode haver secreção vaginal anormal ou sangramento pós-coital
  - Cérvice friável e vermelha com secreção endocervical purulenta e comumente com raias de sangue
  - Deve ser diferenciada de ectopia fisiológica do epitélio colunar, comum em mulheres jovens

- **Diagnóstico diferencial**
  - DIP
  - Carcinoma ou displasia cervical
  - Úlcera cervical secundária a sífilis, cancroide ou granuloma inguinal
  - Ectopia epitelial normal
  - Inflamação cervical por vaginite

- **Tratamento**
  - Em geral, tratar apenas se os exames forem positivos para *N. gonorrhoeae* ou *Chlamydia*; tratar empiricamente em paciente de alto risco ou que não adere ao tratamento
  - Gonorreia: ceftriaxona*, 125 mg, intramuscular, ou cefixima, 400 mg, por via oral, em dose única
  - Clamídia: azitromicina, 1 g, por via oral, em dose única, ou doxiciclina, 100 mg, 2 vezes ao dia, por 7 dias (após a exclusão de gestação)
  - Abstinência sexual até completar o tratamento; fornecer ou encaminhar o parceiro para tratamento

- **Dica**

Todas as pacientes com cervicite devem fazer teste para HIV, sífilis e hepatite C;** deve-se também oferecer tratamento ao parceiro.

Referência

Sheeder J, Stevens-Simon C, Lezotte D, Glazner J, Scott S. Cervicitis: to treat or not to treat? The role of patient preferences and decision analysis. J Adolesc Health 2006;39:887. [PMID: 17116520]

---

*N. de R.T. A dose de ceftriaxona para gonorreia é de 125 a 250 mg, via intramuscular.
**N. de R.T. Também para hepatite B.

Dismenorreia

- **Princípios básicos do diagnóstico**
  - Ocorre em 50% das mulheres que menstruam
  - Dor pélvica baixa em cólicas na linha média com irradiação para as costas ou pernas; a dor inicia antes ou junto com a menstruação, atingindo um pico após 24 horas e melhorando após 2 dias; costuma estar associada a náuseas, diarreia, cefaleia e rubor
  - Dismenorreia primária: dor sem patologia pélvica e iniciando dentro de 1 a 2 anos após a menarca
  - Dismenorreia secundária: dor com patologia subjacente, como endometriose ou adenomiose, que se desenvolve anos após a menarca

- **Diagnóstico diferencial**
  - Endometriose
  - Adenomiose
  - Mioma uterino
  - Estenose cervical, anomalias uterinas
  - Endometrite crônica ou DIP
  - Dispositivo intrauterino em T de cobre

- **Tratamento**
  - AINEs ou inibidores da COX-2 antes de iniciar o sangramento, continuados por 2 ou 3 dias e tomados dia e noite
  - Supressão da ovulação com contraceptivos orais, acetato de depomedroxiprogesterona ou SIU de levonorgestrel
  - Na dismenorreia secundária, a laparoscopia pode estar indicada para diagnosticar endometriose
  - Histerectomia com ou sem salpingo-ooforectomia bilateral para dismenorreia refratária grave

- **Dica**

A endometriose é a causa mais importante em mulheres mais jovens; pensar em adenomiose com o avançar da idade.

Referência

Harel Z. Dysmenorrhea in adolescents and young adults: from pathophysiology to pharmacological treatments and management strategies. Expert Opin Pharmacother 2008;9:2661. [PMID: 18803452]

Displasia cervical

■ **Princípios básicos do diagnóstico**

- Causada pela infecção por HPV; fatores de risco: início precoce de relações sexuais, parceiros múltiplos, tabagismo, HIV
- Inclui lesões intraepiteliais escamosas de baixo ou alto graus (LSIL, HSIL) ou neoplasia intraepitelial cervical (NIC 1-3)
- Em 75% dos casos, as lesões de baixo grau (NIC 1) regridem de maneira espontânea; apenas 35% das lesões de alto grau (NIC 2-3) regridem
- Células escamosas atípicas de significado indeterminado (ASCUS, ASC) estão associadas a displasia comprovada por biópsia em 10% dos casos
- Células glandulares atípicas de significado indeterminado (AGUS, AGC) estão associadas a hiperplasia endometrial, adenocarcinoma ou displasia de alto grau em 40% dos casos
- A colposcopia confirma o diagnóstico e exclui câncer invasivo

■ **Diagnóstico diferencial**

- Inflamação por vaginite, cervicite ou atrofia
- Falta de acurácia na interpretação da citologia ou histologia

■ **Tratamento**

- Aconselhar a cessação do tabagismo
- ASCUS: três opções aceitáveis – repetir o Papanicolaou em 6 e 12 meses com colposcopia em caso de repetir qualquer anormalidade; teste para HPV em mulheres com mais de 20 anos e, se positivo, realizar colposcopia (repetir o Papanicolaou em um ano se for negativo) ou colposcopia imediata
- Lesões de baixo grau: colposcopia com biópsia confirma o diagnóstico; manejo expectante *versus* ablação ou excisão; em mulheres com menos de 20 anos, repetir o Papanicolaou em um ano
- Lesões de alto grau incluindo ASCUS com tendência para alto grau (ASC-H): colposcopia com biópsia para confirmar o diagnóstico; tratar com ablação ou excisão
- Células glandulares atípicas: colposcopia, curetagem endocervical e, se houver sangramento anormal, biópsia de endométrio

■ **Dica**

Não confundir células glandulares atípicas com células escamosas atípicas: as primeiras têm muito mais probabilidade de indicar neoplasia ou câncer.

Referência

Wright TC Jr, Massad LS, Dunton CJ, Spitzer M, Wilkinson EJ, Solomon D; 2006 American Society for Colposcopy and Cervical Pathology-sponsored Consensus Conference. 2006 consensus guidelines for the management of women with abnormal cervical cancer screening tests. Am J Obstet Gynecol 2007;197:346. [PMID: 17904957]

Displasia mamária
(Alterações fibrocísticas da mama)

- **Princípios básicos do diagnóstico**
  - Comum na faixa etária entre 20 e 50 anos
  - Apresenta-se como dor mamária cíclica, com a dor máxima ocorrendo durante a fase pré-menstrual e com resolução durante a menstruação
  - Ao exame, há massas dolorosas geralmente múltiplas e bilaterais nas mamas; nodularidade excessiva, formação generalizada de massas
  - Flutuação rápida no tamanho das massas
  - Rara em mulheres na pós-menopausa que não fazem terapia hormonal
  - Oitenta por cento das mulheres têm alterações histológicas fibrocísticas

- **Diagnóstico diferencial**
  - Carcinoma de mama
  - Fibroadenoma
  - Necrose gordurosa
  - Papiloma intraductal

- **Tratamento**
  - É necessária uma avaliação diagnóstica de qualquer massa distinta ou área de assimetria
  - Biópsia (aspiração por agulha fina ou biópsia percutânea com agulha grossa [*core-needle*]) para excluir carcinoma e determinar se a lesão é cística ou sólida
  - Em mulheres com menos de 35 anos, pode-se usar ultrassonografia em vez de biópsia para diferenciar entre massas císticas e sólidas
  - Mamografia em mulheres com mais de 40 anos
  - Acompanhamento frequente de todas as mulheres com massas nas mamas, mesmo que a avaliação seja negativa devido à possibilidade de teste falso-negativo
  - Em caso de espessamentos mamários ou áreas mal definidas, fazer acompanhamento com exames das mamas em diferentes fases do ciclo menstrual
  - Para mastalgia: sutiã de sustentação (noite e dia), AINEs, contraceptivos orais; para dor intensa, danazol (100 a 200 mg, 2 vezes ao dia), bromocriptina (2,5 mg, 2 vezes ao dia) ou tamoxifeno (10 mg ao dia)

- **Dica**

Todas as mulheres com essa condição clínica têm medo de câncer de mama: o manejo psicológico é um adjunto importante da terapia clínica.

Referência

Santen RJ, Mansel R. Benign breast disorders. N Engl J Med 2005;353:275. [PMID: 16034013]

Doença inflamatória pélvica (DIP, salpingite, endometrite, abscesso tubo-ovariano)

- Princípios básicos do diagnóstico
    - Mais comum em mulheres jovens e sexualmente ativas com múltiplos parceiros ou com parceiro sexual novo
    - A infecção do trato genital superior está associada a *Neisseria gonorrhoeae* e *Chlamydia trachomatis*, anaeróbios, *Haemophilus influenzae*, bacilos Gram-negativos entéricos e estreptococos
    - É difícil de diagnosticar devido à variação na gravidade, que pode ser desde assintomática até toxêmica
    - Sequelas: dor pélvica crônica, infertilidade, aderências pélvicas
    - O retardo no diagnóstico e no tratamento provavelmente contribua para as sequelas. Manter um limiar baixo para o diagnóstico
    - Critérios diagnósticos mínimos pelo CDC: dor pélvica/abdominal e um dos seguintes – dolorimento à mobilização cervical, uterina ou anexial e ausência de outro diagnóstico
    - A especificidade diagnóstica aumenta na presença de febre, secreção cervical mucopurulenta, leucocitose, elevação da velocidade de sedimentação globular
    - A ultrassonografia pélvica pode revelar um abscesso tubo-ovariano
    - Laparoscopia para casos de incerteza diagnóstica ou ausência de melhora apesar da terapia antibiótica

- Diagnóstico diferencial
    - Qualquer causa de dor pélvica/abdominal aguda ou peritonite (p. ex., apendicite, diverticulite, cistite aguda, cálculos urinários)
    - Ruptura de cisto ovariano, torção ovariana, gestação ectópica

- Tratamento
    - Antibióticos orais para casos leves (curso de 14 dias), cobrindo *N. gonorrhoeae* e *Chlamydia* (ceftriaxona, 125 mg, intramuscular, mais doxiciclina, 100 mg, 2 vezes ao dia, por 14 dias)
    - Hospitalização e antibióticos intravenosos para pacientes toxêmicas, adolescentes, infectadas por HIV ou gestantes
    - Drenagem cirúrgica ou percutânea de abscesso tubo-ovariano
    - Rastreamento para HIV, hepatite e sífilis
    - Abstinência sexual até completar o tratamento; o parceiro deve ser tratado

- Dica

Não confiar em culturas cervicais; sendo geralmente negativas, elas não devem ser usadas para guiar o manejo.

Referência

Sweet RL. Treatment strategies for pelvic inflammatory disease. Expert Opin Pharmacother 2009;10:823. [PMID: 19351231]

Dor pélvica crônica

- **Princípios básicos do diagnóstico**
  - Dor pélvica subaguda com duração de mais de 6 meses
  - A etiologia costuma ser multifatorial
  - Até 40% dos casos têm história de abuso físico ou sexual
  - Até 30% dos casos de doença inflamatória pélvica (DIP) evoluem para dor pélvica crônica
  - A dor que melhora com a supressão da ovulação sugere uma causa ginecológica
  - É muito comum haver depressão concomitante
  - A ultrassonografia e o exame físico costumam ter achados inespecíficos
  - Em metade das mulheres submetidas à laparoscopia por dor pélvica crônica não há patologia visível

- **Diagnóstico diferencial**
  - Ginecológicas: endometriose, adenomiose, aderências pélvicas, endometrite ou DIP crônica, *mittelschmerz*; leiomiomas podem causar sensação de peso na pelve, mas raramente causam dor
  - Gastrintestinais: síndrome do intestino irritável, doença inflamatória intestinal, doença diverticular, constipação, neoplasia, hérnia
  - Urológicas: hiperatividade do detrusor, cistite intersticial, cálculos urinários, síndrome uretral, carcinoma de bexiga
  - Musculoesqueléticas: dor miofascial, lombalgia crônica, problemas de discos vertebrais, compressão de nervo, espasmo ou estiramento muscular
  - Psiquiátricas: somatização, depressão, abuso, ansiedade

- **Tratamento**
  - Avaliar e tratar as causas descritas anteriormente, especialmente as psiquiátricas
  - AINEs; evitar opioides
  - Supressão da ovulação com contraceptivos orais, acetato de depomedroxiprogesterona, SIU de levonorgestrel ou curso breve de acetato de leuprolide podem ser diagnósticos e terapêuticos
  - Fisioterapia para o assoalho pélvico ou *biofeedback* para espasmo da musculatura do assoalho pélvico
  - Laparoscopia diagnóstica se houver suspeita de causa ginecológica, falha do manejo clínico ou continuação de incerteza diagnóstica
  - Histerectomia com ooforectomia bilateral para dor ginecológica refratária em mulheres com prole completa

- **Dica**

É uma das condições mais desafiadoras em toda a ginecologia; é comum que o tratamento não seja gratificante.

Referência

Levy BS. The complex nature of chronic pelvic pain. J Fam Pract 2007;56(suppl diagnosis):S16. [PMID: 18671924]

Endometriose

■ **Princípios básicos do diagnóstico**
- É vista em 10% das mulheres que menstruam e em 25% das mulheres inférteis
- Doença progressiva, recorrente e caracterizada por crescimento aberrante do endométrio fora do útero
- Tríade clássica: dor pélvica cíclica, dismenorreia e dispareunia
- Pode estar associada a infertilidade ou massa pélvica (endometrioma)
- O exame pélvico pode ser normal ou não. As anormalidades podem incluir um útero retrovertido fixo, ligamentos uterossacrais dolorosos ou nodulares ou massa anexial
- Hematoquezia, defecação dolorosa ou hematúria se houver invasão de intestino ou bexiga
- A ultrassonografia costuma ser normal, mas é útil para diagnóstico de endometrioma
- A laparoscopia com biópsia de lesões endometrióticas confirma o diagnóstico

■ **Diagnóstico diferencial**
- Outras causas de dor pélvica crônica
- Dismenorreia primária
- Adenomiose

■ **Tratamento**
- AINEs
- Supressão da ovulação com uso contínuo de contraceptivos orais até que haja desejo de fertilidade; o SIU de levonorgestrel também é efetivo; o acetato de depomedroxiprogesterona também é efetivo, mas está associado a um retardo de 9 meses no retorno da fertilidade
- Se os contraceptivos orais forem inefetivos, pode-se usar análogos do hormônio liberador de gonadotropina (GnRH) (p. ex., leuprolide) com a adição de estrógenos por até 6 meses seguidos por contraceptivos orais contínuos
- A laparoscopia com ablação de lesões para dor refratária é temporariamente útil em até dois terços dos pacientes; há recorrência em 50% dos casos. A ablação laparoscópica de lesões também resulta em melhora temporária nas taxas de fertilidade
- Histerectomia com salpingo-ooforectomia bilateral para as pacientes com prole completa

■ **Dica**

A endometriose pode ocorrer em qualquer lugar do corpo, incluindo dedos, pulmões e outros órgãos, comportando-se como um tumor metastático, mas sem as atipias celulares e a invasão.

Referência

Ozkan S, Arici A. Advances in treatment options of endometriosis. Gynecol Obstet Invest 2009:67:81. [PMID: 18931504]

Gestação ectópica

- **Princípios básicos do diagnóstico**
  - Implante da gestação fora da cavidade uterina
  - Mais comumente se apresenta entre 6 e 8 semanas após o último período menstrual
  - Tríade clássica: gestação, sangramento ou *spotting*, dor pélvica
  - A ruptura causa aumento súbito na dor, tontura e anemia, levando a choque e colapso cardiovascular
  - Ultrassonografia transvaginal para identificar gestação intrauterina quando a β-HCG estiver acima de aproximadamente 2.000 mU/mL; uma cavidade uterina vazia quando a β-HCG é superior a 2.000 é altamente suspeito; é comum que a ultrassonografia transvaginal não consiga demonstrar uma gestação extrauterina
  - Diagnóstico confirmado pela ausência de placenta ou vilosidades após curetagem aspirativa ou laparoscopia
  - Em pacientes com uma gestação desejada e que estão hemodinamicamente estáveis, pode-se obter β-HCG sérica a cada 48 horas, que deve duplicar de valor; a falha em duplicar indica gestação ectópica ou intrauterina anormal

- **Diagnóstico diferencial**
  - Gestação intrauterina (ameaça de abortamento, falha precoce na gestação, neoplasia trofoblástica gestacional)
  - Ruptura de cisto de corpo lúteo
  - Outras causas GI, GU e ginecológicas de dor abdominal ou pélvica aguda

- **Tratamento**
  - Curetagem aspirativa para confirmação do diagnóstico
  - A remoção cirúrgica da tuba uterina é definitiva e recomendada para gestações ectópicas maiores ou complicadas e naquelas pacientes que não desejem a fertilidade no futuro
  - Pode-se oferecer o metotrexato como alternativa para pacientes com gestações ectópicas pequenas e não rotas e que possam realizar múltiplas consultas de acompanhamento e exames laboratoriais; 6% dos casos têm ruptura tubária após o metotrexato
  - Cirurgia de emergência se houver instabilidade hemodinâmica
  - Imunoglobulina Rh_0 para pacientes Rh-negativo
  - Contracepção efetiva para evitar futuras gestações ectópicas

- **Dica**

  Choque sem causa aparente em uma mulher em idade reprodutiva é gestação ectópica rota até prova em contrário.

Referência

Barnhart KT. Clinical practice. Ectopic pregnancy. N Engl J Med 2009;361:379. [PMID: 19625718]

Incontinência urinária

■ Princípios básicos do diagnóstico

- Perda incontrolada de urina; classificada como de estresse, de urgência, mista ou por transbordamento
- Incontinência de estresse: perda de urina durante tosse ou exercícios; vazamento observado ao exame durante tosse ou manobra de Valsalva
- Urgeincontinência por contrações espontâneas da bexiga: acompanhada por urgência, associada a frequência e noctúria, exame normal
- A incontinência por transbordamento é muito incomum em mulheres e é causada por distensão excessiva da bexiga em função de lesão neurológica ou de obstrução da via de saída; resíduo pós-miccional marcadamente elevado
- As infecções do trato urinário frequentemente causam incontinência transitória ou piora da incontinência preexistente
- A avaliação urodinâmica está indicada quando há dúvidas quanto ao diagnóstico ou antes de correção cirúrgica

■ Diagnóstico diferencial

- Infecção do trato urinário
- Distúrbios da mobilidade que acometem a capacidade de chegar ao toalete
- Causas neurológicas descritas anteriormente
- Fístula urinária, divertículo urinário
- Medicamentos: diuréticos, anticolinérgicos, anti-histamínicos, bloqueadores α-adrenérgicos

■ Tratamento

- Excluir infecção do trato urinário
- Um diário de micções auxilia no diagnóstico e guia a terapia
- Exercícios de Kegel, treinamento formal da musculatura pélvica (*biofeedback*)
- Para a urgeincontinência: micções com horário marcado, limitação da ingesta de líquidos e cafeína, medicações anticolinérgicas (cloreto de oxibutinina, tolterodina)
- O tratamento cirúrgico é efetivo em até 85% dos casos de incontinência de estresse refratária ao manejo conservador

■ Dica

Causa isolamento social e depressão, mas o tratamento é simples e melhora a qualidade de vida.

Referência

Sassani P, Aboseif SR. Stress urinary incontinence in women. Curr Urol Rep 2009;10:333. [PMID: 19709478]

Mastite puerperal

- **Princípios básicos do diagnóstico**
  - Ocorre em mães que amamentam dentro de 3 meses após o parto
  - Inflamação e vermelhidão unilateral da mama ou de um quadrante da mama com dor, induração, calor, febre e mal-estar
  - Pode haver uma ferida ou fissura no mamilo
  - Incidência aumentada em pacientes que são mães pela primeira vez
  - Os agentes causadores habituais são *Staphylococcus aureus* e estreptococos; o *S. aureus* resistente à meticilina (MRSA) adquirido na comunidade é cada vez mais comum
  - Pode evoluir para abscesso mamário
  - A ultrassonografia pode confirmar o diagnóstico de abscesso

- **Diagnóstico diferencial**
  - Irritação ou trauma local
  - Ducto sem drenagem
  - Tumores benignos ou malignos (carcinoma inflamatório)
  - Abscesso subareolar (ocorre em mulheres fora da lactação)
  - Necrose gordurosa

- **Tratamento**
  - Em casos muito leves, usar compressas quentes e aumentar a frequência das mamadas
  - Uso oral de dicloxacilina ou cefalosporina de primeira geração
  - Se houver suspeita de MRSA, fazer exame cultural do leite e usar sulfametoxazol-trimetoprim ou clindamicina
  - Hospitalização para antibióticos intravenosos se não houver melhora em 48 horas ou para pacientes toxêmicas
  - Aumentar a frequência das mamadas
  - Incisão e drenagem para abscessos; interromper a amamentação na mama acometida (pode-se retirar o leite com bomba de sucção e descartá-lo)

- **Dica**

As pacientes com essa mastite podem parecer surpreendentemente toxêmicas, desviando a atenção do diagnóstico correto.

Referência

Jahanfar S, Ng CJ, Teng CL. Antibiotics for mastitis in breastfeeding women. Cochrane Database Syst Rev 2009:CD005458. [PMID: 19160255]

Mioma uterino (Tumor fibroide, leiomioma, fibromioma)

■ Princípios básicos do diagnóstico

- Aumento irregular do útero causado por tumores benignos do músculo liso
- Ocorre em 40 a 50% das mulheres com mais de 40 anos
- Costumam ser assintomáticos ou causar sangramento vaginal importante ou irregular, anemia, frequência urinária, pressão pélvica, dismenorreia
- A dor pélvica aguda é rara e deve-se à torção de mioma pedunculado ou degeneração de mioma muito grande
- Pode ser intramural, submucoso, subseroso, cervical ou parasítico (i.e., que retira seu suprimento sanguíneo de um órgão adjacente)
- A ultrassonografia pélvica confirma o diagnóstico

■ Diagnóstico diferencial

- Gestação
- Adenomiose
- Massa ovariana ou anexial
- Sangramento uterino anormal por outras causas
- Leiomiossarcoma
- Outra massa abdominal/pélvica

■ Tratamento

- Excluir gestação
- Esfregaço de Papanicolaou e biópsia de endométrio (se a paciente tiver mais de 35 anos e sangramento irregular)
- AINEs para reduzir a perda sanguínea; terapia hormonal para reduzir o volume do endométrio (contraceptivos orais, acetato de depomedroxiprogesterona, SIU de levonorgestrel)
- Agonista de GnRH por 3 a 6 meses para mulheres que planejem cirurgia ou que estejam se aproximando da menopausa
- As terapias clínicas costumam ser inefetivas para miomas grandes ou submucosos; pode ser necessário realizar miomectomia, histerectomia ou embolização de fibroide uterino

■ Dica

Sempre tentar a terapia hormonal antes de culpar fibroides uterinos por sangramento irregular na pós-menopausa.

Referência

Levy BS. Modern management of uterine fibroids. Acta Obstet Gynecol Scand 2008;87:812. [PMID: 18607823]

Prolapso de órgãos pélvicos

- Princípios básicos do diagnóstico
    - É comum em mulheres mais velhas e multíparas como resultado tardio de lesão do assoalho pélvico no parto
    - Inclui prolapso do útero, bexiga (cistocele), reto (retocele), intestino delgado (enterocele) ou cúpula vaginal
    - Geralmente assintomático; pode haver sensação de pressão ou empuxo na pelve, abaulamento vaginal ou lombalgia; dificuldades na função sexual, defecação ou micção
    - O exame pélvico confirma o diagnóstico. Pedir para a paciente realizar a manobra de Valsalva para ver a gravidade do prolapso
    - O prolapso pode ser leve, moderado ou marcado
    - A atenuação das estruturas pélvicas com a idade pode acelerar o desenvolvimento do prolapso

- Diagnóstico diferencial
    - Neoplasia vaginal ou cervical
    - Prolapso retal
    - Carcinoma retal

- Tratamento
    - Medidas de suporte (p. ex., exercícios de Kegel), limitação de esforços e de levantamento de peso
    - Tratar fatores predisponentes, como obesidade, doença obstrutiva das vias aéreas, constipação e massas pélvicas
    - Cremes de estrógenos conjugados para diminuir a irritação vaginal
    - Pessários podem diminuir o prolapso e seus sintomas; não são efetivos para prolapsos muito grandes
    - Cirurgia corretiva para prolapso sintomático que afeta de maneira significativa a qualidade de vida

- Dica

Apesar de parecerem traumáticas, as ulcerações nos órgãos prolapsados devem sempre ser biopsiadas; pode ocorrer doença maligna nessas estruturas, especialmente na cérvice e na vagina.

Referência

Hampton BS. Pelvic organ prolapse. Med Health R I 2009;92:5. [PMID: 19248418]

Pré-eclâmpsia/eclâmpsia

- **Princípios básicos do diagnóstico**
  - Condição progressiva e multissistêmica que acomete 5 a 10% das mulheres gestantes
  - A pré-eclâmpsia é hipertensão mais proteinúria após 20 semanas de gestação; a presença de convulsões significa eclâmpsia
  - A pré-eclâmpsia leve é definida como pressão arterial acima de 140/90, proteinúria superior a 300 mg/24 horas e ausência dos critérios para doença grave mostrados adiante
  - A pré-eclâmpsia grave é definida como pressão arterial acima de 160/110 ou proteinúria superior a 5 g/24 horas ou as complicações hematológicas, neurológicas, cardiopulmonares, hepatorrenais ou fetais listadas adiante
  - Neurológicas: cefaleia, visão borrada ou escotomas, estado mental alterado, convulsões
  - Fetais: restrição de crescimento intrauterino, oligoidrâmnio
  - Hematológicas: trombocitopenia, hemólise, coagulação intravascular disseminada
  - Cardiopulmonares: edema pulmonar
  - Hepatorrenais: oligúria, anúria, elevação de creatinina sérica, elevação de transaminases, dor em quadrante superior direito
  - Síndrome HELLP: hemólise, elevação de enzimas hepáticas e redução de plaquetas
  - Fatores de risco: primeira gestação, idade avançada, gestação gemelar, pré-eclâmpsia prévia, hipertensão, diabetes, doença renal ou autoimune

- **Diagnóstico diferencial**
  - Hipertensão ou doença renal por outra causa
  - Distúrbio convulsivo primário
  - Síndrome hemolítico-urêmica
  - Púrpura trombocitopênica trombótica

- **Tratamento**
  - O único tratamento é a retirada do feto (parto)
  - Antes do termo, casos graves devem ter o parto induzido; casos leves podem ser observados no hospital com indução do parto em caso de piora. Ao termo, casos leves devem ter o parto induzido
  - Anti-hipertensivos se a pressão arterial estiver acima de 180/110 mm Hg
  - Pode-se administrar sulfato de magnésio às mulheres para prevenção de convulsões e para evitar convulsões recorrentes naquelas com eclâmpsia

- **Dica**

O parto cura a doença.

Referência

Cudihy D, Lee RV. The pathophysiology of pre-eclampsia: current clinical concepts. J Obstet Gynaecol 2009;29:576. [PMID: 19757258]

Sangramento uterino anormal

- **Princípios básicos do diagnóstico**
    - Sangramento menstrual excessivo, sangramento intermenstrual ou ambos; sangramento pós-menopausa
    - É comum logo após a menarca e 4 a 6 anos antes da menopausa
    - Coleta de Papanicolaou (todas as idades) e biópsia de endométrio (todas as mulheres após a menopausa e aquelas com mais de 35 anos e anovulação crônica ou com mais de 6 meses de sangramento)

- **Diagnóstico diferencial**
    - Gestação (especialmente ectópica), abortamento espontâneo
    - Anovulação (p. ex., ovários policísticos, hipotireoidismo, perimenopausa)
    - Mioma ou carcinoma uterino, adenomiose, pólipo
    - Cervicite, carcinoma de colo uterino, trauma
    - Hormônios exógenos (p. ex., estrógenos sem oposição de progestágenos, contraceptivos apenas com progestágenos) ou DIU em T de cobre
    - Distúrbios da coagulação (p. ex., doença de von Willebrand)

- **Tratamento**
    - Esfregaço de Papanicolaou (todas as idades) e biópsia de endométrio (todas as mulheres após a menopausa e aquelas com mais de 35 anos e anovulação crônica ou com mais de 6 meses de sangramento)
    - Sangramento ativo com anemia significativa: estrógenos em altas doses (25 mg por via intravenosa ou contraceptivo oral com redução gradual: 2 comprimidos 2 vezes ao dia, por 3 dias, reduzindo gradualmente, ao longo de 2 semanas, para 1 comprimido ao dia); altas doses de progestágenos quando há contraindicação para altas doses de estrógenos
    - Sangramento crônico: AINEs (qualquer tipo, dia e noite, por 5 dias) mais contraceptivos orais, sistema intrauterino de levonorgestrel ou progestágenos cíclicos
    - Histerectomia, embolização de artéria uterina ou ablação endometrial para sangramento refratário à terapia hormonal
    - Histerectomia se houver câncer de endométrio ou hiperplasia com atipias

- **Dica**

    Se uma mulher em idade reprodutiva apresentar sangramento anormal, o primeiro exame obrigatoriamente é um teste de gravidez.

Referência

Ely JW, Kennedy CM, Clark EC, Bowdler NC. Abnormal uterine bleeding: a management algorithm. J Am Board Fam Med 2006;19:590. [PMID: 17090792]

Síndrome da menopausa (climatério)

- **Princípios básicos do diagnóstico**
    - Cessação das menstruações sem outra causa, geralmente em função da idade ou de ooforectomia bilateral
    - A idade média é de 51 anos; mais precoce em mulheres que fumam
    - Perimenopausa: declínio da função ovariana ao longo de 4 a 6 anos
    - Irregularidade menstrual, fogachos, sudorese noturna, flutuação de humor, distúrbios do sono, ressecamento vaginal
    - Níveis séricos elevados de FSH e LH

- **Diagnóstico diferencial**
    - Outras causas de amenorreia, especialmente gestação
    - Hipertireoidismo ou hipotireoidismo
    - Feocromocitoma
    - Neoplasia uterina
    - Síndrome de Sjögren
    - Depressão
    - Anorexia

- **Tratamento**
    - O tratamento mais efetivo para os fogachos e outros sintomas da menopausa é o estrógeno oral. No entanto, foi demonstrado que a terapia com estrógenos aumenta o risco de câncer de mama em ensaios controlados randomizados, devendo, assim, ser reservada para as pacientes com sintomas muito intensos e após uma discussão abrangente. Outras terapias, como acetato de megestrol, clonidina, inibidores seletivos da recaptação da serotonina (ISRSs) e gabapentina, são modestamente efetivas
    - Os fogachos costumam melhorar em 2 a 4 anos após a menopausa
    - Para sangramento irregular na perimenopausa, pode-se usar contraceptivos orais, SIU de levonorgestrel, estrógenos mais progestágenos cíclicos ou combinados ou progestágenos isoladamente
    - Creme de estrógenos ou lubrificantes não hormonais para o ressecamento vaginal
    - Embora o uso a longo prazo de terapia hormonal combinada diminua o risco de osteoporose e câncer de cólon, ela aumenta o risco de câncer de mama e tromboembolismo

- **Dica**

O papel da terapia hormonal em mulheres mais velhas permanece controverso, apesar de anos de estudos.

Referência

Nelson HD, Vesco KK, Haney E, et al. Nonhormonal therapies for menopausal hot flashes: systematic review and meta-analysis. JAMA 2006;295:2057. [PMID: 16670414]

Vaginite

- **Princípios básicos do diagnóstico**
  - Queimação, dor, prurido e secreção vaginal
  - Resulta de atrofia, infecção ou reação alérgica
  - As causas infecciosas comuns incluem *Candida albicans*, *Trichomonas vaginalis*, vaginose bacteriana (*Gardnerella* e outros anaeróbios)
  - A *Trichomonas* é transmitida sexualmente e causa irritação vaginal e secreção profusa, espumosa e malcheirosa
  - A vaginose bacteriana pode ser assintomática ou estar associada a secreção fina, acinzentada e com odor de peixe
  - A *C. albicans* está associada a prurido, queimação e secreção espessa, branca e sem odor fétido
  - O exame a fresco com KOH, solução salina e o pH costumam fazer o diagnóstico: *Trichomonas* são móveis e com pH superior a 4,5; a vaginose bacteriana revela *clue cells* com pH superior a 4,5; hifas e esporos com pH normal (inferior a 4,5) significam *Candida*

- **Diagnóstico diferencial**
  - Secreção fisiológica, ovulação
  - Vaginite atrófica, distrofias vulvares (líquen escleroso) e neoplasia de vulva em mulheres mais velhas
  - Cervicite, sífilis, surto de herpes-vírus
  - Carcinoma de colo uterino
  - Corpo estranho (absorvente interno)
  - Dermatite de contato (p. ex., preservativos, produtos perfumados, sabões)
  - Piolhos púbicos, escabiose

- **Tratamento**
  - Limitar os irritantes vaginais
  - Fazer cultura cervical para *Neisseria gonorrhoeae* e *Chlamydia*, se não houver outra causa para os sintomas
  - Para *T. vaginalis*: metronidazol (2 g em dose única) para a paciente e o parceiro
  - Para *C. albicans*: antifúngicos (p. ex., clotrimazol) em creme vaginal ou supositório ou dose única de fluconazol oral (150 mg)
  - Para vaginose bacteriana: metronidazol (500 mg, 2 vezes ao dia, por 7 dias, ou gel vaginal 2 vezes ao dia, por 5 dias)
  - Para vaginite atrófica: creme de estrógeno vaginal 2 vezes por semana

- **Dica**

Os sintomas isoladamente não diagnosticam essa condição clínica; é essencial a realização de um exame a fresco em todas as pacientes com esse complexo de sintomas.

Referência

Mac Bride MB, Rhodes DJ, Shuster LT. Vulvovaginal atrophy. Mayo Clin Proc 2010;85:87. [PMID: 20042564]

17
Distúrbios Cirúrgicos Comuns

Aneurisma de aorta abdominal

- **Princípios básicos do diagnóstico**
    - Mais de 90% deles se originam abaixo das artérias renais
    - A maioria é assintomática e descoberta de modo incidental
    - A dor nas costas ou no abdome geralmente precede a ruptura
    - O diâmetro é o preditor mais importante para a ruptura do aneurisma (risco de ruptura de até 40% em 5 anos para aneurismas com mais de 5 cm)
    - A incidência é quatro vezes maior em homens, mas o risco de ruptura é 2 a 4 vezes maior em mulheres
    - A maioria das rupturas ocorre para a esquerda e posteriormente; desaparece a contração do joelho esquerdo
    - Frequentemente associado a aneurismas em outras localizações, e todos os pacientes com aneurismas de aorta abdominal devem ser avaliados para aneurismas concomitantes femorais e poplíteos
    - A ultrassonografia é o exame ideal para rastreamento; a TC é realizada para planejamento cirúrgico
    - Recomenda-se o rastreamento com ultrassonografia única para homens com 65 anos ou mais e aos 55 anos se houver história familiar positiva; recomenda-se o rastreamento em mulheres com 65 anos ou mais com ultrassonografia única se houver história familiar positiva ou tabagismo

- **Diagnóstico diferencial**
    - Pseudocisto pancreático, pancreatite, cólica renal
    - Úlcera duodenal penetrante (posterior)

- **Tratamento**
    - Em pacientes saudáveis e assintomáticos, a cirurgia é recomendada para aneurismas com mais de 5 cm
    - A ressecção pode ser benéfica mesmo para aneurismas de apenas 4 cm (mulheres, aneurismas ulcerados ou saculares)
    - Em pacientes sintomáticos, reparo imediato independentemente do tamanho
    - Considera-se o reparo endovascular (inserção transfemoral de um enxerto protético) se a anatomia do aneurisma for adequada e puder ser realizada usando-se anestesia local ou epidural em pacientes de alto risco
    - A cessação do tabagismo é importante

- **Dica**

    Uma massa pulsátil à esquerda da linha média costuma ser uma aorta tortuosa; se ela estiver à direita da linha média, investigar aneurisma.

Referência

Chaikof EL, Brewster DC, Dalman RL, et al; Society for Vascular Surgery. The care of patients with an abdominal aortic aneurysm: the Society for Vascular Surgery practice guidelines. J Vasc Surg 2009;50(4 suppl):S2. [PMID: 19786250]

Apendicite aguda

- **Princípios básicos do diagnóstico**
  - O risco vitalício é de 7%; 70% dos casos se apresentam antes dos 30 anos de idade
  - As perfurações associam-se a um risco de morte de 20% em idosos
  - Dor abdominal não abrupta, inicialmente mal localizada ou periumbilical e, depois, focal no quadrante inferior direito ao longo de 4 a 48 horas
  - A dor é seguida de náuseas, com ou sem vômitos; anorexia
  - Febre baixa, dor ao exame do quadrante inferior direito no ponto de McBurney, com ou sem sinais peritoneais
  - Sintomas prolongados, febre alta, calafrios, dor localizada e leucocitose marcada costumam ser vistos em casos de perfuração
  - O exame pélvico e retal pode revelar dor, particularmente na apendicite retrocecal; é comum haver piúria ou hematúria microscópica
  - Leucocitose leve com predomínio de neutrófilos; se a contagem de leucócitos for superior a 18.000/mL, considerar ruptura com abscesso localizado

- **Diagnóstico diferencial**
  - Patologia ginecológica ou urológica (p. ex., gestação ectópica, doença inflamatória pélvica, torção de ovário ou testículo)
  - Gastrenterite (idiopática, citomegalovírus, enterocolite por *Yersinia*)
  - Diverticulite de ceco ou sigmoide; pancreatite; colecistite
  - Obstrução intestinal; intussuscepção; adenite mesentérica
  - Úlcera péptica perfurada; Crohn; diverticulite de Meckel; pneumonia

- **Tratamento**
  - Pacientes com manifestações clínicas consistentes com apendicite não rota devem ser submetidos à apendicectomia de urgência
  - Os pacientes em que a avaliação não é totalmente consistente com apendicite devem ser submetidos à ultrassonografia ou TC
  - Para apendicite rota, drenagem de abscesso guiada por TC com apendicectomia mais tarde; o acompanhamento com colonoscopia ou TC é recomendado após a resolução do episódio agudo
  - Até 30% dos pacientes têm apêndice normal na cirurgia
  - Quando há dúvidas quanto ao diagnóstico, observar com exames seriados

- **Dica**

As modernas técnicas de imagem fizeram com que os cirurgiões ficassem mais relutantes em explorar essa condição clínica; não é má medicina ressecar um apêndice normal quando o quadro clínico do paciente é sugestivo.

Referência

Andersson RE, Petzold MG. Nonsurgical treatment of appendiceal abscess or phlegmon: a systematic review and meta-analysis. Ann Surg 2007;246:741. [PMID: 17968164]

Colecistite aguda

■ **Princípios básicos do diagnóstico**
- Causada por obstrução da vesícula biliar, tipicamente por cálculos, mas também por tumor maligno, pólipos, linfonodos e parasitas
- Os cálculos estão presentes em até 35% da população adulta; apenas 1 a 3% desses pacientes irão desenvolver colecistite
- A colecistite acalculosa, que compreende 2 a 15% dos pacientes com colecistite, é causada por estase biliar, formação de lama e supercrescimento bacteriano, resultando em obstrução da vesícula biliar
- Dor crescente em quadrante superior direito ou epigástrio ao longo de 12 a 24 horas que pode ser em forma de cólica, mas nunca desaparece totalmente; tipicamente há mal-estar, náuseas, febre e vômitos
- O achado clássico é o sinal de Murphy (parada inspiratória com a palpação do quadrante superior direito)
- Sinais e sintomas de obstrução do ducto biliar comum, incluindo urina com cor de chá, fezes claras (argila), icterícia em escleras
- Febre, leucocitose, elevação discreta nos exames de função hepática e, ocasionalmente, uma elevação em amilase e lipase; a elevação das bilirrubinas acima de 3 mg/dL faz pensar em obstrução do ducto biliar comum
- A ultrassonografia é útil e pode revelar cálculos, dilatação de ductos (ducto biliar comum maior que 8 mm faz pensar em obstrução) e inflamação (espessamento da parede da vesícula biliar, líquido ao redor da vesícula)
- A cintilografia hepatobiliar com ácido iminodiacético (HIDA) é o teste mais acurado (97% de sensibilidade e 87% de especificidade)

■ **Diagnóstico diferencial**
- Apendicite aguda; pancreatite; hepatite; pneumonia
- Gastrenterite; úlcera péptica; infarto do miocárdio
- Dor radicular em dermátomo torácico (p. ex., zóster pré-eruptivo)

■ **Tratamento**
- Repouso intestinal, líquidos, analgésicos e antibióticos
- A colecistectomia laparoscópica precoce (dentro de 48 horas do início dos sintomas) reduz a morbidade e a mortalidade
- Colecistectomia imediata para isquemia de vesícula biliar, perfuração e colecistite enfisematosa
- A CPRE com esfincterotomia deve ser realizada quando houver evidência de cálculos no ducto biliar comum, pancreatite ou colangite

■ **Dica**

Na colecistite o paciente costuma saber exatamente o momento do início dos sintomas; isso raramente acontece em casos típicos de apendicite.

Referência

Elwood DR. Cholecystitis. Surg Clin North Am 2008;88:1241, viii. [PMID: 18992593]

Diverticulite

- **Princípios básicos do diagnóstico**
  - Aproximadamente 10 a 25% dos pacientes com divertículos desenvolvem diverticulite ao longo da vida
  - Dor aguda em cólicas intermitentes no quadrante inferior esquerdo com alteração de hábito intestinal (geralmente constipação alternando com diarreia), febre baixa e leucocitose
  - Pode haver uma massa abdominal palpável e dolorosa ao exame
  - Pode haver distensão abdominal com náuseas e vômitos devido ao íleo ou obstrução associados à inflamação
  - Na doença de longa data, pode haver sintomas de fistulização para a bexiga (pneumatúria, fecalúria) ou para a vagina (secreção com odor fétido ou eliminação de fezes pela vagina)
  - A TC é o método diagnóstico de escolha; deve-se usar contraste hidrossolúvel em vez de bário se houver suspeita de perfuração
  - Considerar cistografia ou cistoscopia se houver suspeita de fístula urinária
  - A endoscopia não é útil na fase aguda

- **Diagnóstico diferencial**
  - Carcinoma colorretal; apendicite; infecção do trato urinário
  - Obstrução colônica; colite isquêmica ou infecciosa
  - DIP
  - Gestação ectópica rota ou cisto ovariano
  - Doença inflamatória intestinal (DII); nefrolitíase

- **Tratamento**
  - Dieta líquida (10 dias) e curso de 7 a 10 dias de antibióticos orais (metronidazol mais fluoroquinolona) para uma primeira crise leve
  - Sonda nasogástrica em aspiração e antibióticos intravenosos de amplo espectro para pacientes que necessitam de hospitalização
  - Drenagem percutânea por cateter para abscesso intra-abdominal
  - Laparotomia de emergência com ressecção colônica e derivação para peritonite generalizada, perfuração ou deterioração clínica
  - Dieta rica em resíduos, laxativos e *psyllium* para terapia crônica
  - Colectomia eletiva de sigmoide para crises recorrentes ou diverticulite complicada tratada com drenagem e antibióticos intravenosos
  - Colonoscopia eletiva após a resolução da inflamação para assegurar que não exista massa ou DII subjacente

- **Dica**

É uma doença causada por dieta com poucas fibras; essa condição clínica, assim como a apendicite, raramente é encontrada em sociedades que consomem uma grande quantidade de fibras.

Referência

Touzios JG, Dozois EJ. Diverticulosis and acute diverticulitis. Gastroenterol Clin North Am 2009;38:513. [PMID: 19699411]

Divertículo faringoesofágico (Divertículo de Zenker)

- **Princípios básicos do diagnóstico**
  - Mais prevalente entre a quinta e a oitava décadas de vida
  - Resulta de herniação da mucosa através de um ponto fraco na camada muscular entre as fibras oblíquas do tireofaríngeo e as fibras horizontais do cricofaríngeo (triângulo de Killian)
  - A disfagia está presente em 90% dos pacientes e piora à medida que o divertículo aumenta de tamanho; outros sintomas incluem regurgitação de alimento não digerido, halitose, rouquidão, tosse crônica, desnutrição e perda ponderal
  - Sons de gorgolejo no pescoço no exame físico são patognomônicos; uma crepitação cervical está ocasionalmente presente
  - O exame de deglutição de bário confirma o diagnóstico pela demonstração do saco

- **Diagnóstico diferencial**
  - Tumor esofágico, mediastinal ou cervical
  - Cisto esofágico de duplicação
  - Acalasia cricofaríngea (ocasionalmente associada)
  - Membrana esofágica
  - Acalasia ou estenose de esôfago inferior
  - Divertículo epifrênico (esôfago inferior)
  - Osteófitos cervicais
  - Massa tireoidiana

- **Tratamento**
  - Os divertículos de Zenker não tratados podem causar bezoares, fístulas traqueais, paralisia de pregas vocais, fístulas para ligamentos paravertebrais causando osteomielite cervical, ulceração péptica e hemorragia
  - Não há terapia clínica; todos os pacientes devem ser considerados candidatos à miotomia cricofaríngea estendendo-se até o esôfago com uma diverticulopexia (menos de 2 cm) ou uma ressecção diverticular (mais de 2 cm)
  - Técnicas endoscópicas podem ser usadas em um subgrupo de pacientes e incluem a divisão do septo entre o divertículo e o esôfago e o músculo cricofaríngeo subjacente

- **Dica**

  Um divertículo de Zenker não suspeitado pode ser perfurado de maneira inadvertida na endoscopia superior, uma razão para considerar a radiografia contrastada antes de esofagoduodenoscopia eletiva.

Referência

Ferreira LE, Simmons DT, Baron TH. Zenker's diverticula: pathophysiology, clinical presentation, and flexible endoscopic management. Dis Esophagus 2008;21:1. [PMID: 18197932]

Doença cerebrovascular oclusiva

- **Princípios básicos do diagnóstico**
    - Mais comum em pacientes com os fatores de risco habituais para aterosclerose (p. ex., hipertensão, hipercolesterolemia, diabetes, tabagismo)
    - A maioria dos pacientes é assintomática
    - Sintomas: cegueira monocular transitória (amaurose fugaz), hemiparesia transitória com ou sem afasia ou alterações sensitivas durante menos de 20 minutos (AIT)
    - Pode haver sopro, mas ele se correlaciona pouco com o grau de estenose
    - A ultrassonografia com Doppler é útil para avaliação da estenose; a angiografia com gadolínio está indicada apenas quando a anatomia não é claramente delineada pela ultrassonografia

- **Diagnóstico diferencial**
    - Dissecção de artéria carotídea
    - Síndromes de roubo
    - Arterite de células gigantes
    - Arterite de Takayasu
    - Lipo-hialinose
    - Fibrose por radiação
    - Êmbolo cardíaco
    - Tumor ou abscesso cerebral (em paciente com AVC)
    - Displasia fibromuscular

- **Tratamento**
    - Agentes trombolíticos em pacientes cuidadosamente selecionados com isquemia cerebral: menos de 3 horas de sintomas, sem hemorragia na TC
    - A endarterectomia carotídea é adequada para aqueles pacientes com estenose carotídea superior a 80% sem sintomas ou acima de 60% com sintomas (com base na avaliação por ultrassonografia com Doppler)
    - As indicações para angioplastia carotídea com colocação de *stent* são controversas; pacientes assintomáticos com múltiplas comorbidades e oclusão contralateral podem ser mais apropriados, mas não há dados disponíveis de acompanhamento a longo prazo
    - Terapia antiplaquetária a longo prazo, agentes anti-hipertensivos, inibidores da enzima conversora da angiotensina e terapia com estatinas são adjuntos importantes da revascularização cirúrgica

- **Dica**

Apenas um de cada quatro pacientes não tratados com estenose acima de 70% sofrerá AVC; dos pacientes com oclusão de 100%, historicamente apenas a metade sofrerá um evento neurológico.

Referência

Howell GM, Makaroun MS, Chaer RA. Current management of extracranial carotid occlusive disease. J Am Coll Surg 2009;208:442. [PMID: 19318007]

Hérnia inguinal

- **Princípios básicos do diagnóstico**
  - Uma fraqueza na parede abdominal resulta na protrusão de estruturas (i.e., tecido adiposo, vísceras) através do defeito
  - Geralmente apresenta-se como uma massa ou inchaço na virilha; pode haver associação com dor súbita e aumento de volume durante a realização de esforços ou elevação de peso
  - Em 95% dos casos, as hérnias nas virilhas envolvem o canal inguinal; 5% envolvem o canal femoral; costumam ser assintomáticas e são encontradas em exames de rotina; o desconforto piora no final do dia e é aliviado quando o paciente deita e a hérnia é reduzida
  - Hérnias indiretas, que se desenvolvem através do anel inguinal interno e se encontram lateralmente aos vasos epigástricos inferiores são provavelmente congênitas
  - As hérnias diretas são mais comuns, encontram-se medialmente aos vasos epigástricos inferiores e resultam de fraqueza no assoalho inguinal
  - As hérnias femorais (as menos comuns) têm mais chance de apresentar-se como emergências cirúrgicas
  - Os sintomas iniciais de encarceramento são aqueles de obstrução intestinal parcial (vômitos, distensão, constipação)
  - As hérnias encarceradas não podem ser reduzidas e podem ser dolorosas; as hérnias estranguladas são quentes e eritematosas em função da isquemia subjacente
  - Sempre examinar os pacientes na posição de ortostatismo, além da supina, para permitir o enchimento do saco herniário

- **Diagnóstico diferencial**
  - Hidrocele; varicocele; linfadenopatia inguinal
  - Torção de testículo; aneurisma de artéria femoral

- **Tratamento**
  - A maioria deve ser reparada a menos que existam várias contraindicações
  - Reparo cirúrgico eletivo ambulatorial para hérnias redutíveis
  - Tentar a redução de hérnias encarceradas (irredutíveis) com sedação consciente quando não houver sinais peritoneais, em posição de Trendelenburg e em pé, com uma pressão delicada; se não houver sucesso na redução, costuma ser necessário realizar a cirurgia dentro de 6 a 12 horas da apresentação inicial
  - As hérnias estranguladas exigem cirurgia imediata e cobertura antibiótica de amplo espectro

- **Dica**

Em casos de hérnia inguinal, o encarceramento ou estrangulamento ocorrem em 1% ao ano; esse fato pode guiar a preferência do paciente pelo reparo eletivo.

Referência

Amato B, et al. Shouldice technique versus other open techniques for inguinal hernia repair. Cochrane Database Syst Rev 2009:CD001543. [PMID: 19821279]

Isquemia mesentérica

- Princípios básicos do diagnóstico

    Aguda:
    - Embolia, comumente por fibrilação atrial ou infarto agudo do miocárdio; costuma alojar-se na artéria mesentérica superior
    - A insuficiência não oclusiva deve-se a estados de baixo fluxo, frequentemente vistos na insuficiência cardíaca, hipovolemia e uso de vasopressores
    - A oclusão venosa levando à insuficiência arterial está associada a estados hipercoaguláveis, pancreatite e hipertensão portal
    - Dor desproporcional ao exame em 95% dos casos
    - Geralmente com história de doença vascular aterosclerótica e estigmas de doença vascular presentes ao exame (p. ex., pulsos diminuídos)
    - Exames laboratoriais normais no início do quadro; leucocitose e elevação de lactato ocorrem mais tarde
    - A TC confirma o diagnóstico em 90% dos casos; a angiografia é mais acurada e pode permitir a terapia trombolítica com cateter

    Crônica:
    - Resulta de placas ateroscleróticas em mesentérica superior, eixo celíaco e mesentérica inferior; mais de uma dessas artérias principais deve ser envolvida em função da circulação colateral
    - Dor epigástrica ou periumbilical pós-prandial; os pacientes limitam sua ingesta para evitar a dor, resultando em perda de peso e menos dor
    - Os pacientes costumam ter história de tabagismo, doença vascular periférica e hipertensão; 50% dos casos têm sopro abdominal

    Colite isquêmica:
    - Isquemia colônica por insuficiência de artéria mesentérica inferior ou hipogástrica secundária a um estado de baixo fluxo; ataques episódicos de cólicas em abdome inferior e diarreia leve e geralmente sanguinolenta

- Diagnóstico diferencial

    - Diverticulite; apendicite; pancreatite; colecistite
    - Doença inflamatória intestinal e colite por outras causas
    - Doença visceral maligna; poliarterite nodosa; cólica renal
    - Aneurisma de aorta em expansão; dissecção aórtica

- Tratamento

    - Objetivos da laparotomia: remoção de intestino necrótico, salvamento do intestino remanescente e preservação de comprimento intestinal
    - Embolectomia cirúrgica ou *bypass* da porção ocluída da artéria mesentérica superior
    - Papaverina intra-arterial em alguns casos de isquemia não oclusiva

- Dica

A isquemia mesentérica não oclusiva crônica é uma causa comumente esquecida de perda ponderal em pacientes com doença vascular periférica.

Referência

Herbert GS, Steele SR. Acute and chronic mesenteric ischemia. Surg Clin North Am 2007;87:1115, ix. [PMID: 17936478]

Obstrução de intestino delgado (OID)

- **Princípios básicos do diagnóstico**
    - Obstrução parcial ou completa da luz intestinal por uma lesão intrínseca ou extrínseca
    - Etiologia: aderências (p. ex., por cirurgia ou DIP prévia) 60%, doença maligna 20%, hérnia 10%, doença inflamatória intestinal 5%, volvo 3%, outras (p. ex., íleo biliar) 2%
    - Dor abdominal em cólicas, vômitos (geralmente fecaloides na obstrução completa), distensão abdominal, constipação ou obstipação; a ausência de flatos pode indicar obstrução completa
    - Abdome distendido e doloroso com ou sem sinais peritoneais; tilintar de alta intensidade ou ruídos peristálticos audíveis
    - Os pacientes costumam apresentar depleção do volume intravascular secundária a vômitos, diminuição da ingesta oral e sequestro de fluidos na parede intestinal, luz intestinal e cavidade peritoneal
    - As radiografias simples do abdome mostram intestino delgado dilatado com mais de três níveis hidroaéreos; a TC com contraste pode revelar evidências de isquemia intestinal (paredes espessadas, pneumatose, inflamação mesentérica)

- **Diagnóstico diferencial**
    - Íleo adinâmico por qualquer causa (p. ex., hipocalemia, pancreatite, nefrolitíase, trauma ou cirurgia recente)
    - Obstrução colônica
    - Pseudo-obstrução intestinal
    - Peritonite bacteriana espontânea

- **Tratamento**
    - Sonda nasogástrica em aspiração
    - Reposição de fluidos e eletrólitos (potássio, magnésio, fósforo) com cristaloides isotônicos e monitoração cuidadosa do débito urinário
    - A decisão de intervir cirurgicamente se baseia no grau da obstrução (parcial *versus* completa), etiologia (50% das obstruções relacionadas a aderências melhoram de forma espontânea) e preocupação com estrangulamento e necrose intestinal
    - A exploração cirúrgica está indicada para suspeita de hérnia estrangulada, obstrução que não responde ao tratamento conservador ou em caso de desenvolvimento de sinais peritoneais

- **Dica**

Embora Osler se referisse às aderências como "o refúgio dos que não têm diagnóstico", elas continuam sendo a causa mais comum de obstrução de intestino delgado.

Referência

Cappell MS, Batke M. Mechanical obstruction of the small bowel and colon. Med Clin North Am 2008;92:575, viii. [PMID: 18387377]

Obstrução intestinal funcional (Íleo adinâmico, íleo paralítico)

- **Princípios básicos do diagnóstico**
  - Trânsito de conteúdo intestinal gravemente prejudicado por diminuição da peristalse na ausência de obstrução mecânica
  - Ocorre mais comumente após cirurgia, mas também em casos de peritonite, infecção ou inflamação intra-abdominal (p. ex., pancreatite), doença crítica, distúrbios eletrolíticos, uso de narcóticos, fármacos anticolinérgicos, pneumonia e uremia
  - Dor abdominal progressiva, anorexia, vômitos e constipação
  - Mínima dor ao exame do abdome; sons abdominais diminuídos ou ausentes
  - Os exames radiológicos mostram distensão gastrintestinal difusa, sem ponto de transição óbvio e com ar no reto; considerar uma TC se as radiografias forem duvidosas

- **Diagnóstico diferencial**
  - Obstrução mecânica por qualquer causa
  - Perfuração de víscera; abscesso intra-abdominal
  - Pseudo-obstrução colônica (síndrome de Ogilvie)

- **Tratamento**
  - A resolução pode demorar de 7 a 10 dias
  - Restrição da ingesta oral, inclusive de medicações orais; sonda nasogástrica para sucção naqueles com vômitos protraídos ou distensão gástrica
  - Minimizar o uso de fármacos narcóticos e anticolinérgicos; fármacos pró-cinéticos (metoclopramida, eritromicina) se não houver evidência de obstrução
  - A deambulação precoce e o uso de gomas de mascar podem acelerar a recuperação
  - Atenção para distúrbios eletrolíticos (p. ex., hipocalemia) e desidratação; considerar nutrição parenteral
  - Na síndrome de Ogilvie, pode-se considerar colonoscopia descompressiva ou neostigmina intravenosa; no entanto, a neostigmina só deve ser administrada em UTI
  - Radiografias abdominais seriadas para medir a distensão intestinal (o risco de perfuração cecal aumenta de forma significativa quando acima de 11 cm)
  - Uma intervenção cirúrgica está indicada se houver evidência de obstrução, perfuração ou isquemia intestinal

- **Dica**

  Em qualquer caso de íleo, observar cuidadosamente a radiografia de tórax; a causa pode ser uma pneumonia de lobo inferior.

Referência

Batke M, Cappell MS. Adynamic ileus and acute colonic pseudo-obstruction. Med Clin North Am 2008;92:649, ix. [PMID: 18387380]

Oclusão arterial aguda de extremidade inferior

- **Princípios básicos do diagnóstico**
  - É importante diferenciar se o paciente tem etiologia embólica, trombótica ou traumática para a isquemia de extremidade inferior
  - A fonte mais comum de êmbolos é o coração (80 a 90%); 60 a 70% desses pacientes têm doença cardíaca subjacente como IAM, doença valvular, arritmias, endocardite
  - As causas traumáticas incluem deslocamento posterior do joelho, lesão iatrogênica por cateter, trauma penetrante (ferimento por arma de fogo ou lesão por arma branca)
  - A oclusão trombótica ocorre mais comumente em caso de doença aterosclerótica subjacente com um novo insulto agudo (estado de baixo fluxo, trauma)
  - As manifestações clássicas da isquemia são os 6 Ps: dor (*pain*), palidez, parestesias, paralisia, poiquilotermia e ausência de pulso; a dor é o primeiro sintoma e o mais comum, enquanto a paralisia é tardia
  - Os sinais de isquemia são mais pronunciados na próxima articulação distalmente à oclusão
  - Os eventos embólicos tipicamente se apresentam com início súbito de dor em casos de arritmias; o exame vascular contralateral é normal
  - Os eventos trombóticos tipicamente se apresentam com início mais lento de sintomas menos intensos, história de claudicação, dor em repouso e doença vascular periférica; o exame pode revelar estigmas de doença vascular bilateral crônica

- **Diagnóstico diferencial**
  - Dor neuropática; distrofia simpática reflexa
  - TVP
  - Vasculite sistêmica; ateroembolismo por colesterol

- **Tratamento**
  - Deve-se administrar heparina para pacientes sem contraindicações, para evitar a propagação do êmbolo ou da trombose e para manter a patência de vasos colaterais; a aspirina também deve ser administrada
  - Restabelecer o fluxo sanguíneo por embolectomia cirúrgica ou trombólise direcionada por cateter
  - A fasciotomia está indicada se a duração da isquemia for estimada em mais de 4 horas para evitar o desenvolvimento da síndrome de compartimento
  - Monitorar cuidadosamente eletrólitos e função renal

- **Dica**

No paciente com acesso femoral intra-arterial na UTI e em ventilação mecânica, não haverá história clínica, e sim apenas uma deterioração clínica inespecífica; verificar frequentemente os pulsos distais nesses pacientes.

Referência

O'Connell JB, Quiñones-Baldrich WJ. Proper evaluation and management of acute embolic versus thrombotic limb ischemia. Semin Vasc Surg 2009;22:10. [PMID: 19298930]

Pseudocisto pancreático

- **Princípios básicos do diagnóstico**
    - Coleção organizada de fluido pancreático dentro ou ao redor do pâncreas; pode complicar a pancreatite aguda ou crônica
    - A maioria (80%) das coleções de fluido pancreático que ocorrem menos de 8 semanas após o evento incitante irá melhorar de maneira espontânea
    - Os pseudocistos sintomáticos costumam ser maiores que 6 cm e estar presentes por mais de 6 semanas
    - Os sintomas estão associados a efeito de massa e inflamação local e incluem febre ocasional, dor epigástrica com irradiação para o dorso e saciedade precoce
    - Leucocitose, possível elevação persistente da amilase sérica; porém os exames laboratoriais podem ser normais
    - Cisto pancreático demonstrável por ultrassonografia ou TC
    - As complicações incluem hemorragia (erosão de vasos pancreáticos), infecção, ruptura, formação de fístulas, ascite pancreática, obstrução de estruturas adjacentes (via de saída do estômago, intestino)

- **Diagnóstico diferencial**
    - Flegmão ou abscesso pancreático; aneurisma de aorta
    - Necrose pancreática estéril; pancreatite em resolução
    - Carcinoma de pâncreas e neoplasias císticas

- **Tratamento**
    - Até dois terços dos casos melhoram espontaneamente; nenhuma intervenção em caso de coleções líquidas agudas e não complicadas ou pseudocistos assintomáticos
    - Evitação de álcool; tratamento de outras causas para a pancreatite inicial (p. ex., hipertrigliceridemia, medicações, cálculos biliares)
    - A drenagem percutânea com cateter está associada a complicações; considerá-la apenas em pacientes com pseudocistos sintomáticos que não podem ser submetidos à intervenção endoscópica ou cirúrgica por comorbidades e com anatomia ductal normal
    - A CPRE com esfincterotomia e a colocação de *stent* em ducto pancreático para descompressão proximal podem auxiliar na resolução espontânea
    - A descompressão para dentro de víscera oca adjacente (estômago, duodeno, jejuno) pode ser necessária e pode ser realizada através de técnicas endoscópicas ou cirúrgicas (laparoscópica ou aberta)
    - Não há benefício no uso de octreotida para inibir a secreção pancreática

- **Dica**

    Só existem duas causas patológicas de massas abdominais pulsáteis: aneurisma de aorta e transmissão através de um pseudocisto pancreático.

Referência

Cannon JW, Callery MP, Vollmer CM Jr. Diagnosis and management of pancreatic pseudocysts: what is the evidence? J Am Coll Surg 2009;209:385. [PMID: 19717045]

Tumores malignos do esôfago

■ **Princípios básicos do diagnóstico**
- Cânceres precoces raramente apresentam sintomas
- Disfagia progressiva – inicialmente durante a ingestão de alimentos sólidos, mais tarde com líquidos e com dor retroesternal; a perda de peso é um sinal ominoso; rouquidão e tosse produtiva podem indicar invasão de nervos laríngeos ou árvore traqueobrônquica
- Tabagismo e álcool estão associados a carcinoma epidermoide (esôfago médio e proximal); obesidade, esôfago de Barrett e refluxo gastrintestinal estão associados a adenocarcinoma (esôfago distal e junção gastresofágica); os adenocarcinomas são mais comuns
- O esofagograma com bário é o exame diagnóstico de escolha e costuma mostrar um padrão irregular na mucosa ou um estreitamento concêntrico na luz esofágica
- A endoscopia pode permitir a visualização do tumor, biópsia e ultrassonografia endoscópica para determinar a profundidade da lesão
- A PET-TC pode delinear a extensão da doença e de metástases distantes

■ **Diagnóstico diferencial**
- Tumor ou estenose benigna do esôfago
- Divertículo ou membrana esofágica; acalasia; globo histérico

■ **Tratamento**
- Invasão tumoral ou metástases no momento do diagnóstico impedem a cura na maioria dos casos
- Abordagens cirúrgicas abertas transtorácicas (Ivor-Lewis) ou trans-hiatais são mais comumente usadas, mas técnicas minimamente invasivas estão ganhando espaço; a ressecção mucosa endoscópica pode ser uma opção para a doença muito precoce
- A quimiorradioterapia seguida de ressecção cirúrgica está indicada para doença avançada (T2-4, N1), mas a sobrevida em 5 anos permanece em 40%
- Terapias focadas na redução da disfagia e na manutenção da ingesta oral, incluindo a colocação de *stents* metálicos expansíveis, fulguração a *laser*, colocação de sonda para alimentação e radioterapia

■ **Dica**

A impactação de alimentos ao deglutir quase sempre está associada a uma explicação anatômica, geralmente um tumor: leve esse sintoma a sério.

Referência

Quiros RM, Bui CL. Multidisciplinary approach to esophageal and gastric cancer. Surg Clin North Am 2009;89:79, viii. [PMID: 19186232]

18
Distúrbios Pediátricos Comuns*

Artrite reumatoide juvenil (Doença de Still)

- **Princípios básicos do diagnóstico**
    - Critérios diagnósticos úteis: idade de início menor que 16 anos; duração maior que 6 semanas; deve haver artrite verdadeira; outras etiologias de artrite devem ser excluídas
    - Três tipos: oligoarticular, poliarticular e sistêmica
    - Oligoarticular: menos de 5 articulações envolvidas, predominantemente grandes articulações em membros inferiores
    - Poliarticular: mais de 5 articulações envolvidas; acomete articulações grandes e pequenas; costuma haver nódulos reumatoides
    - Sistêmica: artrite caracterizada por febre diária; os picos febris podem estar acompanhados de erupção cutânea de cor salmão; envolvimento visceral difuso incluindo hepatoesplenomegalia, linfadenopatia e serosite
    - A velocidade de sedimentação globular e a proteína C reativa costumam estar elevadas, mas são inespecíficas; fator antinuclear elevado em 40 a 85% dos casos, mais comumente em oligoartrite e poliartrite

- **Diagnóstico diferencial**
    - Febre reumática; artrite infecciosa; doença de Lyme
    - Artrite reativa por várias causas
    - LES; dermatomiosite; leucemia
    - Doença inflamatória intestinal; tumores ósseos; osteomielite

- **Tratamento**
    - É fundamental uma abordagem terapêutica escalonada; os objetivos do tratamento são restaurar a função articular e aliviar a dor
    - AINEs e fisioterapia formam a base do tratamento
    - Metotrexato, hidroxicloroquina, sulfassalazina e injeções locais de corticosteroides para pacientes sintomáticos apesar do uso de AINEs
    - Azatioprina, ciclofosfamida e esteroides sistêmicos podem ser necessários para tratamento de casos refratários

- **Dica**

A doença articular é mais comumente encontrada em crianças; em adultos, a apresentação pode ser febre de origem obscura e é difícil de diagnosticar.

Referência

Frosch M, Roth J. New insights in systemic juvenile idiopathic arthritis—from pathophysiology to treatment. Rheumatology (Oxford) 2008;47:121. [PMID: 17971384]

*As seguintes doenças comuns da infância são discutidas em outros capítulos: aspiração de corpo estranho e fibrose cística, Capítulo 2; faringite, caxumba, poliomielite, varicela e zoster, mononucleose infecciosa, raiva e rubéola, Capítulo 8; apendicite, Capítulo 17; otite média, e otite externa, Capítulo 21.

Bronquiolite por vírus sincicial respiratórios (VSR)

- Princípios básicos do diagnóstico
  - É a principal causa de bronquiolite e pneumonia em crianças com menos de 1 ano de idade
  - Epidemias com variabilidade sazonal são mais comuns entre o final do outono e o início da primavera
  - A apresentação clínica de bronquiolite se caracteriza por febre variável, tosse, taquipneia, sibilância difusa, retrações inspiratórias e dificuldade na alimentação
  - A apneia pode ser o sintoma de apresentação, especialmente em neonatos e lactentes
  - A radiografia de tórax mostra hiperinsuflação e espessamento peribronquiolar com atelectasias ocasionais
  - O antígeno do VSR detectado em secreções nasais ou pulmonares confirma o diagnóstico
  - O diagnóstico costuma ser feito clinicamente

- Diagnóstico diferencial
  - Bronquiolite por outros vírus ou bactérias
  - Asma
  - Pneumonia adquirida na comunidade
  - Coqueluche
  - Aspiração de corpo estranho
  - Pneumonite por *Chlamydia*
  - Laringomalacia

- Tratamento
  - Crianças gravemente enfermas devem ser hospitalizadas, receber oxigênio umidificado e ser mantidas em isolamento respiratório para evitar a disseminação para outros pacientes
  - Não foi demonstrado que a terapia broncodilatadora, embora geralmente instituída, reduza a gravidade dos sintomas ou encurte a duração da doença
  - Os corticosteroides são considerados em pacientes hospitalizados, embora eles possam não reduzir a gravidade dos sintomas ou encurtar a duração da doença
  - A ribavirina pode ser administrada a pacientes selecionados com risco muito alto de complicações (p. ex., aqueles com cardiopatia congênita complexa)

- Dica

Quando o crupe durar mais de uma semana, pensar em VSR.

Referência

Yanney M, Vyas H. The treatment of bronchiolitis. Arch Dis Child 2008;93:793. [PMID: 18539685]

Constipação

- **Princípios básicos do diagnóstico**
    - Definida como evacuações infrequentes associadas a dificuldade na defecação; as fezes costumam ter consistência dura
    - Pode causar defecação dolorosa com consequente retenção de fezes e encoprese
    - Pode ser causada por anormalidades anatômicas, problemas neurológicos ou distúrbios endócrinos; na maioria dos casos, porém, nenhuma causa é identificada
    - Pode ser obtida uma história familiar positiva
    - Exame retal para avaliar fissuras e tônus retal
    - Radiografias abdominais podem confirmar o diagnóstico

- **Diagnóstico diferencial**
    - Doença de Hirschprung
    - Hipotireoidismo
    - Hiperparatireoidismo
    - Malformação gastrintestinal congênita
    - Botulismo infantil
    - Intoxicação por chumbo

- **Tratamento**
    - As crianças com impactação de fezes geralmente necessitam de uma lavagem intestinal; embora algumas vezes se use enemas, uma impactação grave pode exigir solução oral de polietilenoglicol
    - A base da terapia é comportamental; são necessários cursos longos de aprendizado de toalete e *feedback* positivo; o *biofeedback* pode ser útil
    - É fundamental o acompanhamento cuidadoso com apoio aos familiares
    - Alterações na dieta (aumento de fibras e diminuição da ingesta de leite e cafeína) costumam ser benéficas
    - O óleo mineral com dose ajustada para produzir uma a duas evacuações amolecidas ao dia é um agente recomendado de primeira linha
    - A lactulose ou o docusato sódico podem ser úteis em casos difíceis
    - Não devem ser usados laxativos como solução a longo prazo
    - Os familiares devem ser tranquilizados de que a constipação funcional é difícil de curar e que podem ser necessários meses a anos de tratamento

- **Dica**

A respeito de constipação e diarreia, as crianças se queixam desses sintomas muito menos do que os adultos; isso pode resultar em se deixar passar uma causa sistêmica para ambos os problemas.

Referência

Pijpers MA, Tabbers MM, Benninga MA, Berger MY. Currently recommended treatments of childhood constipation are not evidence based: a systematic literature review on the effect of laxative treatment and dietary measures. Arch Dis Child 2009;94:117. [PMID: 18713795]

Convulsões febris

■ Princípios básicos do diagnóstico
- Ocorrem em 2 a 5% das crianças
- Pico de ocorrência entre 14 e 18 meses de idade; mais comuns entre a idade de 9 meses e 5 anos
- Demoram menos de 15 minutos, são generalizadas e ocorrem em crianças com desenvolvimento normal
- Convulsões que duram mais de 15 minutos, déficits neurológicos persistentes ou convulsões recorrentes são consideradas complexas
- O desenvolvimento de uma convulsão febril está associado à velocidade de elevação da temperatura da criança e não com o pico de temperatura
- Os fatores de risco incluem história familiar positiva ou história pessoal prévia de convulsão febril
- Uma de cada 3 crianças terá uma convulsão recorrente, 75% dos casos dentro de um ano
- O risco de desenvolvimento de epilepsia é de aproximadamente 1% em crianças sem fatores de risco; até 9% das crianças com fatores de risco (p. ex., história familiar positiva, tipo ou duração atípica da convulsão, doença neurológica subjacente) irão desenvolver epilepsia

■ Diagnóstico diferencial
- Meningite
- Encefalite
- Hemorragia intracraniana
- Tumor intracraniano
- Trauma

■ Tratamento
- Nenhum tratamento para as convulsões febris simples
- A eletrencefalografia não está recomendada na avaliação inicial
- A punção lombar está indicada em crianças com menos de 12 meses se não for encontrada outra fonte de infecção
- Os anticonvulsivantes profiláticos podem diminuir o risco de recorrência, mas não são recomendados rotineiramente

■ Dica

Embora sejam vistas em um número relativamente pequeno de crianças, sempre é razoável obter uma TC ou RM de crânio após qualquer primeiro episódio de convulsão.

Referência

Steering Committee on Quality Improvement and Management, Subcommittee on Febrile Seizures American Academy of Pediatrics. Febrile seizures: clinical practice guideline for the long-term management of the child with simple febrile seizures. Pediatrics 2008:121:1281. [PMID: 18519501]

Crupe

- **Princípios básicos do diagnóstico**
  - Acomete predominantemente crianças com idade entre 3 meses e 5 anos; mais comum durante o outono e o inverno
  - As crianças costumam estar febris, mas sem aspecto toxêmico
  - Tosse em latido, estridor e rouquidão após sintomas de infecção do trato respiratório superior e que costumam piorar à noite
  - As radiografias laterais do pescoço podem ser úteis; o crupe viral pode mostrar estenose subglótica (sinal da campânula) e epiglote normal
  - A laringoscopia direta pode causar obstrução da via aérea se houver epiglotite bacteriana
  - O crupe pode recorrer, mas geralmente diminui em gravidade com a idade à medida que aumenta o diâmetro da via aérea

- **Diagnóstico diferencial**
  - Corpo estranho no esôfago ou na laringe
  - Abscesso retrofaríngeo
  - Epiglotite

- **Tratamento**
  - A utilidade da terapia de umidificação do ambiente é descrita em relatos isolados
  - Os corticosteroides reduzem o número de visitas de retorno ao setor de emergência, mas podem não diminuir a duração da doença
  - Oxigênio e epinefrina racêmica são terapias aceitáveis

- **Dica**

Toda mãe sabe que uma caminhada com a criança no ar frio da noite é o tratamento de escolha.

Referência

Bjornson CL, Johnson DW. Croup. Lancet 2008;371:329. [PMID: 18295000]

Cólicas

- **Princípios básicos do diagnóstico**
  - Síndrome caracterizada por choro intenso e paroxístico que costuma piorar no final da tarde e início da noite
  - Abdome algumas vezes distendido, com fácies de dor e punhos cerrados; os lactentes não respondem às tentativas de acalmá-los
  - Uma sensibilidade anormal do trato gastrintestinal aos estímulos pode contribuir para a patogênese, mas a etiologia exata é desconhecida
  - A maioria dos casos se apresenta entre as idades de 1 e 3 meses

- **Diagnóstico diferencial**
  - Choro normal em lactentes
  - Intussuscepção
  - Volvo
  - Gastrenterite
  - Constipação
  - Qualquer doença que cause sofrimento no lactente (p. ex., otite média, abrasão corneana)
  - Alergia medicamentosa

- **Tratamento**
  - Tranquilização dos pais; orientação sobre as pistas oferecidas pelo bebê
  - Eliminação do leite de vaca da alimentação oral (ou da dieta da mãe se ela estiver amamentando) em casos refratários, para descartar alergia a proteínas do leite
  - Tranquilização com massagem, criando um ambiente confortável (p. ex., tocando música suave) e evitar alimentação em excesso podem ser adjuntos úteis
  - Não foi demonstrado que dietas hipoalergênicas e fórmulas com soja tenham benefício claro, mas podem ser úteis em casos difíceis
  - Não se recomenda elixir de fenobarbital e diciclomina

- **Dica**

Regra dos 3: durante os primeiros 3 meses, um lactente saudável chora mais de 3 horas por dia, por mais de 3 dias por semana, por mais de 3 semanas – embora para pais de primeira viagem isso pareça grosseiramente subestimado.

Referência

Cohen-Silver J, Ratnapalan S. Management of infantile colic: a review. Clin Pediatr (Phila) 2009;48(1):14. [PMID: 18832537]

Doença de Kawasaki
(Síndrome mucocutânea linfonodal)

- **Princípios básicos do diagnóstico**
  - Doença de etiologia desconhecida que se caracteriza por uma vasculite algumas vezes grave, primariamente de artérias de médio calibre; 80% dos casos ocorrem antes dos 5 anos de idade
  - Os critérios diagnósticos incluem febre por 5 dias e pelo menos quatro dos seguintes itens: conjuntivite não exsudativa bilateral; envolvimento de membranas mucosas (p. ex., fissuras em lábios, língua em "morango"); linfadenopatia cervical de pelo menos 1,5 cm; e alterações em extremidades (edema, descamação)
  - A presença de artrite é comum
  - As complicações cardiovasculares incluem miocardite, pericardite e arterite, predispondo à formação de aneurismas de artérias coronárias
  - Pode ocorrer IAM; 1 a 2% dos pacientes morrem dessa complicação durante a fase inicial da doença
  - Tipicamente, há trombocitose e elevação da velocidade de sedimentação globular
  - Os pacientes necessitam de ecocardiografia para avaliação de aneurismas em coronárias
  - Ainda não há exame específico disponível; o diagnóstico da doença de Kawasaki se baseia em critérios clínicos e na exclusão de outras possibilidades

- **Diagnóstico diferencial**
  - Febre reumática aguda
  - Artrite reumatoide juvenil
  - Exantemas virais
  - Mononucleose infecciosa
  - Faringite estreptocócica
  - Sarampo
  - Síndrome do choque tóxico

- **Tratamento**
  - Imunoglobulina intravenosa e aspirina em alta dose formam a base do tratamento
  - O papel dos corticosteroides é controverso e eles não são considerados terapia de primeira linha

- **Dica**

A doença de Kawasaki e a origem anômala da artéria coronária esquerda a partir da artéria pulmonar são as causas mais prováveis de infarto com onda Q na infância; este último é mais provável de ser descoberto de forma incidental ao realizar um ECG.

Referência
Son MB, Gauvreau K, Ma L, Baker AL, Sundel RP, Fulton DR, Newburger JW. Treatment of Kawasaki disease: analysis of 27 US pediatric hospitals from 2001 to 2006. Pediatrics 2009;124:1. [PMID: 19564276]

Enurese

■ **Princípios básicos do diagnóstico**

- Micção involuntária em uma idade em que o controle é esperado (idade cognitiva de aproximadamente 5 anos) e ocorrendo principalmente à noite
- A enurese primária ocorre em crianças que nunca tiveram controle e responde por quase 90% dos casos; a forma secundária é vista em crianças com pelo menos 6 meses de controle prévio
- Os sintomas devem estar presentes pelo menos duas vezes por semana por pelo menos 6 meses para que se faça o diagnóstico
- Aproximadamente 75% das crianças com enurese têm pelo menos um dos pais que teve dificuldades parecidas quando criança
- Acomete 7% dos meninos e 3% das meninas aos 5 anos; diminuindo para 3% dos meninos e 2% das meninas aos 10 anos
- A enurese secundária costuma ser causada por fatores de estresse psicossocial
- Problemas clínicos, incluindo infecção do trato urinário e diabetes, devem ser excluídos

■ **Diagnóstico diferencial**

- Infecção do trato urinário
- Diabetes melito
- Anomalias geniturinárias congênitas
- Constipação
- Abuso infantil
- Dificuldades comportamentais

■ **Tratamento**

- Terapia para os problemas clínicos causadores
- Suporte e reforço positivo para a criança e os familiares
- Restrição de líquidos e esvaziamento da bexiga antes de deitar
- Os sistemas de alarme são efetivos, mas pode demorar semanas para que funcionem
- A desmopressina funciona rapidamente, mas não fornece controle a longo prazo
- A imipramina não é recomendada em função de efeitos colaterais e potencial para superdosagem

■ **Dica**

História clínica, de desenvolvimento e familiar, bem como o conhecimento do ambiente familiar, são fundamentais para ajudar os pacientes a lidar com esse problema.

Referência

van Dommelen P, Kamphuis M, van Leerdam FJ, de Wilde JA, Rijpstra A, Campagne AE, Verkerk PH. The short- and long-term effects of simple behavioral interventions for nocturnal enuresis in young children: a randomized controlled trial. J Pediatr 2009;154:662. [PMID: 19167725]

Estenose pilórica

- **Princípios básicos do diagnóstico**
  - Aumento de tamanho da camada muscular do piloro, de origem desconhecida
  - Ocorre em aproximadamente 3:1.000 nascimentos; a relação meninos:meninas é de 4:1; os brancos são mais comumente acometidos do que os afro-americanos ou asiáticos
  - Os vômitos costumam iniciar entre 2 e 8 semanas de idade, mas podem ocorrer cedo, com 1 semana de idade, ou tarde, com 5 meses
  - Os vômitos costumam ser descritos pelos pais como "em jato"; raramente são biliosos
  - O lactente está faminto e mama avidamente, mas ganha pouco peso e ocorre retardo de crescimento
  - Caracteristicamente, há desidratação e alcalose hipoclorêmica hipocalêmica
  - Uma massa palpável do tamanho de uma azeitona na região subepática é mais facilmente palpável após a criança vomitar
  - A ultrassonografia tem sensibilidade de 90%
  - Os exames com bário, não realizados comumente, demonstram aumento do canal pilórico e abaulamento da musculatura pilórica para dentro do antro (sinal do "ombro")

- **Diagnóstico diferencial**
  - Doença do refluxo gastresofágico
  - Estenose ou acalasia esofágica
  - Estenose duodenal
  - Obstrução de intestino delgado por outras causas
  - Membrana de antro
  - Insuficiência adrenal
  - Espasmo pilórico
  - Erros inatos do metabolismo

- **Tratamento**
  - A piloromiotomia de Ramstedt é curativa e é o tratamento de escolha
  - Desidratação e anormalidades eletrolíticas devem ser corrigidas antes da cirurgia
  - Prognóstico excelente após a cirurgia

- **Dica**

Estenose pilórica: uma massa epigástrica em uma criança que está vomitando e com alcalose metabólica? Este é seu diagnóstico.

Referência

Hall NJ, Pacilli M, Eaton S, et al. Recovery after open versus laparoscopic pyloromyotomy for pyloric stenosis: a double-blind multicentre randomised controlled trial. Lancet 2009;373:390. [PMID: 19155060]

Infecção do trato urinário

- **Princípios básicos do diagnóstico**
    - As meninas têm risco maior do que os meninos
    - A circuncisão diminui as taxas de infecção do trato urinário apenas durante o primeiro ano de vida
    - A infecção bacteriana do trato urinário é definida como mais de 10^3 unidades formadoras de colônia(UFC)/mL por aspiração suprapúbica, mais de 10^4 UFC/mL por sondagem e mais de 10^5 UFC/mL por coleta limpa
    - Os patógenos mais comuns são *E. coli*, *Klebsiella*, enterococos e *Proteus mirabilis*
    - O exame de urina costuma mostrar leucócitos e bactérias
    - Os sintomas podem ser inespecíficos em crianças menores e lactentes (p. ex., febre intermitente, inapetência, vômitos ou diarreia)
    - É difícil diferenciar entre infecções do trato urinário inferior e pielonefrite
    - Os fatores de risco incluem meninos não submetidos à circuncisão (durante o primeiro ano de vida), sexo feminino, presença de refluxo vesicoureteral ou uropatia obstrutiva, constipação e anormalidades anatômicas do trato geniturinário

- **Diagnóstico diferencial**
    - Apendicite
    - Gastrenterite
    - Doença inflamatória pélvica (adolescentes)
    - Diabetes melito
    - Irritação uretral

- **Tratamento**
    - A terapia de primeira linha são os antibióticos empíricos como penicilinas ou cefalosporinas; o sulfametoxazol-trimetoprim pode ser usado em crianças maiores
    - Uretrocistografia miccional para lactentes e crianças, para exclusão de refluxo vesicoureteral quando estiverem livres de infecção
    - Os antibióticos profiláticos são continuados até a realização da uretrocistografia miccional

- **Dica**

As infecções do trato urinário em meninos e em homens são todas inevitavelmente causadas por anormalidades anatômicas – todas devem ser investigadas de modo abrangente com os exames de imagem adequados.

Referência

Quigley R. Diagnosis of urinary tract infections in children. Curr Opin Pediatr 2009;21:194. [PMID: 19663036]

Intussuscepção

- **Princípios básicos do diagnóstico**
  - "Telescopagem" de uma parte do intestino para dentro de outra, causando edema, hemorragia, isquemia e, por fim, infarto
  - É a causa mais comum de obstrução intestinal nos primeiros 6 anos de vida; os meninos são acometidos com maior frequência do que as meninas (4:1)
  - A maioria (80%) dos casos ocorre antes de 2 anos de idade
  - O ponto de ocorrência da intussuscepção podem ser placas de Peyer hipertrofiadas, pólipos intestinais, linfoma ou outros tumores; em crianças com mais de 6 anos, o linfoma é a lesão mais comum
  - A maioria (90%) é ileocólica; pode também ser ileoileal ou colocólica
  - Os sintomas incluem dor abdominal intermitente em cólicas, vômitos e fezes sanguinolentas (fezes em geleia de groselha); as crianças costumam estar assintomáticas entre as crises de dor
  - Radiografias simples podem mostrar sinais de obstrução, mas um enema com bário ou ar-bário é o exame padrão para o diagnóstico

- **Diagnóstico diferencial**
  - Volvo
  - Hérnia encarcerada
  - Apendicite aguda
  - Gastrenterite aguda
  - Infecção do trato urinário
  - Obstrução de intestino delgado por outras causas
  - Púrpura de Henoch-Schönlein

- **Tratamento**
  - Estabilização do paciente com administração de fluidos; descompressão com sonda nasogástrica
  - Consultoria cirúrgica para excluir perfuração
  - O enema com ar-bário tem uma taxa de redução de até 90%, mas ele nunca é realizado se houver suspeita de perfuração; a redução por enema pode resultar em perfuração em 1% dos casos
  - Se houver perfuração ou se o enema falhar, pode ser necessária a descompressão cirúrgica
  - Recorre em até 10% dos casos se for reduzido por enema, geralmente no primeiro dia após a redução; a taxa de recorrência após a redução cirúrgica fica entre 2 e 5%

- **Dica**

Lembrando uma cólica no início do quadro, a letargia crescente e a presença de sangue nas fezes sugerem esse diagnóstico.

Referência

McCollough M, Sharieff GQ. Abdominal pain in children. Pediatr Clin North Am 2006;53:107. [PMID: 16487787]

Leucemia linfoblástica aguda (LLA)

- **Princípios básicos do diagnóstico**
  - Causa de leucemias na infância; idade de pico entre 2 e 6 anos
  - Anormalidades cromossômicas (p. ex., síndrome de Down)
  - Febre intermitente, dor óssea, petéquias, púrpuras, palidez, esplenomegalia leve sem hepatomegalia, e linfadenopatia
  - Anemia e trombocitopenia são comuns; as contagens de leucócitos costumam estar abaixo de 10.000/μL; os linfócitos são descritos como atípicos
  - A medula óssea mostra infiltração homogênea de mais de 25% de blastos leucêmicos; a maioria expressa o antígeno comum da LLA (CALLA)

- **Diagnóstico diferencial**
  - Infecção pelos vírus Epstein-Barr ou citomegalovírus
  - Púrpura trombocitopênica imune
  - Anemia aplástica

- **Tratamento**
  - Indução com prednisona, vincristina, asparaginase e, ocasionalmente, daunorrubicina; uso intratecal de metotrexato e/ou citarabina se houver alto risco de recaída
  - Terapia do SNC (quimioterapia intratecal, algumas vezes irradiação craniana) para tratar linfoblastos presentes nas meninges e para evitar recaída no SNC
  - Terapia de manutenção com mercaptopurina, metotrexato semanal e uso mensal de vincristina ou prednisona
  - Consideração para transplante de medula óssea em pacientes selecionados
  - O prognóstico é pior em crianças mais jovens e com leucocitose acima de 100.000; ocorre o mesmo em caso de translocações t(9;22) e t(4;11)

- **Dica**

Dor nas costas com irradiação bilateral para as pernas pode ser a característica de apresentação da leucemia aguda; deve haver um alto índice de suspeição para essa condição clínica curável quando houver sintomas sistêmicos.

Referência

Pui CH, Robison LL, Look AT. Acute lymphoblastic leukaemia. Lancet 2008:371:1030. [PMID: 18358930]

Meningite bacteriana

- **Princípios básicos do diagnóstico**
    - Sinais de doença sistêmica (febre, mal-estar, inapetência); cefaleia, rigidez de nuca e alteração do estado mental em crianças maiores
    - Em lactentes e crianças menores pode não haver sinais de irritação meníngea (sinais de Kernig e Brudzinski)
    - Os fatores predisponentes incluem otite, sinusite, procedimentos neurocirúrgicos recentes e fratura de crânio
    - Nenhum sinal ou sintoma diferencia de maneira confiável a meningite bacteriana daquela causada por vírus, fungos ou outros patógenos
    - Os microrganismos dependem da idade
    - Idade menor de 2 anos: estreptococos do grupo B ou D, bacilos Gram-negativos, *Listeria*
    - Idade de 2 meses a 12 anos: *Haemophilus influenzae*, *Streptococcus pneumoniae* e *Neisseria meningitidis*
    - O líquido cerebrospinal mostra aumento de proteínas, diminuição de glicose, elevação de leucócitos (mais de 1.000/µL) com uma alta porcentagem de neutrófilos (mais de 50%)
    - A coloração de Gram e a cultura costumam levar ao diagnóstico definitivo

- **Diagnóstico diferencial**
    - Meningite não bacteriana
    - Abscesso cerebral; encefalite
    - Sepse sem meningite; massa ou hemorragia intracraniana

- **Tratamento**
    - O uso imediato de antibióticos empíricos pode salvar vidas; o regime exato depende da idade do paciente; a terapia é ajustada ao se conhecer os testes de suscetibilidade
    - O uso concomitante de dexametasona diminui a morbidade e a mortalidade em pacientes com meningite secundária a *H. influenzae*; o benefício não está claro em caso de meningite por outras causas bacterianas
    - Os pacientes são monitorados para acidose, síndrome da secreção inapropriada de hormônio antidiurético e hipoglicemia
    - As coagulopatias podem exigir plaquetas e plasma fresco congelado
    - A mortalidade pode ser de até 10% em neonatos; pode haver sequelas neurológicas graves em 10 a 25% dos pacientes acometidos

- **Dica**

Em uma criança de aspecto doentio com febre e cefaleia, deve-se realizar punção lombar, fazer hemoculturas e administrar antibióticos antes de realizar TC; as modernas técnicas de imagem tornaram essa sequência uma exceção à regra.

Referência

Mongelluzzo J, et al. Corticosteroids and mortality in children with bacterial meningitis. JAMA 2008;299:2048. [PMID: 18460665]

Otite média

■ **Princípios básicos do diagnóstico**

- Pico de incidência entre as idades de 6 meses e 3 anos
- A história pode incluir febre, otalgia e outros sintomas sistêmicos inespecíficos (p. ex., vômitos, inapetência)
- A timpanometria mostra uma membrana timpânica opaca, abaulada e hiperemiada com perda dos pontos de referência; a otoscopia pneumática mostra perda de mobilidade
- É provável que a amamentação ao peito seja um fator de proteção
- Acredita-se que a exposição à fumaça de cigarro e o uso de chupetas aumentem a incidência do problema; outros fatores de risco incluem anomalias craniofaciais ou congênitas (p. ex., fenda palatina)
- Embora possa ser causada por vírus, presume-se que a maioria dos casos seja bacteriana
- As causas bacterianas são (1) *Streptococcus pneumoniae*, 40 a 50%; (2) *Haemophilus influenzae*, 20 a 30%; (3) *Moraxella catarrhalis*, 10 a 15%

■ **Diagnóstico diferencial**

- Otite externa
- Colesteatoma
- Corpo estranho

■ **Tratamento**

- O tratamento é controverso; a maioria das crianças com otite média não recebe tratamento na Europa
- Recomendações do CDC: (1) crianças com mais de 2 anos que não frequentam creches e não foram expostas a antibióticos nos últimos 3 meses, amoxicilina, 40 a 45 mg/kg ao dia, por 5 dias; (2) crianças com menos de 2 anos em creches ou com exposição recente a antibióticos, amoxicilina em dose alta, 80 a 100 mg/kg ao dia, por 10 dias; (3) a terapia de segunda linha inclui amoxicilina-clavulanato, cefuroxima ou ceftriaxona intramuscular
- Três ou mais episódios em 6 meses ou quatro episódios em um ano justificam o uso de antibióticos profiláticos; drenos de timpanostomia são considerados em casos de infecção persistente

■ **Dica**

A entubação nasotraqueal é uma causa subestimada de otite média – ela é causada por obstrução da tuba auditiva.

Referência

Ramakrishnan K, Sparks RA, Berryhill WE. Diagnosis and treatment of otitis media. Am Fam Physician 2007;76:1650. [PMID: 18092706]

Púrpura de Henoch-Schönlein (Púrpura anafilactoide)

- Princípios básicos do diagnóstico
  - Vasculite de pequenos vasos que acomete pele, trato gastrintestinal e rins
  - Ocorre tipicamente entre as idades de 2 e 8 anos; os meninos são acometidos com maior frequência do que as meninas (2:1); é ocasionalmente observada em adultos
  - Dois terços dos pacientes apresentam uma infecção precedente do trato respiratório superior
  - As lesões de pele costumam iniciar como urticária e progredir para uma erupção maculopapular, finalmente tornando-se uma erupção purpúrica simétrica que costuma iniciar nas nádegas e extremidades inferiores
  - Oitenta por cento dos pacientes desenvolvem poliartralgias ou poliartrite migratória; edema de mãos, pés, couro cabeludo e regiões periorbitais ocorrem com frequência
  - Ocorre dor abdominal em cólica em dois terços, e ela pode ser complicada por intussuscepção
  - Envolvimento renal em 25 a 50% dos casos
  - Contagem de plaquetas, tempo de protrombina e tempo de tromboplastina parcial são normais; o exame de urina pode revelar hematúria e proteinúria; a IgA sérica costuma estar elevada

- Diagnóstico diferencial
  - Púrpura trombocitopênica imune
  - Meningococcemia
  - Febre maculosa das Montanhas Rochosas
  - Outras vasculites de hipersensibilidade
  - Artrite reumatoide juvenil
  - Doença de Kawasaki
  - Abuso infantil

- Tratamento
  - Analgésicos e AINEs para tratar dor e inflamação articulares
  - A terapia com corticosteroides pode diminuir a duração da dor abdominal, mas não parece alterar as manifestações cutâneas ou renais
  - Não há tratamento específico satisfatório
  - O prognóstico costuma ser bom; menos de 1% dos pacientes apresentam doença renal residual

- Dica

Embora seja superficialmente confundida com púrpura trombocitopênica, quando palpável, é sempre vasculite, em qualquer idade.

Referência

Ronkainen J, Koskimies O, Ala-Houhala M, et al. Early prednisone therapy in Henoch-Schönlein purpura: a randomized, double-blind, placebo-controlled trial. J Pediatr 2006;149:241. [PMID: 16887443]

Roséola infantil (Exantema súbito)

- **Princípios básicos do diagnóstico**
  - Doença benigna tipicamente causada pelo herpes-vírus humano tipo 6, ocorrendo com um pico de incidência entre 6 e 15 meses de idade; 95% dos casos ocorrem antes do terceiro ano de vida
  - Início abrupto de febre (de até 40°C) que dura de 3 a 5 dias em uma criança com doença leve sob outros aspectos; dissociação entre os sintomas sistêmicos e o curso da febre
  - Não há conjuntivite ou exsudato faríngeo; ocasionalmente, há coriza ou tosse leve
  - A febre cessa de maneira abrupta; uma erupção característica se desenvolve dentro de 12 a 24 horas após se tornar afebril em 20% dos casos, consistindo de erupção maculopapular rosada que inicia no tronco e se espalha para as extremidades com desaparecimento em 1 ou 2 dias
  - Pode ocorrer a erupção sem febre

- **Diagnóstico diferencial**
  - Eritema infeccioso
  - Vírus Epstein-Barr
  - Sarampo
  - Rubéola
  - Infecção por enterovírus
  - Febre escarlatina
  - Alergia medicamentosa
  - Doença de Kawasaki

- **Tratamento**
  - Apenas tratamento de suporte; antipiréticos para controle da febre
  - Tranquilização dos pais
  - Ocorrem convulsões febris, mas com frequência igual à de outras infecções autolimitadas
  - As crianças deixam de ser contagiosas quando ficam afebris

- **Dica**

A febre chega, a erupção chega e a febre vai embora? O diagnóstico é roséola.

Referência

Caselli E, Di Luca D. Molecular biology and clinical associations of Roseoloviruses human herpesvirus 6 and human herpesvirus 7. New Microbiol 2007;30:173. [PMID: 17802896]

Síndrome de Down

- **Princípios básicos do diagnóstico**
  - Ocorre em 1:600-800 neonatos, com incidência crescente em filhos de mulheres com mais de 35 anos
  - Em 95% dos casos, os pacientes têm 47 cromossomos com trissomia do 21
  - Achados característicos incluem cabeça pequena e larga; fissuras palpebrais inclinadas para cima; pregas epicânticas internas; íris pontilhadas (manchas de Brushfield); ponte nasal plana; prega palmar transversa (prega simiesca); e mãos curtas
  - Entre um terço e metade dos pacientes apresenta cardiopatia congênita (mais comumente defeitos do canal AV)
  - Subluxação atlantoaxial e perda auditiva neurossensorial são mais frequentes que na população geral
  - A leucemia é 20 vezes mais comum, havendo uma suscetibilidade aumentada a infecções

- **Diagnóstico diferencial**
  - Não há nenhum; a combinação de anormalidades fenotípicas e análise cromossômica confirma o diagnóstico

- **Tratamento**
  - O objetivo da terapia é ajudar os pacientes acometidos a desenvolver todo o seu potencial
  - Terapia direcionada à correção de problemas específicos (p. ex., cirurgia cardíaca, antibióticos)
  - Não há evidência que sustente o uso de megadoses de vitaminas ou programas de exercícios intensivos
  - ECG e ecocardiografia no período neonatal para avaliação de cardiopatia congênita
  - É recomendada a realização de uma radiografia da coluna cervical na idade pré-escolar para avaliação de instabilidade atlantoaxial
  - Os pacientes com síndrome de Down devem ser submetidos a exames anuais de visão e audição, além de exames de tireoide

- **Dica**

O cromossomo 21 codifica o beta-amiloide visto de maneira ubíqua em pequenos vasos cerebrais de pacientes com síndrome de Down e naqueles adultos com angiopatia amiloide; ele também é responsável pela placa na doença de Alzheimer.

Referência

Davidson MA. Primary care for children and adolescents with Down syndrome. Pediatr Clin North Am 2008;55:1099. [PMID: 18929054]

Tetralogia de Fallot

- **Princípios básicos do diagnóstico**
  - Causa mais comum de cardiopatia cianótica após 1 semana de idade
  - Os componentes incluem obstrução da via de saída do ventrículo direito, cavalgamento da aorta, defeito de septo ventricular e hipertrofia de ventrículo direito
  - Cianose variável após o período neonatal, dispneia aos esforços, cansaço fácil, retardo de crescimento
  - O exame físico pode detectar impulsão de ventrículo direito, sopro sistólico ejetivo rude, de intensidade máxima na borda esternal esquerda, B_2 alta e única
  - Os exames podem demonstrar hematócrito elevado, coração em forma de bota com diminuição da vascularização pulmonar na radiografia de tórax
  - Ecocardiografia, cateterismo cardíaco e angiocardiografia são úteis na confirmação do diagnóstico

- **Diagnóstico diferencial**

  Outras cardiopatias cianóticas:
  - Atresia pulmonar com septo ventricular intacto
  - Atresia tricúspide
  - Síndrome do coração esquerdo hipoplásico
  - Transposição completa das grandes artérias
  - Retorno venoso pulmonar anômalo total
  - Ducto arterioso persistente

- **Tratamento**
  - O tratamento agudo de episódios de cianose inclui oxigênio suplementar e colocação do paciente na posição com os joelhos próximos ao tórax; considerar o uso intravenoso de propranolol e morfina
  - Tratamento paliativo com betabloqueadores orais ou anastomose cirúrgica entre as artérias subclávia e pulmonar (*shunt* de Blalock-Taussig) estão recomendados para lactentes muito pequenos com sintomas graves e naqueles que não são candidatos à correção completa
  - A correção cirúrgica (fechamento do defeito de septo ventricular e reconstrução da via de saída do ventrículo direito) é o tratamento de escolha em pacientes selecionados; os pacientes continuam em risco para morte súbita em função de arritmias
  - O reparo completo na infância tem uma taxa de sobrevida em 10 anos de mais de 90% e uma taxa de sobrevida em 30 anos de 85%

- **Dica**

  A combinação de hipertrofia ventricular direita, artérias pulmonares pequenas e oligoemia pulmonar não é vista em nenhuma outra condição clínica.

Referência

Apitz C, Webb GD, Redington AN. Tetralogy of Fallot. Lancet 2009;374:1462. [PMID: 19683809]

Tumor de Wilms (Nefroblastoma)

- **Princípios básicos do diagnóstico**
  - É o segundo tumor abdominal mais comum em crianças
  - Apresenta-se entre as idades de 2 e 5 anos; pode ser ocasionalmente visto em neonatos ou adolescentes
  - Ocorre de maneira esporádica ou como parte de uma síndrome de malformações ou anormalidades citogenéticas (p. ex., Beckwith-Wiedemann)
  - Geralmente descoberto de maneira incidental como uma massa abdominal assintomática; ocasionalmente, apresenta-se com febre intermitente, dor abdominal ou hematúria
  - A TC ou ultrassonografia abdominal revelam uma massa sólida intrarrenal; é bilateral em 5 a 10% dos casos
  - Lesões pulmonares metastáticas estão frequentemente presente na radiografia de tórax

- **Diagnóstico diferencial**
  - Neuroblastoma
  - Rabdomiossarcoma
  - Teratoma/tumor de células germinativas
  - Linfoma
  - Rins policísticos
  - Abscesso renal
  - Hidronefrose

- **Tratamento**
  - Ao se realizar o diagnóstico, quase todos os pacientes são submetidos à exploração cirúrgica do abdome com tentativa de excisão do tumor e possível nefrectomia
  - Vincristina, dactinomicina e doxorrubicina formam a base da quimioterapia
  - Irradiação dos locais com doença conhecida evita a recorrência

- **Dica**

Esse é o diagnóstico em uma criança entre 1 e 3 anos com uma massa abdominal grande e indolor descoberta incidentalmente.

Referência

Davidoff AM. Wilms' tumor. Curr Opin Pediatr 2009;21:357. [PMID: 19417665]

19
Distúrbios Genéticos Selecionados*

Alcaptonúria

■ Princípios básicos do diagnóstico
- Distúrbio autossômico recessivo raro com penetrância de 100%
- Causado pela deficiência de homogentisato 1,2-dioxigenase; causa acúmulo de um produto da oxidação em cartilagens, grandes articulações e coluna vertebral
- O sintoma predominante costuma ser dor nas costas e nas articulações precocemente (na terceira ou quarta décadas de vida) com achados radiográficos consistentes com espondilite; a doença articular tende a iniciar mais cedo e progredir mais rapidamente em homens
- Após os 30 anos de idade, há desenvolvimento de uma discreta descoloração azul-escuro abaixo da pele em áreas sobre cartilagens, como nas orelhas ("ocronose"); alguns pacientes têm mais hiperpigmentação nas escleras e conjuntivas
- Após os 40 anos, pode haver estenose aórtica ou mitral por acúmulo de metabólitos nas válvulas cardíacas; ocasionalmente, há predisposição para doença arterial coronariana
- É comum haver cálculos renais e prostáticos
- O diagnóstico é feito pela demonstração do ácido homogentísico na urina, que fica preto ao ser exposto ao ar (isso pode demorar várias horas após a micção)

■ Diagnóstico diferencial
- Espondilite anquilosante ou outras espondiloartropatias
- Osteoartrite
- Toxicidade por amiodarona
- Argiria
- Cardiopatia reumática

■ Tratamento
- Semelhante ao de outras artropatias
- Pode ser usada uma restrição dietética rígida, mas não há benefício comprovado
- Após os 40 anos, é recomendada a vigilância cardíaca com ecocardiografia a cada 2 anos

■ Dica
A única doença na medicina a causar articulações pretas.

Referências
Phornphutkul C, Introne WJ, Perry BM, et al. Natural history of alkaptonuria. N Engl J Med 2002;347:2111. [PMID: 12501223]
Introne W. GeneReviews: Alkaptonuria. July 2, 2009.
http://www.ncbi.nlm.nih.gov/bookshelf/br.fcgi?book=gene&part=alkap

*Os seguintes distúrbios genéticos são discutidos em outros capítulos: fibrose cística, Capítulo 2; anemia falciforme, talassemia, doença de von Willebrand, Capítulo 5; coreia de Huntington, Capítulo 12; síndrome de Down, Capítulo 18.

Deficiência de alfa$_1$-antitripsina

- **Princípios básicos do diagnóstico**
  - Distúrbio comum e frequentemente não reconhecido que pode causar DPOC e doença hepática grave
  - Pacientes autossômicos recessivos e alguns heterozigotos que fumam têm risco aumentado de manifestações respiratórias
  - É causada por defeitos genéticos no gene *PI*, resultando em deficiência (alelo *nulo* ou *S*) ou funcionamento anormal (alelo *Z*) da alfa$_1$-antitripsina (AAT), causando dano continuado à elastase de neutrófilos nos pulmões e acúmulo prejudicial de AAT no fígado
  - Enfisema panacinar predominantemente em bases aos 40 ou 50 anos em fumantes ou acima dos 50 anos em não fumantes
  - A doença hepática ocorre em um subgrupo de pacientes (alelo Z) e manifesta-se como cirrose e fibrose
  - Apresenta-se menos comumente com bronquiectasias, paniculite necrotizante e granulomatose de Wegener
  - Níveis reduzidos de alfa$_1$-antitripsina seguidos de confirmação por fenótipo de proteína variante ou testagem genética

- **Diagnóstico diferencial**
  - Outras causas de enfisema ou cirrose

- **Tratamento**
  - O teste diagnóstico é recomendado para todos os pacientes com menos de 45 anos com obstrução irreversível do fluxo aéreo, doença hepática inexplicada ou paniculite necrotizante; testagem genética dos irmãos
  - É fundamental cessar, bem como evitar o tabagismo passivo
  - Terapia de aumento da alfa$_1$-antitripsina por via intravenosa para diminuir a progressão do declínio da função pulmonar; os maiores problemas são o custo excepcional e a eficácia reduzida na doença pulmonar; a disfunção hepática não melhora com a reposição da enzima
  - Tratar as manifestações da doença hepática; evitar o consumo de álcool
  - As opções cirúrgicas incluem redução de volume pulmonar, transplante pulmonar e transplante hepático

- **Dica**

Em um paciente jovem com dispneia e obstrução irreversível do fluxo aéreo, testar para deficiência de alfa$_1$-antitripsina.

Referências

Silverman EK, Sandhaus RA. Clinical practice. Alpha$_1$-antitrypsin deficiency. N Engl J Med 2009;360:2749. [PMID: 19553648]

Schlade-Bartusiak, K. GeneReviews. Alpha$_1$-Antrypsin Deficiency. February 6,2008. http://www.ncbi.nlm.nih.gov/bookshelf/br.fcgi ?book=gene&part=alpha1-a

Doença de Gaucher

■ **Princípios básicos do diagnóstico**

- Herança autossômica recessiva com três subtipos clínicos principais; mais comum em pacientes judeus asquenazi
- A deficiência de beta-glucocerebrosidase causa acúmulo de esfingolipídeos dentro de células fagocíticas por todo o corpo
- Na doença de Gaucher tipo I, a infiltração envolve primariamente fígado, baço, medula óssea e linfonodos
- Anemia, trombocitopenia e esplenomegalia são comuns; erosão óssea por infarto local com dor óssea
- Os aspirados de medula óssea mostram as típicas "células de Gaucher" (macrófagos cheios de lipídeos), com núcleo excêntrico e inclusões positivas para coloração com PAS; elevação da fosfatase ácida sérica
- As formas menos comuns da doença de Gaucher, tipos II e III, envolvem o acúmulo de esfingolipídeos no tecido neurológico e causam vários problemas neurológicos
- O diagnóstico definitivo exige a demonstração de deficiência da atividade da glucocerebrosidase nos leucócitos

■ **Diagnóstico diferencial**

- Outras causas de hepatoesplenomegalia ou linfadenopatia
- Doença óssea maligna; necrose avascular

■ **Tratamento**

- Manejo de primeira linha com a forma recombinante da enzima glucocerebrosidase (imiglucerase); a administração regular por via intravenosa melhora os problemas ortopédicos e hematológicos; o maior problema é o custo excepcional; as anormalidades neurológicas vistas nos tipos II e III não melhoram com a reposição da enzima
- Naqueles que não melhoram com a reposição da enzima, pode-se usar um inibidor da glucosilceramida sintase (miglustat)
- O transplante de medula óssea pode ser benéfico em pacientes com envolvimento neurológico crônico
- Esplenectomia para aqueles com problemas de sangramento por sequestro de plaquetas

■ **Dica**

Em um paciente judeu com fratura de quadril e esplenomegalia, o diagnóstico é doença de Gaucher até prova em contrário.

Referências

Chen M, Wang J. Gaucher disease: review of the literature. Arch Pathol Lab Med 2008;132:851. [PMID: 18466035]
Pastores G. GeneReviews: Gaucher Disease. March 13, 2008.
http://www.ncbi.nlm.nih.gov/bookshelf/br.fcgi?book=gene&part=gaucher

Doença de Wilson (Degeneração hepatolenticular)

- **Princípios básicos do diagnóstico**
  - Distúrbio autossômico recessivo raro com início variável entre a primeira e a sexta décadas de vida
  - O defeito genético na enzima transportadora do cobre (ATPase do tipo P) impede a excreção do cobre na bile e resulta em deposição excessiva de cobre no fígado e no cérebro
  - A apresentação geralmente inclui sintomas de disfunção hepática e/ou neuropsiquiátrica, incluindo cirrose, icterícia, falência hepática e disfunção de gânglios da base
  - Anéis de Kayser-Fleischer na córnea (em quase todos os casos de doença de Wilson neurológica), hepatomegalia, tremor e rigidez parkinsonianos e anormalidades psiquiátricas
  - O diagnóstico se baseia em testes bioquímicos, geralmente seguidos de testagem genética confirmatória do gene *ATP7B*; elevação da excreção urinária de cobre (mais de 100 µg/24 horas), elevação da concentração hepática de cobre (mais de 250 µg/g de fígado seco) e diminuição da ceruloplasmina sérica (menos de 20 µg/dL)

- **Diagnóstico diferencial**
  - Outras causas de disfunção hepática
  - Outras causas de distúrbios psiquiátricos e neurológicos, especialmente doença de Parkinson

- **Tratamento**
  - É fundamental o tratamento precoce para remoção do excesso de cobre; em pacientes assintomáticos, o acetato de zinco oral promove a excreção fecal de cobre
  - Restrição de cobre na dieta (frutos do mar, alimentos orgânicos, legumes)
  - Em pacientes sintomáticos, a quelação oral do cobre com penicilamina ou trientina facilita a excreção urinária do cobre quelado; é necessária a suplementação de piridoxina
  - O tetratiomolibdato de amônio é promissor como terapia inicial para a doença de Wilson neurológica
  - Transplante hepático para falência hepática e doença neurológica intratável
  - Os familiares (especialmente os irmãos) necessitam de exames de rastreamento (ceruloplasmina sérica, exames de função hepática, exame ocular com lâmpada de fenda)

- **Dica**

É a única doença na medicina que pode ter uma fosfatase alcalina de zero.

Referências

Ala A, Walker AP, Ashkan K, Dooley JS, Schilsky ML. Wilson's disease. Lancet 2007;369:397. [PMID: 17276780]

Cox DW. GeneReviews: Wilson Disease. January 24, 2006.
http://www.ncbi.nlm.nih.gov/bookshelf/br.fcgi?book=gene&part=Wilson

Hemocromatose

- **Princípios básicos do diagnóstico**
  - É a doença genética mais comum entre brancos norte-americanos
  - Herança autossômica recessiva causada pela mutação *C282Y*
  - Penetrância baixa de doença relacionada à sobrecarga de ferro, acometendo aproximadamente 28% dos homens e apenas 1% das mulheres homozigotas
  - A absorção aumentada de ferro e o seu depósito no parênquima resultam em lesão tecidual com sinais e sintomas de disfunção hepática, pancreática, cardíaca, articular e gonadal
  - Os sintomas tipicamente ocorrem entre as idades de 40 e 60 anos em homens e após a menopausa em mulheres e dependem dos órgãos acometidos
  - As manifestações clínicas podem incluir cirrose, carcinoma hepatocelular, insuficiência cardíaca, diabetes melito, artropatia e hipopituitarismo
  - Ferro sérico elevado, transferrina normal, porcentagem de saturação de ferro superior a 50% e ferritina elevada
  - A biópsia hepática é característica com coloração para ferro identificando o acúmulo em células parenquimatosas

- **Diagnóstico diferencial**
  - Outras causas de cirrose ou insuficiência cardíaca ou hipopituitarismo
  - Outras causas de sobrecarga de ferro, especialmente transfusões múltiplas (mais de 100 unidades) em beta-talassemia homozigota ou anemia falciforme

- **Tratamento**
  - O rastreamento genético é recomendado para todos os parentes de primeiro grau
  - É fundamental o reconhecimento e o diagnóstico precoce (estado pré-cirrótico)
  - Dieta com baixo teor de ferro; evitar frutos do mar crus devido à suscetibilidade aumentada a infecções bacterianas; evitar a ingesta de álcool
  - Costumam estar indicadas flebotomias semanais para depletar os depósitos de ferro, seguidas por flebotomias de manutenção ou deferoxamina intramuscular
  - Transplante hepático para cirrose descompensada

- **Dica**

  A hemocromatose é um distúrbio genético e a hemossiderose é adquirida; as duas são clinicamente semelhantes, mas a história as diferencia.

Referências

Allen KJ, Gurrin LC, Constantine CC, et al. Iron-overload-related disease in HFE hereditary hemochromatosis. N Engl J Med 2008;358;221. [PMID: 18199861]

Kowdley K. GeneReviews: HFE-Associated Hereditary Hemochromatosis. December 4, 2006. http://www.ncbi.nlm.nih.gov/bookshelf/br.fcgi?book=gene&part=hemochromatosis

Homocistinúria

■ Princípios básicos do diagnóstico

- Distúrbio autossômico recessivo com expressividade variável que pode se manifestar na infância ou na idade adulta
- É causada pela deficiência de cistationina β-sintase que resulta em elevações extremas dos níveis plasmáticos e urinários de homocisteína e se caracteriza por envolvimento do olho, sistema esquelético, sistema vascular e sistema nervoso central
- Os pacientes com frequência apresentam-se na segunda ou terceira décadas de vida com evidência de trombose arterial ou venosa sem fatores de risco subjacentes para hipercoagulabilidade
- É comum haver tromboses venosas e arteriais repetidas; redução da expectativa de vida por infarto do miocárdio, AVC e embolia pulmonar
- Quase sempre há ectopia do cristalino; é comum haver retardo mental e hábito astênico
- O diagnóstico é estabelecido por níveis plasmáticos e urinários extremamente elevados de homocisteína

■ Diagnóstico diferencial

- Síndrome de Marfan
- Outras causas de retardo mental
- Outras causas de hipercoagulabilidade

■ Tratamento

- O tratamento na infância com piridoxina e folato é útil em alguns casos
- Os pacientes que não melhoram com piridoxina são tratados com redução de metionina e suplementação de cisteína na dieta, também a partir da infância
- A betaína também pode ser útil
- Cirurgia para ectopia do cristalino
- Anticoagulação, conforme a necessidade, para tromboses

■ Dica

Em uma pessoa jovem com embolia pulmonar, óculos de lentes grossas e distúrbio psiquiátrico mal definido, lembrar de homocistinemia; os óculos de lentes grossas são resultados da ectopia do cristalino.

Referências

Ramakrishnan S, Sulochana KM, Lakshmi S, Selvi R, Angayarkanni N. Biochemistry of homocysteine in health and diseases. Indian J Biochem Biophys 2006;43:275. [PMID: 17133733]

Picker J. GeneReviews: Homocystinuria Caused by Cystathionine Beta-Synthase Deficiency. March 29, 2006. http://www.ncbi.nlm.nih.gov/bookshelf/br.fcgi?book=gene&part=homocystinuria

Neurofibromatose

- **Princípios básicos do diagnóstico**
    - Esporádica ou autossômica dominante com expressividade variável
    - Duas formas genética e clinicamente distintas: tipo 1 (doença de von Recklinghausen), mais comum e caracterizada por múltiplas máculas hiperpigmentadas e neurofibromas; tipo 2, caracterizada por tumores do oitavo nervo craniano e, ocasionalmente, por outros tumores intracranianos ou intraespinais
    - O tipo 1 está associado a lesões cutâneas (neurofibromas), sardas nas axilas, hamartomas de íris (nódulos de Lisch) e placas de pigmentação cutânea (manchas "café com leite") que iniciam na infância; podem ocorrer gliomas oculares
    - Na adolescência e na idade adulta, é possível haver degeneração maligna de neurofibromas, causando sarcomas periféricos (neurofibrossarcomas); também há associação com meningioma, cistos ósseos, feocromocitomas e escoliose
    - O tipo 2 costuma apresentar-se no início da idade adulta com sinais e sintomas de tumor de nervos cranianos ou espinais, mais comumente schwannomas vestibulares bilaterais; os tumores não costumam ser malignos, mas a localização anatômica delicada e o número elevado de tumores causam mortalidade precoce
    - Critérios clínicos para o diagnóstico dos tipos 1 e 2

- **Diagnóstico diferencial**
    - Tumor intracraniano ou intraespinal por outras causas
    - Síndrome de McCune-Albright
    - Neoplasia endócrina múltipla do tipo 2B

- **Tratamento**
    - É importante o aconselhamento genético
    - As alterações estéticas causadas pelas lesões podem ser corrigidas pela cirurgia plástica
    - Os tumores intraespinais ou intracranianos e os tumores de nervos periféricos são tratados cirurgicamente se houver sintomas

- **Dica**

Até seis manchas "café com leite" são normais; um número maior sugere a consideração da doença de von Recklinghausen.

Referências

Gerber PA, Antal AS, Neumann NJ, et al. Neurofibromatosis. Eur J Med Res 2009;14:102. [PMID: 19380279]
Friedman JM. GeneReviews: Neurofibromatosis 1. June 2, 2009.
http://www.ncbi.nlm.nih.gov/bookshelf/br.fcgi?book=gene&part=nf1
Evans DG. GeneReviews: Neurofibromatosis 2. May 19, 2009.
http://www.ncbi.nlm.nih.gov/bookshelf/br.fcgi?book=gene&part=nf2

Porfiria intermitente aguda

- **Princípios básicos do diagnóstico**
  - Doença autossômica dominante com expressividade variável e penetrância baixa
  - Causada por deficiência na atividade da porfobilinogênio deaminase, com elevação dos níveis urinários de ácido δ-aminolevulínico e porfobilinogênio
  - Dor abdominal inexplicada, disfunção do sistema nervoso central ou periférico, doença psiquiátrica; sem fotossensibilidade cutânea
  - Os sintomas iniciam na segunda ou terceira décadas de vida, geralmente em mulheres jovens
  - Os ataques são precipitados por fármacos (p. ex., esteroides, sulfonamidas, estrógenos), infecções, redução da ingesta calórica, tabagismo e álcool
  - Ausência de febre e leucocitose, ocasionalmente com hiponatremia profunda; pode haver urina com coloração de vinho do porto
  - O diagnóstico é confirmado pela demonstração de níveis elevados de porfobilinogênio na urina durante as crises agudas

- **Diagnóstico diferencial**
  - Outras causas de dor abdominal aguda
  - Polineuropatia por outras causas (p. ex., Guillain-Barré)
  - Envenenamento por metais pesados (p. ex., chumbo)
  - Psicose e hiponatremia por outras causas

- **Tratamento**
  - Uma dieta rica em carboidratos evita os ataques; exames de imagem periódicos do fígado para monitorar carcinoma hepatocelular
  - As crises agudas exigem a suspensão de medicações causadoras, analgésicos, glicose intravenosa e hematina
  - Monitoração cuidadosa da função respiratória devido à paralisia bulbar

- **Dica**

Em uma mulher jovem com dor abdominal e múltiplas cicatrizes cirúrgicas, lembrar dessa doença antes de aumentar o número de cicatrizes.

Referências

Badminton MN, Elder GH. Management of acute and cutaneous porphyrias. Int J Clin Pract 2002;56:272. [PMID: 12074210]

Thunell S. GeneReviews: Hydroxymethylbilane synthase deficiency. AIP 2005. http://www.ncbi.nlm.nih.gov/bookshelf/br.fcgi?book=gene&part=aip

Síndrome de Marfan

- **Princípios básicos do diagnóstico**
    - Distúrbio autossômico dominante; 25% de mutação genética *de novo*
    - É uma doença do tecido conjuntivo que se deve a mutações no gene da fibrilina; caracteriza-se por anormalidades do sistema esquelético, olhos e sistema cardiovascular
    - Caracteristicamente, há pneumotórax espontâneo, ectopia do cristalino e miopia; os pacientes são altos com extremidades longas e aracnodactilia, deformidades torácicas e frouxidão articular
    - A complicação mais temida é a dilatação e dissecção aórtica; o prolapso da válvula mitral é visto em 85% dos casos; há regurgitação mitral em alguns casos
    - O diagnóstico clínico se baseia na história familiar e na observação dos achados característicos em múltiplos órgãos

- **Diagnóstico diferencial**
    - Homocistinúria; síndrome de Ehlers-Danlos; síndrome de Klinefelter; síndrome do X frágil
    - Outras causas de dissecção aórtica
    - Outras causas de regurgitação mitral ou aórtica

- **Tratamento**
    - Os pacientes de todas as idades necessitam de ecocardiografia – em geral anualmente – para monitorar o diâmetro da aorta e a função da válvula mitral
    - É necessária a profilaxia para endocardite
    - O uso de betabloqueadores pode diminuir a velocidade da dilatação aórtica; evitar exercícios vigorosos protege alguns pacientes da dissecção aórtica
    - A troca da raiz aórtica é recomendada quando o diâmetro excede 50 mm (o normal é menos de 40 mm) ou quando a taxa de aumento se aproxima de 10 mm/ano
    - A maioria dos pacientes não tratados morre na quarta ou quinta décadas de vida por dissecção ou insuficiência cardíaca (por regurgitação aórtica); com o tratamento, a expectativa de vida se aproxima daquela da população geral

- **Dica**

    Esse é outro distúrbio que comprova o axioma de que o primeiro minuto de inspeção é o momento mais importante que o médico passa com o paciente.

Referências

Keane MG, Pyeritz RE. Medical management of Marfan syndrome. Circulation 2008;117:2802. [PMID: 18506019]

Dietz HC. GeneReviews: Marfan Syndrome. June, 30, 2009. http://www.ncbi.nlm.nih.gov/bookshelf/br.fcgi?book=gene&part=marfan

20
Distúrbios Oculares Comuns

Arterite de células gigantes (Temporal)

■ Princípios básicos do diagnóstico
- Perda visual súbita indolor e unilateral em paciente com mais de 50 anos em associação com cefaleia temporal ipsilateral; pode também haver diplopia e déficits de campo visual
- A revisão dos sistemas é positiva para algum dos ou todos os seguintes: claudicação da mandíbula, dor na orelha, sensibilidade no couro cabeludo, dor muscular e articular proximal (polimialgia reumática), febre, anorexia, perda ponderal
- Pode haver uma artéria temporal palpável, dolorosa e não pulsátil
- Defeito pupilar aferente (pupila de Marcus-Gunn), nervo óptico pálido e edemaciado e, possivelmente, uma mancha macular vermelho-cereja
- A velocidade de sedimentação globular (VSG) e a proteína C reativa com frequência estão significativamente elevadas

■ Diagnóstico diferencial
- Neuropatia óptica isquêmica não arterítica
- Neurite óptica
- Tumor compressivo de nervo óptico
- Oclusão de artéria central da retina

■ Tratamento
- Deve-se iniciar imediatamente com altas doses de esteroides intravenosos ou orais para evitar perda visual no olho contralateral
- Encaminhamento imediato ao oftalmologista para biópsia de artéria temporal (mas iniciar os esteroides enquanto toma essas providências)

■ Dica
Uma mulher idosa com cefaleia e sintomas oftálmicos tem arterite de células gigantes (temporal) até prova em contrário.

Referência
Chew SS, Kerr NM, Danesh-Meyer HV. Giant cell arteritis. J Clin Neurosci 2009;16:1263. [PMID: 19586772]

Blefarite e meibomite

- **Princípios básicos do diagnóstico**
  - Prurido crônico, queimação, dor leve, sensação de corpo estranho, lacrimejamento e formação de crostas ao redor dos olhos ao despertar
  - Pálpebras com crostas, avermelhadas e espessadas com vasos sanguíneos proeminentes ou glândulas sebáceas espessadas nas margens palpebrais, injeção conjuntival, secreção mucoide leve e acne rosácea

- **Diagnóstico diferencial**
  - Carcinoma de glândulas sebáceas

- **Tratamento**
  - Compressas mornas por pelo menos 5 minutos, seguidas de massagem palpebral pelo menos uma vez ao dia
  - Lágrimas artificiais para irritação da superfície ocular
  - Pomada de antibiótico tópica ao deitar
  - A meibomite recorrente ou persistente pode ser tratada com:
    - Pulsoterapia com colírio tópico de azitromicina diariamente por 2 a 4 semanas
    - Doxiciclina oral por 6 a 8 semanas, seguidas por redução gradual lenta; em mulheres, é fundamental obter um teste de gestação negativo e orientar a anticoncepção durante o tratamento

- **Dica**

A intolerância a lentes de contato frequentemente é um indício de meibomite.

Referência

Gilbard JP. Dry eye and blepharitis: approaching the patient with chronic eye irritation. Geriatrics 2009;64:22. [PMID: 19572764]

Catarata

- **Princípios básicos do diagnóstico**
  - Perda ou borramento visual indolor e lentamente progressivo, com ofuscamento causado por luzes, redução da percepção de cores e diminuição da sensibilidade a contrastes
  - Opacificação do cristalino grosseiramente visível ou vista por oftalmoscopia
  - As causas incluem envelhecimento, trauma, fármacos (esteroides, anticolinesterase, antipsicóticos), uveíte, irradiação, tumor, retinite pigmentosa, doença sistêmica (diabetes melito, hipoparatireoidismo, doença de Wilson, distrofia miotônica, galactosemia, síndrome de Down, dermatite atópica) e congênita

- **Diagnóstico diferencial**
  - Geralmente inconfundível
  - A ectopia do cristalino pode causar alguma confusão diagnóstica

- **Tratamento**
  - Remoção cirúrgica da catarata com implante de lente intraocular concomitante para prejuízo visual ou necessidades ocupacionais

- **Dica**

Um benefício inesperado, para deleite dos pacientes, é o retorno de excelente visão para cores após a remoção da catarata.

Referência

Vrensen GF. Early cortical lens opacities: a short overview. Acta Ophthalmol 2009;87:602. [PMID: 19719805]

Celulite pré-septal

■ **Princípios básicos do diagnóstico**
- Inflamação e infecção confinadas às pálpebras e estruturas periorbitais anteriormente ao septo orbital; o bulbo não costuma estar envolvido
- Em crianças, a causa costuma ser uma sinusite subjacente; em adultos, é mais típico que a causa seja trauma ou uma fonte cutânea (p. ex., calázio infectado)
- Dor, sensibilidade, vermelhidão, calor e edema nas pálpebras
- A acuidade visual não é afetada, e *não* há proptose ou restrição da motilidade ocular
- A TC pode diferenciar de celulite orbital, detectar sinusite e excluir outras causas

■ **Diagnóstico diferencial**
- Celulite orbital
- Picada de inseto ou mordida de animal
- Retenção de corpo estranho
- Reação alérgica
- Pseudotumor orbital inflamatório
- Tumor

■ **Tratamento**
- Antibióticos:
  - Crianças – intravenosos (p. ex., ceftriaxona e vancomicina)
  - Adolescentes e adultos – orais (p. ex., amoxicilina-clavulanato ou sulfametoxazol-trimetoprim) por 10 dias
- Drenagem cirúrgica se houver progressão para abscesso localizado

■ **Dica**

Em crianças, essa condição clínica pode ser explosiva e progredir rapidamente para celulite orbital; você nunca será culpado por obter uma TC e solicitar hospitalização para antibióticos intravenosos se isso estiver no diagnóstico diferencial.

Referência

Chaudhry IA, Shamsi FA, Elzaridi E, Al-Rashed W, Al-Amri A, Aral YO. Inpatient preseptal cellulitis: experience from a tertiary eye care centre. Br J Ophthalmol 2008;92:1337. [PMID: 18697809]

Celulite pós-septal (Orbital)

- **Princípios básicos do diagnóstico**
  - Inflamação e infecção dos tecidos orbitais posteriormente ao septo orbital; o bulbo costuma estar envolvido
  - Causas: (1) extensão de infecção de seios paranasais (90% dos casos), face ou dentes, saco nasolacrimal ou bulbo; (2) inoculação direta da órbita por trauma ou cirurgia; (3) disseminação hematogênica por bacteriemia
  - Febre e leucocitose (75% dos casos)
  - Proptose, oftalmoplegia, dor com a movimentação ocular
  - Visão diminuída e/ou anormalidades pupilares em casos graves
  - Deve ser obtida uma TC em todos os casos suspeitos

- **Diagnóstico diferencial**
  - Celulite pré-septal
  - Mucormicose
  - Pseudotumor orbital inflamatório ou granulomatose de Wegener
  - Oftalmopatia tireoidiana
  - Picada de inseto ou mordida de animal
  - Tumor

- **Tratamento**
  - Consulta otorrinolaringológica para casos originados a partir de sinusite
  - Antibióticos intravenosos (p. ex., ticarcilina-clavulanato, ceftriaxona, vancomicina, metronidazol)
  - Avaliação diária com repetição da TC se houver piora apesar da terapia apropriada
  - Pode ser necessária a drenagem cirúrgica para abscessos

- **Dica**

Um paciente com diabetes mal controlado ou um paciente imunocomprometido com celulite orbital tem mucormicose, uma condição que ameaça a vida, até prova em contrário.

Referência

Bilyk JR. Periocular infection. Curr Opin Ophthalmol 2007;18:414. [PMID: 17700236]

Conjuntivite aguda

- **Princípios básicos do diagnóstico**
  - Início agudo de olhos vermelhos com prurido, queimação e lacrimejamento, formação de crostas nas pálpebras, sensação de corpo estranho e secreção
  - Injeção conjuntival e edema, secreção mucoide ou purulenta, edema palpebral e possível aumento de linfonodos pré-auriculares
  - A visão pode estar normal ou levemente diminuída
  - As causas incluem infecções bacterianas ou virais (incluindo herpes) e alergias

- **Diagnóstico diferencial**
  - Uveíte anterior aguda
  - Glaucoma agudo de ângulo fechado
  - Infecção ou abrasão corneana
  - Dacriocistite
  - Obstrução de ducto nasolacrimal
  - Conjuntivite crônica
  - Esclerite em doença autoimune

- **Tratamento**
  - Uso tópico de antibióticos oftálmicos de amplo espectro (p. ex., fluoroquinolonas), compressas frias, lágrimas artificiais
  - Acompanhamento oftalmológico para sintomas persistentes ou diminuição da acuidade visual

- **Dica**

Há muitas causas de olho vermelho; tenha cuidado com o uso de esteroides tópicos potencialmente prejudiciais.

Referência

O'Brien TP, Jeng BH, McDonald M, Raizman MB. Acute conjunctivitis: truth and misconceptions. Curr Med Res Opin 2009;25:1953. [PMID: 19552618]

Degeneração macular relacionada à idade (DMRI)

- **Princípios básicos do diagnóstico**
  - Forma não neovascular ("seca"): mancha cega central ou paracentral e perda gradual da visão central; pode ser assintomática
  - Drusas pequenas e duras ou grandes e moles, atrofia geográfica do epitélio pigmentar da retina e aglomerados pigmentares
  - Forma neovascular ("úmida"): distorção das bordas ou linhas retas, mancha cega central ou paracentral e perda rápida da visão central
  - Membrana neovascular coroidal cinza-esverdeada, exsudatos lipídicos, hemorragia ou fluido sub-retiniano, descolamento do epitélio pigmentar e cicatrizes fibrovasculares disciformes
  - Os fatores de risco incluem idade, história familiar positiva, tabagismo, hiperopia, íris de cor clara, hipertensão e doença cardiovascular

- **Diagnóstico diferencial**
  - Drusas dominantes
  - Neovascularização coroidal por outras causas (p. ex., histoplasmose ocular, estrias angioides, degeneração por miopia, ruptura coroidal traumática, drusas de disco óptico, tumores coroidais, cicatrizes de *laser* e lesões coriorretinianas inflamatórias)

- **Tratamento**
  - Encaminhamento imediato ao oftalmologista
  - A suplementação com micronutrientes com a formulação do Age Related Eye Disease Study (p. ex., Preservision AREDS) diminui a progressão em pacientes com DMRI seca moderada a grave
  - A injeção intravítrea de fármacos antiangiogênese (p. ex., Lucentis ou Avastin) por um especialista em retina se tornou o tratamento-padrão para DMRI úmida

- **Dica**

A DMRI é a principal causa de cegueira nos Estados Unidos em pacientes com mais de 65 anos.

Referência

Bressler SB. Introduction: understanding the role of angiogenesis and antiangiogenic agents in age-related macular degeneration. Ophthalmology 2009;116(suppl):Sl. [PMID: 19800534]

Descolamento de retina

- **Princípios básicos do diagnóstico**
  - Os fatores de risco incluem degeneração vitreorretiniana em paliçada (*lattice*), separação de vítreo posterior (especialmente com hemorragia vítrea), miopia elevada, trauma e cirurgia ocular prévia (especialmente com perda vítrea)
  - Início agudo de fotopsia (*flashes* de luz), moscas volantes ("teias de aranha") ou sombras ("cortinas") através do campo visual, com perda da visão central ou periférica
  - Elevação da retina com uma laceração ou ruptura na mesma, células pigmentadas ou hemorragias vistas no vítreo por oftalmoscopia

- **Diagnóstico diferencial**
  - Retinósquise
  - Descolamento coroidal
  - Separação de vítreo posterior

- **Tratamento**
  - Encaminhamento imediato ao oftalmologista
  - Reparo de pequenas lacerações por fotocoagulação a *laser* ou criopexia
  - Reparo do descolamento de retina por retinopexia pneumática, cintamento escleral, vitrectomia via *pars plana* com drenagem de líquido sub-retiniano, *endolaser*, criopexia, injeção de gás ou óleo de silicone

- **Dica**

Tenha cuidado com flashes, moscas volantes e anormalidades de campo visual em qualquer paciente com miopia elevada e história de trauma ocular; isso é descolamento de retina até prova em contrário.

Referência

D'Amico DJ. Clinical practice. Primary retinal detachment. N Engl J Med 2008;359:2346. [PMID: 19038880]

Glaucoma agudo de ângulo fechado

- **Princípios básicos do diagnóstico**
  - Representa menos de 5% de todos os glaucomas
  - Início agudo de dor e vermelhidão ocular, fotofobia, visão borrada com halos coloridos ao redor das luzes, cefaleia, náusea ou dor abdominal
  - Diminuição da visão, injeção conjuntival, córnea opaca, pupilas com dilatação média e não reativas e elevação da pressão intraocular por tonometria
  - Um ângulo estreito preexistente na câmara anterior é um fator predisponente; pacientes idosos, com hiperopia, asiáticos e esquimós são mais suscetíveis
  - Precipitado pela dilatação pupilar causada por estresse, midríase farmacológica e ambientes escuros (p. ex., cinema)

- **Diagnóstico diferencial**
  - Conjuntivite aguda
  - Uveíte anterior aguda
  - Infecção ou abrasão corneana
  - Outros tipos de glaucoma

- **Tratamento**
  - Encaminhamento imediato ao oftalmologista
  - A farmacoterapia inclui o uso tópico de betabloqueador (timolol), α-agonista (brimonidina), inibidor da anidrase carbônica (dorzolamida); se a pressão intraocular elevada não responder à terapia tópica, uso sistêmico de inibidor da anidrase carbônica (acetazolamida) ou agente hiperosmótico (p. ex., glicerol ou manitol)
  - A iridotomia periférica a *laser* é geralmente curativa

- **Dica**

O glaucoma agudo de ângulo fechado é uma causa de abdome agudo não cirúrgico; a elevação aguda da pressão intraocular estimula o núcleo do nervo vago, localizado diretamente atrás do bulbo ocular e causa sintomas gastrintestinais.

Referência

Tarongoy P, Ho CL, Walton DS. Angle-closure glaucoma: the role of the lens in the pathogenesis, prevention, and treatment. Surv Ophthalmol 2009;54:211. [PMID: 19298900]

Glaucoma crônico de ângulo aberto

- **Princípios básicos do diagnóstico**
  - Nos Estados Unidos, corresponde a 95% ou mais dos glaucomas
  - Início insidioso que resulta, por fim, em perda completa da visão; assintomático inicialmente; comum em pacientes negros, idosos e míopes
  - A tonometria pode revelar pressão intraocular elevada (acima de 21 mm Hg), mas é altamente variável
  - A escavação patológica do disco óptico é vista no exame de fundo de olho e pode ser assimétrica
  - Perda do campo visual periférico

- **Diagnóstico diferencial**
  - Variação diurna normal da pressão intraocular
  - Outros tipos de glaucoma; anormalidades congênitas do nervo óptico; neuropatia óptica isquêmica, compressiva ou tóxica
  - Distúrbios retinianos bilaterais (coriorretinite, retinósquise, retinite pigmentosa)

- **Tratamento**
  - Análogos de prostaglandinas (latanoprost, travoprost, bimatoprost)
  - Agentes betabloqueadores (timolol)
  - Agentes alfa-adrenérgicos (brimonidina)
  - Inibidores da anidrase carbônica (dorzolamida, brinzolamida)
  - Mióticos (pilocarpina)
  - Cirurgia: trabeculoplastia a *laser*, trabeculectomia ou procedimento de derivação do aquoso

- **Dica**

Se um oftalmologista chamá-lo para consulta por dispneia, verificar a lista de medicamentos; asma ou insuficiência cardíaca podem ser resultado de betabloqueadores tópicos em alguns pacientes.

Referência

Schwartz GF, Quigley HA. Adherence and persistence with glaucoma therapy. Surv Ophthalmol 2008;53(suppl 1):S57. [PMID: 19038625]

Hemorragia subconjuntival

- **Princípios básicos do diagnóstico**
    - Início agudo e indolor de sangue vermelho vivo na parte branca do olho; aparência impressionante, mas indolor e com mínimo ou nenhum efeito sobre a visão
    - Ocorre mais comumente em pacientes em uso de aspirina ou anticoagulantes com história recente de tosse intensa, espirros, levantamento de peso ou constipação (Valsalva)
    - Geralmente vista em trauma ocular, mesmo um toque ocular mínimo ou um ato de esfregar o olho de maneira agressiva
    - Pode haver edema conjuntival associado (quemose)

- **Diagnóstico diferencial**
    - Sarcoma de Kaposi
    - Neoplasias conjuntivais, como linfoma

- **Tratamento**
    - Nenhum; assim como em um hematoma, o sangue irá mudar de cor e acabará sendo absorvido dentro de um mês; lágrimas artificiais se houver irritação
    - Suspender temporariamente a aspirina, AINEs e anticoagulantes, se isso for possível
    - Supressores da tosse
    - Laxativos
    - Avaliação hematológica e encaminhamento para oftalmologista em caso de recorrência

- **Dica**

Se o paciente apresentar esse quadro unilateralmente, o tratamento de suporte é adequado; se ele retornar no outro dia com o mesmo problema no outro olho, avaliar causas hematológicas, como leucemias.

Referência

Mimura T, Usui T, Yamagami S, Funatsu H, Noma H, Honda N, Amano S. Recent causes of subconjunctival hemorrhage. Ophthalmologica 2009;224:133. [PMID: 19738393]

Hordéolo e calázio

■ Princípios básicos do diagnóstico
- Nodulação, edema, dor e vermelhidão na pálpebra
- Nódulo subcutâneo visível ou palpável e bem definido dentro da pálpebra; edema, eritema ou ponto doloroso na pálpebra com ou sem linfadenopatia pré-auricular
- Hordéolo: obstrução aguda e infecção de glândula palpebral (glândula meibomiana – hordéolo interno; glândula de Zeis ou Moll – hordéolo externo), associada a *Staphylococcus aureus*
- Calázio: obstrução crônica e inflamação de glândula meibomiana com vazamento de sebo para dentro do tecido circundante, resultando em um lipogranuloma; pode haver rosácea associada

■ Diagnóstico diferencial
- Celulite pré-septal
- Carcinoma de células sebáceas
- Granuloma piogênico

■ Tratamento
- Compressas mornas por 10 minutos, pelo menos quatro vezes ao dia
- Uso tópico de pomada de antibiótico/esteroide (p. ex., Maxitrol) duas vezes ao dia
- Incisão e curetagem para calázio persistente (mais de 6 a 8 semanas)
- Injeção intralesional de esteroide para calázio próximo do sistema de drenagem lacrimal

■ Dica

Evitar o tratamento cirúrgico precoce com risco de deixar cicatrizes; a maioria irá melhorar com o tratamento conservador.

Referência

Mueller JB, McStay CM. Ocular infection and inflammation. Emerg Med Clin North Am 2008;26:57. [PMID: 18249257]

Essência da Medicina **521**

Oclusão de artéria retiniana (Ramo ou central)

- **Princípios básicos do diagnóstico**
  - Perda visual ou defeito de campo visual unilateral de instalação súbita e indolor
  - Área focal em forma de cunha de edema ou empalidecimento retiniano dentro da distribuição de um ramo arteriolar ou empalidecimento retiniano difuso com uma mancha vermelho-cereja na fóvea; constrição arteriolar com segmentação da coluna de sangue; êmbolos visíveis
  - A visão central pode ser preservada por uma artéria ciliorretiniana (presente em até 30% das pessoas)
  - As doenças subjacentes associadas incluem placas carotídeas ou êmbolos de origem cardíaca e arterite de células gigantes
  - Menos comum do que a oclusão venosa em caso de estado hipercoagulável

- **Diagnóstico diferencial**
  - Oclusão de artéria oftálmica
  - Doença herdada metabólica ou de armazenamento lisossomal (mancha vermelho-cereja)
  - Enxaqueca ocular

- **Tratamento**
  - É uma emergência médica que necessita encaminhamento imediato para o oftalmologista
  - Massagem ocular digital, acetazolamida sistêmica ou betabloqueador tópico para reduzir a pressão intraocular, paracentese de câmara anterior e carbogênio por máscara facial
  - Verificar a VSG e a proteína C reativa para descartar arterite de células gigantes (temporal) como etiologia subjacente
  - Considerar a trombólise de artéria oftálmica se estiver dentro de 6 a 12 horas do início dos sintomas e não houver contraindicação

- **Dica**

A retina é parte do sistema nervoso central e, quando fica isquêmica, a abordagem é a mesma de qualquer outro AIT ou AVC.

Referência

Haymore JG, Mejico LJ. Retinal vascular occlusion syndromes. Int Ophthalmol Clin 2009;49:63. [PMID: 19584622]

Oclusão de veia retiniana
(Ramo, hemirretiniana ou central)

- **Princípios básicos do diagnóstico**
  - Defeito de campo ou perda visual súbita, unilateral e indolor
  - Dilatação e tortuosidade venosa localizada ou difusa, hemorragias retinianas, exsudatos algodonosos e edema; edema e hemorragias em disco óptico; neovascularização do disco, retina ou íris pelo exame de fundo de olho e exame sob lâmpada de fenda
  - As doenças subjacentes associadas incluem aterosclerose e hipertensão, glaucoma, estado hipercoagulável incluindo deficiência do fator V de Leiden ou de anticoagulante natural (AT-III, proteína S, proteína C), anticoagulante lúpico; hiperviscosidade (policitemia ou Waldenström), doença de Behçet, lúpus
  - Também pode ser causada por compressão venosa externa retrobulbar (doença tireoidiana, tumor orbital) e enxaqueca

- **Diagnóstico diferencial**
  - Estase venosa
  - Síndrome isquêmica ocular
  - Retinopatia diabética
  - Papiledema
  - Retinopatia por irradiação
  - Retinopatia hipertensiva
  - Retinopatia de anemia
  - Retinopatia leucêmica

- **Tratamento**
  - Encaminhamento imediato ao oftalmologista
  - Fotocoagulação a *laser*, esteroides intravítreos, fármacos antiangiogênese intravítreos para neovascularização de retina ou íris ou para edema macular persistente
  - Vigilância e tratamento de doenças subjacentes

- **Dica**

Verificar a presença de um nível elevado de homocisteína, pois esse é um fator de risco modificável.

Referência

Haymore JG, Mejico LJ. Retinal vascular occlusion syndromes. Int Ophthalmol Clin 2009;49:63. [PMID: 19584622]

Pinguécula e pterígio

- **Princípios básicos do diagnóstico**
  - Pinguécula: lesão conjuntival amarelo-esbranquiçada plana ou levemente elevada na fissura interpalpebral adjacente ao limbo, mas sem envolvimento da córnea
  - Pterígio: prega de tecido fibrovascular em forma de asa que se origina na conjuntiva interpalpebral, estendendo-se e envolvendo a córnea
  - Irritação, vermelhidão e diminuição da visão; pode não haver sintomas
  - Ambas as lesões podem ser altamente vascularizadas e injetadas; seu crescimento está associado a exposição solar, ventos e clima seco, bem como com irritação crônica

- **Diagnóstico diferencial**
  - Neoplasia escamosa da superfície ocular
  - Dermoide
  - *Pannus*

- **Tratamento**
  - Proteger os olhos do sol, poeira e vento com óculos solares ou de proteção
  - Reduzir a irritação ocular com lágrimas artificiais
  - AINEs tópicos ou esteroides tópicos leves podem ajudar a controlar surtos de inflamação
  - Remoção cirúrgica para irritação extrema que não alivia com os tratamentos citados ou para extensão do pterígio em direção à pupila, causando astigmatismo irregular e visão borrada

- **Dica**

Os xantomas estão sempre associados a hiperlipidemia, os xantelasmas estão associados algumas vezes e os pterígios e pinguéculas nunca estão associados, exceto de maneira coincidente.

Referência

Detorakis ET, Spandidos DA. Pathogenetic mechanisms and treatment options for ophthalmic pterygium: trends and perspectives (Review). Int J Mol Med 2009;23:439. [PMID: 19288018]

Retinopatia diabética

- Princípios básicos do diagnóstico
  - Pode haver diminuição ou flutuação da visão ou moscas volantes; com frequência é assintomática inicialmente
  - Não proliferativa: hemorragias em pontos e manchas, microaneurismas, exsudatos duros, exsudatos algodonosos, dilatações venosas segmentares e anormalidades microvasculares intrarretinianas
  - Proliferativa: neovascularização do disco óptico, retina ou íris; hemorragias pré-retinianas ou vítreas; descolamento da retina por tração

- Diagnóstico diferencial
  - Retinopatia hipertensiva
  - Retinopatia por HIV
  - Retinopatia por irradiação
  - Oclusão de veia central ou de ramo venoso da retina
  - Síndrome ocular isquêmica
  - Retinopatia falciforme
  - Retinopatia de anemia grave
  - Embolização por abuso de drogas intravenosas (retinopatia por talco)
  - Doença vascular do colágeno
  - Sarcoidose
  - Doença de Eales

- Tratamento
  - Encaminhamento ao oftalmologista e seguimento regular em todos os diabéticos
  - Fotocoagulação a *laser*, Kenalog intravítreo, fármacos antiangiogênese intravítreos (p. ex., Lucentis ou Avastin) para edema macular e doença proliferativa
  - Vitrectomia via *pars plana* para hemorragia vítrea que não melhore e descolamento de retina por tração que envolva ou ameace a mácula

- Dica

Embora tenha havido um debate sobre isso durante décadas, parece que o controle glicêmico agressivo evita a progressão; tenha certeza de que seu paciente compreende isso e conhece a sua hemoglobina A1c.

Referência

El-Asrar AM, Al-Mezaine HS, Ola MS. Changing paradigms in the treatment of diabetic retinopathy. Curr Opin Ophthalmol 2009;20:532. [PMID: 19644368]

Retinopatia hipertensiva

- **Princípios básicos do diagnóstico**
  - Geralmente assintomática; pode haver diminuição da visão
  - Estreitamento arteriolar retiniano generalizado ou localizado, quase sempre bilateral
  - Alterações em cruzamentos arteriovenosos (pinçamento AV), esclerose arteriolar retiniana (vasos em fio de cobre ou prata), exsudatos algodonosos, exsudatos duros, hemorragias em forma de chama, edema retiniano, macroaneurismas arteriais e atrofia coriorretiniana
  - Edema do disco óptico em hipertensão maligna

- **Diagnóstico diferencial**
  - Retinopatia diabética
  - Retinopatia por irradiação
  - Retinopatia por HIV
  - Oclusão de veia central ou de ramo venoso retiniano
  - Retinopatia falciforme
  - Retinopatia de anemia grave
  - Embolização por abuso de drogas intravenosas (retinopatia por talco)
  - Doença autoimune
  - Sarcoidose
  - Doença de Eales

- **Tratamento**
  - Tratar a hipertensão
  - Encaminhamento ao oftalmologista

- **Dica**

A única alteração de fundo de olho patognomônica de hipertensão é o estreitamento arteriolar focal devido a espasmo, sendo tipicamente visto em crises hipertensivas.

Referência

DellaCroce JT, Vitale AT. Hypertension and the eye. Curr Opin Ophthalmol 2008;19:493. [PMID: 18854694]

Retinopatia por HIV

- **Princípios básicos do diagnóstico**
  - Exsudatos algodonosos, hemorragias intrarretinianas e microaneurismas vistos no exame de fundo de olho em paciente com infecção por HIV suspeitada ou conhecida
  - Tipicamente assintomática, a menos que esteja acompanhada por outras patologias retinianas relacionadas ao HIV (p. ex., retinite por citomegalovírus)

- **Diagnóstico diferencial**
  - Retinopatia diabética
  - Retinopatia hipertensiva
  - Retinopatia por irradiação
  - Retinopatia de anemia grave
  - Oclusão de veia central ou ramo venoso da retina
  - Retinopatia falciforme
  - Embolização por abuso de drogas intravenosas (retinopatia por talco)
  - Sarcoidose
  - Doença de Eales

- **Tratamento**
  - Tratar a doença subjacente pelo HIV
  - O encaminhamento ao oftalmologista é apropriado para qualquer paciente com HIV, especialmente com contagem baixa de CD4 e/ou com sintomas visuais

- **Dica**

A retinopatia pelo HIV é a manifestação oftalmológica mais comum da infecção por HIV; ela geralmente indica uma baixa contagem de CD4.

Referência

Holland GN. AIDS and ophthalmology: the first quarter century. Am J Ophthalmol 2008;145:397. [PMID: 18282490]

Ulceração corneana

- **Princípios básicos do diagnóstico**
  - Dor ocular aguda, fotofobia, vermelhidão, secreção e visão borrada
  - Edema de pálpebra superior, injeção conjuntival, secreção mucopurulenta, infiltrado corneano branco com defeito epitelial sobrejacente que se cora com fluoresceína, hipópio (se for grave)
  - As causas incluem trauma, uso de lentes de contato, infecção (bacteriana, herpética, fúngica, por *Acanthamoeba*)

- **Diagnóstico diferencial**
  - Uveíte anterior aguda
  - Glaucoma agudo de ângulo fechado
  - Conjuntivite aguda
  - Úlcera estéril ou imunológica
  - Abrasão ou corpo estranho na córnea

- **Tratamento**
  - Uso tópico frequente de antibióticos de amplo espectro e acompanhamento oftalmológico diário
  - Encaminhamento imediato ao oftalmologista em caso de qualquer úlcera central ou úlcera periférica com mais de 2 mm de diâmetro

- **Dica**

Nunca aplique curativo fechado em uma úlcera de córnea.

Referência

Tuli SS, Schultz GS, Downer DM. Science and strategy for preventing and managing corneal ulceration. Ocul Surf 2007;5:23. [PMID: 17252163]

Uveíte

- **Princípios básicos do diagnóstico**
  - Inflamação do trato uveal, incluindo a íris (irite), corpo ciliar (ciclite) e coroide (coroidite); é classificada como anterior (iridociclite), posterior (coriorretinite) ou difusa (panuveíte)
  - Início agudo de dor ocular, vermelhidão, fotofobia e visão borrada (uveíte anterior); perda gradual da visão com moscas volantes, mas assintomática em outros aspectos (uveíte posterior); pode ser uni ou bilateral
  - Conjuntiva ou esclera injetadas com *flare* e células inflamatórias ao exame sob lâmpada de fenda, leucócitos no endotélio corneano e nódulos na íris (uveíte anterior); leucócitos e opacidades no vítreo, infiltrados retinianos ou coroidais, edema e embainhamento vascular (uveíte posterior)
  - Múltiplas causas: após trauma ou cirurgia, induzida pelo cristalino, associada a HLA-B27 (espondilite anquilosante, síndrome de Reiter, artrite psoriática, doença inflamatória intestinal), infecções (herpes simples ou zóster, sífilis, tuberculose, toxoplasmose, toxocaríase, histoplasmose, hanseníase, doença de Lyme, CMV, *Candida*), sarcoidose, doença de Behçet, síndrome de Vogt-Koyanagi-Harada

- **Diagnóstico diferencial**
  - Conjuntivite aguda
  - Infecção ou abrasão corneana
  - Descolamento de retina
  - Retinite pigmentosa
  - Tumor intraocular (p. ex., retinoblastoma, leucemia, melanoma, linfoma)
  - Retenção de corpo estranho intraocular
  - Esclerite

- **Tratamento**
  - Encaminhamento imediato ao oftalmologista em todos os casos
  - Doença anterior: uso frequente de esteroides, injeção periocular de esteroides, dilatação da pupila com agente cicloplégico
  - Doença posterior: necessita, mais comumente, do uso de esteroides sistêmicos e de agentes imunossupressivos

- **Dica**

O olho vermelho agudo em um paciente com muitas doenças sistêmicas é de difícil avaliação para o médico de cuidados primários; encaminhar tais pacientes imediatamente ao oftalmologista, devido às inúmeras causas possíveis para esse problema.

Referência

Lyon F, Gale RP, Lightman S. Recent developments in the treatment of uveitis: an update. Expert Opin Investig Drugs 2009;18:609. [PMID: 19388878]

21
Distúrbios Otorrinolaringológicos Comuns

Epiglotite

- **Princípios básicos do diagnóstico**
  - Mais comum em crianças, mas é cada vez mais reconhecida em adultos
  - Início súbito de estridor, odinofagia, disfagia e salivação excessiva
  - Voz abafada, paciente de aspecto toxêmico e febril; os pacientes podem se apresentar em uma posição de "aspiração"
  - Diferentemente das crianças, a realização da laringoscopia indireta costuma ser segura em adultos
  - Deve ser suspeitada quando a odinofagia é desproporcional aos achados orofaríngeos
  - O *Haemophilus influenzae* tipo B era historicamente o microrganismo mais comum, mas a incidência de epiglotite caiu de forma dramática devido à vacinação

- **Diagnóstico diferencial**
  - Crupe viral
  - Corpo estranho na laringe
  - Abscesso retrofaríngeo
  - Síndrome de Lemierre (tromboflebite séptica da veia jugular interna)

- **Tratamento**
  - Oxigênio umidificado sem manipulação da orofaringe ou epiglote
  - Observação da via aérea em ambiente monitorado, entubação com possibilidade de traqueostomia
  - As crianças geralmente necessitam de entubação; os adultos necessitam de observação cuidadosa da via aérea
  - Antibióticos parenterais ativos contra *Haemophilus influenzae* e *Streptococcus pneumoniae* mais tratamento curto com corticosteroides sistêmicos

- **Dica**

O paciente com rouquidão, salivação excessiva e dor de garganta intensa e cujo exame físico parece normal tem epiglotite até prova em contrário.

Referência

Mathoera RB, Wever PC, van Dorsten FR, Baiter SG, de Jager CP. Epiglottitis in the adult patient. Neth J Med 2008;66:373. [PMID: 18931398]

Epistaxe

- **Princípios básicos do diagnóstico**
  - O sangramento se origina mais comumente do septo anterior (plexo de Kiesselbach)
  - Fatores precipitantes: trauma nasal, ressecamento da mucosa, hipertensão, anticoagulação, uso de fármacos inalados e telangiectasia hemorrágica hereditária

- **Diagnóstico diferencial**
  - Em casos recorrentes e/ou persistentes, considerar exame endoscópico para avaliação de massas nasais ou doença da mucosa que possam resultar em episódios repetidos de sangramento

- **Tratamento**
  - Tratar as causas subjacentes (i.e., controlar a pressão arterial se estiver hipertenso)
  - Compressão direta nas narinas continuamente por 15 minutos
  - Descongestionantes nasais tópicos em *spray* (fenilefrina, oximetazolina, Neo-Synephrine)
  - Se for visível, o local do sangramento pode ser cauterizado com nitrato de prata
  - Se o sangramento continuar, apesar da compressão, deve ser feito um tamponamento nasal (fita de gazes, esponja comprimida, cateter balão para epistaxe)
  - Os balões para epistaxes posteriores geralmente têm balões anteriores e posteriores em separado
  - A embolização endovascular e a cauterização e/ou ligadura vascular cirúrgica são considerações para sangramentos persistentes refratários

- **Dica**

Os pacientes com tamponamentos nasais posteriores devem ser admitidos para monitoração; eles podem desenvolver bradiarritmias reflexas devido à estimulação da orofaringe posterior profunda pelo tampão.

Referência

Schlosser RJ. Clinical practice. Epistaxis. N Engl J Med 2009;360:784. [PMID: 19228621]

Hidropisia endolinfática (Síndrome de Ménière)

- **Princípios básicos do diagnóstico**
  - A etiologia é desconhecida
  - A distensão do compartimento endolinfático da orelha interna é um achado patológico
  - Síndrome clássica: episódios de vertigem e náuseas (durando de minutos a horas), pressão aural, zumbido e perda auditiva flutuante
  - Perda auditiva neurossensorial pela audiometria pior para as baixas frequências

- **Diagnóstico diferencial**
  - Vertigem posicional paroxística benigna
  - Tumor de fossa posterior
  - Neuronite vestibular
  - Insuficiência vertebrobasilar
  - Enxaqueca
  - Transtorno psiquiátrico
  - Esclerose múltipla
  - Sífilis

- **Tratamento**
  - Restrição de sal na dieta e uso de diuréticos
  - Anti-histamínicos, diazepam e antieméticos para alívio de sintomas intensos
  - Injeções intratimpânicas de corticosteroides
  - Injeção intratimpânica de aminoglicosídeos para ablação unilateral da função vestibular
  - Tratamento cirúrgico em casos refratários: descompressão do saco endolinfático, secção do nervo vestibular ou labirintectomia se houver perda auditiva grave

- **Dica**

É uma das poucas doenças unilaterais de órgãos que existem aos pares.

Referência

Süslü N, Yilmaz T, Gürsel B. Utility of immunologic parameters in the evaluation of Meniere's disease. Acta Otolaryngol 2009;129:1160. [PMID: 19863304]

Otite externa aguda

- **Princípios básicos do diagnóstico**
  - Geralmente com uma história de exposição à água ou trauma em canal auditivo
  - Apresenta-se com otalgia, geralmente acompanhada por prurido e secreção purulenta
  - Geralmente causada por *Pseudomonas aeruginosa*, *Staphylococcus aureus* ou fungos (*Candida*, *Aspergillus*)
  - A movimentação da orelha e do trago causa dor; eritema e edema do canal com exsudato purulento ao exame
  - A membrana timpânica (MT) está vermelha, mas se movimenta normalmente na otoscopia pneumática; entretanto ela não costuma ser vista em função do edema do canal auditivo

- **Diagnóstico diferencial**
  - Otite externa maligna (otite externa em paciente imunocomprometido ou diabético, ou em paciente com osteomielite de osso temporal); a *Pseudomonas* é o agente causador no diabetes
  - Otite média supurativa aguda com ruptura de membrana timpânica

- **Tratamento**
  - Evitar umidade e lesão mecânica adicionais ao canal auditivo
  - Gotas otológicas contendo uma mistura de aminoglicosídeo ou quinolona com um corticoide
  - Deve-se remover os debris purulentos que preenchem o canal; ocasionalmente, é necessário um pavio para facilitar a entrada das gotas otológicas
  - Analgésicos

- **Dica**

Uma orelha vermelha e dolorosa em um paciente diabético com aspecto toxêmico é considerada como otite externa maligna até prova em contrário.

Referência

Drehobl M, Guerrero JL, Lacarte PR, Goldstein G, Mata FS, Luber S. Comparison of efficacy and safety of ciprofloxacin otic solution 0.2% versus polymyxin B-neomycin-hydrocortisone in the treatment of acute diffuse otitis externa. Curr Med Res Opin 2008:24:3531. [PMID: 19032135]

Otite média aguda

■ Princípios básicos do diagnóstico

- Infecção bacteriana que resulta no acúmulo de líquido purulento na orelha média e no espaço da mastoide
- Dor na orelha com sensação de plenitude aural e audição diminuída; febre e calafrios; costuma iniciar após infecção do trato respiratório superior ou barotrauma
- Macicez e hiperemia do tímpano, com perda dos pontos de referência e reflexo de luz
- Em casos graves, pode haver abaulamento do tímpano, ruptura timpânica e drenagem de secreções
- Os microrganismos mais comuns em adultos e crianças são *Streptococcus pneumoniae*, *Haemophilus influenzae*, *Moraxella catarrhalis* e estreptococos do grupo A
- As complicações incluem mastoidite, paralisia facial, apicite petrosa, trombose de seio sigmoide, meningite e abscesso cerebral

■ Diagnóstico diferencial

- Miringite bolhosa
- Otite externa aguda
- Otalgia referida de outras fontes (especialmente faringe)
- Otite média serosa

■ Tratamento

- O uso de antibióticos é controverso (o tratamento de primeira linha é amoxicilina ou eritromicina mais sulfonamidas) *versus* tratamento de suporte; descongestionantes orais e/ou nasais e analgésicos
- Drenagem cirúrgica e drenos de timpanostomia em casos refratários, com encaminhamento para audiologia e otorrinolaringologia
- Antibióticos profiláticos para otite média aguda recorrente

■ Dica

A otite média recorrente permanece sendo uma das poucas indicações para tonsilectomia; quando são marcadamente aumentadas, as tonsilas podem obstruir a tuba auditiva e causar esse problema.

Referência

Wilkinson EP, Friedman RA. Acute suppurative otitis media. Ear Nose Throat J 2008;87:250. [PMID: 18572776]

Otite média serosa crônica

■ Princípios básicos do diagnóstico
- Deve-se à obstrução da tuba auditiva, resultando em transudação de fluido
- Mais comum em crianças, mas pode ocorrer em adultos após uma infecção do trato respiratório superior, mergulho com cilindros, viagem aérea ou obstrução da tuba auditiva por tumor
- Perda auditiva indolor com sensação de plenitude ou reverberação vocal na orelha acometida
- Membrana timpânica dura e imóvel com perda dos pontos de referência e com bolhas visíveis atrás da membrana timpânica; reflexo de luz intacto
- Perda auditiva condutiva para 15 a 20 decibéis pela audiometria; o paciente lateraliza para o lado da orelha acometida no exame com diapasão de Weber

■ Diagnóstico diferencial
- Otite média aguda
- Tumor nasofaríngeo (como agente causador)

■ Tratamento
- Uso oral de descongestionantes, anti-histamínicos, esteroides orais ou intranasais e antibióticos
- Drenos de timpanotomia em casos refratários com encaminhamento para audiologia e otorrinolaringologia

■ Dica

A otite média unilateral, especialmente em paciente de origem asiática, pode ser causada por carcinoma de nasofaringe; o exame da nasofaringe com espelho é fundamental para a avaliação completa de otite média serosa unilateral em adultos.

Referência

Pelikan Z. The role of nasal allergy in chronic secretory otitis media. Ann Allergy Asthma Immunol 2007;99:401. [PMID: 18051208]

Rinite alérgica

- **Princípios básicos do diagnóstico**
    - Ocorrência sazonal ou perene de secreção nasal clara, espirros e prurido em olhos e nariz
    - Membranas mucosas pálidas e inchadas com injeção conjuntival
    - Exposição ambiental a alérgenos; presença de IgE específica para o alérgeno

- **Diagnóstico diferencial**
    - Infecções virais do trato respiratório superior
    - Sinusite crônica
    - Rinite vasomotora ou não alérgica

- **Tratamento**
    - Anti-histamínicos orais ou nasais; descongestionantes orais
    - Corticosteroides intranasais
    - Irrigação nasal com solução salina
    - Medidas adjuntas: medicações antileucotrienos, agentes anticolinérgicos intranasais, cromolin sódico
    - Evitar ou reduzir a exposição a alérgenos
    - Em casos refratários às medicações, pode ser apropriado encaminhar a um alergologista para a consideração de imunoterapia

- **Dica**

Um flambado da secreção com coloração de Wright – e não de Gram – é a melhor maneira de demonstrar eosinófilos: corar a lâmina, incendiá-la, descorá-la e as células poderão ser vistas com baixa ampliação.

Referência

Marple BF, Stankiewicz JA, Baroody FM, et al; American Academy of Otolaryngic Allergy Working Group on Chronic Rhinosinusitis. Diagnosis and management of chronic rhinosinusitis in adults. Postgrad Med 2009;121:121. [PMID: 19940423]

Rinite viral

- **Princípios básicos do diagnóstico**
  - Cefaleia, congestão nasal, rinorreia clara, espirros, sensação de garganta arranhada e mal-estar
  - Causada por diversos vírus, incluindo rinovírus e adenovírus
  - O exame das narinas revela mucosa eritematosa e secreção clara

- **Diagnóstico diferencial**
  - Sinusite aguda
  - Rinite alérgica
  - Faringite bacteriana

- **Tratamento**
  - Apenas tratamento de suporte: anti-inflamatórios, anti-histamínicos e descongestionantes
  - Fenilefrina em *spray* nasal (não deve ser usada por mais de 5 dias), *spray* nasal de solução salina
  - A infecção bacteriana secundária é sugerida por uma mudança na rinorreia de clara para amarela ou verde; culturas são úteis para guiar a terapia antimicrobiana

- **Dica**

Até o momento, não foi descoberta nenhuma cura para o resfriado comum; os médicos não devem inventar uma e devem resistir à tentação de administrar antibióticos – embora isso seja difícil em pacientes insistentes.

Referência

Simasek M, Blandino DA. Treatment of the common cold. Am Fam Physician 2007;75:515. [PMID: 17323712]

Sialoadenite aguda
(Parotidite, adenite de glândula submandibular)

- **Princípios básicos do diagnóstico**
  - Inflamação de glândula parótida ou submandibular por estase de saliva causada por obstrução ou produção diminuída
  - As condições predisponentes incluem sialolitíase, estenose ductal e desidratação
  - Edema difuso e dor sobre a glândula parótida ou submandibular
  - O exame mostra eritema e edema sobre a glândula acometida e drenagem de pus no ducto afetado
  - Pode ser confundida com um linfonodo de crescimento rápido
  - Geralmente causada por *Staphylococcus aureus*
  - Complicações: abscesso de parótida ou espaço submandibular

- **Diagnóstico diferencial**
  - Tumor de glândula salivar
  - Celulite facial ou abscesso dentário
  - Síndrome de Sjögren
  - Caxumba
  - Cisto linfoepitelial ou linfoma de Burkitt em pacientes imunocomprometidos

- **Tratamento**
  - Antibióticos com cobertura para Gram-positivos
  - Compressas mornas e massagem
  - Sialagogos (p. ex., gomos de limão ou gotas de limão)
  - Hidratação
  - Higiene oral

- **Dica**

Em pacientes com "linfadenopatia" cervical anterior unilateral, perguntar sobre exercícios vigorosos recentes em dias quentes; o "linfonodo" pode ser uma glândula salivar, e um aumento de amilase pode evitar uma avaliação cara e dolorosa.

Referência

Arduino PG, Carrozzo M, Pentenero M, Bertolusso G, Gandolfo S. Non-neoplastic salivary gland diseases. Minerva Stomatol 2006;55:249. [PMID: 16688102]

Sinusite aguda

- **Princípios básicos do diagnóstico**
  - Congestão nasal, secreção nasal purulenta, dor facial e cefaleia; dor facial ou sensação de pressão sobre os seios acometidos
  - Os dentes podem doer ou parecerem anormais na sinusite maxilar
  - Costuma haver história de rinite alérgica, infecção aguda do trato respiratório superior ou infecção dentária
  - Início agudo dos sintomas (entre 1 e 4 semanas de duração)
  - A TC coronal se tornou o exame de escolha para o diagnóstico; é vista a opacificação dos seios acometidos
  - Os patógenos típicos incluem *Streptococcus pneumoniae*, outros estreptococos, *Haemophilus influenzae*, *Staphylococcus aureus*, *Moraxella catarrhalis*; *Aspergillus* em pacientes imunossuprimidos e anaeróbios em sinusite crônica
  - Complicações: celulite ou abscesso orbital, meningite, abscesso cerebral, trombose de seio cavernoso

- **Diagnóstico diferencial**
  - Rinite viral ou alérgica
  - Abscesso dentário
  - Dacriocistite
  - Carcinoma de seio da face ou papiloma invertido
  - Cefaleia por outras causas, especialmente cefaleia em salvas

- **Tratamento**
  - Descongestionantes orais e nasais, antibióticos (a terapia de primeira linha é amoxicilina ou macrolídeos), solução salina nasal
  - Cirurgia sinusal endoscópica funcional ou procedimentos sinusais externos para sinusite clinicamente resistente, polipose nasal ou complicações da sinusite

- **Dica**

A sinusite esfenoidal é a única causa na medicina para uma cefaleia em ponte nasal com irradiação para o topo do crânio.

Referência

Ahovuo-Saloranta A, Borisenko OV, Kovanen N, Varonen H, Rautakorpi UM, Williams JW Jr, Mäkelä M. Antibiotics for acute maxillary sinusitis. Cochrane Database Syst Rev 2008;CD000243. [PMID: 18425861]

Vertigem posicional paroxística benigna (VPPB)

- **Princípios básicos do diagnóstico**
  - Início agudo de vertigem com ou sem náuseas, com duração de segundos até um minuto
  - Provocada por alterações no posicionamento da cabeça em vez de ser por manutenção de uma determinada postura, geralmente causada por rolar na cama
  - Nistagmo rotatório com teste de Dix-Hallpike positivo (início retardado de sintomas pela movimentação da cabeça com habituação e fadiga dos sintomas)
  - Causada por deslocamento de otocônias (a partir do labirinto na orelha interna) que causam estimulação anormal

- **Diagnóstico diferencial**
  - Hidropisia endolinfática
  - Neuronite vestibular
  - Tumor de fossa posterior
  - Insuficiência vertebrobasilar
  - Enxaqueca

- **Tratamento**
  - Possível recuperação espontânea em semanas a meses
  - O tratamento clínico com medicações antivertigem pode ser útil na fase aguda em caso de exacerbação grave de VPPB
  - Encaminhamento para otorrinolaringologia em caso de sintomas persistentes ou outras anormalidades neurológicas
  - A manobra de Epley, para reposicionar as otocônias, tem alta taxa de sucesso
  - Cirurgia para oclusão de canal semicircular posterior ou secção de nervo singular em casos refratários

- **Dica**

Aprenda bem isso – essa é a causa mais comum de um sintoma potencialmente grave em cuidados clínicos primários.

Referência

Halker RB, Barrs DM, Wellik KE, Wingerchuk DM, Demaerschalk BM. Establishing a diagnosis of benign paroxysmal positional vertigo through the dix-hallpike and side-lying maneuvers: a critically appraised topic. Neurologist 2008;14:201. [PMID: 18469678]

22
Intoxicações

Acetaminofeno (Tylenol; paracetamol; muitos outros)

- **Princípios básicos do diagnóstico**
  - O fato de ser o antipirético/analgésico mais amplamente usado o torna a causa mais comum de insuficiência hepática aguda nos Estados Unidos
  - Primeiras 24 horas: pode ser assintomática ou haver mal-estar generalizado
  - 24 a 48 horas: aumento de transaminases, dor em quadrante superior direito, vômitos
  - 72 a 96 horas: pico de enzimas, insuficiência hepática, encefalopatia, possível insuficiência renal
  - 4 dias a 3 semanas: resolução dos sintomas (se o paciente sobreviver)
  - Dose tóxica: 150 mg/kg (crianças) ou 7,5 g (adultos)
  - Os níveis de pico ocorrem entre 30 e 60 minutos após a ingestão
  - Medir o nível sérico de acetaminofeno 4 horas após a ingestão
  - Colocar o valor em um nomograma e tratar se o nível estiver acima do limite inferior (mais de 150 μg/mL); se o resultado laboratorial estiver em miligramas por decilitro, multiplicar por 10
  - Níveis séricos detectáveis de acetaminofeno ou transaminases elevadas necessitam de tratamento se a apresentação ocorrer após 24 horas
  - Os pacientes podem não notar que analgésicos combinados (p. ex., Tylex) contêm acetaminofeno

- **Diagnóstico diferencial**
  - Hepatite viral, pancreatite, úlcera péptica

- **Tratamento**
  - Carvão ativado com N-acetilcisteína (NAC; veja adiante)
  - Lavagem gástrica se houver passado menos de 1 hora desde a ingestão ou para ingestões maiores
  - NAC: repetir a dose se a NAC for vomitada dentro de 1 hora da administração
  - Se for administrada até 8 horas após a ingestão, a NAC é quase 100% protetora
  - Pode-se administrar NAC por via intravenosa quando a via oral não for possível

- **Dica**

Na superdosagem em crianças, geralmente é o segundo filho que sofre; o filho maior alcança os remédios e os oferece ao menor.

Referência

Waring WS, et al. Lower incidence of anaphylactoid reactions to N-acetylcysteine in patients with high acetaminophen concentrations after overdose. Clin Toxicol (Phila) 2008;46:496. [PMID: 18584360]

Anfetaminas, *ecstasy*, cocaína

- **Princípios básicos do diagnóstico**
  - Cenário clínico simpaticomimético: ansiedade, tremores, agitação, taquicardia, hipertensão, diaforese, pupilas dilatadas, hiperatividade muscular, hipertermia
  - Pode haver psicose e convulsões entre 2 e 6 horas após a ingestão, se for grave
  - Pode haver acidose metabólica
  - Particularmente com a cocaína, pode haver AVC hemorrágico e infarto do miocárdio
  - O *ecstasy* (MDMA) está associado a síndrome serotonérgica (veja antidepressivos), hiponatremia e hipertermia maligna
  - Obter a temperatura retal
  - Os exames incluem glicose, bioquímica, função renal, exame de urina, ECG, monitoração cardíaca, tempo de protrombina (TP)/tempo de tromboplastina parcial (TTP)

- **Diagnóstico diferencial**
  - Intoxicação anticolinérgica
  - Psicose funcional
  - Internação
  - Superdosagem por outros estimulantes (p. ex., efedrina, fenilpropanolamina)

- **Tratamento**
  - Carvão ativado para ingestão oral se a via aérea estiver protegida ou segura; pode não ser efetivo porque a maioria é absorvida rapidamente
  - Lavagem gástrica se houver passado menos de 1 hora desde a ingestão
  - Para agitação ou psicose: a sedação com benzodiazepínicos pode necessitar de doses elevadas; ajustar a dose rapidamente nos primeiros 30 minutos; os neurolépticos diminuem o limiar para convulsões e podem piorar o desfecho clínico
  - Para a hipertermia: remover as roupas, *spray* gelado, cobertores de resfriamento, benzodiazepínicos para rigidez muscular
  - Para a hipertensão: benzodiazepínicos; se for refratária, iniciar infusão de nitroprussiato; evitar betabloqueadores, pois eles podem piorar a hipertensão devido à ausência de oposição à estimulação alfa
  - Para a dor torácica: benzodiazepínicos, aspirina, nitroglicerina; administrar morfina se não houver resposta

- **Dica**

Isso continua sendo um problema clínico comum, e, particularmente, o abuso de anfetaminas deve ser considerado no paciente hiperadrenérgico.

Referência

Dutra L, Stathopoulou G, Basden SL, Leyro TM, Powers MB, Otto MW. A meta-analytic review of psychosocial interventions for substance use disorders. Am J Psychiatry 2008;165:179. [PMID: 18198270]

Antagonistas do cálcio
(Bloqueadores dos canais de cálcio)

- **Princípios básicos do diagnóstico**
  - Bradicardia, hipotensão, bloqueio atrioventricular, hiperglicemia
  - Choque cardiogênico ou parada cardíaca causando edema pulmonar
  - A perfusão cerebral diminuída causa confusão ou agitação, tontura, letargia, convulsões
  - Os exames úteis incluem ECG, nível sérico de digoxina, bioquímica e cálcio ionizado

- **Diagnóstico diferencial**
  - Toxicidade por betabloqueadores ou digital
  - Toxicidade por antidepressivos tricíclicos
  - Infarto agudo do miocárdio com choque cardiogênico
  - Choque com hipotensão e bradicardia tipicamente diferente do choque hiperdinâmico de hipovolemia ou sepse

- **Tratamento**
  - Lavagem gástrica é usada frequentemente
  - Carvão ativado se a via aérea estiver protegida e/ou segura
  - Irrigação de todo o intestino para formulações de liberação lenta
  - Terapia de suporte para coma, hipotensão e convulsões
  - Para combater os efeitos cardiotóxicos: fluidos em *bolus* intravenoso e atropina
  - O cloreto de cálcio é o agente de reversão em casos refratários
  - Terapia com glucagon em *bolus*: 2 a 5 mg em 60 segundos, repetido até um total de 10 mg; então, iniciar a infusão intravenosa
  - A terapia de glicose e insulina em altas doses pode ser efetiva quando as medidas anteriores falharem

- **Dica**

O verapamil é o mais potente inotrópico negativo entre os bloqueadores do cálcio; a overdose *pode resultar em insuficiência cardíaca grave.*

Referência

Arroyo AM, Kao LW. Calcium channel blocker toxicity. Pediatr Emerg Care 2009;25:532. [PMID: 19687715]

Anticolinérgicos
(Atropina, escopolamina, anti-histamínicos)

- **Princípios básicos do diagnóstico**
  - Estão contidos em anti-histamínicos, antipsicóticos, antiespasmódicos, alcaloides da beladona, antidepressivos tricíclicos, cogumelos e algumas plantas
  - Síndrome tóxica dos anticolinérgicos: "quente como o inferno" (hipertermia), "cego como um morcego" (midríase), "seco como um osso" (membranas mucosas secas, sede), "vermelho como uma beterraba" (ruborização, pele seca) e "louco como um chapeleiro" (agitação)
  - Também se pode ver mioclonias, diminuição da motilidade intestinal, distensão da bexiga e convulsões
  - Intervalo QT prolongado e *torsade de pointes* com anti-histamínicos não sedativos
  - Exames úteis incluem eletrólitos, creatinina, cálcio, glicose, exame de urina, creatinoquinase e ECG

- **Diagnóstico diferencial**
  - Superdosagem de simpaticomiméticos
  - Ingestão de LSD ou de outros alucinógenos
  - *Delirium tremens*, psicose aguda
  - Hipertireoidismo
  - Ingestão de estramônio ou de outra planta que contenha anticolinérgicos

- **Tratamento**
  - Dose única de carvão ativado (doses repetidas podem causar distensão abdominal)
  - Considerar lavagem gástrica se tiver passado menos de 1 hora desde a ingestão
  - Nos pacientes com hipertermia, usar benzodiazepínicos, ventiladores, banhos em água gelada e hidratação intravenosa
  - Apesar de ser o agente para a reversão, o uso de fisostigmina é controverso e limitado a casos de sintomatologia grave (taquicardia com hipotensão, convulsões repetidas, convulsão ou agitação grave), pois ela pode causar assistolia; ela está contraindicada se forem vistas anormalidades de condução no ECG ou se houver suspeita de ingestão concomitante de tricíclicos

- **Dica**

Para diferenciar a toxicidade por anticolinérgicos da toxicidade por simpaticomiméticos, verificar a umidade da pele (p. ex., suor nas axilas): a toxicidade por anticolinérgicos deixa a pele da axila quente e seca.

Referência

Lin TJ, Nelson LS, Tsai JL, Hung DZ, Hu SC, Chan HM, Deng JF. Common toxidromes of plant poisonings in Taiwan. Clin Toxicol (Phila) 2009;47:161. [PMID: 18788001]

Antidepressivos: agentes atípicos (Síndrome serotonérgica)

- **Princípios básicos do diagnóstico**
  - Trazodona, bupropiona, venlafaxina e os ISRSs (fluoxetina, sertralina, paroxetina, fluvoxamina, escitalopram e citalopram); são bem tolerados em *overdoses* puras, apresentando índices terapêuticos elevados
  - Náuseas, vômitos, tontura, visão borrada, taquicardia sinusal; o citalopram pode causar alterações eletrocardiográficas
  - Síndrome serotonérgica (por *overdose* ou interação com outras medicações): alterações do estado mental, agitação, instabilidade autonômica, mioclonia, hiper-reflexia, diaforese, tremores, diarreia, falta de coordenação e febre
  - Os exames úteis incluem ECG, bioquímica e exame de urina

- **Diagnóstico diferencial**
  - Abstinência alcoólica
  - Internação
  - Hipoglicemia, hipertireoidismo
  - Síndrome neuroléptica maligna

- **Tratamento**
  - Carvão ativado
  - Lavagem gástrica se tiver passado menos de 1 hora desde uma grande ingestão ou se tiver havido uma ingestão de mistura de fármacos
  - Nos pacientes com hipertermia, resfriamento agressivo, fluidos intravenosos e benzodiazepínicos são úteis
  - Monitoração cardíaca e ECG baseados no agente específico (p. ex., citalopram)
  - Benzodiazepínicos inicialmente; bupropiona, venlafaxina e ISRSs estão associados a convulsões
  - A síndrome serotonérgica tipicamente é autolimitada dentro de 24 a 36 horas; suspender todos os agentes causadores
  - A ciproeptadina (um agente antisserotonérgico) não tem benefício comprovado na síndrome serotonérgica; considerá-la apenas após iniciar o resfriamento e a sedação

- **Dica**

Lembrar que os participantes de raves têm risco aumentado ao tomarem um ISRS ("pré-dosagem") seguido de ecstasy.

Referência

Nelson LS, Erdman AR, Booze LL, et al. Selective serotonin reuptake inhibitor poisoning: an evidence-based consensus guideline for out-of-hospital management. ClinToxicol (Phila) 2007;45:315. [PMID: 17486478]

Antidepressivos tricíclicos

- **Princípios básicos do diagnóstico**
    - Hipotensão, taquiarritmias e convulsões são as apresentações clínicas mais graves e se desenvolvem dentro de 2 horas da ingestão; outros sintomas se devem aos efeitos anticolinérgicos
    - Antimuscarínicos periféricos: boca seca, pele seca, fasciculações musculares, atividade intestinal diminuída, pupilas dilatadas
    - Antimuscarínicos centrais: agitação, *delirium*, confusão, alucinações, fala arrastada, ataxia, sedação, coma
    - Cardíacos: intervalo QRS alargado, onda R grande em aVR, desvio do eixo terminal para a direita, intervalo QTc prolongado, taquicardia sinusal
    - Convulsões generalizadas por antagonismo do receptor $GABA_A$
    - A toxicidade pode ocorrer em doses terapêuticas em combinação com outros fármacos (anti-histamínicos, antipsicóticos)
    - Os exames úteis incluem ECG e monitoração por telemetria, bioquímica, função renal, glicose, exame de urina, determinação qualitativa de tricíclicos e hemograma completo

- **Diagnóstico diferencial**
    - Ingestão de outras substâncias: carbamazepina, anti-histamínicos, antiarrítmicos dos grupos Ia e Ic, propranolol, lítio e cocaína
    - Hipercalcemia
    - Hipocalcemia

- **Tratamento**
    - Carvão ativado
    - Lavagem gástrica se tiver passado menos de 1 hora desde a ingestão
    - Alcalinização sérica com bicarbonato de sódio para QRS acima de 100 milissegundos, hipotensão refratária ou arritmias ventriculares (com um alvo de pH sérico de 7,50 a 7,55)
    - As convulsões geralmente respondem aos benzodiazepínicos; a fenitoína não é recomendada para convulsões refratárias devido à possibilidade de efeitos pró-arrítmicos
    - A hipotensão deve ser rapidamente corrigida com fluidos intravenosos e vasopressores, conforme a necessidade (p. ex., norepinefrina)

- **Dica**

Os ATCs são responsáveis por uma alta porcentagem de mortes relacionadas a overdoses; o desenvolvimento de antidepressivos mais novos e, talvez, mais seguros, traz esperança de melhorar esse quadro.

Referência

Pierog JE, Kane KE, Kane BG, Donovan JW, Helmick T. Tricyclic antidepressant toxicity treated with massive sodium bicarbonate. Am J Emerg Med 2009;27:1168. e3. [PMID: 19931778]

Arsênico

- **Princípios básicos do diagnóstico**
  - Os sintomas aparecem dentro de 1 hora após a ingestão, mas podem durar até 12 horas
  - Os sintomas dependem da quantidade, do momento e da forma ingerida
  - Pode ser notado um odor de alho na respiração ou nos fluidos corporais
  - Ingestão aguda: náuseas, vômitos, dor abdominal, diarreia, arritmias, hipotensão, convulsões
  - Pode haver desenvolvimento de anemia hemolítica, causando hemoglobinúria
  - Ingestão crônica: cefaleia, encefalopatia, dermatite, neuropatia, edema periférico, leucopenia
  - Os exames úteis incluem radiografia abdominal (pode demonstrar ingestão metálica), pesquisa de arsênico em amostra de urina, hemograma completo (pontilhado basófilo em hemácias), função renal, função hepática, exame comum de urina, urina de 24 horas e ECG

- **Diagnóstico diferencial**
  - Gastrenterite
  - Choque séptico
  - Toxicidade por outros metais pesados, incluindo tálio, ferro, chumbo e mercúrio
  - Outras neuropatias periféricas, incluindo a síndrome de Guillain-Barré
  - Doença de Addison

- **Tratamento**
  - Fluidos e vasopressores intravenosos, se necessário, para hipotensão
  - Arritmias: lidocaína ou desfibrilação para taquicardia ventricular; magnésio ou isoproterenol intravenosos ou estimulação rápida (*overdrive pacing*) para *torsade de pointes*
  - Benzodiazepínicos para convulsões
  - A terapia de quelação deve iniciar assim que se suspeitar de toxicidade aguda por arsênico
  - Se for visto material radiopaco nas radiografias abdominais, está recomendada a descontaminação intestinal (lavagem gástrica seguida de carvão ativado e irrigação de todo o intestino até que as radiografias abdominais estejam normais)

- **Dica**

Embora se tenha repetidamente chamado a atenção nos teatros e nas telas, ainda é sábio suspeitar dessa intoxicação em uma mulher viúva com problemas psiquiátricos, especialmente se acontecer mais de uma vez.

Referência

Rahman MM, Ng JC, Naidu R. Chronic exposure of arsenic via drinking water and its adverse health impacts on humans. Environ Geochem Health 2009;31(suppl 1):189. [PMID: 19190988]

Benzodiazepínicos

- **Princípios básicos do diagnóstico**
  - Efeitos primariamente no SNC, incluindo sonolência, fala arrastada, confusão, ataxia, depressão respiratória, hipotensão e coma
  - A ingestão isolada de benzodiazepínicos raramente resulta em morte; a ingestão mista (álcool, narcóticos, outros sedativos) aumenta a morbidade e a mortalidade

- **Diagnóstico diferencial**
  - Outros agentes sedativo-hipnóticos (p. ex., hidrato de cloral, barbituratos)
  - Alcoóis tóxicos
  - Ingestão de opioides
  - Encefalopatia metabólica
  - Encefalite, meningite, outras doenças do SNC

- **Tratamento**
  - Os pacientes irresponsivos ou confusos devem receber dextrose, tiamina e naloxona
  - A depressão respiratória deve ser monitorada cuidadosamente; entubar se for necessário
  - Carvão ativado
  - O antídoto flumazenil tem um papel muito limitado em pacientes com *overdose* aguda, devido à possibilidade de efeitos colaterais graves (p. ex., convulsões)

- **Dica**

Obter um teste toxicológico antes de administrar benzodiazepínicos para qualquer suspeita de síndrome de abstinência.

Referência

Charlson F, Degenhardt L, McLaren J, Hall W, Lynskey M. A systematic review of research examining benzodiazepine-related mortality. Pharmacoepidemiol Drug Saf 2009;18:93. [PMID: 19125401]

Betabloqueadores

- **Princípios básicos do diagnóstico**
  - Hipotensão, bradicardia, bloqueio atrioventricular, choque cardiogênico, *torsade de pointes* (devida ao sotalol)
  - Estado mental alterado, psicose, convulsões e coma, mais comumente com quadro de hipotensão e hipoglicemia, mas também pode ocorrer com propranolol e outros agentes lipofílicos
  - Os sintomas tipicamente iniciam dentro de 2 horas da *overdose*
  - Os exames úteis incluem ECG (bradicardia, intervalo PR prolongado, intervalo QRS alargado), nível sérico de digoxina, bioquímica

- **Diagnóstico diferencial**
  - *Overdose* de antagonistas do cálcio e digital
  - Choque cardiogênico
  - Toxicidade por antidepressivos tricíclicos
  - Toxicidade colinérgica

- **Tratamento**
  - Se for necessário realizar entubação endotraqueal ou lavagem gástrica, fazer pré-tratamento com atropina para limitar a estimulação vagal
  - Recomenda-se a lavagem gástrica para grandes *overdoses*, desde que o paciente se apresente dentro de 1 hora da ingestão (mesmo se assintomático)
  - Múltiplas doses de carvão ativado para preparações de liberação lenta
  - Terapia de suporte para bradicardia e hipotensão, incluindo infusão de cristaloides e atropina
  - A administração de glucagon pode ser diagnóstica e terapêutica
  - Se as medidas anteriores falharem, usar infusão de epinefrina, isoproterenol ou dobutamina ou balão intra-aórtico
  - A terapia de glicose e insulina em altas doses é efetiva em casos refratários de *overdose* de betabloqueadores

- **Dica**

A toxicidade por betabloqueadores comumente apresenta alterações do estado mental, enquanto a toxicidade por bloqueadores dos canais de cálcio não o faz.

Referência

Kerns W 2nd. Management of beta-adrenergic blocker and calcium channel antagonist toxicity. Emerg Med Clin North Am 2007;25:309; abstract viii. [PMID: 17482022]

Chumbo

- **Princípios básicos do diagnóstico**
  - Resulta da exposição crônica; as fontes incluem soldas, baterias, tintas (em casas construídas antes de 1970)
  - Os sinais e sintomas incluem dor abdominal em cólica, linha de chumbo nas gengivas, constipação, cefaleia, irritabilidade, neuropatia, transtornos de aprendizagem em crianças, episódios de gota (gota saturnina)
  - Ataxia, confusão, obnubilação e convulsões
  - Os exames úteis incluem hemograma, bioquímica, função renal, nível de chumbo, radiografia de abdome, radiografias de ossos longos (procurando linhas de chumbo)
  - Um nível sanguíneo acima de 10 μg/dL é tóxico, mais de 70 μg/dL é toxicidade grave

- **Diagnóstico diferencial**
  - Toxicidade por outros metais pesados (arsênico, mercúrio)
  - Exposição a antidepressivos tricíclicos, anticolinérgicos, etilenoglicol ou monóxido de carbono
  - Outras fontes de encefalopatia: abstinência alcoólica, medicações sedativo-hipnóticas, meningite, encefalite, hipoglicemia
  - Causas clínicas de abdome agudo (p. ex., porfiria, crise falciforme)
  - Para toxicidade crônica: depressão, anemia ferropriva, transtorno de aprendizagem
  - Gota idiopática

- **Tratamento**
  - Proteção da via aérea e assistência ventilatória conforme indicado; terapia de suporte para coma e convulsões
  - Lavagem gástrica para ingestão aguda; irrigação de todo o intestino, endoscopia ou remoção cirúrgica se for visto um grande objeto contendo chumbo na radiografia de abdome
  - Terapia de quelação com base na apresentação clínica e níveis sanguíneos de chumbo
  - Investigar a fonte e testar outros trabalhadores ou membros da família que possam ter sido expostos

- **Dica**

A prevalência da análise automatizada das lâminas de sangue pode tornar difícil o diagnóstico de intoxicação por chumbo: virtualmente, todos os casos têm extensos pontilhados basófilos nas hemácias.

Referência

Sanders T, LiuY, BuchnerV, Tchounwou PB. Neurotoxic effects and biomarkers of lead exposure: a review. Rev Environ Health 2009;24:15. [PMID: 19476290]

Cianeto

- **Princípios básicos do diagnóstico**
  - Exposição laboratorial ou industrial (plásticos, solventes, colas, tecidos), inalação de fumaça em incêndios
  - Substância resultante da degradação do nitroprussiato, ingestão de glicosídeos cianogênicos em alguns produtos de plantas (sementes de damasco, amêndoas amargas)
  - É absorvido rapidamente por inalação, através da pele ou por via gastrintestinal
  - Os sintomas ocorrem logo após a inalação ou ingestão; alguns compostos (acetonitrila, um removedor de esmaltes de unhas) são metabolizados a cianeto de hidrogênio, e os sintomas podem demorar a aparecer
  - A toxicidade é dose-dependente; cefaleia, dispneia, ansiedade, náuseas, confusão, bradicardia, hipotensão, choque, convulsões, morte
  - Os tecidos perdem a capacidade de usar o oxigênio; o quadro clínico imita a hipoxia, inclusive com profunda acidose láctica
  - Elevada saturação de oxigênio no sangue venoso; vasos retinianos de cor vermelho vivo
  - Um odor de amêndoas amargas na respiração ou vômito do paciente é notado por apenas 40% das pessoas
  - Os exames úteis incluem: bioquímica, função renal, glicemia, gasometria arterial e nível sérico de lactato

- **Diagnóstico diferencial**
  - Intoxicação por monóxido de carbono ou sulfeto de hidrogênio
  - Metemoglobinemia; síndrome coronariana aguda
  - Outras causas de acidose na suspeita de ingestão: metanol, etilenoglicol, salicilatos, ferro, metformina

- **Tratamento**
  - Remover o paciente da fonte de exposição, descontaminar a pele, oxigênio a 100% por máscara facial, fluidos intravenosos, monitoração cardíaca
  - Carvão ativado em casos de ingestão
  - O antídoto é nitrito de amila inalatório ou uso intravenoso de nitrito de sódio mais tiossulfato de sódio; os nitritos podem exacerbar a hipotensão ou causar metemoglobinemia maciça
  - Em casos de exposição a incêndios, considerar o uso isolado de tiossulfato, pois a metemoglobinemia e o monóxido de carbono podem causar redução da capacidade de transporte de oxigênio

- **Dica**

Esse é o diagnóstico em um paciente trazido de um incêndio em um teatro e com acidose láctica.

Referência

Kerns W 2nd, Beuhler M, Tomaszewski C. Hydroxocobalamin versus thiosulfate for cyanide poisoning. Ann Emerg Med 2008;51:338. [PMID: 18282534]

Etanol (Álcool)

- **Princípios básicos do diagnóstico**
  - Fala arrastada, nistagmo, coordenação motora diminuída, depressão respiratória
  - Devido ao desenvolvimento de tolerância, os níveis sanguíneos de álcool se correlacionam pouco com o grau de intoxicação
  - É a causa mais comum de um *gap* osmolar (todavia, uma acidose significativa não deve ser atribuída ao etanol isoladamente)

- **Diagnóstico diferencial**
  - Ingestão de outros alcoóis (metanol, isopropanol)
  - Ingestão de benzodiazepínicos

- **Tratamento**
  - Cuidado de suporte, incluindo entubação para proteção da via aérea quando indicada
  - A lavagem gástrica só está indicada em caso de ingestão maciça com menos de 30 minutos de evolução
  - Verificação de glicemia à beira do leito ou uso empírico de dextrose, tiamina, folato
  - Exame para avaliação de lesões traumáticas ou doenças; verificar a presença de hipotermia
  - Observações seriadas até o paciente estar clinicamente sóbrio; considerar outras causas se houver deterioração adicional do estado mental
  - Avaliação e encaminhamento para programas de tratamento são adequados quando o paciente estiver sóbrio; também pode ser adequado o encaminhamento para os serviços de cuidados primários e para abrigo, alimentação e emprego

- **Dica**

O uso crônico de etanol causa toxicidade com baixos níveis de acetaminofeno; a indução do citocromo P450 o converte no metabólito tóxico.

Referência

McKeon A, Frye MA, Delanty N. The alcohol withdrawal syndrome. J Neurol Neurosurg Psychiatry 2008;79:854. [PMID: 17986499]

Ferro

- **Princípios básicos do diagnóstico**
  - Ocorrem cinco estágios clínicos na toxicidade aguda pelo ferro: (1) toxicidade gastrintestinal local (dentro de 6 horas), (2) latente (6 a 24 horas após a ingestão), (3) toxicidade sistêmica (12 a 48 horas após a ingestão), (4) falência hepática (2 a 3 dias), (5) obstrução da via de saída gástrica (2 a 8 semanas)
  - Inicialmente, a irritação gastrintestinal resulta em vômitos, diarreia, dor abdominal, ulceração mucosa e sangramento (hematêmese, melena)
  - Os efeitos sistêmicos iniciam com a ruptura do metabolismo celular, resultando em acidose, letargia, hiperventilação, convulsões, coma, coagulopatia e choque hipovolêmico
  - A elevação dos níveis séricos de ferro tem alguma correlação com a toxicidade, mas podem ocorrer níveis falsamente baixos devido a taxas de absorção variáveis e à presença de deferoxamina
  - Podem ser vistos comprimidos radiopacos nas radiografias simples de abdome; radiografias negativas não excluem a ingestão de ferro (os comprimidos mastigáveis comuns para crianças não são radiopacos)
  - Além dos níveis séricos de ferro, os exames úteis incluem hemograma, radiografia de abdome, bioquímica e função renal, TP/TTP, glicemia, gasometria arterial, tipagem e triagem

- **Diagnóstico diferencial**
  - Intoxicação por arsênico, sais de cobre, sais de mercúrio
  - *Overdose* de salicilatos, teofilina ou acetaminofeno
  - Gastrenterite infecciosa, apendicite, sepse

- **Tratamento**
  - Considerar a lavagem gástrica precocemente após a ingestão ou se ainda forem vistos fragmentos de comprimidos na radiografia de abdome
  - Irrigação de todo o intestino; a remoção endoscópica ou cirúrgica pode ser apropriada com grandes quantidades de ferro
  - Uso agressivo de fluidos intravenosos e vasopressores; corrigir a coagulopatia com vitamina K e plasma fresco congelado
  - Terapia de quelação com deferoxamina para qualquer paciente com aspecto tóxico e/ou com nível sérico de ferro muito elevado

- **Dica**

O potencial para uma reação tóxica se baseia na ingestão do ferro elementar; toxicidade moderada com dose de 20 a 60 mg/kg, toxicidade grave acima de 60 mg/kg.

Referência

Atiq M, Dang S, Olden KW, Aduli F. Early endoscopic gastric lavage for acute iron overdose. Acta Gastroenterol Belg 2008;71:345. [PMID: 19198585]

Gama-hidroxibutirato

- **Princípios básicos do diagnóstico**
  - Sendo um metabólito endógeno do GABA, facilmente produzido em casa, o GHB é usado de maneira recreacional, ocorrendo intoxicação involuntária (p. ex., estupro [*date rape*]); ele não tem uso clínico nos Estados Unidos
  - Ele tem sido usado como anestésico, no tratamento de abstinência alcoólica e como agente adjunto para adeptos do fisiculturismo
  - Tem a forma de um líquido, pó ou cápsula inodora, incolor e quase insípida
  - A resposta é dose-relacionada; pode ocorrer euforia, nistagmo, movimentos clônicos, leve hipotermia, bradicardia, náuseas, vômitos, depressão respiratória, coma e convulsões
  - Os indícios clínicos incluem o início abrupto de um comportamento agressivo incomum com desenvolvimento rápido de sonolência e marcada agitação aos estímulos apesar de prolongada apneia e hipoxia
  - Pode ser detectável na urina por espectrometria de massa por até 12 horas; pode gerar ondas U no ECG

- **Diagnóstico diferencial**
  - Intoxicação por etanol ou outro álcool
  - Ingestão de opioides
  - Ingestão de outros sedativo-hipnóticos (benzodiazepínicos, hidrato de cloral, metaqualona)

- **Tratamento**
  - Considerar o uso de lavagem gástrica e carvão ativado; pode ter valor limitado em ingestões pequenas e devido à rápida absorção
  - Tratamento de suporte incluindo entubação, quando necessária, para estabilização da via aérea e assistência respiratória
  - Verificar a presença de ingestão mista de álcool ou outros agentes
  - Considerar gasometria arterial e TC de crânio em pacientes comatosos e com história não confiável
  - Aconselhamento do paciente e coleta de evidências em caso de estupro ou agressão; a testagem para drogas também é adequada nesse cenário

- **Dica**

*Alguns apelidos imaginativos para essa droga perigosa são "*ecstasy *líquido" e "Georgia home boy".*

Referência

Carter LP, Pardi D, Gorsline J, Griffiths RR. Illicit gamma-hydroxybutyrate (GHB) and pharmaceutical sodium oxybate (Xyrem): differences in characteristics and misuse. Drug Alcohol Depend 2009;104:1. [PMID: 19493637]

Glicosídeos cardíacos (Digitálicos)

- **Princípios básicos do diagnóstico**
  - A ingestão acidental é comum em crianças
  - Pode ser causada por ingestão de plantas: oleandro, dedaleira, lírio-do--vale, cebola vermelha, mata-cão
  - Idade, comorbidades, distúrbios eletrolíticos (hipocalemia, hipomagnesemia, hipercalcemia), hipoxemia e outras medicações cardíacas (incluindo diuréticos) aumentam o potencial para toxicidade digital
  - *Overdose* aguda: náuseas, vômitos, hipercalemia grave, distúrbios visuais, síncope, confusão, *delirium*, bradicardia, arritmias supraventriculares ou ventriculares, bloqueio atrioventricular
  - Toxicidade crônica: náuseas, vômitos, arritmias ventriculares
  - Nível sérico elevado de digoxina na *overdose* aguda; o nível pode ser normal na toxicidade crônica
  - Os exames úteis incluem: ECG, nível sérico de digoxina, bioquímica, magnésio, cálcio e função renal

- **Diagnóstico diferencial**
  - Toxicidade por betabloqueadores ou bloqueadores dos canais de cálcio
  - Ingestão de antidepressivos tricíclicos
  - *Overdose* de clonidina
  - Intoxicação por inseticidas organofosforados

- **Tratamento**
  - Carvão ativado; doses múltiplas podem ser necessárias devido à circulação êntero-hepática da digoxina
  - Lavagem gástrica se tiver passado menos de 1 hora da ingestão
  - Manter via aérea adequada e ventilação assistida conforme a necessidade
  - Corrigir hipomagnesemia, hipoxia, hipoglicemia, hipercalemia ou hipocalemia; o cálcio está contraindicado, pois pode gerar arritmias ventriculares
  - Lidocaína, fenitoína e magnésio para arritmias ventriculares
  - Atropina ou marca-passo para bradicardia ou bloqueio atrioventricular
  - Os anticorpos específicos para digoxina estão indicados para arritmias ventriculares graves, bradicardia que não melhora com atropina, nível de digoxina acima de 15 ng/mL, ingestão superior a 10 mg em adulto previamente saudável e nível sérico de potássio maior que 5 mEq/L

- **Dica**

Pensar nisso imediatamente em caso de níveis excepcionalmente elevados de potássio sem outra explicação muito óbvia.

Referência

Vivo RP, Krim SR, Perez J, Inklab M, Tenner T Jr, Hodgson J. Digoxin: current use and approach to toxicity. Am J Med Sci 2008;336:423. [PMID: 19011400]

Isoniazida (INH)

- Princípios básicos do diagnóstico
  - Os sintomas geralmente iniciam dentro de 2 horas da ingestão, com vômitos e fotofobia
  - Tríade comum: acidose metabólica profunda, coma persistente, convulsões refratárias
  - É comum haver hiperglicemia e pode imitar a cetoacidose diabética
  - O uso terapêutico crônico resulta em neurite periférica, zumbido, hepatite, prejuízo da memória e reações de hipersensibilidade
  - A insuficiência hepática é a reação adversa mais perigosa com o uso crônico
  - Há uma grande variabilidade genética na taxa de metabolismo da INH entre as pessoas; cerca de metade da população dos Estados Unidos a metabolizam de forma lenta

- Diagnóstico diferencial
  - *Overdose* de salicilatos, cianeto, monóxido de carbono ou anticolinérgicos
  - No paciente com convulsões, acidose e coma, considerar sepse, meningite, encefalite, cetoacidose metabólica, trauma craniano
  - Outras causas de hepatite

- Tratamento
  - Lavagem gástrica e carvão ativado dentro de 2 horas de ingestões grandes
  - A piridoxina (vitamina B_6) é o antídoto: 1 g para cada grama de INH ingerida; uma dose empírica de 5 g por via intravenosa lenta irá interromper as convulsões e, assim, corrigir a acidose
  - Benzodiazepínicos são úteis como adjuntos no controle de convulsões, mas não funcionam se usados isoladamente
  - Tratamento de suporte para coma e hipotensão

- Dica

Entre 10 e 20% dos pacientes que usam INH para tratamento de tuberculose terão elevação de transaminases séricas e não necessitam de suspensão do fármaco; 1% do total terá hepatite clínica, especialmente os pacientes de meia-idade, e devem interromper o uso.

Referência

Morrow LE, Wear RE, Schuller D, Malesker M. Acute isoniazid toxicity and the need for adequate pyridoxine supplies. Pharmacotherapy 2006;26:1529. [PMID: 16999664]

Lítio

- **Princípios básicos do diagnóstico**
  - Ingestão aguda (alto nível sérico e baixo nível tecidual): distonia, ataxia, tremor, hiper-reflexia, náuseas, vômitos, cólicas abdominais
  - Ingestão crônica (alto nível tecidual [i.e., neurológico]): confusão, que pode progredir para convulsões e/ou coma se não for reconhecida e os pacientes continuarem a ingerir lítio
  - Arritmias ventriculares, parada sinusal, assistolia, bradicardia sinusal, diabetes insípido nefrogênico
  - Elevação dos níveis séricos de lítio (mais de 1,5 mEq/L); as ingestões agudas causam níveis séricos mais elevados do que a *overdose* crônica
  - No ECG, podem ser vistas ondas U, ondas T achatadas ou invertidas e depressão de ST
  - Diversas medicações aumentam o risco de toxicidade pelo lítio (inibidores da enzima conversora de angiotensina, diuréticos de alça, AINEs, fenotiazinas), bem como a insuficiência renal, depleção de volume, gastrenterite e diminuição da ingesta de sódio
  - Exames úteis: bioquímica (pode ser vista uma diminuição no *anion gap*), função renal, exame de urina e ECG

- **Diagnóstico diferencial**
  - Doença neurológica (AVC, estado pós-ictal, meningite, parkinsonismo, discinesia tardia)
  - Intoxicação por outros fármacos psicotrópicos; síndrome neuroléptica maligna

- **Tratamento**
  - Proteção da via aérea e suporte ventilatório e hemodinâmico conforme indicado
  - Lavagem gástrica se tiver passado menos de 1 hora da ingestão
  - O carvão ativado não é útil na *overdose* por lítio, mas pode ser útil para outros medicamentos ingeridos; irrigação de todo o intestino para preparações de liberação prolongada
  - O poliestirenossulfonato de sódio (Kayexalate) pode ser útil para ligar-se ao lítio (ao usá-lo, deve-se monitorar o potássio)
  - Hidratação agressiva com soro fisiológico com manejo cuidadoso de volume e eletrólitos para aumentar a excreção de lítio
  - Indicações para hemodiálise na ingestão aguda: nível de consciência diminuído, convulsões, insuficiência renal com incapacidade de excretar o lítio ou nível de lítio acima de 4 mEq/L; ingestões crônicas: paciente sintomático com nível de lítio superior a 2,5 mEq/L

- **Dica**

O lítio é metabolizado nos rins de maneira idêntica ao sódio: em estados de depleção de volume, tanto o sódio quanto o lítio são retidos – assim, pode haver toxicidade sem overdose.

Referência

Grandjean EM, Aubry JM. Lithium: updated human knowledge using an evidence-based approach. CNS Drugs 2009;23:397. [PMID: 19453201]

Essência da Medicina **557**

Metanol, etilenoglicol e isopropanol

- **Princípios básicos do diagnóstico**
  - Morbidade e mortalidade pelos metabólitos do metanol e do etilenoglicol; antes de sua degradação, todos eles deprimem o sistema nervoso central
  - Metanol: fluido de lavagem de para-brisas, fluido de carburador, limpadores de vidros, esmaltes, adesivos, tintas; o ácido fórmico (metabólito) causa perda visual e acidose metabólica
  - Etilenoglicol: soluções anticongelantes e descongelantes, solventes; o ácido oxálico (metabólito) causa insuficiência renal
  - Isopropanol: álcool para uso tópico, removedores de esmalte de unhas
  - Pode ser visto *anion gap*, disfunção renal, *gap* osmolar e anormalidades no ECG
  - Com o etilenoglicol, a urina fica fluorescente sob lâmpada de Wood

- **Diagnóstico diferencial**
  - Ingestão de etanol
  - Outras causas de acidose com *anion gap*
  - Hipoglicemia

- **Tratamento**
  - Lavagem gástrica apenas se o paciente se apresentar dentro de 30 minutos; o carvão ativado não se ligará aos alcoóis
  - Manter via aérea adequada e ventilação assistida
  - Terapia de suporte para coma e convulsões
  - Fomepizole (Antizol) em qualquer adulto ou criança sintomático e em adultos assintomáticos com níveis de metanol ou etilenoglicol acima de 20 mg/dL; o etanol é uma alternativa, pois bloqueia a formação de metabólitos
  - Metanol: 50 mg de leucovorina (ácido folínico)
  - Etilenoglicol: tiamina e piridoxina
  - Hemodiálise para acidose metabólica, insuficiência renal ou sintomas visuais (metanol), deterioração apesar de terapia de suporte intensiva, desequilíbrios eletrolíticos que não respondem à terapia convencional ou níveis acima de 25 mg/dL para etilenoglicol e isopropanol
  - Isopropanol: tratamento de suporte

- **Dica**

  O etilenoglicol é incolor; o anticongelante é colorido de marrom esverdeado para desencorajar a sua ingestão.

Referência

Kraut JA, Kurtz I. Toxic alcohol ingestions: clinical features, diagnosis, and management. Clin J Am Soc Nephrol 2008;3:208. [PMID: 18045860]

Metemoglobinemia

■ Princípios básicos do diagnóstico

- A marca registrada da metemoglobinemia é a cianose que não responde à administração de oxigênio
- É vista em lactentes, especialmente após doença diarreica
- Os fármacos que podem oxidar a hemoglobina ferrosa (Fe^{2+}) normal gerando hemoglobina férrica (Fe^{3+}) anormal (metemoglobina) incluem anestésicos locais (lidocaína, benzocaína), corantes de anilina, nitratos e nitritos, óxidos de nitrogênio, cloroquina, trimetoprima, dapsona e fenazopiridina
- A metemoglobina não pode ligar-se ao oxigênio, diminuindo a oferta de oxigênio ligado à heme normal (desviando a curva de dissociação da hemoglobina para a esquerda)
- Tonturas, náuseas, cefaleias, dispneia, ansiedade, taquicardia e fraqueza com níveis baixos, chegando a isquemia miocárdica, arritmias, diminuição do nível de consciência, convulsões e coma
- Saturação fixa em 85%, mesmo com hipoxemia grave
- O diagnostico definitivo é feito pela cooximetria (pode ser de amostra venosa); as gasometrias de rotina podem ser falsamente normais
- O sangue pode ter coloração marrom do tipo chocolate

■ Diagnóstico diferencial

- Hipoxemia
- Sulfemoglobinemia
- Intoxicação por monóxido de carbono ou sulfeto de hidrogênio

■ Tratamento

- Carvão ativado para ingestões recentes
- Suspender o uso do agente causador; oxigênio em alto fluxo
- Uso intravenoso de azul de metileno em pacientes sintomáticos com altos níveis de metemoglobinemia ou com níveis de metemoglobinemia acima de 30%; é contraindicado em pacientes com deficiência de G6PD
- Se a terapia com azul de metileno falhar ou estiver contraindicada, usar exsanguineotransfusão ou oxigênio hiperbárico

■ Dica

É um fenômeno in vitro *que não tem relação com doença cardiopulmonar; a saturação de oxigênio fica fixa em 85%.*

Referência

do Nascimento TS, Pereira RO, de Mello HL, Costa J. Methemoglobinemia: from diagnosis to treatment. Rev Bras Anestesiol 2008;58:657. [PMID: 19082413]

Monóxido de carbono

- **Princípios básicos do diagnóstico**
    - Pode ser resultado da exposição a qualquer combustão incompleta de qualquer combustível fóssil de carbono (p. ex., descarga de automóveis, inalação de fumaça, aquecedor a gás com ventilação inadequada)
    - Causa hipoxia tecidual e, assim, acomete os órgãos com maior demanda por oxigênio (coração, cérebro)
    - Os sintomas são inespecíficos e do tipo influenza: fadiga, cefaleia, tontura, dor abdominal, náuseas, confusão
    - Com intoxicação mais grave, há letargia, síncope, convulsões e coma
    - Lesão secundária por isquemia: infarto do miocárdio, rabdomiólise, edema pulmonar não cardiogênico, hemorragias retinianas, déficits neurológicos
    - Os sobreviventes de intoxicação grave podem ter déficits neurológicos permanentes
    - Os exames úteis incluem nível de carboxiemoglobina (pode ser venoso), ECG, bioquímica, função renal, gasometria arterial; a oximetria de pulso pode ser falsamente normal

- **Diagnóstico diferencial**
    - Intoxicação por cianeto; ingestão de fármacos depressores
    - Síndrome coronariana aguda; meningite; encefalite

- **Tratamento**
    - Remover o paciente da exposição
    - Manter a via aérea e ventilação assistida; a entubação pode ser necessária
    - O oxigênio a 100% por máscara facial não reinalante diminui a meia-vida da carboxiemoglobina de 4 a 6 horas para 80 minutos
    - Considera-se o uso de oxigênio hiperbárico (diminui a meia-vida da carboxiemoglobina para 20 minutos) em pacientes com síncope, coma, convulsões, escore na Escala de Coma de Glasgow inferior a 15, isquemia miocárdica, arritmias ventriculares, déficits neurológicos ou cefaleia persistente, ataxia após 2 a 4 horas de tratamento com oxigênio ou em gestantes

- **Dica**

    Pensar em intoxicação por monóxido de carbono se vários membros da família apresentarem sintomas inespecíficos durante os meses de inverno; a causa pode ser a combustão de madeira em lareiras dentro de casa.

Referência

Wolf SJ, et al. Critical issues in the management of adult patients presenting to the emergency department with acute carbon monoxide poisoning. Ann Emerg Med 2008;51:138. [PMID: 18206551]

Opioides

- **Princípios básicos do diagnóstico**
  - Depressão respiratória, miose, estado mental alterado
  - Sinais de abuso de drogas intravenosas (marcas de agulha, um torniquete)
  - Alguns opioides (propoxifeno, tramadol, dextrometorfano, meperidina) podem causar convulsões
  - Edema pulmonar não cardiogênico
  - A meperidina ou o dextrometorfano mais um inibidor da monoaminoxidase podem causar a síndrome serotonérgica

- **Diagnóstico diferencial**
  - *Overdose* de álcool ou sedativo-hipnóticos
  - *Overdose* de clonidina
  - *Overdose* de fenotiazina
  - Exposição a inseticidas organofosforados ou carbamatos
  - *Overdose* de gama-hidroxibutirato
  - Insuficiência cardíaca congestiva
  - Encefalopatia infecciosa ou metabólica
  - Hipoglicemia, hipoxia, estado pós-ictal

- **Tratamento**
  - Naloxona para suspeita de *overdose* (0,4 mg por via intravenosa para pacientes levemente sedados com suspeita de *overdose* por opioides; 2 mg por via intravenosa para pacientes com sedação profunda ou coma, repetindo a dose até um total de 10 mg por via intravenosa)
  - O efeito da naloxona durará aproximadamente 45 minutos se administrada por via intravenosa, o que é muito menor do que a meia-vida de muitas preparações de opioides; considerar a injeção subcutânea ou intramuscular *depot* quando o paciente estiver estável
  - Lavagem gástrica para ingestões muito grandes e com apresentação antes de 1 hora do início
  - Carvão ativado para ingestão oral se a via aérea estiver protegida ou segura
  - Manter via aérea adequada e ventilação assistida, incluindo a entubação
  - Terapia de suporte para coma, hipotermia e hipotensão
  - Benzodiazepínicos para convulsões
  - Nível de acetaminofeno
  - Atualizar a vacinação pata tétano em usuários de drogas intravenosas

- **Dica**

Doses fixas de acetaminofeno e codeína podem resultar em alteração do estado mental em pacientes hospitalizados com doença intercorrente que cause insuficiência renal e redução do clearance *dos opioides.*

Referência

Aquina CT, Marques-Baptista A, Bridgeman P, Merlin MA. OxyContin abuse and overdose. Postgrad Med 2009; 121:163. [PMID: 19332974]

Organofosforados e carbamatos

- **Princípios básicos do diagnóstico**
  - Inseticidas (p. ex., Orthene, malathion, parathion) e agentes usados em guerra química (sarin) inibem a acetilcolinesterase (ACE) das hemácias e do plasma e podem ser inalados, ingeridos ou absorvidos através da pele
  - Os organofosforados inativam de maneira permanente a ACE; os carbamatos irão dissociar-se da ACE dentro de 24 horas
  - As manifestações clínicas se devem à estimulação colinérgica: salivação, lacrimejamento, micção, defecação, desconforto gastrintestinal e vômitos
  - Também se pode observar miose, bradicardia, broncospasmo e broncorreia

- **Diagnóstico diferencial**
  - Intoxicação por curare ou bloqueador neuromuscular
  - Hipotireoidismo
  - Edema pulmonar
  - Exacerbação de asma ou DPOC

- **Tratamento**
  - Descontaminar a pele em caso de exposição e evitar exposição secundária dos profissionais de saúde
  - Sucção por sonda nasogástrica se tiver passado menos de 1 hora e carvão, se for possível; no entanto, a administração pode ser difícil se houver vômitos persistentes
  - Oxigênio a 100%; manter uma via aérea adequada e a ventilação assistida conforme a necessidade; evitar a succinilcolina se for necessário a entubação (usar um agente não despolarizante)
  - Atropina (doses de 2 a 4 mg por via intravenosa em adultos, doses de 0,05 mg/kg em crianças), dobrando a dose a cada 5 ou 10 minutos até cessarem as secreções; pode ser necessário usar doses repetidas *muito* grandes ou infusão
  - Pralidoxima, 1 a 2 g em 30 minutos, podendo-se repetir em 1 hora e a cada 4 a 8 horas

- **Dica**

  Os carbamatos são inibidores reversíveis das colinesterases; as crises colinérgicas são mais curtas do que com os organofosforados; e a atropina é o antídoto de escolha.

Referência

Leibson T, Lifshitz M. Organophosphate and carbamate poisoning: review of the current literature and summary of clinical and laboratory experience in southern Israel. Isr Med Assoc J 2008;10:767. [PMID: 19070283]

Salicilatos

- **Princípios básicos do diagnóstico**
  - Além da aspirina, muitos outros produtos vendidos sem receita médica contêm salicilatos, incluindo Pepto-Bismol e vários linimentos
  - Ingestão aguda leve: hiperpneia, letargia, zumbido
  - Intoxicação moderada: hiperpneia intensa, distúrbios neurológicos, letargia grave
  - Intoxicação grave: febre, agitação, confusão, hiperpneia intensa, convulsões
  - Ingestão pediátrica crônica: hiperventilação, depleção de volume, acidose, hipocalemia, acidose metabólica, alcalose respiratória; em adultos: hiperventilação, confusão, tremor, paranoia, déficits de memória

- **Diagnóstico diferencial**
  - Qualquer causa de acidose metabólica com *anion gap*
  - Sepse; intoxicação por monóxido de carbono

- **Tratamento**
  - Nível sérico elevado de salicilatos; o tratamento sempre deve considerar o nível sérico e a condição clínica
  - Lavagem gastrintestinal ou irrigação de todo o intestino para ingestões recentes, grandes ou de liberação prolongada; carvão ativado
  - Manter uma via aérea adequada e ventilação assistida, lembrando que esses pacientes precisam de um volume-minuto extremamente elevado para combater a acidose metabólica
  - Terapia de suporte para coma, hipertermia, hipotensão e convulsões; corrigir a hipoglicemia e a hipocalemia
  - Ressuscitação de volume com soro fisiológico para manter um débito urinário de 2 a 3 mL/kg por hora; alcalinização da urina com bicarbonato de sódio para aumentar a excreção de salicilatos (pH urinário de 7,5 a 8)
  - Indicações para hemodiálise: (1) nível sérico de salicilatos acima de 100 mg/dL em ingestões agudas (60 mg/dL em ingestões crônicas), coma, convulsões, insuficiência renal ou hepática e edema pulmonar; (2) desequilíbrio acidobásico grave; (3) níveis séricos de salicilatos em elevação; ou (4) falha do tratamento conservador

- **Dica**

Mais uma das doenças trifásicas na medicina: acidose com anion gap*, alcalose por depleção de volume e alcalose respiratória.*

Referência

Pearlman BL, Gambhir R. Salicylate intoxication: a clinical review. Postgrad Med 2009;121:162. [PMID: 19641282]

Teofilina

■ Princípios básicos do diagnóstico

- Leve: náuseas, vômitos, taquicardia, tremor
- Grave: qualquer taquiarritmia, hipocalemia, hiperglicemia, acidose metabólica, alucinações, hipotensão, convulsões
- Crônica: vômitos, taquicardia e convulsões (pode ser o primeiro e único sinal de toxicidade crônica), mas sem hipocalemia ou hiperglicemia
- Ampla pressão de pulso no início do quadro
- O nível de teofilina é essencial para os cuidados

■ Diagnóstico diferencial

- *Overdose* de salicilatos
- *Overdose* de cafeína
- Toxicidade por ferro
- Intoxicação por simpaticomiméticos
- Toxicidade por anticolinérgicos
- Tempestade tireóidea
- Abstinência de álcool ou outras drogas

■ Tratamento

- Lavagem gástrica se apresentar-se dentro de 1 hora da ingestão
- O carvão ativado é a base da terapia
- Irrigação de todo o intestino se não houver resposta ao carvão ou se tiver sido tomada uma preparação de liberação prolongada
- Oxigênio; manter uma via aérea adequada e ventilação assistida
- Monitorar arritmias; corrigir a hipocalemia
- Tratar as convulsões com benzodiazepínicos
- Hipotensão e taquicardia podem responder a betabloqueadores
- Indicações para hemodiálise ou hemoperfusão: nível agudo de teofilina acima de 90 mg/dL ou rapidamente se aproximando disso; nível superior a 40 mg/dL cronicamente em um paciente com resposta ruim ao carvão ativado oral e qualquer paciente com convulsões, arritmias ventriculares, hipotensão com resposta ruim ao tratamento

■ Dica

É menos usada atualmente para DPOC; se ocorrer taquicardia sinusal inadequada em um paciente recebendo esse fármaco, fique atento para níveis tóxicos: o prognóstico é muito pior quando ocorrem convulsões.

Referência

Charytan D, Jansen K. Severe metabolic complications from theophylline intoxication. Nephrology (Carlton) 2003;8:239. [PMID: 15012710]

Índice

A

Abortamento
  ameaça de, 450
  completo, 450
  espontâneo, 450
  inevitável ou incompleto, 450
  perdido, 450
Abscesso
  cerebral, 350
  hepático
    amebiano, 92
    piogênico, 93
  pulmonar, 37
Abscesso tubo-ovariano, 456
Abstinência
  alcoólica, 381
  de nicotina, 383
  de opioides, 384
Acalasia, 66
Acanthamoeba spp., 262
Acantose nigricante, 399
Ácaros, infecção por *Sarcoptes scabiei*, 419
Acetaminofeno, intoxicação por
  discussão geral de, 540
  etanol em, 551
Ácido fólico, deficiência de, 120
Ácido úrico elevado, 164
Ácido δ-aminolevulínico, 507
Acidose
  metabólica, 309
  respiratória, 310
Acidose tubular renal, 332
Acne vulgar, 400
Acromegalia, 178
ACTH, síndrome de Cushing dependente de
  hipercortisolismo em, 189
  hirsutismo e virilização por, 197
Actinomicose, 202
Addison, doença de, 198
Adenite de glândula submandibular, 537

Adenoma de pituitária
  hiperprolactinemia por, 191
Adenomiose, dismenorreia por, 453
Agnosia, 374
Agorafobia, 391
Agranulocitose, 109
Aids
  infecção por HIV em, 277
  molusco contagioso em, 429
  sarcoma de Kaposi cutâneo em, 441
Alcalose
  metabólica, 311
  respiratória, 312
Alcaptonúria, 500
Álcool, intoxicação por, 551
Aldosteronismo primário, 179
Alfa-talassemia, traço de, 144
Alimentação compulsiva, 394
Alopecia, padrão comum de, 401
Alopecia androgênica, 401
Alopecia *areata*, 402
Alopecia *totalis*, 402
Alopecia *universalis*, 402
Alterações fibrocísticas das mamas, 455
Alzheimer, doença de cromossomo 21 na, 497
Amaurose fugaz, 473
Ameaça de abortamento, 450
Amebíase
  cdiscussão geral de, 256
  hepática, 92
Amenorreia, 451
Amiloidose, 147
Amiloidose AA, 147
Amiloidose AB$_2$M, 147
Amiloidose AL, 147
Amora, aneurisma em, 351
Ancilostomíase, 247
Anedonia, 390
Anemia
  aplástica, 110

de doença crônica, 111
em mieloma múltiplo, 139
falciforme, 112
ferropriva, 113
hemolítica autoimune, 114
hemolítica induzida por fármacos, 115
perniciosa, 355
refratária, 142
sideroblástica, 116
Anemia refratária com excesso de blastos (AREB), 142
Anemia refratária com sideroblastos em anel (ARSA), 142
Aneurisma
de aorta abdominal, 468
intracraniano ("em amora"), 351
Anfetaminas, intoxicação por, 541
Angiite
alérgica, 176
poliangiite microscópica, 168
tromboangiite obliterante, 175
Angina
de Prinzmetal, 1
estável, 3
instável, 2, 3, 31
Angina *pectoris*, 3
Angioedema, 445
Angiopatia amiloide, 497
Anorexia, 394
Anorexia nervosa, 394
Ansiedade, transtorno de ansiedade generalizada, 387
Antagonistas da dopamina, hiperprolactinemia por, 191
Anticolinérgicos, intoxicação por, 543
Anticolinérgicos, síndrome tóxica dos, 543
Antidepressivos atípicos
intoxicação, 544
Antidepressivos tricíclicos (ATCs), intoxicação por, 545
Antígeno prostático-específico (PSA), 299
Anti-histamínicos, intoxicação por, 543
Antimuscarínicos, intoxicação central, 545
α_1-antitripsina, 501

Antraz, 203
Apendicite aguda, 469
Aplasia pura de hemácias, 117
Apneia do sono, 38
Apraxia, 374
Apraxia de marcha, 361
Arbustos, tifo dos, 267
Arnold-Chiari, malformação de siringomielia com, 368
Arranhadura do gato, doença da, 210
Arsênico, intoxicação por, 546
Artéria coronária esquerda, origem anômala da, 487
Arterite
de células gigantes (temporal), 170, 509
de Takayasu, 148
Artrite
bacteriana aguda não gonocócica, 154
gonocócica, 150
osteoartrite, 158
psoriática, 151
reativa, 152
séptica, 154
Artrite periférica com doença inflamatória intestinal, 149
Artrite reumatoide
discussão geral de, 153
Artrite reumatoide juvenil, 481
Artrite reumatoide juvenil oligoarticular, 481
Artrite reumatoide juvenil poliarticular, 481
Artrite reumatoide juvenil sistêmica, 481
Asbestose, 39
Ascaridíases, 248
Ascaris lumbricoides, 248
Ascite, 94
Asma, 40
Aspergilose broncopulmonar alérgica, 50
Aspiração de corpo estranho, 41
Aspirina, intoxicação por, 562
Astrocitoma, 307
Ataque isquêmico transitório (AIT), 353
ATP7B, mutação no gene, 503
ATPase do tipo P, defeito na, 503

Atropina
    como antídoto, 561
    intoxicação com, 543
Austin Flint, sopro de, 28
AVC
    hemorrágico, 352
    isquêmico, 353

B

Babesia divergens, 257
Babesia microti, 257
Babesiose, 257
Bacillus anthracis, 203
Bacteriúria assintomática, 333
Bagasse, 56
Barrett, esôfago de, 77
Bartonella henselae, 210
Behçet, síndrome de, 172
Bell, paralisia de, 366
Benzodiazepínicos, intoxicação por, 547
Berger, doença de, 347
Beta-amiloide
    discussão geral de, 147
    em pacientes com síndrome de Down, 497
Betabloqueadores, intoxicação por, 548
Beta-glucocerebrosidase, deficiência de, 502
Beta-talassemia, 118
Beta-talassemia minor, 118
Bexiga, câncer de, 291
Bilharzíase, 252
Blefarite, 510
Bloqueadores dos canais de cálcio
    intoxicação por, 542
Bloqueio atrioventricular, 4
Bloqueio atrioventricular de primeiro grau, 4
Bloqueio atrioventricular de segundo grau, 4
Bloqueio atrioventricular de terceiro grau, 4
Bócio simples e nodular, 180
Boerhaave, síndrome de, 83
Bolhosas, reações medicamentosas, 439
Bolhoso, penfigoide, 433
Bordetella pertussis, 231
Borrelia burgdorferi, 211

Borrelia recurrentis, 216
Botulismo, 204
Brill, doença de, 268
Bronquiectasias, 42
Bronquiolite, vírus respiratório sincicial em, 482
Bronquiolite obliterante com pneumonia organizante (BOOP) idiopática, 55
Brucella spp., 205
Brucelose, 205
Brudzinski, sinal de, 493
    em coriomeningite linfocítica, 270
    em criptococose, 243
    em meningite meningocócica, 227
Brushfield, manchas de, 497
Budd-Chiari, síndrome de, 107
Buerger, doença de, 175
Bulimia, 394
Bulimia nervosa, 394

C

Cabeça e pescoço, câncer de, 292
Café com leite, manchas, 506
Calazar, 260
Calázio, 520
Cálcio, antagonistas do
    intoxicação por, 542
Cálcio, cloreto de, 542
Cálcio sérico
    baixo, 320
    elevado, 315
Cálculos biliares, 100, 470
Cálculos urinários, 325
Calymmatobacterium granulomatosis, 219
Campylobacter, infecção por
    enterite, 212
    síndrome hemolítico-urêmica após, 141
Campylobacter jejuni, enterite por
    discussão geral de, 212
    síndrome de Guillain-Barré após, 369
Câncer de esôfago, 294
Câncer de mama
    em homens, 188, 295
    em mulheres, 296
Câncer de pulmão, 300
Câncer de tireoide, 302

Câncer medular da tireoide, 302
Cancroide, 206
Candida, intertrigo por, 403
Candida albicans, 241
  cervicite mucopurulenta por, 452
  vaginite por, 467
Candidíase, 241
  cutânea, 403
  oral, 403
Candidíase perianal, 403
Carbamatos, intoxicação por, 561
Carbúnculos, 420
Carcinoma
  adenocarcinoma de próstata, 299
  basocelular, 404
  broncogênico, nódulo pulmonar solitário em, 51
  colorretal, 286
  coriocarcinoma, 306
  de células transicionais, 291
  de endométrio, 288
  de epitélio ovariano, 297
  de pulmão
    de não pequenas células, 300
    de pequenas células, 300
  epidermoide, 405
    de cabeça e pescoço, 292
    de esôfago, 294
    de pele, 405
    de vulva, 303
  gástrico, 289
  nasofaríngeo, otite média unilateral em, 534
  renal, 287
  renal de células claras, 287
Carcinoma hepatocelular
  discussão geral de, 95, 290
  hepatite B/C em, 105
Cardiomiopatia dilatada
  discussão geral de, 20
  flutter atrial em, 17
Cardiomiopatia hipertrófica obstrutiva (CMHO), 21
Cardiomiopatia restritiva, 22
Cardiopatia cianótica em recém-nascidos, 498
Carrapatos, paralisia por, 275
Cartilagem negra, 500
Caspa, 411

Catapora aguda, 284
Catarata, 511
Caxumba, 269
Cefaleia
  em hemorragia subaracnóidea, 351
  enxaqueca, 358
Células claras renais, carcinoma de, 287
Células escamosas atípicas de significado indeterminado (ASCUS, ASC), 454
Células falciformes
  na anemia falciforme, 112
  na doença da hemoglobina SC, 122
  na doença da hemoglobina S-talassemia, 123
Células glandulares atípicas de significado indeterminado (ASCUS, ASC), 454
Células manchadas, 131
Células renais, carcinoma de, 287
Células T, linfoma cutâneo de, 423
Celulite, 413
  pós-septal (orbital), 513
  pré-septal, 512
Celulite orbital, 513
Ceratose
  actínica (solar), 406, 405
  seborreica, 407
Ceratose solar, 406
Cervicite mucopurulenta, 452
Cetoacidose diabética, 181, 184
Cetuximabe, 292
Chagas, doença de, 264
Chagoma, 264
Charcot, tríade de, 99
Chatos, 432
Chlamydia psittaci, 233
Chlamydia trachomatis
  cervicite mucopurulenta por, 452
  doença inflamatória pélvica por, 456
  em epididimite, 326
  prostatite por, 328
  tipos L1-L3, 226
Chlamydophila, 233
Choque, 313
Christmas, doença de, 127
Chumbo, intoxicação por, 549
Churg-Strauss, vasculite de, 176

Chvostek, sinal de, 195
   em alcalose respiratória, 312
   em hipocalcemia, 320
Cianeto, intoxicação por, 550
Ciclite, 528
Cirrose
   biliar primária, 97
   discussão geral de, 96
Cistationina β-sintase, deficiência de, 505
Cisticercose, 249
Cistite aguda, 334
Cistocele, 463
Citomegalovírus (CMV), doença por, 272
Cloasma facial, 428
Clostridium botulinum, 204
Clostridium difficile, colite por, 67
Clostridium perfrigens, 229
Clostridium tetani, 240
CMV, doença por, 272
Coagulação intravascular disseminada (CIVD), 119
Coarctação da aorta, 5
Cobre, defeito da enzima transportadora do, 503
Cobreiro, 284, 449
Cocaína, intoxicação por, 541
Coccidioides immitis, 242
Coccidioidomicose, 241
Coccidiose, 258
Colangite, 99
Colangite esclerosante
   com tumores malignos do trato biliar, 308
   discussão geral de, 98
Colecistite acalculosa, 470
Colecistite aguda, 470
Coledocolitíase, 99
Colelitíase, 100
Cólera, 207
Cólicas, 486
Colite
   Clostridium difficile, 67
   isquêmica, 475
   pseudomembranosa, 67
Colite ulcerativa, 68
   artrite com, 149

   com tumores malignos do trato biliar, 308
Colo uterino, câncer de, 293
Colorado, febre do carrapato, 275
Coma
   diabético hiperosmolar não cetótico, 182
   mixedema, 196
Comedões, 400
Compulsões, 393
Condiloma acuminado, 447
Condrocalcinose, 155
Condyloma lata, 235
Conjuntivite aguda, 514
Conn, síndrome de, 179
Constipação
   em adultos, 372
   em crianças, 483
Convulsões. *Veja também distúrbios específicos*
   em epilepsia idiopática, 359
   febris, 484
Cor pulmonale, 6
Coração, sopro. *Veja* Sopro
Coração. *Veja* Doenças cardiovasculares
Coriocarcinoma, 306
Coriomeningite linfocítica, 270
Coriorretinite, 528
Coroidite, 528
Corpo estranho no esôfago, 69
Corrigan, pulso de, 28
Cortisol elevado, 189
Corynebacterium diphtheriae, 208
Coxiella burnetii, 266
CREST, síndrome de, 160
Crioglobulinemia, 156
Criptococose, 243
Crise adrenal, 198
Crise colinérgica, 561
Crohn, doença de
   artrite com, 149
   discussão geral de, 71
Cromossomo 21 em pacientes com síndrome de Down, 497
Crupe, 485
Cryptococcus neoformans, 243
Cryptosporidium, 258
Cushing, síndrome de, 189
Cyclospora, 258

D

Decúbito, úlcera de, 380
Defeito do septo atrial, 7
Defeito do septo ventricular (DSV), 8
Deficiência auditiva, 375
Deficiência de ferro, por piolhos do corpo, 432
Degeneração hepatolenticular, 503
Degeneração macular relacionada à idade, 515
Delirium, 373
Delirium hiperativo, 373
Delirium hipoativo, 373
Delirium tremens, 381
Demência, 374
Dengue, 271
Dependência
  álcool, 382
  nicotina, 383
  opioides, 384
Depressão
  transtorno bipolar, 386
  transtorno depressivo maior, 390
Dermatite
  atópica, 408
  de contato alérgica, 409
  esfoliativa, 410
  seborreica, 411
Dermatocentor andersoni, mordidas de carrapato
  febre do carrapato do Colorado por, 275
Dermatofitose, 442
Dermatomiosite, 171
Derrame pleural, 43
Derrame pleural exsudativo, 43
Derrame pleural transudativo, 43
Desidratação, 314
Dextrometorfano, intoxicação por, 560
Diabetes insípido, 183
Diabetes insípido central, 183
Diabetes melito
  tipo 1, 184
  tipo 2, 185
Difteria, 208
Digitálicos, intoxicação por, 554
DIP, 456
Diphyllobothrium latum, 254
Dipylidium caninum, 254
Disenteria bacilar, 209
Disfunção erétil, 385
Disfunção erétil masculina, 385
Disfunção sexual, 385
Dismenorreia, 453
Displasia cervical, 305, 454
Displasia mamária, 455
Dissacaridase, deficiência de, 70
Dissecção aórtica, 9
Distrofia simpática reflexa, 157
Distúrbios autoimunes. *Veja* Doenças reumatológicas e autoimunes; *distúrbios específicos*
Distúrbios cirúrgicos, 468-480
  aneurisma de aorta abdominal, 468
  apendicite aguda, 469
  colecistite aguda, 470
  diverticulite, 471
  divertículo faringoesofágico, 472
  doença cerebrovascular oclusiva, 473
  hérnia inguinal, 474
  isquemia mesentérica, 475
  obstrução de intestino delgado, 476
  obstrução intestinal funcional, 477
  oclusão arterial aguda de extremidade inferior, 478
  pseudocisto pancreático, 479
  tumores malignos de esôfago, 480
Distúrbios dermatológicos, 399-449
  acantose nigricante, 399
  acne vulgar, 400
  alopecia androgênica, 401
  alopecia areata, 402
  angioedema, 445
  candidíase cutânea, 403
  carbúnculos, 420
  carcinoma basocelular, 404
  carcinoma epidermoide, 405
  celulite, 413
  ceratose actínica, 405, 406
  ceratose seborreica, 407
  dermatite atópica, 408
  dermatite de contato alérgica, 409
  dermatite esfoliativa, 410
  dermatite seborreica, 411
  eczema numular, 412
  erisipela, 413
  eritema multiforme menor, 414
  eritema nodoso, 415

Índice **571**

erupção medicamentosa fixa, 416
erupção medicamentosa
  fotossensível, 417
erupção medicamentosa
  morbiliforme, 418
escabiose, 419
foliculite, 420
furúnculos, 420
granuloma anular, 421
herpes simples, 422
infecções cutâneas estafilocócicas, 222
linfoma cutâneo de células T, 423
líquen plano, 424
líquen simples crônico, 425
lúpus eritematoso discoide, 426
melanoma maligno, 427
melasma, 428
molusco contagioso, 429
nevos, 430
onicomicose, 431
pediculose, 432
pênfigo vulgar, 438
penfigoide bolhoso, 433
pioderma gangrenoso, 434
pitiríase rósea, 435
prurido difuso, 436
prurido nodular, 425
psoríase, 437
reações medicamentosas bolhosas, 439
rosácea, 440
sarcoma de Kaposi cutâneo, 441
tínea do corpo, 442
tínea versicolor, 443
úlceras de perna por insuficiência venosa, 444
urticária, 445
verrugas comuns, 446
verrugas genitais, 447
vitiligo, 448
zóster, 449
Distúrbios eletrolíticos, acidobásicos e de volume, 309-323
  acidose metabólica, 309
  acidose respiratória, 310
  alcalose metabólica, 311
  alcalose respiratória, 312
  choque, 313
  desidratação, 314
  hipercalcemia, 315
  hipercalemia, 316
  hiperfosfatemia, 317
  hipermagnesemia, 318
  hipernatremia, 319
  hipocalcemia, 320
  hipocalemia, 321
  hipofosfatemia, 322
  hipomagnesemia, 323
  hiponatremia, 324
Distúrbios endócrinos, 178-201
  acromegalia, 178
  aldosteronismo primário, 179
  bócio simples e nodular, 180
  cetoacidose diabética, 181
  coma diabético hiperosmolar não cetótico, 182
  diabetes insípido, 183
  diabetes melito
    tipo 1, 184
    tipo 2, 185
  doença de Paget, 186
  feocromocitoma, 187
  ginecomastia, 188
  hipercortisolismo, 189
  hiperparatireoidismo primário, 190
  hiperprolactinemia, 191
  hipertireoidismo, 192
  hipoglicemia, 193
  hipogonadismo masculino, 194
  hipoparatireoidismo, 195
  hipotireoidismo, 196
  hirsutismo e virilização em mulheres, 197
  insuficiência adrenal primária, 198
  mixedema, 196
  osteoporose, 199
  pan-hipopituitarismo, 200
  tireoidite, 201
Distúrbios genéticos, 500-508
  alcaptonúria, 500
  deficiência de α_1-antitripsina, 501
  doença de Gaucher, 502
  doença de Wilson, 503
  hemocromatose, 504
  homocistinúria, 505
  neurofibromatose, 506
  porfiria intermitente aguda, 507
  síndrome de Marfan, 508

Índice

Distúrbios geniturinários, 329-330
    cálculos urinários, 325
    epididimite infecciosa, 326
    hiperplasia prostática benigna, 327
    prostatite bacteriana, 328
    torção testicular, 329
    tuberculose do trato geniturinário, 330
Distúrbios ginecológicos, obstétricos e das mamas, 450-467
    abortamento espontâneo, 450
    amenorreia, 451
    cervicite mucopurulenta, 452
    dismenorreia, 453
    displasia cervical, 454
    displasia mamária, 455
    doença inflamatória pélvica, 456
    dor pélvica crônica, 457
    endometriose, 458
    gestação ectópica, 459
    incontinência urinária, 460
    mastite puerperal, 461
    mioma uterino, 462
    pré-eclâmpsia/eclâmpsia, 464
    prolapso de órgãos pélvicos, 463
    sangramento uterino anormal, 465
    síndrome da menopausa, 466
    vaginite, 467
Distúrbios hepatobiliares, 92-108. *Veja também distúrbios específicos*
    abscesso hepático amebiano, 92
    abscesso hepático piogênico, 93
    ascite, 94
    carcinoma hepatocelular, 95
    cirrose, 96
    cirrose biliar primária, 97
    colangite esclerosante, 98
    coledocolitíase/colangite, 99
    colelitíase, 100
    encefalopatia hepática, 101
    hepatite
        alcoólica, 102
        viral aguda, 104
        viral crônica, 105
    hepatite autoimune, 103
    insuficiência hepática aguda, 106
    obstrução de veia hepática, 107
    sangramento por varizes, 108

Distúrbios obstétricos. *Veja* Distúrbios ginecológicos, obstétricos e das mamas; *distúrbios específicos*
Distúrbios oculares, 509-528
    arterite de células gigantes (temporal), 509
    blefarite, 510
    calázio, 520
    catarata, 511
    celulite
        pós-septal (orbital), 513
        pré-septal, 512
    conjuntivite aguda, 514
    degeneração macular relacionada à idade, 515
    glaucoma
        agudo (ângulo fechado), 517
        crônico (ângulo aberto), 518
    hemorragia subconjuntival, 519
    hordéolo, 520
    meibomite, 510
    oclusão de artéria retiniana (ramo, hemirretiniana ou central), 521
    pinguécula, 523
    pterígio, 523
    retinopatia
        diabética, 524
        hipertensiva, 525
    ulceração de córnea, 527
    uveíte, 528
Distúrbios otorrinolaringológicos, 529-539
    epiglotite, 529
    epistaxe, 530
    hidropisia endolinfática, 531
    otite externa aguda, 532
    otite média
        aguda, 533
        serosa crônica, 534
    rinite
        alérgica, 535
        viral, 536
    sialoadenite aguda, 537
    sinusite aguda, 537
    vertigem posicional paroxística benigna, 539
Distúrbios pediátricos, 481-499
    artrite reumatoide juvenil, 481

Índice

bronquiolite por vírus respiratório sincicial (VSR), 482
cólicas, 486
constipação, 483
convulsões febris, 484
crupe, 485
doença de Kawasaki, 487
enurese, 488
estenose pilórica, 489
infecção do trato urinário, 490
intussuscepção, 491
leucemia linfoblástica aguda, 492
meningite bacteriana, 493
otite média, 494
púrpura de Henoch-Schönlein, 495
roséola infantil, 496
síndrome de Down, 497
tetralogia de Fallot, 498
tumor de Wilms, 499
Distúrbios psicóticos breves, 397
Distúrbios renais, 331-349
  bacteriúria assintomática, 333
  cistite aguda, 334
  doença renal crônica, 338
  glomerulonefrite aguda, 337
  lesão renal aguda, 339
  nefrite antimembrana basal glomerular, 340
  nefrite tubulointersticial, 342
  nefropatia diabética, 344
  pielonefrite aguda, 334
Diverticulite, 471
Divertículo faringoesofágico (de Zenker), 472
Dix-Hallpike, teste de, 539
Doença articular. *Veja* Artrite; *tipos específicos*
Doença articular degenerativa, 158
Doença cerebrovascular oclusiva, 473
Doença de Roger, 7
Doença de Tsutsugamushi, 267
Doença do refluxo gastresofágico (DRGE), 73
Doença inflamatória intestinal (DII)
  artrite com, 149
  pioderma gangrenoso com, 434
Doença inflamatória pélvica (DIP)
  discussão geral de, 456
  dor pélvica crônica em, 457
Doença pulmonar obstrutiva crônica (DPOC), 17, 44
Doença renal. *Veja* Distúrbios renais
  acidose tubular renal, 332
  crônica, 338
  doença renal policística, 335
  glomerulosclerose segmentar focal, 336
  nefrite lúpica, 341
  nefroesclerose hipertensiva, 343
  nefrolitíase por ácido úrico, 331
  nefropatia membranosa, 345
  nefropatia obstrutiva, 346
  nefropatia por ácido úrico, 331
  nefropatia por IgA, 347
  rim do mieloma, 348
  rim gotoso, 331
  síndrome nefrótica, 349
Doença renal policística, 335
Doença sem pulsos, 148
Doença sistêmica combinada, 355
Doenças cardiovasculares, 1-36. *Veja também distúrbios específicos*
  angina instável, 2
  angina *pectoris*, 3
  bloqueio atrioventricular, 4
  cardiomiopatia dilatada, 20
  cardiomiopatia hipertrófica obstrutiva, 21
  cardiomiopatia restritiva, 22
  coarctação da aorta, 5
  cor pulmonale, 6
  defeito de septo atrial, 8
  defeito de septo ventricular, 7
  dissecção da aorta, 9
  ducto arterioso patente, 10
  estenose aórtica, 11
  estenose mitral, 12
  estenose pulmonar, 13
  estenose tricúspide, 14
  febre reumática aguda, 15
  fibrilação atrial, 16
  flutter atrial, 17
  hipertensão, 18
  insuficiência cardíaca congestiva, 19
  miocardite, 23
  mixoma atrial, 24
  morte súbita cardíaca, 25
  pericardite aguda, 26

pericardite constritiva, 27
Prinzmetal, angina de, 1
regurgitação aórtica, 28
regurgitação mitral, 29
regurgitação tricúspide, 30
síndrome coronariana aguda, 31
tamponamento cardíaco, 32
taquicardia atrial multifocal, 33
taquicardia supraventricular paroxística, 34
taquicardia ventricular, 35
trombose venosa profunda, 36, 64
Doenças gastrintestinais, 66-91. *Veja também distúrbios específicos*
    acalasia, 66
    colite por *Clostridium difficile*, 67
    colite ulcerativa, 68
    corpo estranho no esôfago, 69
    deficiência de dissacaridase, 70
    doença de Crohn, 71
    doença de Whipple, 72
    doença do refluxo gastresofágico, 73
    esôfago de Barrett, 77
    espasmo esofágico difuso, 74
    espru celíaco, 75
    estenose benigna do esôfago, 76
    fissura anal, 78
    gastrite, 79
    membrana esofágica, 80
    pancreatite
        aguda, 81
        crônica, 82
    perfuração esofágica emetogênica, 83
    pólipos de cólon e reto, 85
    pseudo-obstrução colônica aguda, 84
    síndrome de Mallory-Weiss, 86
    síndrome de Zollinger-Ellison, 87
    síndrome do intestino irritável, 88
    tuberculose intestinal, 89
    úlcera duodenal, 90
    úlcera gástrica, 91
Doenças hematológicas, 109-146
    agranulocitose, 109
    anemia
        aplástica, 110
        de doença crônica, 111
        falciforme, 112
        ferropriva, 113
        hemolítica autoimune, 114
        hemolítica induzida por fármacos, 115
        sideroblástica, 116
    aplasia pura de hemácias, 117
    beta-talassemia minor, 118
    coagulação intravascular disseminada, 119
    deficiência de ácido fólico, 120
    deficiência de vitamina B_{12}, 121
    doença da hemoglobina SC, 122
    doença da hemoglobina S-talassemia, 123
    doença de Hodgkin, 124
    doença de von Willebrand, 125
    esferocitose hereditária, 126
    hemofilia A & B, 127
    hemoglobinúria paroxística noturna, 128
    leucemia
        aguda em adultos, 129
        de células pilosas, 130
        linfocítica crônica, 131
        mieloide crônica, 132
    linfoma não Hodgkin, 133
    macroglobulinemia de Waldenström, 134
    mielofibrose, 135
    mieloma múltiplo, 136
    policitemia *vera*, 137
    púrpura trombocitopênica idiopática, 138
    púrpura trombocitopênica trombótica, 139
    reação transfusional hemolítica, 140
    síndrome hemolítico-urêmica, 141
    síndromes mielodisplásicas, 142
    talassemia maior, 143
    traço de alfa-talassemia, 144
    trombocitopenia induzida por heparina, 145
    trombocitose essencial, 146
Doenças infecciosas, 202-285. *Veja também tipos e doenças específicas*
    bacterianas, 202-240
    fúngicas, 241-246
    helmínticas, 247-255
    por riquétsias, 265-268

protozoárias, 256-264
virais, 269-285
Doenças neurológicas, 350-371
  abscesso cerebral, 350
  aneurismas intracranianos, 351
  ataque isquêmico transitório, 353
  AVC hemorrágico, 352
  AVC isquêmico, 353
  compressão da medula espinal, 354
  doença de Huntington, 356
  doença de Parkinson, 357
  doença sistêmica combinada, 355
  enxaqueca, 358
  epilepsia idiopática, 359
  esclerose múltipla, 360
  hemorragia subaracnóidea, 351
  hidrocefalia de pressão normal, 361
  malformações arteriovenosas, 362
  miastenia grave, 363
  neuralgia do trigêmeo, 364
  neuropatia periférica, 365
  paralisia de Bell, 366
  pseudotumor cerebral, 367
  síndrome de Guillain-Barré, 369
  síndrome de Tourette, 370
  síndromes de paralisia periódica, 371
  siringomielia, 368
Doenças oncológicas, 286-308
  câncer cervical, 293
  câncer de bexiga, 291
  câncer de cabeça e pescoço, 292
  câncer de esôfago, 294
  câncer de mama
    em homens, 295
    em mulheres, 296
  câncer de ovário, 297
  câncer de pâncreas, 298
  câncer de próstata, 299
  câncer de pulmão, 300
  câncer de testículo, 301
  câncer de tireoide, 302
  câncer de vulva, 303
  carcinoma colorretal, 286
  carcinoma de células renais, 287
  carcinoma de endométrio, 288
  carcinoma gástrico, 289
  carcinoma hepatocelular, 290
  mesotelioma pleural, 304
  neoplasia intraepitelial cervical, 305
  neoplasia trofoblástica gestacional, 306
  tumores do sistema nervoso central, 307
  tumores malignos do trato biliar, 308
Doenças pulmonares, 37-65. *Veja também distúrbios específicos*
  abscesso pulmonar, 37
  apneia do sono, 38
  asbestose, 39
  asma, 40
  aspiração de corpo estranho, 41
  bronquiectasias, 42
  derrame pleural, 43
  doença pulmonar obstrutiva crônica, 44
  fibrose cística, 45
  fibrose pulmonar idiopática, 46
  hipertensão arterial pulmonar idiopática, 47
  histiocitose pulmonar de células de Langerhans, 48
  influenza A H1N1 pandêmico, 49
  micose broncopulmonar alérgica, 50
  nódulo pulmonar solitário, 51
  pneumonia
    atípica, 52
    bacteriana aguda, 53
    eosinofílica crônica, 54
  pneumonia criptogênica organizante, 55
  pneumonite por hipersensibilidade, 56
  pneumotórax espontâneo, 57
  proteinose alveolar pulmonar, 58
  sarcoidose, 59
  silicose, 60
  síndrome da distrição respiratória no adulto, 61
  tosse crônica, 62
  traqueobronquite aguda, 63
  tromboembolismo venoso pulmonar agudo, 64
  tuberculose pulmonar, 59
Doenças reumatológicas e autoimunes, 147-177, 148. *Veja também distúrbios específicos*
  amiloidose, 147
  arterite
    de células gigantes, 170
    de Takayasu, 148

artrite
  associada com doença inflamatória intestinal, 149
  gonocócica, 150
  psoriática, 151
  reativa, 152
  reumatoide, 153
  séptica, 154
condrocalcinose, 155
crioglobulinemia, 156
distrofia simpático-reflexa, 157
doença articular degenerativa, 158
doença de Still do adulto, 159
esclerose sistêmica, 160
espondilite anquilosante, 161
fasciite eosinofílica, 162
fibrosite, 163
gota, 164
granulomatose de Wegener, 165
lúpus eritematoso sistêmico, 166
osteomielite infecciosa, 167
poliangiite microscópica, 168
poliarterite nodosa, 169
polimialgia reumática, 170
polimiosite-dermatomiosite, 171
pseudogota, 155
síndrome de Behçet, 172
síndrome de Sjögren, 173
síndrome do túnel do carpo, 174
tromboangiite obliterante, 175
vasculite
  Churg-Strauss, 176
  de hipersensibilidade, 177
Doenças trifásicas, 562
Doenças virilizantes em mulheres, 197
Donovan, corpúsculos de, 219
Donovanose, 219
Dor pélvica crônica, 457
Down, síndrome de, 497
DRESS, síndrome, 418
Ducto arterioso patente, 10
Duroziez, sinal de, 28

E

Eclâmpsia, 464
Ecstasy, intoxicação por, 541
Ecstasy líquido, 553
Ectopia do cristalino
  em homocistinúria, 505
  na síndrome de Marfan, 508
Eczema atópico, 408
Eczema herpético, 422
Eczema numular, 412
Edema pulmonar não cardiogênico alérgico, 409
Efeitos adversos em idosos, 378
Efeitos colaterais de medicações em idosos, 378
Eisenmenger, síndrome de
  por defeito do septo ventricular, 7
Ejaculação precoce, 385
Encefalite
  meningoencefalite amebiana primária, 262
  viral, 273
Encefalopatia hepática, 101
Endometrioma, 458
Endometriose
  discussão geral de, 458
  dismenorreia por, 453
Endometrite, 456
Entamoeba histolytica, infecção por
  discussão geral de, 256
  hepática, 92
Entardecer, *delirium* e, 373
Enterite
  Campylobacter, 212
  Campylobacter jejuni, síndrome de Guillain-Barré após, 369
  Salmonella, 217
Enterobactérias
  bacteriúria assintomática por, 333
  cistite e pielonefrite por, 334
  em epididimite, 326
  em prostatite, 328
Enterobíase, 250
Enterobius vermicularis, 250
Enterocele, 463
Enterococcus
  bacteriúria assintomática por, 333
  em prostatite, 328
Enterococcus faecalis, cistite e pielonefrite por, 334
Enurese, 488
Enxaqueca, 358
Enxaqueca basilar, 358
Enxaqueca clássica, 358
Enxaqueca comum, 358
Enxaqueca oftálmica, 358

Eosinofilia
  definição de, 54
  em pneumonia eosinofílica crônica, 54
Epididimite infecciosa, 326
Epiglotite, 529
Epilepsia idiopática, 359
Epistaxe, 530
Epstein-Barr, infecção pelo vírus, 279
Equinococose, 249, 251
Erisipelas, 221, 413
Eritema migratório, 211
Eritema multiforme maior, 439
Eritema multiforme menor, 414
Eritema nodoso, 415
Eritrodermia, 410
Erosões penianas, erupção medicamentosa fixa em, 416
Erupção medicamentosa exantematosa, 418
Erupção medicamentosa fixa, 416
Erupção medicamentosa fotossensível, 417
Erupção medicamentosa morbiliforme (exantematosa), 418
Escabiose, 419
Escherichia coli
  cistite e pielonefrite por, 334
  prostatite por, 328
Esclerodermia, 160
Esclerose múltipla, 360
Esclerose posterolateral, 355
Esclerose sistêmica, 160
Esclerose sistêmica difusa, 160
Escopolamina, intoxicação por, 543
Esferocitose hereditária, 126
Esfincter esofágico inferior (EEI), incompetência do
  em doença do refluxo gastresofágico, 73
Esôfago
  corpos estranhos no, 69
  de Barrett, 77
  estenose benigna do, 76
  tumores malignos do, 480
Esôfago, câncer de, 294
Esôfago em quebra-nozes, 74
Espasmo esofágico difuso, 74
Espondilite com doença inflamatória intestinal, 149

Esporotricose, 244
Espru celíaco, 75
Esquistossomose, 252
Esquizofrenia, 397
Estafilocócicas, infecções de pele e tecidos moles, 222
Estenose
  aórtica, 11
  mitral, 12
  pulmonar, 13
  tricúspide, 14
Estenose benigna do esôfago, 76
Estenose pilórica, 489
Estimulação colinérgica, síndrome de, 561
Estreptocócica, infecção cutânea, 221
Estrógenos orais, terapia de, 466
Estrongiloidíase, 253
Estrongiloidíase, síndrome de hiperinfecção, 253
Estupro, droga para, 553
Etanol, intoxicação por, 551
Etilenoglicol, intoxicação por, 557
Exantema súbito, 496

F

Falência ovariana, 451
Faringite estreptocócica
  discussão geral de, 213
  por *Streptococcus* beta-hemolítico do grupo A, febre reumática aguda por, 15
Fasciite eosinofílica, 162
Fator IX, deficiência de, 127
Fator reumatoide, 153
Febre. *Veja tipos específicos*
Febre amarela, 274
Febre da mordida de rato, 214
Febre dândi, 271
Febre do vale, 242
Febre entérica, 215
Febre hemorrágica da dengue, 271
Febre maculada das Montanhas Rochosas, 265
Febre Q, 266
Febre quebra-ossos, 271
Febre recorrente, 216
Febre reumática aguda, 15
Febre tifoide, 215

Feocromocitoma, 187
Ferro, intoxicação por, 552
Fibrilação atrial, 16
Fibrilina, mutação do gene da, 508
Fibromialgia, 163
Fibromioma, 462
Fibrose cística, 45
Fibrose pulmonar idiopática, 46
Fibrosite, 163
Fígado. *Veja* Doenças hepatobiliares
Fisostigmina, 543
Fissura anal, 78
Flashes, 516
Flumazenil, 547
Flutter atrial, 17
Fobia social, 396
Fogachos, 466
Foliculite, 420
Fosfato sérico
  alto, 317
  baixo, 322
Fotopsias, 516
Francisella tularensis, 239
Furúnculos, 420

G

Gallavardin, fenômeno de, 11
Gama-hidroxibutirato (GHB), intoxicação por, 553
Gangrena gasosa, 229
Gap osmolar, 551
Gastrenterite por *Salmonella*, 217
Gastrinoma, 87
Gastrite, 79
Gaucher, células de, 502
Gaucher, doença de, 502
Gene *PI*, defeito no, 501
Georgia *home boy*, 553
Geriatria, 372-380
  constipação, 372
  deficiência auditiva, 375
  delirium, 373
  demência, 374
  insônia, 376
  perda ponderal involuntária, 377
  polifarmácia, 378
  prescrição inadequada, 378
  quedas, 379
  úlceras de pressão, 380

Gestação
  ectópica, 459
  melasma em, 428
Giardia lamblia, 259
Giardíase, 259
Ginecomastia, 188
Glândula submandibular
  adenite, 537
Glaucoma
  agudo (ângulo fechado), 517
  crônico (ângulo aberto), 518
Glaucoma de ângulo aberto, 518
Glaucoma de ângulo fechado, 517
Glicemia
  baixa, 193
  elevada, 184, 185
Glicosídeos cardíacos, intoxicação por, 554
Glioblastoma multiforme, 307
Gliomas do SNC, 307
Glomerulonefrite. *Veja também* Nefrite
  aguda, 337
  em nefropatia por IgA, 337
Glomerulosclerose segmentar focal, 336
Glúten, alergia no espru celíaco, 75
Gonadotrofina coriônica humana beta (β-HCG) em neoplasia trofoblástica gestacional, 306
Gonorreia, 218
Goodpasture, síndrome de, 340
Gota, 164
Granuloma anular, 421
Granuloma inguinal, 219
Granulomatose
  alérgica, 176
  de Wegener, 165
Graves, doença de, 192
Guillain-Barré, síndrome de, 369

H

Haemophilus ducreyi, 206
Haemophilus influenzae
  doença inflamatória pélvica por, 456
  epiglotite por, 529
Hanseníase, 220
Hashimoto, tireoidite de, 201
Heberden, nódulos de, 158
Helicobacter pylori
  carcinoma gástrico e, 289

úlcera duodenal por, 90
úlcera gástrica por, 91
HELLP, síndrome, 464
Hemangioblastoma cerebelar, 307
Hemocromatose, 504
Hemofilia A & B, 127
Hemoglobina SC, doença da, 122
Hemoglobina S-talassemia, doença da, 123
Hemoglobinopatias, 118. *Veja também tipos específicos*
Hemoglobinúria paroxística noturna, 128
Hemolítico-urêmica, síndrome, 141
Hemorragia
  por varizes, 108
  subaracnóidea, 351
Hemorragia subconjuntival, 519
Hemossiderose, 504
Henoch-Schönlein, púrpura de, 495
Hepática. *Veja* Doenças hepatobiliares
Hepatite
  alcoólica, 102
  autoimune, 103
  cirrose por, 96
  viral aguda, 104
  viral crônica, 105
Hepatite A, 104
Hepatite B
  discussão geral de, 104
  em carcinoma hepatocelular, 95
Hepatite C
  aguda, 104
  com HIV, 277
  em carcinoma hepatocelular, 95
  líquen plano com, 424
Hepatite E, 104
Hérnia direta, 474
Hérnia encarcerada, 474
Hérnia femoral, 474
Hérnia indireta, 474
Hérnia inguinal, 474
Hérnia na virilha, 474
Herpes genital, 422
Herpes orolabial, 422
Herpes simples, 276
  distúrbios dermatológicos por, 422
  eritema multiforme menor com, 414
Herpes-vírus humano 6, roséola infantil por, 496
Herpes-vírus humano 8, infecção por sarcoma de Kaposi cutâneo por, 441
Herpes-zóster, 284, 449
Hidatidose, 251
Hidrocefalia de pressão normal, 361
Hidropisia endolinfática, 531
Hiperamilasemia, 537
Hiperatividade, 388
Hipercalcemia, 315
Hipercalemia, 316
Hipercortisolismo, 189
Hiperfosfatemia, 317
Hipermagnesemia, 318
Hipernatremia, 319
Hiperparatireoidismo primário, 190
Hiperplasia adrenal congênita, hirsutismo e virilização por, 197
Hiperplasia prostática benigna, 327
Hiperprolactinemia, 191
Hipertensão, 18
  arterial pulmonar idiopática, 47
  intracraniana benigna, 367
  portal, ascite por, 94
Hipertireoidismo, 192
Hiperuricemia em gota, 164
Hipocalcemia, 320
Hipocalemia, 321
Hipocondria, 398
Hipofosfatemia, 322
Hipoglicemia, 193
Hipoglicemia em adultos, 193
Hipogonadismo hipergonadotrópico, 194
Hipogonadismo hipogonadotrópico, 194
Hipogonadismo masculino, 194
Hipomagnesemia, 323
Hiponatremia, 324
Hiponatremia hipertônica, 324
Hiponatremia hipotônica, 324
Hipoparatireoidismo, 195
Hipotireoidismo
  em adulto, 196
  hiperprolactinemia por, 191
Hipouricemia com hiponatremia, 324
Hirsutismo, 197
Histiocitose pulmonar de células de Langerhans, 48

Histoplasma capsulatum, 245
Histoplasmose, 245
HIV, 277
  dermatite seborreica em, 411
  verrugas genitais com, 447
HLA-B27, antígeno
  em artrite reativa, 151
  em espondilite anquilosante, 161
HLA-B5, antígeno de
  histocompatibilidade, 172
Hodgkin, doença de, 124
Homocistinúria, 505
Homogentisato 1,2-dioxigenase, 500
Hordéolo, 520
Horder, manchas de, 233
Hormônios tireóideos
  altos, 192
  baixos
    em adultos, 196
    hiperprolactinemia por, 191
Huntington, doença de, 356
Hutchinson, sinal de, 449
Hymenolepis diminuta, 254
Hymenolepis nana, 254

I

Idosos. *Veja* Geriatria
Íleo adinâmico (paralítico), 477
Íleo paralítico, 477
Impetigo, 221
Imunização
  HPV, 293
  Influenza, 278
Incontinência
  de estresse, 460
  transbordamento, 460
  urgeincontinência, 460
  urinária, 460
Infarto agudo do miocárdio (IAM)
  com elevação de segmento ST, 31
  com onda Q, 31
  sem elevação de segmento ST, 31
Infarto com onda Q em crianças, 487
Infarto do miocárdio com elevação do
  segmento ST, 31
Infarto do miocárdio com onda Q, 31
Infarto do miocárdio sem elevação do
  segmento ST, 31
Infecção do trato urinário em crianças,
  490

Infecção gonocócica disseminada (IGD),
  150
Infecções bacterianas, 202-240
  actinomicose, 202
  antraz, 203
  botulismo, 204
  brucelose, 205
  cancroide, 206
  cólera, 207
  difteria, 208
  disenteria bacilar, 209
  doença da arranhadura do gato, 210
  doença de Lyme, 211
  enterite por *Campylobacter*, 212
  faringite estreptocócica, 213
  febre da mordida dos ratos, 214
  febre entérica, 215
  febre recorrente, 216
  gastroenterite por *Salmonella*, 217
  gonorreia, 218
  granuloma inguinal, 219
  hanseníase, 220
  infecção estreptocócica da pele, 221
  infecções estafilocócicas de pele e
    tecidos moles, 222
  infecções pneumocócicas, 223
  legionelose, 224
  leptospirose, 225
  linfogranuloma venéreo, 226
  meningite meningocócica, 227
  meningite tuberculosa, 228
  mionecrose por *Clostridium*, 229
  nocardiose, 230
  pertússis, 231
  peste, 232
  psitacose, 233
  sífilis
    primária, 234
    secundária, 235
    terciária (tardia), 236
  síndrome do choque tóxico associado
    ao *Staphylococcus aureus*, 237
  tétano, 240
  tuberculose, 238
  tularemia, 239
Infecções cutâneas. *Veja também*
  Distúrbios dermatológicos; *tipos
  específicos*
  estafilocócicas, 222

Índice

Infecções de tecidos moles. *Veja também tipos específicos*
   estafilocócicas, 222
Infecções fúngicas, 241-246
   candidíase, 241
   coccidioidomicose, 241
   criptococose, 243
   esporotricose, 244
   histoplasmose, 245
   pneumocistose, 246
Infecções helmínticas, 247-255
   ancilostomíase, 247
   ascaridíase, 248
   cisticercose, 249
   enterobíase, 250
   equinococose, 251
   esquistossomose, 252
   estrongiloidíase, 253
   teníase, 254
   triquinose, 255
Infecções pneumocócicas, 223
Infecções virais, 269-285. *Veja também vírus específicos*
   caxumba, 269
   coriomeningite linfocítica, 270
   dengue, 271
   doença por citomegalovírus (CMV), 272
   encefalite, 273
   febre amarela, 274
   febre do carrapato do Colorado, 275
   herpes simples, 276
   influenza, 278
   mononucleose infecciosa, 279
   poliomielite, 280
   raiva, 281
   rinite, 536
   rubéola, 282
   sarampo, 283
   varicela, 284
   varíola, 285
   vírus da imunodeficiência humana (HIV), 277
Influenza
   discussão geral de, 278
   influenza A H1N1 pandêmica, 49
Inibidor da ECA, angioedema induzido por, 445
Inibidor da enzima conversora da angiotensina, angioedema induzido por, 445
Inibidores seletivos da recaptação da serotonina (ISRSs), intoxicação por, 544
Inseticidas, intoxicação por, 561
Insônia, 376
Insuficiência adrenal crônica, 198
Insuficiência adrenal primária, 198
Insuficiência cardíaca congestiva, 19
   diastólica, 19
   sistólica, 19
Insuficiência cardíaca direita, 19
Insuficiência cardíaca direita com estenose tricúspide, 14
Insuficiência hepática aguda, 106
Insuficiência renal crônica (IRC), 338
Insuficiência venosa
   crônica, 36
   úlceras de perna por, 444
Insuficiência ventricular esquerda, 19
Intertrigo por *Candida*, 403
Intoxicação
   por álcool, 382
   por ópio, 384
Intoxicação, 540-563
   acetaminofeno, 540
   anfetaminas, 541
   antagonistas do cálcio, 542
   anticolinérgicos, 543
   antidepressivos
      atípicos, 544
      tricíclicos, 545
   anti-histamínicos, 543
   arsênico, 546
   atropina, 543
   benzodiazepínicos, 547
   betabloqueadores, 548
   carbamatos, 561
   chumbo, 549
   cianeto, 550
   cocaína, 541
   ecstasy, 541
   escopolamina, 543
   etanol (álcool), 551
   etilenoglicol, 557
   ferro, 552
   gama-hidroxibutirato, 553
   glicosídeos cardíacos, 554

isoniazida, 555
isopropanol, 557
lítio, 556
metanol, 557
metemoglobinemia, 558
monóxido de carbono, 559
opioides, 560
organofosforados, 561
salicilatos, 562
teofilina, 563
Intussuscepção, 491
Iodo, hipertireoidismo por, 180
Iridociclite, 528
Irite, 528
Isoniazida (INH), intoxicação por, 555
Isopropanol, intoxicação por, 557
Isospora belli, 258
Isquemia. *Veja tipos específicos*
Isquemia mesentérica, 475
Ixodes
  babesiose por, 257
  doença de Lyme por, 211

J

Jarisch-Herxheimer, reação de, 216
Jones, critérios de, 15
Junção gastroesofágica, laceração mucosa da, 86

K

Kaposi, sarcoma cutâneo, 441
Katayama, febre, 252
Kawasaki, doença de, 487
Kayser-Fleischer, anéis corneanos, 503
Kernig, sinal de, 493
  em coriomeningite linfocítica, 270
  em criptococose, 243
  em meningite meningocócica, 227
Klebsiella, 213, 219
Koebner, fenômeno de
  em doença de Still do adulto, 159
  em líquen plano, 424
  em psoríase, 437
Koplik, manchas de, 283

L

Laceração mucosa da junção gastroesofágica, 86
Lactase, deficiência de, 70

Langerhans, célula de histiocitose pulmonar, 48
Legionella pneumophila, 224
Legionelose, 224
Leiomioma, 462
Leishman-Donovan, corpos de, 260
Leishmania donovani, complexo, 260
Leishmaniose visceral, 260
Lentes de contato, intolerância a, 510
Leptospira spp., 225
Leptospirose, 225
Lesão pulmonar aguda relacionada à transfusão, 140
Lesão renal aguda, 339
Leucemia
  com síndrome de Down, 497
  de células pilosas, 130
Leucemia aguda
  em adultos, 129
  em crianças, 492
Leucemia linfoblástica aguda (LLA)
  em adultos, 129
  em crianças, 492
Leucemia linfocítica crônica (LLC), 131
Leucemia mieloblástica aguda (LMA), 129
Leucemia mieloide crônica (LMC), 132
Leucemia mielomonocítica crônica (LMMC), 142
Linfogranuloma venéreo, 226
Linfoma
  cutâneo de células T, 423
  não Hodgkin, 133
  SNC, 307
Líquen plano, 424
Líquen simples crônico, 425
Lisch, nódulos de, 506
Lítio, intoxicação por, 556
Lúpus eritematoso cutâneo crônico, 426
  discoide, 426
Lúpus eritematoso discoide, 426
Lúpus eritematoso sistêmico (LES), 166
Lyme, doença de, 211
Lynch, síndrome de, 286

M

Má absorção, síndrome de
  com giardíase, 259

Magnésio sérico
 alto, 318
 baixo, 323
Majocchi, granuloma de, 442
Malária, 261
Malformações arteriovenosas (MAVs), 362
Malformações vasculares arteriovenosas, 362
Mallory-Weiss, síndrome de, 86
Mama, distúrbios da. *Veja* Distúrbios ginecológicos, obstétricos e das mamas; *distúrbios específicos*
Mania
 em transtorno bipolar, 386
 personalidade basal *versus*, 390
Marcha, apraxia da, 361
Marcus-Gunn, pupila de, 509
Marfan, síndrome de, 508
Mastalgia por displasia mamária, 455
Mastite puerperal, 461
MDMA, intoxicação por, 541
Mediastinite fibrosante por histoplasmose, 245
Medula espinal, compressão de, 354
Meduloblastoma, 307
Meibomite, 510
Melanoma maligno, 427
Melasma, 428
Membrana esofágica, 80
Ménière, síndrome de, 531
Meningioma, 307
Meningite bacterianas, 493
Meningite meningocócica, 227
Meningite pneumocócica em anemia falciforme, 112
Meningite tuberculosa, 228
Meningoencefalite amebiana primária, 262
Menopausa, síndrome da, 466
Mentzer, índice de
 em beta-talassemia minor, 118
 em traço de alfa-talassemia, 144
Meperidina, intoxicação por, 560
Mesotelioma pleural, 304
Metanol, intoxicação por, 557
Metemoglobinemia, 558
Miastenia grave, 363
Micose broncopulmonar alérgica, 50

Micose fungoide, 423
Mielodisplásicas, síndromes, 142
Mieloma, rim do, 348
Mieloma múltiplo
 acidose tubular renal por, 332
 discussão geral de, 136
Miocardite
 discussão geral de, 23
 relacionada à difteria, 208
Mioma uterino, 462
Mionecrose por *Clostridium*, 229
Mixedema, 196
Mixoma atrial, 24
Mobitz I, bloqueio, 4
Mobitz II, bloqueio, 4
Mola hidatiforme, 306
Molusco contagioso, 429
Mononeurite múltipla, 365
Mononeuropatia periférica, 365
Mononucleose infecciosa, 279
Monóxido de carbono, intoxicação por, 559
Morte súbita cardíaca, 25
Moscas volantes, 516
Mosquito *Aedes*, dengue por, 271
Mucocutânea linfonodal, síndrome, 487
Mucormicose, 513
Munchausen, síndrome de, 392
Munchausen, síndrome por procuração, 392
Murphy, sinal de, 470
Mutação *C282Y*, 504
Mutação JAK2V617F
 em mielofibrose, 135
 em policitemia *vera*, 137
Mycobacterium leprae, 220
Mycobacterium tuberculosis
 discussão geral de, 228, 238
 tuberculose pulmonar por, 65

N

N-acetilcisteína (NAC), 540
Naegleria, 262
Naloxona, 560
Nasofaringe, carcinoma de
 em otite média unilateral, 534
Necrólise epidérmica tóxica, 439
Nefrite. *Veja também* Glomerulonefrite
 antimembrana basal glomerular, 340
 lúpica, 341

Nefrite intersticial aguda, 342
Nefrite tubulointersticial, 342
Nefrite tubulointersticial aguda, 342
Nefrite tubulointersticial crônica, 342
Nefroblastoma, 499
Nefroesclerose
   benigna, 343
   hipertensiva, 343
Nefrogênico, diabetes insípido, 183
Nefrolitíase por ácido úrico, 331
Nefropatia. *Veja também tipos específicos*
   crônica por urato, 331
   diabética, 344
   membranosa, 345
   obstrutiva, 346
   por ácido úrico, 331
   por IgA, 347
Neisseria gonorrhoeae
   em artrite gonocócica, 150
   em cervicite mucopurulenta, 452
   em doença inflamatória pélvica, 456
   em epididimite, 326
   em gonorreia, 218
   em prostatite, 328
Neisseria meningitidis, 227
Neoplasia endócrina múltipla tipo 1 (NEM 1), síndrome de Zollinger-Ellison, 87
Neoplasia intraepitelial cervical (NIC), 305, 454
Neoplasia trofoblástica gestacional, 306
Neuralgia
   do trigêmeo, 364
   pós-herpética, 449
Neurofibromas, 506
Neurofibromatose, 506
Neuropatia
   periférica, 365
   polineuropatia inflamatória aguda, 369
   relacionada à difteria, 208
Neurossífilis, 236
Nevos
   adquiridos, 430
   congênitos (adquiridos), 430
NIC, 305
Nicotina, dependência e abstinência, 383

Nikolsky, sinal de, 438
Nitrito de amila, 550
Nitrito de sódio, 550
Nocardia asteroides, 230
Nocardia brasiliensis, 230
Nocardiose, 230
Nódulo
   de Lisch, 506
   pulmonar solitário, 51
   tóxico, hipertireoidismo em, 192

O

Obsessões, 393
Obstrução de intestino delgado (OID), 476
Obstrução de veia hepática, 107
Obstrução intestinal funcional, 477
Oclusão arterial aguda de extremidade inferior, 478
Oclusão de artéria retiniana, 521
Ocronose, 500
Ogilvie, síndrome de, 84
Olho vermelho, 514
Onicomicose, 431
Opioides, dependência e abstinência, 384
Opioides, intoxicação por, 560
Organofosforados, intoxicação por, 561
Orientia tsutsugamushi, 267
Origem anômala da artéria coronária esquerda, 487
Orquite por caxumba, 269
Osteíte deformante, 186
Osteoartrite, 158
Osteomielite infecciosa, 167
Osteoporose, 199
Otite externa
   aguda, 532
   maligna, 532
Otite média, 494
   aguda, 533
   serosa crônica, 534
   unilateral, 534
Ovário, câncer de
   discussão geral de, 297
   hirsutismo e virilização por, 197
Oxiurus, 250

P

P *pulmonale*, 6
Paget, doença de, 186
Panarício herpético, 422
Pâncreas, câncer de, 298
Pancreatite
   aguda, 81
   crônica, 82
Pandemia por influenza A H1N1, 49
Pan-hipopituitarismo, 200
Panuveíte, 528
Papilomavírus humano (HPV), infecção por
   câncer de colo uterino por, 293
   displasia cervical por, 454
   neoplasia intraepitelial cervical por, 305
   verrugas genitais por, 447
Pápulas penianas peroladas, 447
Paralisia
   paralisia por carrapato, 275
   síndromes de paralisia periódica, 371
Paralisia periódica, síndromes de, 371
Paralisia periódica hipercalêmica, síndrome de, 371
Paralisia periódica hipocalêmica, síndrome de, 371
Paralisia periódica normocalêmica, síndrome de, 371
Paratireoide, hormônio reduzido da, 195
Paresia facial idiopática, 366
Parkinson, doença de
   dermatite seborreica em, 411
   discussão geral de, 357
Paroníquia por Candida, 403
Parotidite
   discussão geral de, 537
   epidêmica, 269
Patergia, teste de, 172
Pediculose, 432
Pediculose da cabeça, 432
Pediculose do corpo, 432
Pediculose púbica, 432
Pediculus humanus, 432
Pênfigo vulgar, 438
Penfigoide bolhoso, 433
Pequenas células, carcinoma de pulmão de, 300
Perda auditiva condutiva, 375
Perda auditiva neurossensorial, 375
Perda ponderal involuntária, 377
Perfuração esofágica emetogênica, 83
Perfuração esofágica hematogênica, 83
Pericardite
   aguda, 26
   constritiva, 27
Perimenopausa, 466
Peritonite tuberculosa, 89
Perlèche por *Candida*, 403
Pertússis, 231
Peste, 232
Philadelphia, cromossomo, 132
Pielonefrite aguda, 334
Pinguécula, 523
Pioderma gangrenoso, 434
Piolhos, 432
Piolhos da cabeça, 432
Piolhos do corpo, 432
Piolhos púbicos, 432
Piridoxina, 555
Pirofosfato de cálcio di-hidratado doença de depósito, 155
Pitiríase rósea, 435
Pitiríase versicolor, 443
Placa "precursora", 435
Plasmodium, 261
Plummer-Vinson, síndrome de membrana esofágica com, 80
Pneumocistose, 246
Pneumocystis jiroveci, pneumonia por
   discussão geral de, 246
   profilaxia para, 277
Pneumonia
   atípica, 52
   bacteriana aguda, 53
   criptogênica organizante, 55
   eosinofílica crônica, 54
   Pneumocystis jiroveci, 246
   vírus respiratório sincicial em, 482
Pneumonia organizante criptogênica (POC), 55
Pneumonia por *Pneumocystis carinii* (PPC)
   discussão geral de, 246
   profilaxia para, 277
Pneumonite por hipersensibilidade, 56

Pneumotórax espontâneo, 57
Poliangiite microscópica, 168
Poliarterite nodosa, 169
Policitemia *vera*, 137
Polifarmácia, 378
Polimialgia reumática, 170
Polimiosite-dermatomiosite, 171
Polineuropatia
  inflamatória aguda, 369
  periférica, 365
Poliomielite, 280
Pólipos de cólon e reto, 85
Porfiria intermitente aguda, 507
Porfobilinogênio, 507
Porfobilinogênio deaminase, 507
Potássio sérico
  alto, 316
  baixo, 321
Pré-eclâmpsia/eclâmpsia, 464
Prega simiesca, 497
Prescrição inapropriada, 378
Prinzmetal, angina de, 1
Problemas visuais-espaciais, 374
Prolactina elevada, 191
Prolapso de órgãos pélvicos, 463
Propoxifeno, intoxicação por, 560
Próstata, adenocarcinoma de, 299
Próstata, câncer de, 299
Prostatite bacteriana, 328
Prostatite bacteriana aguda, 328
Proteinose alveolar pulmonar, 58
Proteus
  cistite e pielonefrite por, 334
  em prostatite, 328
Protozoários, doenças por, 256-264
  amebíase, 256
  babesiose, 257
  coccidiose, 258
  giardíase, 259
  leishmaniose visceral, 260
  malária, 261
  meningoencefalite amebiana
    primária, 262
  toxoplasmose, 263
  tripanossomíase americana, 264
Prurido difuso, 436
Prurigo nodular, 425
PSA, 299
Pseudocisto pancreático, 479

Pseudogota, 155
Pseudo-hipoglicemia, 132
Pseudo-hiponatremia, 324
Pseudomonas
  bacteriúria assintomática por, 333
  em epididimite, 326
  em prostatite, 328
Pseudo-obstrução colônica aguda, 84
Pseudoporfiria, 417
Pseudotumor cerebral, 367
Psitacose, 233
Psoríase, 437
Pterígio, 523
Pulmão. *Veja* Doenças pulmonares
Pulmão de criador de pássaros, 56
Pulmão de fazendeiro, 56
Pulmonar. *Veja* Doenças pulmonares
Púrpura
  de Henoch-Schönlein (anafilactoide),
    495
  trombocitopênica idiopática, 138
  trombocitopênica trombótica, 139
Púrpura anafilactoide, 495
Púrpura trombocitopênica idiopática,
  138
Púrpura trombocitopênica trombótica
  (PTT), 139

Q

Quedas, 379
Queilite
  actínica, 406
  angular por *Candida*, 403
Quincke, sinal de, 28

R

Raiva, 281
Ramsay-Hunt, síndrome de, 449
Raynaud, fenômeno de
  em esclerose sistêmica, 160
Reação hemolítica a transfusões, 140
Reação medicamentosa bolhosa, 439
Reação transfusional hemolítica, 140
Reações fotoalérgicas, 417
Reações fototóxicas, 417
Reações liquenoides fotodistribuídas,
  417
Regra dos 3, 486

Regurgitação
  aórtica, 28
  mitral, 29
  tricúspide, 30
Reiter, síndrome de
  artrite reativa em, 152
Renal. *Veja* Distúrbios renais
Resfriado comum, 536
Retina, descolamento de, 516
Retinopatia
  diabética, 524
  hipertensiva, 525
  HIV, 526
Retocele, 463
Reumatismo do deserto, 242
Rickettsia prowazekii, 268
Rickettsia rickettsii, 265
Riedel, tireoidite de, 201
Rim. *Veja* Distúrbios renais
Rim gotoso, 331
Rinite
  alérgica, 535
  viral, 536
Rinofima, 440
Rins, lesão aguda dos, 339
Riquétsias, doenças por, 265-268
  febre maculada das Montanhas
    Rochosas, 265
  febre Q, 266
  tifo dos arbustos, 267
  tifo epidêmico transmitido por
    piolhos, 268
Romaña, sinal de, 264
Rosácea, 440
Roséola infantil, 496
Rubéola, 282

S

Sacroileíte em artrite psoriática, 151
Salicilatos, intoxicação por, 562
Salmonella
  em febre entérica, 215
  em gastrenterite, 217
Salmonella typhi, 215
Salpingite, 456
Sangramento
  hemorragia por varizes, 108
  hemorragia subaracnóidea, 351
  hemorragia subconjuntival, 519
  uterino anormal, 465
Sarampo, 283
Sarcoidose, 59
Sarcoma de Kaposi cutâneo, 441
Sarcoptes scabiei, 419
Sarin, intoxicação por, 561
Schistosoma, 252
Schistosoma haematobium
  câncer de bexiga com, 291
  discussão geral de, 252
Schistosoma mansoni, 252
Sequoiose, 56
Shigelose, 209
Sialoadenite aguda, 537
Sífilis
  primária, 234
  secundária, 235
  terciária (tardia), 236
Silicose, 60
Simpaticomiméticos
  intoxicação por, 541
Sinais em melanoma maligno, 427
Síndrome coronariana aguda, 31
Síndrome da distrição respiratória no
  adulto (SDRA), 61
Síndrome da dor regional complexa, 157
Síndrome da veia cava superior por
  histoplasmose, 245
Síndrome de Cushing dependente de
  ACTH
  hipercortisolismo em, 189
  hirsutismo e virilização por, 197
Síndrome do choque tóxico associado
  com *Staphylococcus aureus*, 237
Síndrome do intestino irritável (SII), 88
Síndrome dos ovários policísticos
  discussão geral de, 451
  hirsutismo e virilização por, 197
Síndrome nefrótica
  discussão geral de, 349
  em mieloma múltiplo, 139
Síndrome neurológica pós-pólio, 280
Síndrome ombro-mão, 157
Síndrome pós-flebítica, 36
Síndrome serotonérgica, 541, 544, 560
Síndromes de abstinência, 547

Sinusite
  aguda, 537
  esfenoide, 538
Siringomielia, 368
Sistema nervoso central
  tumores, 307
Sjögren, síndrome de, 173
SNC, linfoma em, 307
Sódio sérico
  alto, 319
  baixo, 324
Sopro
  Austin Flint, 28
  "*plop*" tumoral, 24
Spirillum minus, 214
Sporothrix schenkii, 244
Staphylococcus aureus, síndrome do choque tóxico associado com, 237
Staphylococcus saprophyticus, cistite e pielonefrite por, 334
Stauffer, síndrome de, 287
Stevens-Johnson, síndrome de, 418, 439
Still, doença de
  em adultos, 159
  em crianças, 481
Streptobacillus moniliformis, 214
Strongyloides stercoralis, 253
Sudeck, atrofia de, 157
Sussurro, teste do, 375

T

Tabaco, dependência e abstinência, 383
Tabagismo, 383
Taenia saginata, 254
Taenia solium, 249, 254
Takayasu, arterite de, 148
Talassemia maior, 143
Tamponamento cardíaco, 32
Taquicardia
  atrial multifocal, 33
  supraventricular paroxística (TSVP), 34
  ventricular, 35
Tênia anã, 254
Tênia do boi, 254
Tênia do cachorro, 254
Tênia do peixe, 254
Tênia do porco, 249, 254
Tênia dos roedores, 254

Tênias, infecções por, 254. *Veja também* Cisticercose; Equinococose
Teofilina, intoxicação por, 563
Terapia hormonal em mulheres mais velhas, 466
Teratoma ovariano, hipertireoidismo em, 192
Testículo, câncer de, 301
Tétano, 240
Tetraciclina, diabetes insípido nefrogênico por, 183
Tetralogia de Fallot, 498
Tic douloureux, 364
Tifo
  dos arbustos, 267
  epidêmico transmitido por piolhos, 268
Tínea da cabeça, 442
Tínea da face, 442
Tínea da mão, 442
Tínea da unha, 431
Tínea da virilha, 442
Tínea do corpo, 442
Tínea do corpo, 442
Tínea do pé
  com celulite de perna, 413
  discussão geral de, 442
Tínea versicolor, 443
Tinel, sinal de, 174
Tireoidite, 201
  de Riedel, 201
  hipertireoidismo em, 192
  linfocítica crônica (de Hashimoto), 201
  subaguda (granulomatosa), 201
  supurativa, 201
Tireoidite granulomatosa, 201
Tolerância ao álcool, 382
Tonsilectomia, 533
Torção testicular, 329
Tosse crônica, 62
Tourette, síndrome de, 370
Toxina 1 da síndrome do choque tóxico (TSST-1), 222
Toxoplasma gondii, 263
Toxoplasmose, 263
Tramadol, intoxicação por, 560
Transtorno bipolar, 386
Transtorno conversivo, 398

Transtorno de ansiedade generalizada, 387
Transtorno de ansiedade social, 396
Transtorno de aversão sexual, 385
Transtorno de déficit de atenção/ hiperatividade, 388
Transtorno de desejo sexual hipoativo, 385
Transtorno de dor com fatores psicológicos, 398
Transtorno de estresse agudo, 389
Transtorno de estresse pós-traumático, 389
Transtorno de excitação sexual feminina, 385
Transtorno de pânico, 391
Transtorno de personalidade antissocial, 395
Transtorno de personalidade *borderline*, 395
Transtorno de personalidade dependente, 395
Transtorno de personalidade esquiva, 395
Transtorno de personalidade esquizoide, 395
Transtorno de personalidade esquizotípica, 395
Transtorno de personalidade histriônica, 395
Transtorno de personalidade narcisística, 395
Transtorno de personalidade obsessivo-compulsiva, 395
Transtorno de personalidade paranoide, 395
Transtorno delirante, 397
Transtorno depressivo maior, 390
Transtorno dismórfico corporal, 398
Transtorno factício, 392
Transtorno obsessivo-compulsivo, 393
Transtorno orgásmico, 385
Transtorno psicótico compartilhado, 397
Transtornos alimentares, 394
Transtornos de estresse, 389
Transtornos de personalidade, 395
Transtornos esquizoafetivos, 397
Transtornos esquizofreniformes, 397
Transtornos fóbicos, 396

Transtornos psicossomáticos, 398
Transtornos psicóticos, 397
Transtornos psiquiátricos, 381-398
  abstinência alcoólica, 381
  dependência de álcool, 382
  dependência e abstinência de nicotina, 383
  dependência e abstinência de opioides, 384
  disfunção sexual, 385
  transtorno bipolar, 386
  transtorno de ansiedade generalizada, 387
  transtorno de déficit de atenção/ hiperatividade, 388
  transtorno de pânico, 391
  transtorno depressivo maior, 390
  transtorno factício, 392
  transtorno obsessivo-compulsivo, 393
  transtornos alimentares, 394
  transtornos de estresse, 389
  transtornos de personalidade, 395
  transtornos fóbicos, 396
  transtornos psicóticos, 397
  transtornos somatoformes, 398
Transtornos somatoformes, 398
Traqueobronquite aguda, 63
Traqueobronquite aguda, 63
Treponema pallidum, infecção por
  primária, 234
  secundária, 235
  terciária (tardia), 236
Trichinella spiralis, 255
Trichomonas vaginalis
  cervicite mucopurulenta por, 452
  vaginite por, 467
Tricúspide, estenose, 14
Tricúspide, regurgitação, 30
Tripanossomíase americana, 264
Triquinose, 255
Trismo, 240
Tromboangiite obliterante, 175
Trombocitopenia induzida por heparina (TIH), 145
Trombocitose
  essencial, 146
  reativa, 146
Tromboembolismo pulmonar agudo, 64

Tromboembolismo venoso pulmonar
  agudo, 64
Trombose venosa profunda (TVP),
  36, 64
Tropheryma whippelii, infecção por, 72
Trousseau, fenômeno de, 195
Trousseau, sinal de
  em alcalose respiratória, 312
  em hipocalcemia, 320
Trypanosoma cruzi, 264
Tuberculose (TB), 238
  intestinal, 89
  pulmonar, 59
  trato geniturinário, 330
Tularemia, 239
Tumor adrenal, hirsutismo e virilização
  por, 197
Tumor fibroide, 462
Tumores de células germinativas não
  seminomatosos, 301
Tumores de células germinativas
  seminomatosos, 301
Tumores intracranianos, 307
Tumores malignos do esôfago, 480
Tumores malignos do trato biliar, 308
Túnel do carpo, síndrome do, 174

U
Úlcera
  anal, 78
  corneana, 527
  de decúbito (de pressão), 380
  de perna por insuficiência venosa, 444
  duodenal, 90
  gástrica, 91
Úlcera anal, 78
Úlcera duodenal, 90
Úlcera gástrica, 91
Ulceração corneana, 527
Úlceras de leito, 380
Úlceras de perna por insuficiência
  venosa, 444
Úlceras de pressão, 380
Urgeincontinência, 460
Urticária, 445
Uveíte, 528
Uveíte anterior, 528
Uveíte posterior, 528

V
Vacinação
  HPV, 293
  Influenza, 278
Vaginite, 467
Varicela, 284
Varicela, reativação de, 284
Varíola, 285
Vasculite
  Churg-Strauss, 176
  de grandes vasos, 148
  de hipersensibilidade, 177
  em arterite de Takayasu, 148
  em artrite reumatoide, 153
  em granulomatose de Wegener, 165
  em lúpus eritematoso sistêmico, 166
  em poliangiite microscópica, 168
  em poliarterite nodosa, 169
  granulomatosa de vasos sanguíneos
    de pequeno e médio calibre, 176
  leucocitoclástica, 177
Verapamil, intoxicação por, 542
Verrugas
  comuns, 446
  genitais, 447
Verrugas vulgares, 446
Vertigem posicional paroxística benigna,
  539
Vibrio cholerae, 207
Vírus da imunodeficiência humana
  (HIV), 277
  dermatite seborreica em, 411
  verrugas genitais com, 447
Vírus respiratório sincicial (VSR)
  bronquiolite em crianças, 482
Vitamina B_{12}, deficiência de, 121, 355
Vitamina B_6, 555
Vitiligo, 448
Von Recklinghausen, doença de, 506
Von Willebrand, doença de, 125
Vulva, câncer de, 303

W
Waldenström, macroglobulinemia de,
  134
Wegener, granulomatose de, 165
Whipple, doença de, 72

Wickham, estrias de, 424
Wilms, tumor de, 499
Wilson, doença de, 503
Wolff-Parkinson-White, síndrome de
   fibrilação atrial em, 16

X

Xantelasmas, hiperlipidemia e, 523
Xantomas, hiperlipidemia e, 523

Y

Yersinia pestis, 232

Z

Zenker, divertículo de, 472
Zollinger-Ellison, síndrome de
   discussão geral de, 87
   úlcera duodenal por, 90
Zóster, 284, 449